总主编 李宏军

感染与炎症放射学

头 颈 卷

主 编 夏 爽 吕玉波

科学出版社

北 京

内 容 简 介

本书由"基础理论"和"各论"组成。"基础理论"系统介绍了头颈部感染与炎症疾病的概况、分类及实验室诊断技术和方法，"各论"则详细阐述了头颈部各部位的影像学检查方法、影像解剖及相关疾病。每种疾病均涵盖临床表现、病理学表现、影像学表现、诊断要点、鉴别诊断及研究现状与进展，旨在帮助读者更加全面、系统地了解疾病，培养正确的诊断思路与鉴别诊断的能力。本书有别于同类书籍，其特点在于图文并茂、通俗易懂、层次清晰、言简意赅且便于查阅。

本书可供影像科医师、医学生、耳鼻喉头颈外科医师及相关专业人员参考学习。

图书在版编目（CIP）数据

感染与炎症放射学·头颈卷 / 李宏军主编；夏爽，吕玉波分册主编. —北京：科学出版社，2021.1
ISBN 978-7-03-067316-9

Ⅰ.①感⋯ Ⅱ.①李⋯②夏⋯③吕⋯ Ⅲ.①感染－疾病－放射医学②炎症－疾病－放射医学③头部－疾病－影像诊断④颈－疾病－影像诊断 Ⅳ.① R81 ② R651.04 ③ R653.04

中国版本图书馆 CIP 数据核字（2020）第 263537 号

责任编辑：杨卫华　杨小玲 / 责任校对：张小霞
责任印制：肖　兴 / 封面设计：吴朝洪

科 学 出 版 社 出版
北京东黄城根北街 16 号
邮政编码：100717
http://www.sciencep.com

北京九天鸿程印刷有限责任公司　印刷
科学出版社发行　各地新华书店经销

*

2021 年 1 月第 一 版　开本：889×1194　1/16
2021 年 1 月第一次印刷　印张：21 3/4
字数：575 000
定价：228.00 元
（如有印装质量问题，我社负责调换）

总主编简介

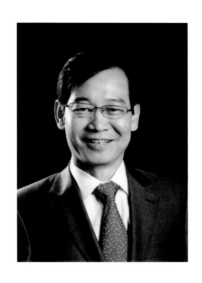

李宏军 医学博士，主任医师、教授，博士生导师。现任首都医科大学附属北京佑安医院医学影像中心主任，首都医科大学医学影像学系副主任。北京市首批十百千卫生人才。北京市首批 215 高层次卫生人才学科（骨干）带头人。*Journal Radiology of Infectious Disease*s 主编，*BMC Neurology* 副主编。中华医学会放射学分会传染病学组组长，中国医师协会放射医师分会感染影像专业委员会主任委员，中国研究型医院学会感染与炎症放射学专业委员会主任委员，中国性病艾滋病防治协会感染（传染病）影像工作委员会主任委员，北京影像诊疗技术创新联盟理事长。

主要从事感染与炎症影像诊断研究，已培养博士、硕士研究生 20 余名。近年承担课题 10 余项，其中国家科技重大专项 1 项，国家自然科学基金面上项目 2 项、重点项目 1 项。主编教材 2 部，主编中英文专著 28 部，主译专著 3 部，英文专著总下载量达到 16 万次。主编的 *Radiology of HIV/AIDS*，*Radiology of Infectious Diseases 1-2* 分别获得 2014 和 2015 年度"输出版优秀图书奖"、2017 年获得国家新闻出版广电总局"普遍奖励"。发表论文 200 余篇，其中 SCI 收录文章 60 余篇。获国家发明专利 2 项，知识产权登记 16 项。荣获中华医学科技奖等省部级奖项 9 项。获北京市总工会授予"名师带徒"称号；所带领的科研团队由北京市医院管理局授予"科技创新培育团队"称号，并由北京市总工会与北京市科学技术委员会联合授予"市级职工创新工作室"称号。

主编简介

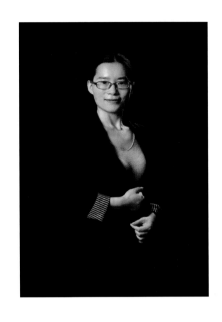

夏　爽　主任医师，天津医科大学和南开大学博士研究生导师，2014 年获得天津市"131"创新型人才培养工程第一层次人选，并以优秀通过。于 2018 年入选天津市卫生健康委员会首批"津门医学英才"，荣获天津医科大学教学优秀奖，于 2019 年获得中国医师协会"优秀带教老师"称号，多次获得国家住院医师规范化培训"优秀带教老师"称号。2012 年前往美国韦恩州立大学研修学习 3 个月。2019 年 3～4 月赴美国放射学院进行住院医师教学培训，为期 1 个月。主持科技部国家重点研发项目 1 项，国家自然科学基金项目 2 项（面上项目和青年项目），国家社会科学基金 3 项，中国博士后科学基金资助 1 项，天津市科技重大计划与专项课题 1 项，天津市科技重大专项与工程项目课题 1 项，天津市卫生行业重点攻关项目 1 项及天津市卫生局科技基金重点资助 1 项。累计获得天津市科技成果 18 项。发表 SCI 论文 44 篇，累计影响因子 77 分。在中文核心期刊发表论文 40 余篇。参编著作 6 部，其中主编 2 部、副主编 3 部。作为研究生导师，目前已招收博士研究生 12 名，指导硕士研究生 38 名，协助指导硕士研究生 20 余名。至今带教影像基地毕业学员共 50 人，现带教影像基地学员 26 人。先后多次参加国内外顶尖水平的学术会议并受邀作专题报告。

目前任中华医学会放射学分会青年委员、中国卒中学会医学影像学分会委员、中国医师协会放射医师分会头颈影像专业委员会委员、中国医疗保健国际交流促进会放射学分会委员、中国医学影像整合联盟理事会理事、天津市医学会放射学分会委员。担任 *Radiology of Infectious Diseases*、《国际医学放射学杂志》、《中国临床医学》编委，《中华放射学杂志》、《磁共振成像杂志》、*Medicine* 审稿专家。

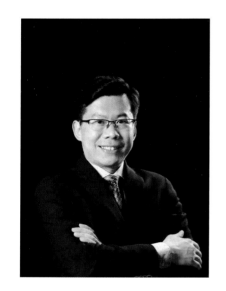

吕玉波 医学博士，副主任医师，毕业于山东大学齐鲁医学院影像医学与核医学专业，获国家留学基金委"全额资助项目"在美国约翰斯·霍普金斯大学医学院完成两年博士后研究工作，并在美国哈佛大学附属麻省总医院放射科及癌症中心进行过深度临床访学。北美放射学会（RSNA）会员，中国医师协会放射医师分会专委会委员，中国医师协会神经内科医师分会神经放射专委会委员，上海市医学会放射学分会非公医疗学组委员，上海市社会医疗机构协会影像学专业委员会委员，中国研究型医院学会感染与炎症放射学专业委员会委员，北京影像诊疗技术创新联盟理事会员。在 *Invest Radiol*、*Eur Radiol* 等杂志以第一作者发表过多篇原著性论文；主编专著《磁共振导引微创诊疗学》，参编英文专著 *Imaging of CNS Infections and Neuroimmunology*，作为译者参与翻译国际经典影像诊断学丛书《消化影像诊断学（原著第 3 版）》，多次参加北美放射学会（RSNA）及国际医学磁共振学会（ISMRM）组织的大会并发言。曾在山东大学附属山东省医学影像学研究所从事影像学诊断及介入工作十余年，于 2017 年按上海市引进人才加入上海嘉会国际医院从事影像诊疗工作。主要从事专业及擅长：磁共振、CT 及 X 线影像诊断，影像导引下肿瘤穿刺活检及微创诊疗等。

《感染与炎症放射学》编委会

《感染与炎症放射学·头颈卷》编者名单

主　编　夏　爽　天津市第一中心医院
　　　　吕玉波　上海嘉会国际医院
副主编　刘　衡　遵义医科大学附属医院
　　　　王静石　大连市妇女儿童医疗中心
　　　　王丽君　大连医科大学附属第一医院
　　　　郑梅竹　天津市第三中心医院
　　　　唐作华　复旦大学附属眼耳鼻喉科医院
编　者　（以姓氏汉语拼音为序）
　　　　白雪冬　承德医学院附属医院
　　　　曹　宸　天津市环湖医院
　　　　曹　阳　十堰市人民医院（湖北医药学院附属人民医院）
　　　　戴　辉　遵义医科大学附属医院
　　　　董华峥　天津市中医药研究院附属医院
　　　　宫　琰　天津市南开医院
　　　　胡　杰　遵义医科大学附属医院
　　　　李邦国　遵义医科大学附属医院
　　　　李福兴　天津市宝坻区人民医院（天津医科大学宝坻临床学院）
　　　　李国权　重庆三峡中心医院
　　　　李明玉　承德医学院附属医院
　　　　梁　梃　西安交通大学第一附属医院
　　　　刘新疆　上海市浦东医院（复旦大学附属浦东医院）
　　　　吕亚囡　大连市中心医院
　　　　孙双燕　吉林省肿瘤医院
　　　　汤　敏　陕西省人民医院
　　　　童小平　成都航天医院
　　　　王　涛　中国科技大学附属第一医院西区（安徽省肿瘤医院）
　　　　王　玉　山东中医药大学附属医院

熊祖江　重庆市第五人民医院
姚　礼　遵义医科大学附属口腔医院
叶显俊　安徽省立医院
于蒙蒙　滨州医学院附属医院
张　菁　中国科技大学附属第一医院西区（安徽省肿瘤医院）
张号绒　上海市儿童医院
张焕磊　潍坊市益都中心医院
郑邵微　大连医科大学附属第一医院
邹　颖　天津中医药大学第一附属医院

序

　　随着现代社会经济的飞速发展，人们的生活方式及人口流动发生改变，感染与炎症疾病对人类生存和社会经济发展的影响日益显著。国家卫健委发文强调全国二级以上医院需要成立感染性疾病科及感染控制办公室，空前重视感染性疾病对人类健康的危害。近30年来，医学影像学诊疗技术的发展极大地促进了现代诊疗模式的改变。现代医学对医学影像技术的高度依赖，赋予了医学影像学专业在感染与炎症疾病的诊断与鉴别诊断领域的重要使命。

　　在长期的临床实践及科学研究过程中，我和我的团队认识到，正是因为人们忽视和缺乏对感染与炎症疾病的重点学科体系建设及系统理论体系、规范指南的研究，严重影响了患者的诊疗质量及效果，造成了临床抗生素的滥用，影响了患者健康和生存质量，加重了家庭及社会的经济负担。基于以上考虑，本书汇集中华医学会放射学分会传染病学组、中国医师协会放射医师分会感染影像专业委员会、中国研究型医院学会感染与炎症放射学专业委员会、中国性病艾滋病防治协会感染（传染病）影像工作委员会、中国医院协会传染病医院分会传染病影像学组和北京影像诊疗技术创新联盟等学（协）会的众多专家、学者，整合全国的感染与炎症疾病的临床资源，系统总结感染与炎症疾病的影像学特征、演变规律；揭示感染与炎症疾病的病理基础，提出感染与炎症性疾病的影像诊断与鉴别诊断要点。我相信本套图书的出版将促进我国感染与炎症疾病的防控、合理用药及放射影像诊断方面的学术发展，有效服务于临床的精确诊疗。

　　本套图书首次以感染与炎症放射学为主题进行系统理论阐述。共分为6卷，包括颅脑脊髓卷、头颈卷、心胸卷、腹盆卷、骨肌卷和儿童卷。内容涵盖与感染性疾病相关的四大类病原体（细菌、真菌、病毒、寄生虫）感染及自身免疫性疾病等炎症性疾病。

　　本套图书具有三大特色：①贴近临床，病种齐全，涵盖临床常见、多发和罕见的感染与炎症疾病；②资料完整，注重诊断的客观依据，尤其是病例和影像图片的完整性、代表性、连续性和真实性；③绝大部分资料来源于编者的临床经验和积累，小部分资料得到国际同道的授权，整体吸收和引用国内外最新研究成果，图书的编排形式和内容均使人耳目一新。

　　为了本套图书的顺利出版，我们成立了顾问委员会和专家委员会，科学设计，系统论证，从设计大纲到修改成稿历时1年余。在出版中文版的同时，Springer出版集团将发行英文版。编委会高度重视，先后多次组织编委集中进行写作规范化培训，讲解专业审稿、定稿等流程，抽调专人组织审核、修稿与补充。作为本书的总主编，我对此表示衷心感谢！同时，对参与本书编写的全国传染病影像学团队成员所付出的努力表示衷心的感谢。

面对目前感染与炎症疾病防治的严峻形势，这套专著的出版将作为向感染与炎症疾病宣战的又一有力武器，为提升医生的诊疗水平，改善病人的生存质量，延长病人的生命发挥重要的作用。

科学发展的过程也是人们逐步认识完善的过程，偏失在所难免，敬请同道不吝赐教，期待日臻完善。

李宏军

首都医科大学附属北京佑安医院医学影像中心

2019 年 11 月

前　言

　　几十年来，尽管感染与炎性疾病的负担有所下降，但是其发病率与病死率仍不容忽视。头颈部解剖结构复杂且具有重要的生理功能，疾病一旦累及此部，须及时进行诊断、治疗，否则会导致严重的后果。现今，医学影像技术发展迅猛，成为众多感染与炎性疾病的首要检查方法，故在影像学上的早期诊断就显得尤为重要。为了适应新时代医务工作者的发展目标，助力"健康中国 2030"战略的实施，我们编写了《感染与炎症放射学·头颈卷》一书，旨在为临床医师与放射科医师提供相关疾病诊疗的参考依据，同时为教学活动提供理论支持。

　　本书由长期工作在临床一线，在头颈部感染与炎性疾病方面积累了一定经验，同时致力于科研及有丰富教学经验的多位专家联合编写，也邀请了一些杰出的青年医师参与编写工作，为此书注入了新鲜血液。编者查阅了大量国内外最新文献，做到了理论与经验相结合，旨在为读者提供有价值的头颈部感染与炎性疾病方面的工具书。

　　本书由"基础理论"和"各论"组成。"基础理论"提纲挈领，系统性地介绍了头颈部感染与炎症疾病的概况、分类及实验室诊断技术和方法，目的是使读者对头颈部感染与炎性疾病的现状和近年来的实验室检查新技术有一个初步认识及了解，做到影像与临床相结合。"各论"具体介绍了头颈部各部位的影像学检查方法及影像解剖，旨在让读者充分了解各种影像学检查的正常表现；随后介绍了对应部位的相关疾病，为了让读者透彻地理解异常影像表现的由来，每一章节均涵盖临床表现、病理学表现、影像学表现、诊断要点及鉴别诊断，使读者更加全面、系统地了解疾病，培养正确的诊断思路与鉴别诊断的能力，同时还补充了疾病的研究现状和进展，对相应的科学研究及开展治疗和预后评估有一定的指导意义。本书涵盖了头颈部相关的炎性疾病，且配有大量的图片说明，具有图文并茂、通俗易懂、层次清晰、言简意赅，且便于查阅的特点。全书以"三严"（严肃的态度、严谨的要求、严密的方法）为原则，力争打造出一本创新实用的感染与炎症方面的书籍以飨广大读者。

　　最后，我们在此向各位编者表示衷心的感谢，也对该领域的前辈致以崇高的敬意。

　　由于时间仓促，加之编者水平有限，如有不妥和错误之处，殷切希望广大读者不吝赐教，以资修订。

夏　爽

2020 年 2 月于天津

目 录

第三篇　眼部感染与炎性疾病

第四篇　耳部感染与炎性疾病

第五篇　鼻和鼻旁窦感染与炎性疾病

第六篇　咽部及咽部间隙感染与炎性疾病

第十篇　甲状腺感染与炎性疾病

第十一篇　颅底感染与炎性疾病

第一篇

头颈部感染与炎性疾病总论

第一章　常规成像技术

头颈部感染与炎症的影像学检查方法主要包括 X 线、计算机断层摄影（computed tomography，CT）、磁共振成像（magnetic resonance imaging，MRI）及数字减影血管造影（digital subtraction angiography，DSA）检查等。

第一节　X 线成像技术

眼眶：了解眼眶形态和眶骨的改变，了解钙化及不透 X 线异物。

颞骨：主要用于人工耳蜗植入术后观察人工耳蜗的情况。

鼻旁窦：了解鼻旁窦形态及鼻骨、上颌骨的改变。

口腔颌面部：用于牙及牙周病变、颌骨和颞下颌关节病变的观察。

咽喉部：X 线检查只能依靠咽喉腔内空气显示轮廓和腔表面形态的改变来观察鼻咽顶壁、咽后壁、软腭及会厌软骨、喉前庭、声门区、声门下及下咽后壁异常。

颈部：几乎不用 X 线检查。

第二节　CT 扫描技术

一、眼眶

显示眼球和眶内病变的大小、位置和结构，尤其是骨质的细微变化，能准确显示眼眶骨折的直接或间接征象，以及异物的定位，也能评价肿物与邻近血管的关系，炎症侵犯的范围。

1. 基本采集技术　扫描基线：横断面以听眶下线为基线，从眶上缘扫至眶下缘，包括整个眼眶。冠状位对眶顶、眶底、眶尖及上、下直肌的显示优于横断面，可以明显显示视神经与眼外肌之间的关系。

视野（field of view，FOV）为 14cm×14cm 至 16cm×16cm，矩阵 ≥ 512×512。骨算法与软组织算法重组，骨窗：窗宽 3000 ～ 4000HU，窗位 500 ～ 700HU；软组织窗：窗宽 300 ～ 400HU，窗位 40 ～ 50HU。电压 ≥ 120kV，电流 ≥ 200mA（结合体重、年龄等因素调整）。采集层厚 1.25mm 或以下，螺距 ≤ 1。

2. 图像重建及后处理　CT 平扫是眼部 CT 检查的常规方法，当需要从不同角度对病变进行观察时，需要利用多平面重建（multiple planar reformation，MPR）及三维重组等后处理技术[1, 2]。

常规骨算法和软组织算法重建时，源图像重建层厚等于采集层厚，层间距小于采集层厚的 50%，根据情况选择不同的重组参数（必要时在可疑的地方可重组更薄层厚的图像）。多数情况下推荐使用 MPR 图像。常规重组的图像包括矢状面和冠状面，还可根据需要进行斜矢状面重组。观察病变时，骨质改变主要依靠骨算法图像，其他病变主要依靠软组织算法图像。后处理的方法根据不同需要进行选择，包括最大密度投影（maximal intensity projection，MIP）及表面遮盖重组（shaded surface display，SSD）成像等。

3. 增强扫描　主要针对软组织病变，并以软组织算法重组为主，可提高正常组织与病变组织的密度差别，从而更好地对病变进行定性诊断，还可显示病变的眶外累及情况。应用对比剂参照《碘对比剂使用指南（第 2 版）》[3]，对比剂注射速率为 2.0 ～ 3.0ml/s，成人剂量为 60.0 ～ 100.0ml（儿童剂量为 1.0 ～ 1.5ml/kg），注射剂量不得超过所选用对比剂说明书中允许使用的剂量，延迟时间依病变及设备情况而定。

4. 特殊部位——视神经管 适用于视神经管骨折或视神经肿瘤。

（1）横断面：以鼻骨尖至后床突上缘的连线为基线，从视神经管上壁至下壁，采用骨窗。

（2）冠状面：以垂直于听眶下线为基线，从眶尖至前床突。

（3）双斜矢状面：以平行于视神经管长轴为基线，包括视神经管内外侧壁，采用骨窗。

二、颞骨

显示外耳道、中耳、内耳等骨性结构的改变，病变的范围和累及骨质结构。

颞骨主要由骨性结构及气体构成，结构复杂且细微，适合高分辨率CT成像检查[4, 5]。

1. 基本采集技术 横断面扫描基线为听眶上线。

FOV 为 14cm×14cm 至 18cm×18cm，矩阵 ≥ 512×512。骨算法与软组织算法重组，骨窗：窗宽 3000 ～ 4000HU，窗位 500 ～ 700HU；韧带、肌腱、鼓膜等软组织及镫骨，窗宽3000 ～ 4000HU，窗位 ≤ 200HU；软组织窗：窗宽 300 ～ 400HU，窗位 40 ～ 50HU。电压 ≥ 140kV，电流 ≥ 300mA。扫描层厚选择多排螺旋CT扫描的最薄层厚，0.75mm 或以下，螺距 < 1（螺距越小，图像质量越高，推荐使用0.5左右）。扫描基线避开眼球晶体。

2. 图像重建及后处理

（1）MPR：是临床工作中最常用的图像后处理技术，在耳部影像诊断方面，可用于获取冠状面、矢状面图像。横断面图像双侧不对称时，可以通过 MPR 调整出双侧对称的图像（图 1-2-1A）。

（2）曲面重建（curved planar reformation, CPR）：可将通过感兴趣区所画曲线的曲面展开为平面。在耳部可用于将面神经管迷路段、鼓室段、乳突段显示在同一平面内。但需要注意，CPR 有时不能真实地反映解剖结构的空间关系。

（3）MIP：可用于显示听小骨形态，尤其在显示锤砧关节层面时，薄层 MIP 图像较 MPR 图像更为清晰（图 1-2-1B）。

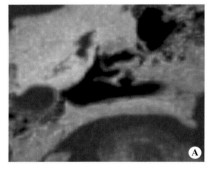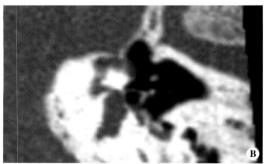

图 1-2-1 颞骨图像重建及后处理
A. MPR 示镫骨；B. MIP 示听小骨

（4）容积再现（volume rendering，VR）：可以用来显示颞骨的大体形态。在显示听骨链方面，VR 与 SSD 相仿，可以清晰显示锤、砧骨形态，但对于镫骨形态显示均不如 MPR。在内耳迷路显示方面，VR 显示的体素包括了内外淋巴液，故其显示的是骨迷路形态，而非膜迷路形态（图 1-2-2）。

（5）CT 仿真内镜（CT virtual endoscopy，CTVE）：可于外耳道、中耳腔、听小骨、内耳道底进行观察（图 1-2-3）。

三、鼻旁窦

CT 是常见的检查方法，可了解鼻旁窦骨质细微结构、显示各种疾病的表现及相邻解剖关系。

1. 基本采集技术 横断面扫描基线为听眶下线，范围从硬腭至额窦上缘（图 1-2-4A）；冠状面重组：与听眶下线垂直，范围从额窦前缘至颈椎前缘或蝶窦后缘（图 1-2-4B），或根据具体病变适当增大扫描范围[6]。

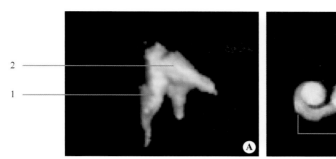
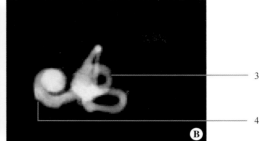

图 1-2-2　颞骨 VR 技术

A. 听小骨 VR；B. 内耳迷路 VR

1. 砧骨；2. 锤骨；3. 半规管；4. 耳蜗

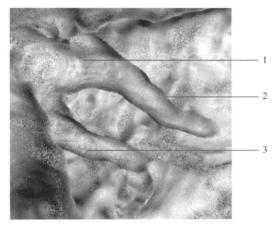

图 1-2-3　听小骨 CTVE 显示

1. 锤骨柄；2. 锤骨颈；3. 砧骨长脚

FOV 为 14cm×14cm 至 16cm×16cm，矩阵≥512×512。骨算法和（或）软组织算法重组，骨窗：窗宽 2000 ～ 4000HU，窗位 500 ～ 700HU；软组织窗：窗宽 300 ～ 400HU，窗位 40 ～ 50HU。电压≥ 120kV，电流≥ 200mA，采集层厚 1.25mm 或以下，螺距 1.5 或以下（如 0.7 ～ 1.0）[2]。

2. 图像重建及后处理　标准算法或骨算法重建，如需观察鼻旁窦骨质是否破坏等可以观察软组织的同时采用骨算法与软组织算法重建；鼻旁窦的 CT 图像主要是骨算法图像，有需要时进行矢状面重建；依据临床需求进行三维图像重建及后处理，包括最大密度投影、表面遮盖重组、虚拟现实技术[7]。

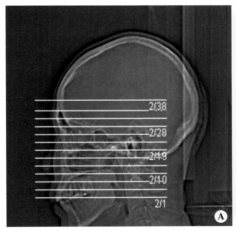
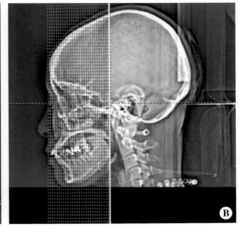

图 1-2-4　鼻旁窦扫描影像

A. 鼻旁窦横断面扫描；B. 鼻旁窦冠状面重组

3. 增强扫描　鉴别诊断软组织病变一般要进行增强扫描；或者颅底有骨质破坏，需进一步了解肿瘤侵犯颅内范围或病变血供情况可行增强扫描。推荐使用自动注射器和非离子型碘对比剂，总量为 50.0 ～ 70.0ml，注射速度为 2.0 ～ 3.0ml/s。延迟扫描时间依病变情况而定。一般血管性病变

在注射对比剂后延迟 20s 开始扫描；而炎性和肿瘤病变在注射对比剂后延迟 40s 开始扫描[8]。

四、咽部

咽部 CT 检查对定位病变、确定范围、明确与

周围重要解剖结构的关系及有无淋巴结转移，具有重要价值[4,9~11]。

1. 基本采集技术 横断面扫描基线为听眦下线，要求扫描时平静呼吸或屏气，并停止吞咽动作。

FOV 为 14cm×14cm 至 16cm×16cm，矩阵≥512×512。软组织窗：窗宽 300～400HU，窗位 40～50HU。骨窗：窗宽 2000～4000HU，窗位 200～700HU。电压≥120kV，电流≥200mA；采集层厚 0.75mm 或以下，螺距 1.0 或以下。

2. 图像重建及后处理 源图像重组层厚等于采集层厚，层间距小于采集层厚的 50%。根据临床需要进行三维图像重组和后处理，包括 MIP、SSD 及仿真内镜检查。

3. 增强扫描 对比剂注射流速为 2.0～3.0ml/s，总量为 80.0～100.0ml，延迟扫描时间依病变及设备情况而定；软组织算法重组。

五、喉部

1. 基本采集技术 横断面扫描基线为听眦下线，在扫描过程中避免吞咽、咳嗽。扫描范围应包括舌骨上方至环状软骨以下。扫描方向应平行于真声带或假声带。嘱患者连续发"依"字声，以便较好显示咽后壁、杓状会厌襞、梨状隐窝及声带等喉部结构。

FOV 为 14cm×14cm 至 16cm×16cm，矩阵≥512×512。软组织窗：窗宽 300～400HU，窗位 40～50HU。骨窗：窗宽 2000～4000HU，窗位 200～700HU。电压≥120kV，电流≥200mA；采集层厚 0.75mm 或以下，螺距 1.0 或以下。软组织算法，使用最薄层厚且无间隔重建[9]。

2. 图像重建及后处理 冠状面重组基线在矢状面上与颈椎纵径平行，矢状面重组在冠状面上与喉腔气道平行。

3. 增强扫描 常规增强扫描使用高压注射器自静脉注射含碘对比剂，对比剂剂量成人为 60.0～80.0ml（儿童为 2.0ml/kg）。注射速率为 2.5～3.0ml/s[10]，延迟扫描时间为 35～40s。

螺旋 CT 扫描可利用所获得的容积数据，在不增加患者照射量的情况下，获得二维、三维立体等重组图像。目前，临床上常采用 MPR（图 1-2-5）、CTVE 及虚拟现实（图 1-2-6）等技术进行图像后处理，可得到高质量、高分辨率、多方位及多角度的立体图像，对病变的显示及诊断均有所帮助。

六、口腔颌面部

在口腔颌面部，由于解剖结构多样、位置关系复杂，因此 CT 主要用于口腔颌面部病变的检出，包括横断面、冠状面及矢状面的检查。可在不同方向上评估颞下窝、翼腭窝、腮腺、颌下腺、鼻咽、口咽、口底及颞下颌关节的疾病。评估病变的位置、范围及与周围的关系。

1. 基本采集技术 横断面扫描基线为听眦下线。

FOV 为 14cm×14cm 至 16cm×16cm，矩阵≥512×512。骨算法和（或）软组织算法重组，骨窗：窗宽 2000～4000HU，窗位 500～700HU；软组织窗：窗宽 300～400HU，窗位 40～50HU。电压≥120kV，电流≥200mA，采集层厚 1.25mm 或以下，螺距 1.0 或以下（螺距越小，图像质量越高，推荐使用 0.5 左右）。

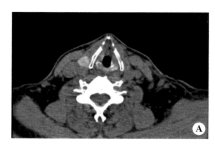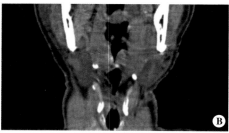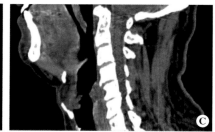

图 1-2-5 喉横断面 CT 及重建图像

患者，男性，58 岁，因喉部不适入院。经喉部螺旋扫描获得容积数据喉部平扫图像（A），通过重组后处理获得冠状面（B）及矢状面（C）等不同方位的图像，更准确、更清楚地从各个方位显示声带息肉的位置、形态、密度及其与周围组织的毗邻关系，为临床治疗提供更清晰有效的影像资料

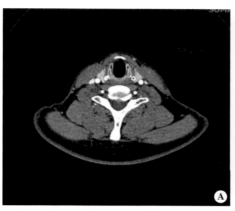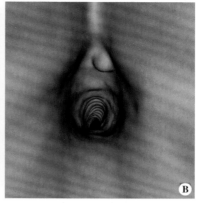

图 1-2-6　喉横断面增强 CT 及 CT 仿真内镜图

患者，男性，46 岁，慢性起病，既往恶性喉肿物切除术病史，主因术后再次发现喉肿物 4 个月余入院。A. 喉 CT 增强扫描动脉期示环甲膜中线偏右侧小结节状突起，边界尚光滑；B. 仿真内镜可见结节位于声门下区环甲膜偏右侧，结节表面光滑，病灶显示极为清楚；术后病理为炎性肉芽肿

2. 图像重建及后处理　横断面重建基线为眶耳平面，重建层厚等于扫描层厚，层间距小于扫描层厚的 50%，骨算法重建（对肿瘤或肿瘤样病变等需观察软组织的患者同时采用骨算法与软组织算法重建）。下面以颞下颌关节为例进行介绍。

采用 MPR 技术获得所需要断面的图像，或根据需要进行其他断面或曲面重建，如需显示颞下颌关节盘（窗宽 1000HU/200HU），可通过髁状突内外径的中点并垂直于内外径长轴的重建矢状面显示。

（1）SSD：能够得到整个颞下颌关节立体解剖图像，自由旋转图像，可得到颞下颌关节的整体印象（图 1-2-7）。

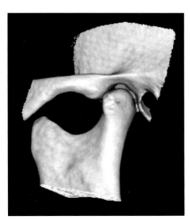

图 1-2-7　颞下颌关节的 SSD 影像

（2）MPR：是在横断面 CT 图像上按需要任意画线，然后沿该线将一系列横断面重组，即可获得该画线平面的二维重建图像，包括冠状面、矢状面和任意角度斜位面图像（图 1-2-8）。

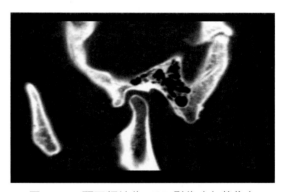

图 1-2-8　颞下颌关节 MPR 影像（矢状位）

（3）MIP：在运用 MIP 进行某些结构图像的后处理时，为了避免结构的重叠过多，常采用薄层最大密度投影（thin MIP）进行处理（图 1-2-9）。

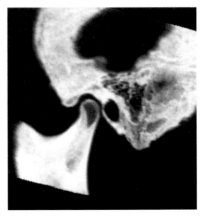

图 1-2-9　颞下颌关节 MIP 影像（矢状位）

3. 增强扫描　对软组织病变、关节盘病变等推荐行 MR 增强扫描，一般不推荐行 CT 增强扫描，如果无 MRI 或愿意行 CT 增强扫描，推

荐使用自动注射器和非离子型碘对比剂，总量80.0～100.0ml，速度2.0～3.0ml/s，延迟扫描时间依病变及设备情况而定，采用软组织算法重建。

七、颈部

CT 主要评估颈部解剖结构，颈部病变的位置及累及范围，CTA 适用于观察血管病变或病变与血管的关系。

1. 基本采集技术 扫描范围为胸腔入口至下颌角[11]。

FOV 为 10cm×10cm 至 14cm×14cm，矩阵≥512×512。重建层厚≤5mm，重建间隔≤5mm。常规软组织算法，窗宽250～350HU，窗位30～50HU；若病变侵犯骨组织需加骨算法，窗宽1000～1500HU，窗位500～700HU。

2. 图像重建及后处理 采用 MPR、MIP、SSD 及 VR 等技术进行后处理，多方位观察。对于颈部间隙病变主要观察肿瘤与血管的关系，炎症病变累及邻近结构的范围等。冠状面重组线在矢状面上与颈动脉纵径平行，矢状面重组线在冠状面上与颈动脉纵径平行，必要时使用最大密度投影技术能更直观地显示颈动脉影像。对于椎旁肿瘤除观察肿瘤与颈动脉关系外，尚需观察肿瘤与颈椎的关系，尤其是肿瘤与椎间孔及椎管的关系，为了显示肿瘤与上述结构的关系应反复变换重组线角度，以达最佳效果，应常规选取软组织及骨窗。

3. 增强扫描 颈部通常需要做增强扫描，以了解病变侵犯的范围，区分血管与淋巴结，明确肿块的定位与定性。对比剂用量成人为 60.0～80.0ml（儿童为 2.0ml/kg）。注射速率为 2.5～3.0ml/s，延迟30s扫描，如欲观察肿瘤与动脉的关系，延迟时间为 15～17s。

八、涎腺

CT 空间分辨率高，可良好地显示涎腺结构及周围组织的毗邻关系，是涎腺疾病，特别是结石或炎症病变的首选检查手段。

1. 基本采集技术 横断面扫描基线为听眶下线，扫描范围依临床需求而定，三对大涎腺可自眶下缘扫描到舌骨。层厚为 2.0mm。

FOV 为 14cm×14cm 至 16cm×16cm，矩阵≥512×512。软组织算法，软组织窗：窗宽200～450HU，窗位300～600HU。若需观察骨质情况，加做骨算法重建，骨窗：窗宽1500～2000HU，窗位300～600HU。电压≥120kV，电流≥200mA，采集层厚1.25mm或以下，螺距＜1.0。

2. 图像重建及后处理 冠状面的重建基线为听眶下线的垂线；矢状面的重建基线平行于正矢状面，或根据需要进行其他断面或曲面重建，重建图像层厚≤2mm或根据临床调整，层间距≤层厚。

3. 增强扫描 增强 CT 检查可应用于绝大多数涎腺病变，如结石、炎症或感染等。总量80.0～100.0ml（儿童为2.0ml/kg），注射速率2.0～3.0ml/s。延迟扫描时间可根据病变及设备情况而定，但多数情况下延迟60s足以获得最佳组织及血管强化程度，部分研究机构尚采用分离团注方案以进一步优化扫描参数，并于120s后进行扫描。静脉期图像采集应包括 Willis 环至主动脉弓，余参数及图像重建与平扫一致[12]。

九、颅底

与常规颅脑扫描不同，颅底扫描需要两种窗的图像，一种是软组织窗，主要观察软组织和血管的正常结构与病理改变；另一种是骨窗，用来观察骨骼的解剖结构与病理改变[13]。

1. 基本技术 横断面扫描基线为听眶上线。FOV 为 14cm×14cm 至 18cm×18cm，矩阵≥512×512。骨算法与软组织算法重组，骨窗：窗宽3000～4000HU，窗位500～700HU；软组织窗：窗宽300～400HU，窗位40～50HU。电压≥140kV，电流≥300mA。扫描层厚选择多排螺旋CT扫描的最薄层厚0.75mm或以下，螺距＜1（螺距越小，图像质量越高，推荐使用0.5左右）。扫描基线避开眼球晶状体。

重建不同层厚的图像。对于软组织窗，1.5mm层厚是最佳选择，不仅不影响后处理图像的质量，反而提高了后处理图像（如冠状位MPR）的质量，更加有利于软组织结构的分辨和软组织病灶的分析。对于骨窗，最佳层厚应当是1mm或亚毫米（如

0.5mm 或 0.6mm）。因为层厚越薄，空间分辨率越利于骨组织结构的分析和病理改变的识别。

2. 图像重建及后处理

（1）MPR：是临床工作中最常用的图像后处理技术，在耳部影像诊断方面，可用于获取冠状面、矢状面图像。横断面图像双侧不对称时，可以通过 MPR 调整出双侧对称的图像。

（2）如果是三维显示颅底骨，如用 VR 方法处理，则需要用软组织算法重建一组图像，由这组图像重组而成的 VR 图像较为平滑，图像质量更高，因为此时不是为了观察骨骼内部结构的改变，主要是观察整体形态的变化。

3. 增强扫描　除去外伤扫描之外，颅底疾病的 CT 扫描常需要增强扫描。这对于确认病灶的大小、位置及累及范围都有着重要意义。观察病灶的强化与否、强化程度、均质与非均质强化对于判断疾病的性质极其重要。如果重点是观察血管的改变，那么掌握恰当的对比剂注射速率、总剂量和延迟时间非常重要，可以用小剂量试验和阈值激发两种方法来保证血管内达到足够的血药浓度。

参 考 文 献

[1] 中华医学会放射学分会头颈学组. 眼部 CT 和 MRI 检查及诊断专家共识. 中华放射学杂志，2017，51（9）：648-653.

[2] 温竞，吉玉刚. 头颈部影像检查技术. 镇江：江苏大学出版社，2017.

[3] 中华医学会放射学分会对比剂安全使用工作组. 碘对比剂使用指南. 第 2 版. 中华放射学杂志，2013，47（10）：869-872.

[4] 中华放射学杂志编委会. 头颈部 CT、MR 扫描规范指南（修改稿）. 中华放射学杂志，2007，41（9）：996-999.

[5] 鲜军舫，马林，王倩. 耳部影像学进展、挑战与未来. 中华耳科学杂志，2018，16（5）：589-592.

[6] 石明国，王鸣鹏，余建明. 放射师临床工作指南. 北京：人民卫生出版社，2013.

[7] 中华医学会放射学分会头颈学组. 鼻部 CT 和 MRI 检查及诊断专家共识. 中华放射学杂志，2017，51（9）：660-664.

[8] 杨正汉，冯逢，王霄英. 磁共振成像技术指南. 北京：人民军医出版社，2013.

[9] 中华医学会影像技术分会，中华医学会放射学分会. CT 检查技术专家共识. 中华放射学杂志，2016，50（12）：916-928.

[10] 中华医学会影像技术分会，中华医学会放射学分会. MRI 检查技术专家共识. 中华放射学杂志，2016，50（10）：724-739.

[11] 余建明，石明国，付海鸿. 放射医学技术高级教程. 北京：中华医学电子音像出版社，2016.

[12] Atkinson C，Fuller J，Huang B. Cross-sectional imaging techniques and normal anatomy of the salivary glands. Neuroimaging Clin N Am，2018，28（2）：137-158.

[13] 刘筠，艾林，杨本涛. 头颈部影像学—颅底卷. 北京：人民卫生出版社，2016.

第三节　MRI 扫描技术

MRI 的优点是无辐射、软组织分辨率高，可采用多方位、多序列成像，行轴位、冠状位、矢状位、斜位等不同方位扫描。同时还可以行 MR 血管成像（magnetic resonance angiography，MRA）了解病变与血管的关系，行 MR 灌注加权成像（perfusion weighted imaging，PWI）了解肿瘤的血供情况，还可以行扩散加权成像（diffusion weighted imaging，DWI）等。

根据影像学征象进行定性诊断，包括病变的形态、大小、密度/信号、边缘、骨质及邻近结构的改变。通过各种影像学检查方法的联合应用，可对感染性疾病做出准确的诊断。

一、眼眶

【MRI 扫描方法】

1. 线圈　惯例采用头颅线圈，当扫描眼球或眶隔前结构时可使用表面线圈。

2. 扫描范围和体位　包全眼眶和病变。横断面扫描基线为听眶下线，冠状面扫描基线为听眶下线的垂线，斜矢状面扫描基线需平行于视神经[1]。

3. 扫描参数　层厚 3.0 ～ 5.0mm，层间距 0 ～ 1.0mm。

4. 扫描序列

（1）常规平扫：常规序列横断面 T_1 加权成像（T_1 weighted image，T_1WI）及 T_2 加权成像（T_2 weighted image，T_2WI）、冠状面脂肪抑制 T_2WI。如 T_1WI 肿块内见高信号影，增加横断面脂肪抑制 T_1WI；可适当加扫斜矢状面序列及 DWI 序列。

（2）增强扫描：需要进一步明确肿瘤性质时行横断面动态增强扫描，绘制动态增强曲线。增强后序列为横断面 T_1WI，选做冠状面或斜矢状面 T_1WI，对其中 1 个最佳断面进行脂肪抑制。

（3）临床有低头突眼症状，怀疑静脉曲张患者应行加压扫描，先行横断面 T_2WI 序列扫描，后颈部捆绑袖带加压，颈部加压后按照常规序列进行再次扫描[2]。如患者不能积极控制眼球运动，可运用螺旋桨序列（刀锋序列、风车技术）扫描。

【作用和限度】

MRI 有非常好的软组织分辨率，对于复杂眼眶疾病的评估，MRI 是首选的检查方式，可良好显示复杂病变的范围，包括眼外肿瘤、血管畸形和复杂的炎症。对于恶性眼眶疾病范围的显示也极佳，包括神经周围肿瘤侵犯，视神经侵犯，血源性或脑脊液播散转移和颅内侵犯。尽管超声是眼球成像首选检查，但是 MRI 可更准确地显示球后情况，另外 MRI 可清晰显示眼球，但对骨皮质和钙化显示较差，且体内金属是 MRI 检查的禁忌证。

视神经的 MRI 新技术应用较多，主要包括 MRI 高分辨率成像及扩散加权成像。

理论上，应用 3T MRI 的信噪比较 1.5T MRI 加倍，但也存在一些问题：T_2 弛豫时间缩短，降低了 T_2WI 图像对比，同时会导致化学伪影和磁敏感伪影增加。采用径向梯度回波容积内插屏气检查和半傅里叶采集单次激发快速自旋回波成像等技术可有效提高图像质量[3]。

急性视神经缺血和急性视神经炎都显示为扩散受限。DWI 有助于鉴别多发性硬化和视神经脊髓炎相关的急性视神经炎[3]。扩散张量成像（diffusion tensor imaging，DTI）和纤维束成像可进一步观察视神经轴索和神经鞘的完整性。DTI 参数与多发性硬化患者的视神经炎有很好的相关性，但是扫描时间较长。未来新线圈的研发和更快速的高分辨技术可望大大改善眼眶和视神经的图像质量。

二、颞骨

【MRI 扫描方法】

1. 线圈 采用头颅正交线圈或头颅多通道线圈，仅扫描外、中、内耳结构时可使用表面线圈。

2. 扫描体位 横断面扫描基线为听眶上线，冠状面扫描基线为听眶下线的垂线，面神经扫描时增加斜矢状位（扫描基线平行于面神经水平段）。

3. 扫描参数 除特殊序列已经标明的参数外，一般采用层厚 2.0～3.0mm，层间距 0～0.3mm，FOV 为 16cm×16cm 至 20cm×20cm，矩阵 ≥ 256×256，高分辨率 T_2WI 成像可采用层厚 2.0mm，无间隔采集，矩阵 ≥ 320×256。

4. 扫描序列

（1）常规平扫：二维自旋回波（two dimensional spin-echo）为 MRI 最常用的基本序列，如内听道小听神经瘤的检出及诊断需要增强 T_1 加权像[4]。

三维梯度回波（three dimensional gradient recalled echo，3D GRE）、三维稳态扰相梯度回波序列（three dimensional-spoiled gradient recalled，3D-SPGR），翻转角 20°～30°，层厚 1.0～1.3mm，可用头部线圈，两侧同时扫描。

三维稳态构成干扰序列（three dimensional constructive interference in steady-state，3D-CISS），TR 12.5ms，TE 5.9ms，翻转角 30°，为重 T_2 加权像，用于显示膜迷路及内听道内面神经、前庭蜗神经（图 1-3-1A）。

三维快速自旋回波（three dimensional fast spin-echo，3D FSE）T_2 加权像：采用 TR 3000～4000ms，TE 102～250ms，层厚 1.0～1.5mm，无间隔扫描。进行最大密度投影后处理后可清楚显示内耳膜迷路的影像（图 1-3-1B）。

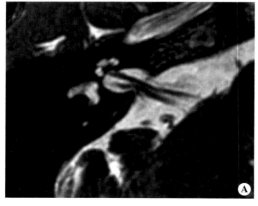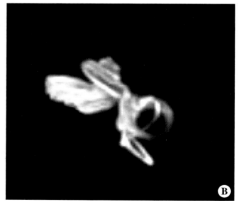

图 1-3-1 颞骨 MRI 检查技术
A. MRI 示内听道内走行的神经；B. MRI 示膜迷路 3D 图像

（2）增强扫描：对比剂可采用钆喷酸葡胺注射液（Gd-DTPA），浓度为 469mg/ml，剂量为 0.1ml/kg，采用高压注射器经上臂静脉注射，注射速率为 2.5ml/s。增强用于显示内听道外颞骨内面神经及病变。

三、鼻和鼻旁窦

【MRI 扫描方法】

1. 线圈 头颅正交线圈、头相控阵线圈或头颈联合线圈。

2. 扫描范围和体位 横断面基线为听眶下线，冠状面基线为听眶下线的垂线，矢状面基线平行于正中矢状面。原则上包括整个病变[5]。

（1）横断面：平行于硬腭，范围上至颅前窝底上缘、鞍膈水平，下至软腭下缘（约第2颈椎下缘）（图 1-3-2A）。

（2）冠状面：平行于颌面部冠状线或平行于鼻尖与鼻根部连线的冠状线，范围包括额窦前缘至蝶窦后缘（图 1-3-2B）。

（3）矢状面：平行于颌面部正中矢状线，范围包括两侧上颌窦外侧壁（图 1-3-2C）。

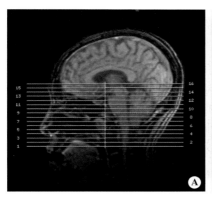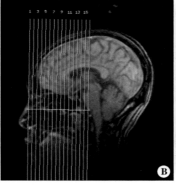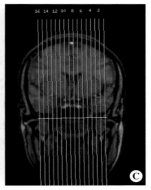

图 1-3-2 鼻旁窦扫描影像

A. 鼻旁窦横断面扫描；B. 鼻旁窦冠状面扫描；C. 鼻旁窦矢状面扫描

3. 扫描参数 二维序列一般采用层厚 3.0～5.0mm，层间距 0.5mm，FOV 为 18cm×18cm 至 24cm×24cm，矩阵 ≥288×224；具体参数见表 1-3-1、表 1-3-2。

表 1-3-1 鼻旁窦 MRI 平扫序列及参数

序列名称	方位	重复时间（ms）	回波时间（ms）	层厚/层间距（mm）	扫描野（mm）	矩阵	是否压脂	平均次数
T$_1$WI	横轴位	400～450	12～15	4/0.5	180～240	288×224	否	2
T$_2$WI	横轴位	4000～4500	85～120	4/0.5	180～240	288×224	否	2
T$_2$WI	横轴位	4000～4500	85～120	4/0.5	180～240	288×224	是	2
T$_2$WI	冠状位	4000～4500	42～105	4/0.5	180～240	288×224	是	3～4

表 1-3-2 鼻旁窦 MRI 增强序列及参数

序列名称	方位	重复时间（ms）	回波时间（ms）	层厚/层间距（mm）	扫描野（mm）	矩阵	是否压脂	平均次数
T$_1$WI	横轴位	600	15	5/1	180～240	288×224	是	2
T$_1$WI	冠状位	600	15	5/1	180～240	288×224	是	2
T$_1$WI	矢状位	600	15	5/1	180～240	288×224	是	2

4. 扫描序列

（1）常规平扫：自旋回波脉冲（SE）序列为鼻及鼻旁窦 MRI 检查的常用序列。

快速自旋回波脉冲（FSE）序列由于回波链的存在，采集时间大大缩短，主要用于快速获得 T$_1$WI 和 T$_2$WI 图像。

三维快速扰相梯度回波序列(three dimensional fast spoiled gradient recalled,3D-FSPGR)成像速度极大提高,并且动态增强扫描可以应用此序列。

(2)增强扫描:静脉注射 Gd-DTPA,增强扫描联合使用脂肪抑制技术,不仅有助于病变的鉴别诊断,还能提高肿瘤与周围组织的对比度,可清楚显示病变的范围及其对周围结构的侵犯。动态增强可动态显示肿瘤血供的时间强度变化,有助于其定性及鉴别诊断。

(3)MR 水成像技术:在脑脊液鼻漏患者中,运用水成像技术对于疾病的诊断及显示漏口有很大帮助。尤其选用三维采集,可获得薄层原始图像,没有层间距,减少了漏诊率,同时图像可以进行各种后处理[6-8]。

四、咽部

对于咽部及相邻组织结构的分辨率,MRI 显然优于CT,可清晰显示病变侵犯周围组织、病变性质,主要用来评价鼻咽、口咽及颈部淋巴结等病变[9,10]。

【MRI 扫描方法】

1. 线圈 头颅正交线圈(或头颅多通道线圈)。

2. 扫描范围和体位 横断面基线为听眶下线,冠状面基线为听眶下线的垂直线,矢状面重组基线平行于正中矢状面。

3. 扫描参数 二维序列一般采用层厚 3.0～5.0mm,层间距 0.5mm,FOV 为 18cm×18cm 至 24cm×24cm,矩阵≥ 288×224。

4. 扫描序列

(1)常规平扫:横断面 T_1WI 和 T_2WI,冠状面(必要时加矢状面)T_1WI,在显示病变的最佳断面行 T_2WI,如 T_1WI 显示病变为高信号时,在显示病变的最佳断面行脂肪抑制 T_1WI。场强低或化学位移脂肪抑制技术效果较差的设备可行短时反转恢复(short time inversion recovery,STIR)序列。

(2)增强扫描:动态增强及横断面、冠状面和(或)矢状面 T_1WI,在一个断面同时使用脂肪抑制技术。

五、喉部

MRI 冠状面成像可较好地显示声带、室带及

喉室,便于观察声门旁间隙及颈部深层结构,了解有无淋巴结肿大;矢状面可显示会厌前间隙、会厌及杓状软骨;横断面则对环状软骨、甲状软骨及周围组织显示较为清楚。冠状面和矢状面能反映喉部及其周围关系,横断面则利于左右对比。

相较于 CT 检查,MRI 可更早更准确地显示喉部病变,利用脂肪抑制 T_1WI 及增强扫描图像可更为明确地显示病变侵犯范围;CT 可直接显示骨质破坏,而 MRI 则对病变早期骨髓浸润的敏感性更高,能更早地发现病变的骨质侵犯及转移。

【MRI 扫描方法】

1. 线圈 颈部表面线圈,头颈联合线圈,脊柱相控阵线圈[11]。

2. 扫描范围和体位 横断面扫描基线为听眶下线。横断面与喉腔长轴垂直,范围上包括会厌上缘,下至第 6 颈椎椎体下缘水平;矢状面与喉腔正中矢状线相平行,扫描范围包括喉部两侧软组织外侧缘[3];冠状面与喉咽腔长轴平行,范围覆盖甲状软骨至乳突后。双侧显示对称,显示喉部细微结构及颈部淋巴结,无吞咽运动及血管搏动等伪影[11]。

3. 扫描参数 层厚小于 3mm,层间隔小于层厚。FOV 为 20cm×20cm 至 24cm×24cm 或更小,采集矩阵为 256×512。

4. 扫描序列

(1)常规平扫:以横断面为主,扫描 T_1WI、T_2WI、脂肪抑制(fat suppression,FS)T_2WI 序列或 STIR 序列,并加扫矢状面 T_2WI、T_1WI 及冠状面 $FS-T_2WI$ 序列。

(2)增强扫描:按照常规剂量和流速注射钆对比剂[11],横断面、矢状面及冠状面 $FS-T_1WI$ 均需扫描。

【研究现状与进展】

现今 CT 硬件及软件技术不断发展,其已成为喉部影像学检查的首选方法。其中,CT 能谱成像(CT spectral imaging)是当前影像学研究的热点之一[12],其可将组织及病变对不同 X 线能量谱的差异化吸收表达出来,从而更加精细地显示解剖结构,具有实现物质分离与定量分析的革命性意义。单能量 CT 作为能谱 CT 的四大工具之一,面对喉部密度差异小且精细的解剖结构,可提高病变检出率,并更加清楚地显示正常结构和病变的

轮廓及范围[12]。

MRI 耗时长费用高，且成像要求高，故不作为喉部影像学检查的首选方法；但其具有高软组织分辨率，可作为 CT 的辅助检查方法以提高诊断准确率，主要用于评估喉癌对软骨的侵犯及喉癌术后的复发。动态对比增强磁共振成像（dynamic contrast enhanced MRI，DCE-MRI）是一种利用静脉注射钆对比剂，评估病灶局部微循环灌注和渗透性的检查方法。对比剂在病灶局部血管系统中的快速积聚可以提供部分定量信息。由于缺乏量化标准和其较长的后处理时间，这些技术在临床实践中没有广泛应用，而 MRI 灌注、弥散及波谱等功能成像技术应用于喉部经验尚需要进一步评估[13]。MRI 仿真内镜相关文献报道较少，其临床价值还需要进一步研究。

六、口腔颌面部

主要用于检查口腔颌面部肿瘤及颞下颌关节紊乱病[14, 15]，一般均常规获得 T_1WI 和 T_2WI。

在进行口腔颌面部常规检查时，可行头面部横断面、冠状面及矢状面检查，也可进行斜位扫描，以便从不同角度观察病变范围。

进行颞下颌关节检查时，每一层面均应使患者口腔在正中颌位及大开口位状态下进行扫描。冠状面扫描一般于正中颌位进行，层厚 3.0mm。闭口位采用斜矢状位的 FSE 序列 T_1WI、GRE 序列 T_2WI、压脂质子密度加权成像（proton density weighted imaging，PDWI）和斜冠状位 PDWI 及 GRE 序列 T_2WI。张口位采用斜矢状位压脂 PDWI 和斜冠状位 GRE 序列 T_2WI。PDWI 序列有助于显示关节盘。在怀疑有渗出性病变时，加扫斜矢状位 FSE T_2WI。

以下情况需行增强扫描：肿块患者，怀疑或排除肿瘤，怀疑或排除关节盘炎症等。对比剂使用钆喷酸葡胺注射液（Gd-DTPA），浓度为 469mg/ml，剂量为 0.1mmol/kg，采用高压注射器经上臂静脉注射，注射速率为 2.5ml/s。

七、颈部

【MRI 扫描方法】

1. 线圈 颈部和颈椎扫描可采用颈线圈、头

颈联合线圈或脊柱线圈。

2. 扫描范围和体位 横断面扫描基线为听眶下线，冠状面、矢状面根据扫描的器官、部位或需显示的结构确定仰卧位。

3. 扫描参数 层厚 3.0～5.0mm，层间距 0.5mm，FOV 为 18cm×18cm 至 24cm×24cm，矩阵≥288×224。

4. 扫描序列

（1）常规平扫：颈椎 MRI 以矢状位和横断位为主，T_1WI 多采用快速自旋回波，T_2WI 一般采用快速自旋回波或者快速恢复快速自旋回波序列。为了显示神经根，可以使用双激发平衡稳态自由进动序列。

（2）增强扫描：动态增强及横断面、冠状面和（或）矢状面 T_1WI，在 1 个断面同时使用脂肪抑制技术。

【研究现状与进展】

MRI 具有较高的软组织对比度，可用于咽部、喉部、甲状腺、甲状旁腺、颈部肌肉、软组织及淋巴结的检查。MRI 对颈部组织结构的分辨强于 CT，可清晰显示病变部位、范围、性质及与周围结构的关系。由于 CT 对钙化敏感，也常被用于颈部淋巴结结核的诊断[16]。对于囊性病变，MRI 还可以明确其囊性特征。虽然 CT 是颈部感染的最常用检查手段，用于反应性增生和化脓性淋巴结的鉴别，但对于儿童患者，考虑到 CT 的电离辐射伤害，MRI 也被推荐作为儿童患者的初检手段。在淋巴结感染性病变和转移性病变的鉴别中，DWI 和动态增强 MRI 作为补充检查，可增加诊断的敏感性和特异性。对于脊柱周围软组织炎性和感染性疾病的诊断，CT 和 MRI 各有应用，如在诊断颈长肌钙化性肌腱炎时，由于在肌腱中沉积有羟基磷灰石等钙盐，因而相比于 MRI，CT 更为敏感。在脊柱周围软组织感染性疾病检查中，尽管 CT 和 MRI 都可用于确定感染的范围，但 CT 对感染引起的脊柱骨质破坏更加敏感，而 MRI 对感染波及的硬脊膜范围和脊髓压迫的观察效果更佳[17]。此外，CT 虽然是坏死性筋膜炎评估中最常用的检查技术，但其特异性较差，不能有效地鉴别坏死性和非坏死性筋膜炎。而 MRI 则是诊断坏死性筋膜炎的影像金标准，其敏感度高达 93%[18]。在放射治疗引起的颈部组织损伤观察中，CT 与 MRI 均

有应用，且互为补充。CT 可观察放疗引起的软组织损伤及放射性骨坏死，而 MRI 对放疗引起的中枢神经系统和脊髓损伤的观察效果更好。对于甲状腺疾病，如甲状腺炎和结节的检查，超声是首选的检查方式，但 CT 和 MRI 可以观察病变的范围及其与周围重要组织结构的关系。

八、涎腺

MRI 检查因其良好的软组织对比和多平面数据采集对涎腺成像有很大优势，是目前评估涎腺肿瘤病变的常用方法。

【MRI 扫描方法】

1. 线圈 使用头颈联合线圈或头线圈。

2. 扫描范围和体位 根据病变调整扫描范围，腮腺自听眦线向下至下颌骨颏部。扫描过程中嘱咐受检者紧闭口部。

3. 扫描参数 一般采集 FOV ≤ 25.0cm × 25.0cm，层厚 ≤ 5.0mm，层间距 ≤ 1.0mm，根据不同感兴趣区调整视野、层厚及层间距。

4. 扫描序列

（1）常规平扫：为轴位加冠状位，序列应包括 SE 或 FSE 序列 T_1WI、STIR T_1WI、STIR T_2WI。

（2）增强扫描：包括增强前轴位、矢状位及冠状位 T_1WI，增强后轴位及冠状位压脂 T_1WI。增强扫描采用 Gd-DTPA 为对比剂，浓度为 469mg/ml，剂量为 0.2mmol/kg，采用高压注射器经肘静脉团注，注射速率为 2.0ml/s。

5. MR 涎管造影术（magnetic resonance sialography，MRS） 利用重 T_2 加权技术，通过涎液显影进而评估涎管病变。

受检者取仰卧位，头先入，使用头部线圈，视野覆盖整个感兴趣区，可由乳突尖部扫描至声带。采集序列应包括轴位非增强 T_1WI SE 序列，轴位非增强 T_2 半傅里叶单次激发自旋回波（half-Fourier acquisition single-shot turbo spin echo，HASTE）序列及冠状位 STIR 序列。随后患者应用催涎剂（柠檬酸、维生素 C 等）在口腔内停留 30s 后咽下，此后嘱患者避免在图像采集时吞咽。

采用催涎剂后可选择感兴趣的腺体行高分辨率图像采集。腮腺采用斜矢状位厚层定位，轴面平行于颧弓，冠状面平行于颧弓 / 颏隆突。颌下腺的最佳成像定位轴面平行于下颌体，冠状面平行于颧弓 / 颏隆突。分别于轴位和斜冠状位采集 T_2 HASTE 序列或反转恢复快速自旋回波序列，层厚 20mm。最后采用同上 T_2WI 采集定位并确定视野，在斜轴位上行 3D-CISS 序列或三维魔方成像即各向同性脂肪抑制快速自旋回波（sampling perfection with application optimized contrasts using different flip angle evolution，SPACE）序列采集[19]。

6. 面神经腮腺段 MR 成像序列 面神经颅外段经茎乳孔出颅后，呈弯曲状穿过腮腺。常规 MRI 图像上面神经呈 T_1WI 稍低信号，腮腺段与周围组织缺乏对比，故难以分辨，多采用其他新成像技术。

受检者取仰卧位，头先入，使用头部线圈或小线圈行三维双回波稳态成像结合水激励（3D double-echo steady-state with water excitation，3D-DESSwe）采集[20]，视野为 14cm × 14cm，层厚为 0.5mm，无间隔扫描。扫描后根据面神经走行进行 MPR、CPR 及 MIP 处理。除 3D-DESSwe 序列较为常用外，三维稳态进动反快速成像结合扩散加权成像（3D reversed fast imaging with steady-state precession and diffusion-weighted imaging，3D-PSIF-DWI）[21] 序列也可良好地显示腮腺内走行的面神经。

九、颅底

颅底解剖结构极其复杂，MRI 具有多方位、多参数成像及特殊序列设计的优势，这些影像学的新进展为更详细地显示颅底细微解剖和提高病灶的检出与定性提供了有利的武器。

常规的横断 SE 序列（T_1WI 和 T_2WI）是最基本的扫描程序。靶区的冠状面扫描也是必要的，冠状面观察颅底结构有着横断图像所不具备的视角，如海绵窦、卵圆孔的观察及内听道（面听神经）都需要冠状面图像作为横断图像的必要补充。矢状面扫描可以作为上述检查完成后的补充。

快速 SE 序列的 T_2WI 无法有效地抑制脂肪信号，很多时候难以区分脂肪的高信号和病灶的高信号，因此其严重影响着病灶的检出及病变范围和程度的判断。此时，带有脂肪抑制功能的 T_2WI 则成为必要的扫描序列。

对于颅底骨骨髓腔的病变，SE 序列的 T_1WI

要比快速 T_2WI 敏感得多，此时骨髓的破坏呈低信号，而在快速 T_2WI，病灶的信号与周围正常骨髓的信号常混在一起难以辨认。因此，对于怀疑骨质内部有病灶存在，应当用带有脂肪抑制功能的 T_2WI。

TOF 法血管成像序列对于血管的识别非常重要，不仅是为了观察血管本身的异常，在观察脑池内神经是否被血管压迫时也是非常重要的序列。

三维采集的带有脑脊液搏动抑制功能的重 T_2 加权序列对于脑池内脑神经的观察非常必要，如 3D-CISS、FIESTA 等序列。此时，高信号的脑脊液由于消除了搏动伪影，而且是亚毫米薄层切面，可以很好地显示脑神经的脑池段，也可以很好地显示耳蜗、前庭和半规管，以及内听道内的耳蜗神经、面神经和前庭上、下神经及其排列顺序。

扩散加权成像（DWI）在颅底病变的鉴别诊断中的应用也有了新的进展。有文献报道称，表观扩散系数（apparent diffusion coefficient，ADC）值的测量有助于鉴别感染坏死与肿瘤坏死，关于对肿瘤类别的鉴别，尚存在不同结论，有待于今后的研究证实[22]。

参 考 文 献

[1] Hoch MJ, Bruno MT, Shepherd TM. Advanced MRI of the optic nerve. J Neuroophthalmol, 2017, 37（2）: 187-196.
[2] 中华医学会放射学分会头颈学组. 眼部 CT 和 MRI 检查及诊断专家共识. 中华放射学杂志, 2017, 51（9）: 648-653.
[3] Wan H, He H, Zhang F, et al. Diffusion-weighted imaging helps differentiate multiple sclerosis and neuromyelitis optica-related acute optic neuritis. J Magn Reson Imaging, 2017, 45（6）: 1780-1785.
[4] 中华放射学杂志编委会. 头颈部 CT、MR 扫描规范指南（修改稿）. 中华放射学杂志, 2007, 41（9）: 996-999.
[5] 石明国, 王鸣鹏, 余建明. 放射师临床工作指南. 北京: 人民卫生出版社, 2013.
[6] 杨正汉, 冯逢, 王霄英. 磁共振成像技术指南. 北京: 人民军医出版社, 2013.
[7] Whyte A, Boeddinghaus R. The maxillary sinus: physiology, development and imaging anatomy. Dentomaxillofac Radiol, 2019, 48（8）: 20190205.
[8] Wang X, Liu Y, Chen Q, et al. Evaluation of multiparametric MRI differentiating sinonasal angiomatous polyp from malignant tumors. Neuroradiology, 2019, 61（8）: 891-896.
[9] 中华放射学杂志编委会. 头颈部 CT、MR 扫描规范指南（修改稿）. 中华放射学杂志, 2007, 41（9）: 996-999.
[10] 中华医学会影像技术分会, 中华医学会放射学分会. CT 检查技术专家共识. 中华放射学杂志, 2016, 50（12）: 916-928.
[11] 中华医学会影像技术分会, 中华医学会放射学分会. MRI 检查技术专家共识. 中华放射学杂志, 2016, 50（10）: 724-739.
[12] 贾永军, 贺太平. 宝石能谱 CT 临床应用及研究进展. 实用放射学杂志, 2016, 32（5）: 799-801.
[13] Sairah RK, Mubarik A, Kathryn W, et al. What's new in imaging for gynecologic cancer? Curr Oncol Rep, 2017, 19（12）: 85.
[14] Wurm MC, Behrends TK, Wüst W, et al. Correlation between pain and MRI findings in TMD patients. J Craniomaxillofac Surg, 2018, 46（8）: 1167-1171.
[15] Kaimal S, Ahmad M, Kang W, et al. Diagnostic accuracy of panoramic radiography and MRI for detecting signs of TMJ degenerative joint disease. Gen Dent, 2018, 66（4）: 34-40.
[16] Koch BL, Hamilton BE, Hudgins PA, et al. Diagnostic Imaging Head and Neck. Amsterdam: Elsevier, 2016: 193-220.
[17] Tso DK, Singh AK. Necrotizing fasciitis of the lower extremity: imaging pearls and pitfalls. Br J Radiol, 2018, 91（1088）: 20180093.
[18] Lancerotto L, Tocco I, Salmaso R, et al. Necrotizing fasciitis: classification, diagnosis, and management. J Trauma Acute Care Surg, 2012, 72（3）: 560.
[19] Atkinson C, Fuller J, Huang B. Cross-sectional imaging techniques and normal anatomy of the salivary glands. Neuroimaging Clin N Am, 2018, 28（2）: 137-158.
[20] Qin Y, Zhang J, Li P, et al. 3D double-echo steady-state with water excitation MR imaging of the intraparotid facial nerve at 1.5T: a pilot study. AJNR Am J Neuroradiol, 2011, 32（7）: 1167-1172.
[21] 蒋延伟, 孙程, 李传亭. 腮腺内面神经的影像学进展. 医学影像学杂志, 2018, 28（10）: 1749-1752.
[22] 刘筠, 艾林, 杨本涛. 头颈部影像学—颅底卷. 北京: 人民卫生出版社, 2016.

第四节　DSA 技　术

数字减影血管造影（digital subtraction angiography，DSA）目前被认为是诊断血管性疾病的金标准，可准确定位血管病变的部位、病变性质、病变血供等情况，为介入治疗提供了良好的平台。DSA 在头颈部炎症的诊断价值有限，不作为常规影像学检查，如果怀疑颈部血管炎，DSA 可作为辅助诊断。

第五节　核素显像和 PET/CT

随着影像技术的不断发展，出现了更加敏感的影像学技术，如正电子发射计算机断层显像（positron emission tomography，PET）。PET/CT 技术不仅对实体肿瘤、淋巴瘤等恶性疾病的诊断及评估起到重要作用，还在各种原因导致的炎性反应中，对中性粒细胞、单核/巨噬细胞、激活的淋巴细胞等炎性细胞表现出与肿瘤细胞相似的高代谢活性，

对 ^{18}F- 氟代脱氧葡萄糖（^{18}F-fluorodeoxyglucose，^{18}F-FDG）的摄取升高，因此各种感染或非感染性炎性疾病的病变部位在 PET/CT 上也呈现出明显的高摄取[1]。在一些炎症和肿瘤性病变鉴别困难的情况下，PET/CT 可以作为辅助检查进行鉴别诊断。一些血管炎性病变，PET/CT 可以评估病变的治疗疗效[2]。

参 考 文 献

[1] 刘莎莎，朱晴，李南方．系统性血管炎的影像学研究进展．医学影像学杂志，2018，28（03）：492-495.

[2] Smiyan S，Holovach I，Komorovsky R，et al. Role of PET/CT in the diagnosis of large vessel vasculitis in a patient with systemic inflammatory response syndrome. Eur J Rheumatol, 2014，1（4）：174-175.

（王　玉　张焕磊　夏　爽）

第二章 功能与分子影像学技术

常规影像学对于人体解剖结构能够做到全方位的显示，但无法显示人体的生理及病理过程。随着影像学技术的突飞猛进，功能与分子影像学逐步从试验研究走向临床应用，能够动态地反映人体的信息，并且发展至细胞和分子学水平分析疾病的病因。

第一节　功能影像学

功能影像学随着现代影像技术的发展逐步完善，在疾病的诊断及鉴别诊断上表现出了卓越的能力，并且不断涌现出新的技术，更为准确安全地将组织、器官的功能状态呈现出来。临床上较为成熟的功能影像学方法包括 CT 灌注成像（CT perfusion imaging，CTP）、MRI 灌注成像（PWI）、扩散加权成像（DWI）、弥散张量成像（DTI）、血氧水平依赖磁共振成像（blood oxygenation level dependent，BOLD）、磁敏感加权成像（susceptibility weighted imaging，SWI）、动态对比增强磁共振成像（dynamic contrast enhanced MRI，DCE-MRI）。

DWI 是一种可以反映组织内水分子物随意运动的定量检测方法，其分子扩散程度可通过 ADC 进行定量，ADC 值越大，扩散速率越大，ADC 值减小，则为扩散受限，当扩散具有方向依赖性时，则称为各向异性。DTI 则可以反映多个方向上的各向异性。当眼部脓肿或鼻源性脑脓肿发生时，脓腔内细菌、炎性细胞、黏蛋白、细胞碎组织形成的黏稠液体会限制水分子的扩散，DWI 呈特征性的高信号，ADC 值减低[1]。急性视神经缺血和急性视神经炎也可以表现为扩散受限，DWI 呈高信号，ADC 值减低。DWI 还有助于发现多发性硬化和视神经脊髓炎相关的急性视神经炎。DTI 的纤维束成像可进一步观察视神经轴索和神经鞘完整性，其相关参数与视神经炎有很好的相关性[2]。另外，

中耳胆脂瘤病灶较小或术后有残留或复发时，MR 增强图像上常难以将其与周围炎性组织及中耳黏膜炎性肿胀区分开来，这时 DWI 上特异性的高信号对判定胆脂瘤的存在有确诊价值。

磁共振波谱（magnetic resonance spectroscopy，MRS）是一种对人体内病变进行活体生化分析的技术，能从分子水平上对人体内代谢物进行无创的定量分析，最常用的是 ^{1}H-MRS，其共振峰主要包括乙酰天门冬氨酸（N-aceytl aspartate，NAA）、肌酸（creatine，Cr）、胆碱（choline，Cho）、乳酸（lactate，Lac）、脂质（lipid，Lip）、肌醇（myo-inositol，MI）等。头颈部各类炎症形成脓肿时，NAA、Cho、Cr 峰均减低，周围无氧酵解增多，可见 Lac 峰[3]。利用单体素 ^{1}H-MRS 对咀嚼肌间隙恶性肿瘤与慢性感染的胆碱水平进行检测，对鉴别上述两种疾病也很有意义。

灌注成像可以反映组织微观血流动力学的信息，其本质是血流通过毛细血管网将养分传输给周围组织的能力，其可以通过外源性静脉注射对比剂的方法测得血管灌注的情况，也可以通过内源性血流标记的方法 [如动脉自旋标记（arterial spin labeling，ASL）序列] 检测组织血流动力学信息。灌注成像可以对不同病理类型的颈部淋巴结病变进行定量分析，对颈部淋巴结良恶性鉴别有一定的临床价值，由于恶性淋巴结病变内杂乱、不成熟新生血管增多，血管基底膜不完整，新生血管内压力增大，血流流速增快，血液循环时间缩短，引起血流动力学呈高灌注，平均通过时间（mean transit time，MTT）缩短，表面通透性（permeability surface，PS）增高，而炎性肿大淋巴结则恰恰相反，表现出良好的特异性[4,5]。

第二节　分子影像学

分子影像学与传统影像学的不同之处在于其

着重于基因、分子、蛋白质等异常所导致的早期变化，而不是传统影像学所着重的形态学变化，其以应用分子探针为特征，采用多种成像方法，对人体内特定的靶点进行有针对性的成像，是一种对人体内的细胞和分子水平的病理生理过程进行成像的科学方法。目前常用的分子影像学方法包括单光子发射计算机断层成像（single photon emission computed tomography，SPECT）、正电子发射断层成像（positron emission tomography，PET）、磁共振分子成像（MR molecular imaging）、光学成像（optical imaging）、超声成像（ultrasound imaging）、CT 分子成像（CT molecular imaging），主要贡献为基因表达和蛋白质分子成像。

针对感染与炎症的分子影像学研究，首先应明确炎症发生后的病理生理反应，根据其特点确定有针对性的靶向对比剂；其次应当确定对比剂是否具备特异性。当炎症发生时，局部血流量明显增加，血管通透性升高，白细胞在趋化因子与黏附分子的作用下，穿过血管壁到达炎症病灶区，上述变化为分子影像学在炎症早期的定位诊断提供了基础，针对这些改变可以得到特异性的对比剂。之后，所得到的靶向对比剂应具备如下特点：在炎症病灶大量沉积并快速清除、特异性及准确性高、简便的标记方法、对人体无毒副作用。放射性核素标记白细胞成像对急、慢性炎症准确性、特异性很高，但操作方法复杂，容易发生交叉感染。当 CT 无法全部显示外耳道炎症导致邻近骨质破坏及程度时，镓-99 骨扫描可发现骨质破坏的程度。CT 显示的骨质变化常不适于评估抗生素治疗效果，而镓-67 骨扫描可清晰显示治疗后骨质的改变 [6]。上颌窦骨髓炎镓 -99- 亚甲基二磷酸盐（^{99m}Tc-MDT）三相骨扫描对于骨髓炎诊断有较高敏感性和特异性。

PET/CT 与 PET/MRI 的出现为针对炎症特点的分子水平成像提供了新的发展方向。左旋氧氟沙星（levofloxacin）可以通过抑制细菌 DNA 消旋酶达到广谱抗菌作用，是临床常用的第三代喹诺酮类抗生素，利用此种抗生素的放射性核素标志物 ^{18}F-levofloxacin 也可以对炎症进行靶向性成像，灵敏度、准确性、操作简便性都很高，针对 ^{18}F-levofloxacin 仅在细菌感染部分浓集的特点可以鉴别感染与非感染性炎症，并可以对炎症治疗药物的疗效进行动态评估，为临床治疗提供帮助。

^{18}F-FDG 是比较常用的正电子放射性药物，炎症反应使病灶区域的炎性细胞的葡萄糖代谢非常旺盛，能在感染部位快速沉积，结合 PET 的高分辨率，使得 ^{18}F-FDG-PET 具备了其独特的优势。^{18}F-FDG PET/CT 可以获得完整的结节病炎症活动定位的形态与功能图像，并可随访结节病患者的治疗效果评价，特别是对于非典型、复杂和多系统累及病例，有较好临床运用价值，表现为病变局部代谢增高，对于咽喉部结节病的敏感性可达到 80%。近些年，间质磁共振淋巴造影的研究较多，采用与大分子结合的磁共振对比剂，利用其分子量和分子体积较大的特点，可以使目标淋巴结在较长时间内维持较高的强化水平，在淋巴结反应性增生及淋巴结肿瘤转移中可以有效显影其引流区域的淋巴管和淋巴结的具体形态，具有鉴别颈部淋巴结转移和反应性增生的应用价值 [7]。通过 FDG 摄取存在差异，PET/CT 还可以对不同病理类型锥体结核进行鉴别，干酪样坏死型结核对 FDG 的摄取较少，而增生型及混合型椎体结核内含有朗格汉斯细胞、类上皮细胞、淋巴细胞等，葡萄糖代谢旺盛，FDG 摄取较多，通过 FDG 的代谢可显示椎体结核的病灶形态、范围及活动性，为疾病的早期诊断、鉴别诊断及观察病灶对结核药物的反应、指导进一步治疗 [8] 提供帮助。

参 考 文 献

[1] Ferreira TA, Saraiva P, Genders SW, et al. CT and MR imaging of orbital inflammation. Neuroradiology, 2018, 60（12）: 1253-1266.

[2] Wan H, He H, Zhang F, et al. Diffusion-weighted imaging helps differentiate multiple sclerosis and neuromyelitis optica-related acute optic neuritis. J Magn Reson Imaging, 2017, 45（6）: 1780-1785.

[3] 刘斌, 郭静, 董国礼, 等. 椎体结核与椎体恶性肿瘤的氢质子磁共振波谱对比分析. 川北医学院学报, 2019,（3）: 359-362.

[4] 王博, 谭红娜, 王攀鸽, 等. 一站式 CT 能谱灌注成像预测兔腋窝淋巴结性质. 中国医学影像技术, 2019（2）: 175-180.

[5] Abdel Razek AAK, Nada N. Arterial spin labeling perfusion-weighted MR imaging: correlation of tumor blood flow with pathological degree of tumor differentiation, clinical stage and nodal metastasis of head and neck squamous cell carcinoma. Eur Arch Otorhinolaryngol, 2018, 275（5）: 1301-1307.

[6] Balakrishnan R, Dalakoti P, Nayak DR, et al. Efficacy of HRCT imaging vs SPECT/CT scans in the staging of malignant external otitis. Otolaryngol Head Neck Surg, 2019, 161（2）: 336-342.

[7] Tzankov A, Dirnhofer S. A pattern-based approach to reactive lymphadenopathies. Semin Diagn Pathol, 2018, 35（1）: 4-19.

[8] 谭蓓蓓, 郭婧涓. 胸腰椎体结核的 ^{18}F-FDG PET/CT 影像特点研究. 重庆医学, 2017（26）: 74-76.

（曹 宸 夏 爽）

第三章　影像技术在头颈部感染与炎性疾病中的应用

【概述】

头颈部由头面部和颈部构成，前者主要包括眼眶、耳部、鼻腔与鼻旁窦及涎腺、口腔颌面部，后者主要包括咽、喉、气管、甲状腺、颌下腺等结构。头颈部感染与炎性疾病通常是指各种病原微生物（包括病毒、细菌、寄生虫、真菌、立克次体、螺旋体等）侵犯头颈部各器官与组织及其间隙引起的炎症性疾病。常见的疾病有咽炎、扁桃体炎、喉炎、会厌炎、中耳炎、鼻窦炎等，其中急性中耳炎、急性咽炎、急性鼻窦炎和急性扁桃体炎是头颈部最常见的感染性疾病。发病原因通常是抵抗力下降、劳累或其他原因引起的由邻近感染灶蔓延形成，下行性纵隔炎、颅内感染、眶内感染和呼吸道梗阻等均是威胁患者生命的严重并发症，其发病率约占头颈部多间隙感染患者的12.02%。

按照致病菌的种类分为细菌性感染（如金黄色葡萄球菌、铜绿假单胞菌、草绿色溶血性链球菌）、真菌感染（如白假丝酵母菌、热带假丝酵母菌、光滑假丝酵母菌等）、寄生虫感染和特殊病原体感染（立克次体、螺旋体等）。与细菌相比，真菌一般不产生内毒素和外毒素，真菌的致病性可能与其在体内繁殖引起的机械性损伤及所产生的酶类、酸性代谢产物有关[1]。

【影像学检查】

1. X线检查　只能依靠咽喉腔内空气显示轮廓和腔表面形态的改变，以观察鼻咽顶壁、咽后壁、软腭及会厌软骨、喉前庭、声门区、声门下及咽后壁异常，而颈部病变因缺乏天然密度对比，几乎不用X线检查。

2. CT检查　已经成为头颈部病变的常规检查技术，可以显示头颈部炎症的位置、范围，是否伴有脓肿形成及一些炎症疾病的病因学等。如果怀疑颈部炎症病变合并脓肿形成，增强CT检查可明确有无脓肿形成及临床是否需要进行切开引流等。

3. MRI检查　优点是软组织分辨率高，无辐射，可采用多方位、多序列成像，行轴位、冠状位、矢状位、斜位等不同方法扫描。除了常规T_1WI及T_2WI成像，DWI还可以显示炎症病变的范围，有无脓肿的存在等。

第一节　细菌感染

【概述】

头颈部细菌性感染多因外伤、术后、放疗后而感染，常见致病菌有金黄色葡萄球菌、铜绿假单胞菌、草绿色溶血性链球菌等。

【影像学表现】

1. X线检查　不能反映细菌感染的直接征象，但X线钡剂造影（barium swallow X-ray，BSX）能较清晰地显示喉部梨状隐窝及颈部食管走行区的管道，如有局部充盈缺损，可提示局部有炎性反应导致的软组织肿胀。

2. CT检查　CT多平面及曲面重建、仿真内镜检查可较好地显示头颈部细微骨质结构及窦腔情况。细菌感染多会产生单纯炎症期及脓肿形成期病变，CT的价值主要在于评估炎症的位置、范围、炎症的病因等，CT增强检查还可以评估病变内部有无脓肿形成。当病变内部存在脓肿时，临床上需要切开引流。炎症期初期则表现为局部边界模糊的低密度灶，提示临床可以采取积极的抗炎治疗后进行复查；如病变后期有脓肿形成，则可表现为中央低密度液化坏死区，部分病灶及邻近软组织内可见积气及气液平影，增强扫描后脓肿内低密度区强化不明显，脓肿壁表现为环状或分隔状强化，内壁光滑完整，外壁边缘模糊，此时则提示临床应采取切开引流等治疗手段进行干预，并对患者随诊复查。

3. MRI 检查 软组织分辨率高，MRI 可以提供头颈部软组织内炎性病灶的直接和间接征象。感染导致的炎性改变的影像学特征包括软组织肿胀，脂肪层消失，深部溃疡导致的皮肤不连续。通过常规序列可鉴别血管和软组织，由于脂肪在 T_1WI 和 T_2WI 中均表现为高信号，且头颈部各个组织间隙都充以脂肪组织，因此可以清楚地分辨组织的解剖结构变化；T_2WI 通过反映各组织信号的差异，可对病变组织进行定位、定性诊断。在 MRI 扫描上可很好显示感染的影像学征象，可以明确软组织的肿胀程度、筋膜及间隙是否受累，甚至可以通过间隙内液性渗出物信号的不同判断其是否为血性渗出；如果形成脓肿，脓肿壁可表现为 T_1WI 等信号或稍高信号，在 T_2WI 上呈稍低信号；而脓腔内的脓液在 T_1WI 上呈低信号，在 T_2WI 上呈高信号；脓肿周围的炎性渗出在 T_1WI 上呈稍低信号，在 T_2WI 上呈稍高信号。增强扫描后，脓肿壁明显强化；DWI 序列表现为显著高信号，具有特征性。MRI 可以显示脓肿灶内部及周围炎症渗出、吸收、包裹及机化的演变过程，为治疗效果提供重要依据[2]。

第二节　病毒感染

【概述】

病毒感染可引起人体非特异性免疫和特异性免疫，人体非特异性免疫表现与细菌感染基本一致，局部可产生炎性反应；影像学也可显示器官或局部软组织的相对特征性改变，以供临床参考。

【影像学表现】

1. X 线检查 不能反映病毒感染的直接征象，故不作为病毒感染时的常规检查。

2. CT 检查 如头颈部病变内产生免疫复合物沉积，CT 则可显示软组织密度，边界欠清晰，且周围渗出较普通细菌感染引起的炎性反应少，邻近脏器及结构的炎性受累程度也较轻。由于 CT 对组织密度的改变较为敏感，因此可以快速地通过测量 CT 值来判断免疫复合物的聚集和消散。

3. MRI 检查 T_2WI 序列可见病变局部信号不均匀，软组织肿胀较轻，炎性渗出较少，且范围较局限，增强扫描后可有轻度均匀或不均匀强化。如果病变局部继发细菌感染形成脓肿，则表现与细菌感染脓肿形成一致，但邻近脏器及结构炎性受累较普通细菌感染程度轻。因此，通过 MRI 对可疑病灶的观察，可以及时发现是否继发细菌感染，对临床联合用药方案提供重要参考[3]。

第三节　真菌感染

【概述】

真菌感染常见的有白假丝酵母菌、热带假丝酵母菌、光滑假丝酵母菌等。与细菌相比，真菌一般不产生内毒素和外毒素，真菌的致病性可能与其在体内繁殖引起的机械性损伤及所产生的酶类、酸性代谢产物有关。头颈部的真菌感染若毗邻骨性结构，如真菌性鼻窦炎，则骨质易受侵蚀破坏，伴有轻微骨质增生硬化；侵犯血管的病毒感染，则可导致真菌性动脉瘤及颈内动脉瘤样扩张；颈部及咽旁间隙则可见到逐渐增大的无痛性肿块。

【影像学表现】

1. X 线检查 头颈部肿大淋巴结内若伴钙化，则可见颈前软组织影中散在点状高密度灶。但 X 线平片对头颈部软组织及精细结构显示欠佳，应用较少。

2. CT 检查 侵犯骨性结构的真菌感染，可见骨质侵蚀破坏、伴有轻度骨质增生、密度增高。如怀疑真菌侵犯血管，则需要 CTA 检查，可发现局部的动脉瘤样扩张。颈部及咽部软组织密度肿块界线不清，可呈浸润性生长，中心密度可较低。邻近的软组织，包括肌肉，可能会受到侵犯。可跨越筋膜累及多个颈部间隙，增强后呈中度、相对均匀的强化。如出现中央化脓性坏死，周围有肉芽组织和强纤维化，则呈明显的环形强化。部分病例可出现轻度区域性的反应性淋巴结增生。

3. MRI 检查 平扫示感染区域信号不均匀，以 T_1WI 稍低信号、T_2WI 低信号为主，外形不规则，病变可延肌间隙及骨性间隙延伸。受累的骨性结构、骨质信号不均，T_1WI 呈斑片状稍低信号，

T$_2$WI 呈斑片状稍高信号，边界模糊。若发生真菌性脑脓肿，则病灶周围可见不规则水肿带，MRI 增强可见囊壁环形强化，强化环厚薄均匀，邻近脑膜增厚并强化[4]。

第四节　寄生虫病

【概述】

　　头颈部寄生虫病较为罕见。通常表现为血液、消化道、皮肤、肌肉组织感染后，头颈部淋巴结的炎性增大。患者全身症状明显，通过接触史、临床表现及实验室检查，即可诊断。影像学可对头颈部肿大淋巴结的数量、形态、边界、密度及信号进行动态观察，从而对病程发展及治疗效果进行监测及复检。

【影像学表现】

　　1. X 线检查　头颈部肿大淋巴结内若伴钙化，则可见颈前软组织影中散在点状高密度灶。但 X 线平片对头颈部软组织及精细结构显示欠佳，应用较少。

　　2. CT 检查　可见颈部单发或多发的肿大淋巴结，大小不一，密度较均匀，边界清晰，可伴有沙砾样钙化，通常不伴有低密度坏死区，增强可见轻至中度强化，周围渗出较少。

　　3. MRI 检查　头颈部可见成串的肿大淋巴结及融合结节（极少伴有液化坏死灶），T$_1$WI 呈等信号，T$_2$WI 呈不均匀高信号，增强检查呈不均匀强化，病灶周围炎性渗出较少，邻近软组织肿胀较轻。MRI 软组织分辨率高，因此可更加敏感地显示头节及包囊等寄生虫感染的特征性表现[5]。

参 考 文 献

[1] Huang L, Jiang B, Cai X, et al. Multi-space infections in the head and neck: do underlying systemic diseases have a predictive role in life-threatening complications. J Oral Maxillofac Surg, 2015, 73（7）: 1-10.

[2] Kosko J, Casey J. Retropharyngeal and parapharyngeal abscesses: factors in medical management failure. Ear Nose Throat J, 2017, 96（1）: 12-15.

[3] Tzankov A, Dirnhofer S. A pattern-based approach to reactive lymphadenopathies. Semin Diagn Pathol, 2018, 35（1）: 4-19.

[4] 钟红，董朝，杜江. 头颈部肿瘤患者真菌感染病原学特征分析. 中国病原生物学杂志, 2018, 139（07）: 88-91.

[5] 黄林剑，陈军，严君烈，等. 头颈部多间隙感染严重并发症危险因素的回顾分析. 中国口腔颌面外科杂志, 2019, 17（01）: 48-51.

（宫　琰　夏　爽）

第四章 影像技术在头颈部自身免疫性疾病中的应用

【概述】

自身免疫性疾病（autoimmune disease，AD）是自身抗原免疫耐受缺失，大量自身免疫抗体和免疫复合物产生，从而导致的一大类慢性、异质性疾病[1]，可分为器官特异性和系统性自身免疫病。器官特异性自身免疫病主要包括慢性溃疡性结肠炎、重症肌无力、肺出血 - 肾炎综合征等，系统性自身免疫病包括系统性红斑狼疮、类风湿关节炎、硬皮病等。其具体发病机制不明，有学者认为是在遗传易感基础上受环境等因素影响的一个复杂过程[2]，每一种疾病都会有特定的靶细胞和靶器官，常涉及多器官、多部位。自身免疫性疾病的诊断主要依据实验室检查及临床表现，组织活检及病理诊断是金标准，影像检查辅助判断病变累及范围、深度等。自身免疫性疾病累及头颈部器官，就会出现相应的临床及影像学表现。以 IgG4 相关性疾病为例，其可累及眼眶软组织、涎腺、头颈部皮肤、神经系统和甲状腺等多个部位和器官，影像学出现诸如泪腺、颌下腺或腮腺对称性肿大、垂体柄增粗或垂体肿物、甲状腺改变等特异性表现；类风湿关节炎寰枢关节滑膜病变可应用影像学确定寰枢椎受累情况、是否合并寰枢关节脱位、滑膜病变及脊髓压迫情况等。目前临床中常用的影像学检查技术包括常规 X 线、CT、MRI 及分子影像学，不同的成像方法都有其各自的优势及局限性。随着影像学新技术的快速发展，影像学检查技术在自身免疫性疾病中的应用越来越广泛。本章旨在概述适用于头颈部自身免疫性疾病的各种影像学检查技术，包括其特点和差异，以及新的影像学技术进展，根据检查部位针对性地选择影像学检查方法，使其在不同疾病的诊断中发挥最有效的作用。

【影像学检查】

1. X 线检查　在颈部缺乏天然对比，只能依靠咽喉腔内空气显示轮廓来大致观察鼻咽、口咽及喉咽的形态，软组织无法清晰显示，所以 X 线检查应用较少。

2. CT 检查　已经成为头颈部病变的常规检查技术，可以显示头颈部骨质及软组织改变。当临床怀疑自身免疫性疾病时，CT 检查是首选，由于病变累及范围广泛，CT 范围需要包括全部的头颈部器官。高分辨率 CT（high resolution CT，HRCT）可以更好地显示骨质的细微结构，如类风湿关节炎的关节骨质、关节间隙的改变。CT 容积重建技术可以构建头颈部 3D 图像，从数字层面直观地反映如皮肌炎导致的皮损外观，而增强 CT 检查可帮助更好地显示软组织病变，如免疫复合物沉积导致的皮下结节，CT 能谱成像（CT spectral imaging）可将组织及病变对不同 X 线能量谱的差异化吸收表达出来，从而更加精细地显示解剖结构，具有实现物质分离与定量分析的革命性意义，可提高病变定性诊断的准确性。CT 检查没有创伤性，可适用于不宜活检部位，并可重复，有一定的优势。

3. MRI 检查　MRI 的优点是安全无辐射，且有较高的软组织分辨率，可多方位成像，包括轴位、冠状位、矢状位、斜位等，可清晰地显示头颈部腺体、关节、组织间隙内淋巴结等。在常规序列基础上，还可以行磁共振功能成像，包括 PWI、DWI、MRS 等。PWI 通过定量分析能全面地反映组织微血管分布和血流灌注情况，提供血流动力学信息。DWI 是无创探测活体组织中水分子扩散的唯一方法，而 MRS 是目前能够进行活体组织内化学物质无创性检测的唯一方法，可提供组织的代谢信息，以上功能磁共振检查方法能对头颈部自身免疫系统疾病的诊断、器官受累情况等做出评估。

参 考 文 献

[1] Shen HH，Yang YX，Meng X，et al. NLRP3：a promising therapeutic target for autoimmune diseases. Autoimmun Rev，2018，17（7）：694-702.

[2] 潘海峰，冷瑞雪，吴国翠，等 . 重大自身免疫性疾病的流行病学研究进展 . 中华疾病控制杂志，2018，22（11）：11-13，23.

（孙双燕 夏 爽）

第二篇

头颈部影像解剖

第五章　眼部影像解剖

第一节　影像解剖基础

眼部即视器所在部位，大部分位于眶内，由眼球和眼副器共同构成。其中眼球主要由眼球壁和内容物组成，它的功能是接收光波刺激，并将光刺激转化为神经冲动，再经视觉传导通路传到大脑视觉中枢，产生视觉。眼副器对眼球具有支持、保护和运动作用[1,2]。

一、眼眶

眼眶（orbit）为四边椎体形骨性深腔，容纳眼球和眼副器，由额骨、颧骨、上颌骨、腭骨、泪骨、筛骨和蝶骨共7块骨组成，具有一尖一口和四个壁，眶口开向前方。

1. 眶尖（orbital apex）　朝向后内方，为视神经管通向颅内的部位。

2. 眶口（orbital aperture）　为眶前部的开口。

3. 眶壁（orbital wall）　分为上壁、下壁、内侧壁和外侧壁。

（1）眶上壁（superior wall）：即眶顶（orbital roof），略呈三角形，厚薄不均，前面由额骨水平板（额骨眶板）构成，后面由蝶骨小翼构成，将颅前窝与眼眶隔开。眶上壁主要的解剖结构自前向后为：①眶上切迹，在眶上壁前缘内1/3交界处，有眶上神经血管经过；②泪腺窝，位于额骨颧突之后，是眶上前外方均匀的凹陷，容纳泪腺；③滑车小凹，位于眼眶内上角，邻近突出部为滑车棘，滑车软骨或韧带常见骨化征象。

（2）眶下壁（inferior wall）：即眶底（orbital floor），主要由上颌骨眶面、颧骨眶面和腭骨眶突构成。眶下壁骨质较薄，以眶下沟或眶下管处最薄，在眶下壁中部有起自眶下裂的眶下沟，向前延续

为眶下管，开口于眶下孔，有眶下血管和眶下神经通过。

（3）眶内侧壁（medial wall）：呈长方形，前宽后窄，由前到后依次由上颌骨额突、泪骨、筛骨纸板和蝶骨体（小部分）四块骨构成。前部是由上颌骨额突及泪骨构成的泪囊窝，向下通过鼻泪管与鼻腔相通，在CT上可清楚显示。眶内侧壁大部分由筛骨眶板（纸板）构成，为眶壁中最薄的部分。筛骨纸板和额骨眶部交接处前段有筛前孔，内有筛前动脉和鼻神经通过，后段有筛后孔，内有筛后动脉通过。

（4）眶外侧壁：略呈三角形，前1/3由颧骨眶面构成，后2/3由蝶骨大翼的眶面构成，是眶壁中最坚实的一个壁，且无鼻旁窦相邻。眶外侧壁可见以下解剖结构：① Merkel外直肌棘，是蝶骨大翼的钝圆形骨性小突起，位于眶上裂宽窄交界处的下缘，为外直肌一部分的起点；②颧骨沟，从眶下裂前部达大颧孔，移行为颧管，分为颧面管及颧颞管，有同名颧动脉和颧神经通过[2]，供应及支配眼眶周围及面部。

4. 眶壁间的裂和管

（1）眶上裂（superior orbital fissure）：位于眶外侧壁及顶壁之间，是蝶骨大小翼间的裂隙，其上缘为蝶骨小翼，下缘为蝶骨大翼，内有三叉神经的眼支（眼神经）、动眼神经、滑车神经、展神经及眼上静脉通过，为沟通眼眶和颅中窝之间的最大通道。

（2）眶下裂（inferior orbital fissure）：是位于眶下壁与眶外侧壁之间的窄隙，前界是上颌骨和腭骨眶突，后界为蝶骨大翼眶面的下缘。眶下裂构成眼眶与翼腭窝、颞下窝的通道，内有三叉神经的上颌支（上颌神经）及眼下静脉分支通过。

（3）视神经管：位于眶上壁尖端，由蝶骨小翼的两个根部与蝶骨体外上面形成，沟通眶尖及

颅中窝。其内有视神经、眼动脉及交感神经通过。视神经管与蝶窦和后组筛窦相邻，管壁骨质菲薄，若骨质部分吸收，则会使视神经置于窦腔内，所以鼻窦炎患者常并发视神经炎。

（4）筛前管和筛后管：在眶上壁和眶内侧壁间的额筛缝或附近的额骨内，由额骨和筛骨构成。筛前管和筛后管分别借筛前孔和筛后孔开口于眶壁，沿孔向内开口于颅前窝眶颅管，其内分别有筛前动脉和筛后动脉（眼动脉分支）通过，供应鼻腔外侧部、鼻中隔上部及筛窦，并与蝶腭动脉吻合成丛[2]。

5. 眼眶间隙（orbital space） 眶内有四个间隙，从中央到周围依次为巩膜表面间隙、肌锥内间隙、肌锥外间隙、骨膜下间隙。

（1）巩膜表面间隙（episcleral space）：指眼球筋膜与巩膜之间的潜在间隙，眼球筋膜炎时常出现此间隙积液及炎性浸润。

（2）肌锥内间隙（central space）：位于4条直肌及肌间膜围成的肌锥内。其内有眶脂肪和神经血管，其前部与眼球筋膜和眶隔连接紧密，故在此间隙内发生的炎症一般不波及眼睑或结膜。

（3）肌锥外间隙（peripheral space）：位于4条直肌及肌间膜构成的肌锥与眶骨膜之间，前部为眶隔。

（4）骨膜下间隙（subperiosteal space）：指眶骨膜与眶骨之间的潜在间隙，眶骨膜除在泪囊窝、眶缘及各孔裂等处连接紧密外，大部分连接疏松，故眶骨膜出现炎症时易发生剥离。

二、眼球

眼球（eye ball）主要由眼球壁和内容物组成，位于眶内，近似于球形，通过筋膜与眶壁相连，眼球前面有眼睑保护，后部借视神经连于间脑的视交叉，周围附有泪腺、眼球外肌等[1, 2]。

1. 眼球壁 眼球壁从外向内可分为纤维膜、血管膜和视网膜3层。

（1）纤维膜：前1/6为角膜，外凸内凹，具屈光作用。后5/6为巩膜，呈不透明的瓷白色。二者交界处为角膜缘[1, 2]。

（2）血管膜：位于眼球纤维膜的深面，富含丰富的血管、色素细胞及结缔组织，从前向后依次为虹膜、睫状体和脉络膜三部分。虹膜位于血管膜的最前部，是血管膜最前部圆盘形的薄膜，中央有圆形的瞳孔。虹膜内有两种方向的平滑肌，一种环绕瞳孔周围，称为瞳孔括约肌，受副交感神经支配，可缩小瞳孔；另一种呈放射状排列，称为瞳孔开大肌，由交感神经支配，可开大瞳孔。虹膜通过控制瞳孔的大小，从而控制到达视网膜的光量。睫状体位于虹膜和脉络膜之间，是血管膜中部最厚的部分，其内含睫状肌，由副交感神经支配。睫状体控制着晶状体的力量和形状，是房水产生的场所。脉络膜占血管膜的后2/3，外面与巩膜疏松连接，内面紧贴视网膜的色素层，其后有视神经穿过。脉络膜为视网膜外层提供氧气和营养物质[1-4]。

（3）视网膜：位于眼球血管膜的内面，由前向后分为视网膜虹膜部、睫状体部和脉络膜部。其中虹膜部和睫状体部贴附在虹膜与睫状体的内面，薄且不感光，合称视网膜盲部。脉络膜部附于脉络膜内面，范围最大，具有感光作用，又称为视网膜视部[1-3]。

2. 眼球内容物 眼球内容物包括晶状体、玻璃体和房水，均为无色透明、无血管结构，具有屈光作用。

（1）晶状体：位于虹膜和玻璃体之间，由附着在睫状体前部的韧带悬吊。晶状体呈双凸透镜状，富有弹性，借睫状小带与睫状体相连，是眼球调节折光的主要部位。因其含大量蛋白质，故是人体软组织中CT值最高的。

（2）玻璃体：位于晶状体和视网膜之间，约占眼球腔内的后4/5。玻璃体含有98.5%的水分，因此在CT图像上密度较低，MRI呈长T_1长T_2信号。

（3）房水：充填于眼房内，而眼房是晶状体及其悬器和角膜间的间隙，被虹膜分为前房和后房。前房包括虹膜及虹膜与角膜之间的间隙，后房指虹膜与玻璃体的间隙。因为房水主要成分是水分，约占98.1%，故CT检查呈低密度，MRI图像呈长T_1长T_2信号[1-6]。

三、眼副器

眼副器包括眼睑、结膜、泪器、眼球外肌、眶脂体和眶筋膜等结构。

1. 眼睑　位于眼球前部，是眼球的保护屏障。分为上睑和下睑，两者之间的裂隙称为睑裂。眼睑由前向后分为5层：皮肤层、皮下组织层、肌层、纤维层和睑结膜层。眼睑的皮肤层细薄；皮下组织层疏松，主要由结缔组织及少量脂肪构成；肌层主要包括眼轮匝肌睑部、上睑提肌及 Müller 肌等；纤维层主要由睑板和眶隔组成。

睑板为一半月形致密结缔组织板，上、下各一，由致密结缔组织组成，是眼睑的支架。

眶隔是连接睑板与眶缘的富有弹性的结缔组织膜，周围与眶缘骨膜相延续，是眼睑与眼眶内结构的隔障，可以防止炎症的扩散。

2. 泪器

（1）泪腺：是一种外分泌腺，位于眼眶外上前部的泪腺窝内，被上睑提肌的 Whitnall 韧带分为上方较大的眶叶（眶部泪腺）和下方较小的睑叶（睑部泪腺）。其中眶叶位于泪腺窝内，睑叶位于上睑的前下方。

（2）泪液排出系统：主要由泪点、泪小管、泪囊及鼻泪管等组成，主要功能为排出泪液。

泪点，又称为泪小点，位于上下睑游离缘内侧泪乳头中央，是泪小管的开口。泪小管为一膜性管道，连接泪点与泪囊。泪囊位于泪骨和上颌骨额突所构成的泪囊窝内，是一膜性囊，其顶为盲端，下方开口连续到鼻泪管。内眦韧带下缘的泪囊前壁较薄弱，泪囊脓肿时易在此处穿孔形成瘘管。鼻泪管是一膜性管道，包埋在由上颌骨泪沟、泪骨泪沟和下鼻甲泪突构成的骨性鼻泪管中，可沟通眼眶与下鼻道。

（3）泪液引流途径：上下泪小点→上下泪小管→汇合成泪总管→泪囊→鼻泪管→下鼻道。

3. 眼外肌（extraocular muscle）　为视器的运动装置，对眼球运动至关重要，每侧有6条，分别是运动眼球的4条直肌、2条斜肌，还有运动眼睑的上睑提肌，均为骨骼肌（表5-1-1）。它们协同作用，使眼睛向各个方向移动。

表 5-1-1　眼球外肌的起止、功能及神经支配

名称	起点	止点	作用	神经支配
上睑提肌	视神经管前上方的眶壁	上睑皮肤、上睑板	提上睑	动眼神经
上斜肌	蝶骨体	眼球后外侧赤道后方的巩膜	瞳孔转向下外	滑车神经
下斜肌	眶下壁内侧份	眼球下部赤道后方的巩膜	瞳孔转向上外	动眼神经
上直肌	总腱环	眼球赤道以前的巩膜	瞳孔转向上内	动眼神经
下直肌	总腱环	眼球赤道以前的巩膜	瞳孔转向下内	动眼神经
内直肌	总腱环	眼球赤道以前的巩膜	瞳孔转向内侧	动眼神经
外直肌	总腱环	眼球赤道以前的巩膜	瞳孔转向外侧	展神经

（1）上直肌、下直肌、内直肌、外直肌：是运动眼球的4条直肌，它们分别位于眼球的上方、下方、内侧和外侧，并共同起自视神经管附近和眶上裂内侧的总腱环，在赤道前方，分别止于巩膜的上方、下方、内侧和外侧。其功能是它们收缩时，分别可使瞳孔转向上内、下内、内侧和外侧。

（2）上斜肌和下斜肌：上斜肌起源于蝶骨体，位于上直肌和内直肌间，沿眶顶及眶内侧壁前行到达滑车（25岁以上滑车可钙化），穿过滑车后向后外转折，止于眼球赤道后方的巩膜。该肌收缩使瞳孔转向下外方。

下斜肌起自眶下壁的前内侧（上颌骨眶面泪沟外侧），位于眶下壁和下直肌之间，斜向后外，止于眼球下面赤道后方的巩膜，主要功能是该肌收缩可使瞳孔转向上外方。

（3）上睑提肌：起始于视神经管前上方的眶壁，向前走行于上直肌上方，止于上睑的皮肤和上睑板，作用为提上睑，开大眼裂[1,2,6]。

4. 眶脂体和眶筋膜

（1）眶脂体：为填充于眼球、眼球外肌和眶骨膜之间的脂肪组织，对眶内各结构具有保护及支持作用。在眼球后方，视神经与眼球各肌之间因脂肪组织较多，并与眼球构成类似关节头与关节窝的关系，故允许眼球做多轴运动和减少外来

震动对眼球的影响。

（2）眶筋膜：由内到外包括眼球筋膜鞘、眼肌筋膜、眶骨膜和眶隔。

1）眼球筋膜鞘：也称为 Tenon 囊，是眶脂体和眼球之间薄而致密的纤维膜。该鞘包绕眼球的大部，前方起于角膜缘，后方止于视神经周围，与球结膜融合。眼球筋膜鞘以 4 条直肌穿过的部位为界，分为前后两部分，前部较后部薄。

2）眼肌筋膜：呈鞘状包绕各眼球外肌。

3）眶骨膜：为覆盖在眶骨表面的致密结缔组织，除在眶缘、裂、孔、缝、泪囊窝和滑车凹等处与骨质紧密粘连外，一般疏松地附着于眶壁上，经眶上裂、视神经管及筛前、后管与硬脑膜相连。

Zinn 环是由眶骨膜在眶尖处增厚而形成的结缔组织环，与 4 块直肌起始部的肌腱紧密相连。在视神经孔处与硬脑膜相融合，故患视神经炎时，转动眼球会出现疼痛症状。

4）眶隔：为一薄层结缔组织，位于上睑板上缘和下睑板下缘之间，分别连于眶上缘和眶下缘，并与眶骨膜连续[1,2]。

四、眼眶的神经血管

1. 眼部神经 支配眼部的神经来源较多。其中视神经起于眼球后极的内侧，走行向后，穿视神经管入颅中窝，连于视交叉；动眼神经支配眼球外肌（上直肌、下直肌、内直肌、下斜肌）、瞳孔括约肌和睫状肌；滑车和展神经支配眼球外肌；面神经支配眼睑的眼轮匝肌，它的副交感神经支配泪腺，交感神经支配瞳孔开大肌；视器的感觉神经主要来自三叉神经的分支眼神经。

2. 眼部血管 眼动脉从颈内动脉发出，走行于视神经鞘内视神经的内下方，经视神经管入眶。沿途发出视网膜中央动脉、睫后短动脉、睫后长动脉和睫前动脉、筛前后动脉等分支，供应眼球、眼球外肌、泪腺和眼睑。

眼的静脉有眼球内静脉及眼球外静脉。眼球内静脉主要有视网膜中央静脉、涡静脉、睫前静脉，它们收集眶内的静脉血，并与其他静脉共同汇入眼上、下静脉。眼球外静脉有眼上静脉和眼下静脉，前者起于眶内上角，向后经眶上裂注入海绵窦；后者来源于眼睑底部弥漫的血管丛，在进入海绵窦前与眼上静脉吻合或单独进入海绵窦，还通过眶下裂与翼丛吻合[1,2]。

参 考 文 献

[1] 柏树令，应大君. 系统解剖学. 第 8 版. 北京：人民卫生出版社，2013.
[2] 兰宝森. 中华影像医学——头颈部卷. 北京：人民卫生出版社，2002.
[3] 温亮，吉玉刚. 头颈部影像检查技术. 镇江：江苏大学出版社，2017.
[4] Willoughby CE，Ponzin D，Ferrari S，et al. Anatomy and physiology of the human eye：effects of mucopolysaccharidoses disease on structure and function-a review. Clin Exp Ophthalmol, 2010, 38: 2-11.
[5] Kolb H，Fernandez E，Nelson R. Visual acuity-webvision：the organization of the retina and visual system. Clin Radiol, 1995, 38（1）：657.
[6] 付升旗，徐国成. 断层解剖学. 第 3 版. 北京：高等教育出版社，2019.

第二节　CT 影像解剖

CT 图像上，眼眶骨质呈高密度；球壁、泪腺、眼外肌及视神经呈等密度；晶状体呈均匀高密度，酷似钙化，CT 值达 120 ～ 140HU；玻璃体密度略低；眶内脂肪呈低密度；眼外肌肌腹处较肌腱和 Zinn 总腱环处厚。

眼球近似于球形，正常成人眼球前后径平均约 24mm。眼球位于眼眶前部。眼球壁也称为眼环，呈软组织密度的均匀环形影，CT 无法分辨眼球壁各层。晶状体呈双凸圆盘状，前方为虹膜，后方为玻璃体。晶状体富含蛋白质，是人体软组织中 CT 值最高的组织。玻璃体呈水样低密度，位于晶状体与视网膜之间，其中水约占 99%[1]。

一、眼眶横断面

横断面可显示大部分眶内及颅中窝结构。同一层面上，骨窗可显示眶内侧壁、眶外侧壁，标准窗可显示内直肌、外直肌、视神经等，眼上静脉亦可清晰显示。但很难在同一层面完整显示上、下直肌及上、下斜肌，眶顶壁、眶下壁也需在多个层面连续观察。眶尖区可观察到眶上、下裂和视神经管（图 5-2-1）。

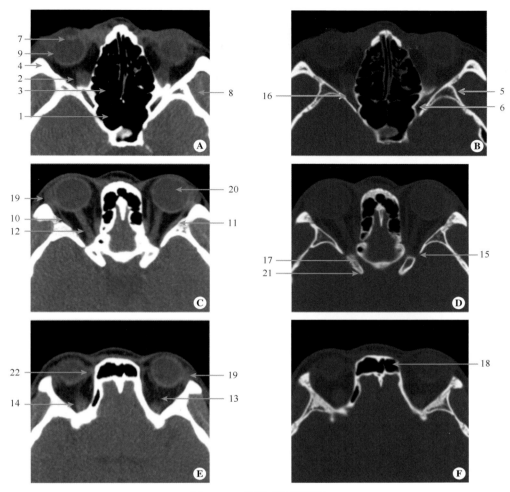

图 5-2-1　眼眶 CT 横断面

A、C、E.眼眶软组织窗图像；B、D、F.骨窗图像

1. 蝶窦；2. 下直肌；3. 筛窦；4. 颧骨；5. 颞骨；6. 翼腭窝；7. 晶状体；8. 颞窝；9. 巩膜；10. 内直肌；11. 外直肌；12. 视神经；13. 眼上静脉；14. 上直肌；15. 眶上裂；16. 眶下裂；17. 视神经管；18. 额窦；19. 泪腺；20. 玻璃体；21. 前床突；22. 滑车

二、眼眶冠状面

　　冠状面图像可在同一层面清楚地观察眼眶四壁、眼外肌、视神经等的断面，对于眶尖区各孔、裂的显示也优于横断面。眶上裂及眶下裂呈"八"字形结构，眶上裂将蝶骨大翼和蝶骨小翼分开，眶下裂位于蝶骨大翼眶板与上颌骨眶板之间。视神经管由蝶骨小翼的两个根部和蝶骨体外上部围成。上睑提肌靠近上直肌位于其上方，肌腹以后难于完全区分，故合称为眼上肌群。其下小圆形影为眼上静脉。内直肌之上可见上斜肌，眼眶内上象限前层近眶内侧壁处偶可见单侧或双侧对称的点状钙化，为骨化的滑车纤维软骨，上斜肌到达此处后向后外转折。眼球赤道层面眼球与眶下壁之间

可见自外上向内下斜行的下斜肌，其上可见下直肌肌腱断面。眼球后层面可见 4 条直肌及上斜肌围成的肌锥内间隙，中间有视神经通过，有眼动脉伴行。下直肌外侧的小点状血管影为眼下静脉（图 5-2-2）。

三、视神经管

　　视神经孔（optic foramen）位于眶上壁尖端，由蝶骨小翼的两个根部合抱形成，向后向内延续形成视神经管（optic canal）达颅中窝。视神经管长 4 ～ 9mm，宽 4 ～ 6mm，内有视神经、眼动脉及交感神经通过（图 5-2-3）。

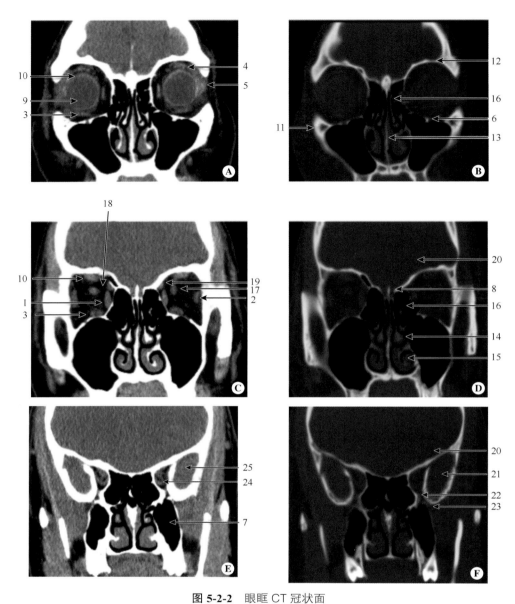

图 5-2-2 眼眶 CT 冠状面

A、C、E. 眼眶软组织窗图像；B、D、F. 骨窗冠状面图像

1.内直肌；2.外直肌；3.下直肌；4.上直肌及上睑提肌；5.泪腺；6.眶下孔；7.上颌窦；8.嗅沟；9.玻璃体；10.巩膜；11.颧骨；12.眶顶壁；13.鼻中隔；14.中鼻甲；15.下鼻甲；16.筛窦；17.视神经；18.眼上动脉；19.上斜肌；20.颅前窝；21.颅中窝；22.眶下裂；23.翼上颌裂；24.眶尖；25.颞叶

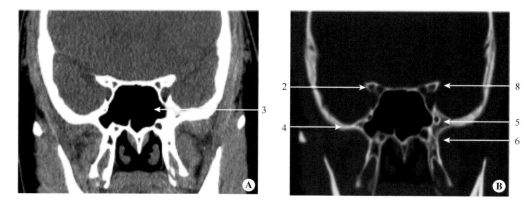

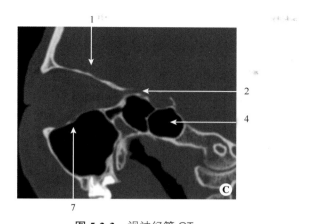

图 5-2-3 视神经管 CT
A.冠状位软组织窗图像；B.冠状位骨窗图像；C.长轴位重建骨窗图像
1.额骨眶突；2.视神经管；3.蝶窦；4.蝶骨；5.圆孔；6.翼突；7.眶下壁；8.前床突

参 考 文 献

[1] 鲜军舫，史大鹏，陶晓峰.头颈部影像学——眼科卷.北京：人民卫生出版社，2014.

第三节　MR 影像解剖

MR 图像上，眶壁骨皮质无信号，骨髓腔呈高信号，眶内脂肪呈高信号，眶内血管呈流空信号。T_1WI：球壁、眼外肌及视神经等呈等信号，晶状体呈等低信号，玻璃体呈低信号。眼睑因含脂肪成分而呈高信号。纤维眶隔呈低信号。T_2WI：球壁及眼外肌信号较低，视神经呈稍低或等信号，晶状体呈极低信号，玻璃体呈高信号，其周围蛛网膜下腔呈高信号。虹膜的厚度呈亚毫米级别，

在 MRI 上分辨不清。视网膜的厚度为 0.2～0.3mm，与脉络膜分辨不清。眼上静脉开始于滑车下，与角静脉吻合，作为鼻额静脉的延续。它在眼后继续，最初在视神经前内侧，然后在眼动脉后外侧进入眶上裂。泪腺位于眼球外上部，T_1WI 呈等信号，T_2WI 呈低信号（图 5-3-1～图 5-3-3）。

在脂肪抑制增强 T_1WI 图像上，虹膜、睫状体及脉络膜明显强化，视网膜显示不清，巩膜由于含纤维结构而呈现低信号。眼外肌及泪腺呈均匀明显强化。视神经无强化，眶内脂肪由于采用压脂技术而无信号。

冠状面 T_2WI 脂肪抑制序列可以较好地显示视神经及其周围蛛网膜下腔。视神经眶内段为低信号，其周围蛛网膜下腔呈高信号，管内段及颅内段较难观察。

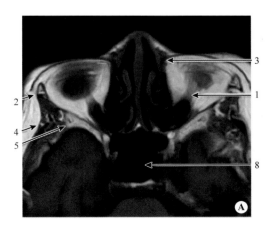
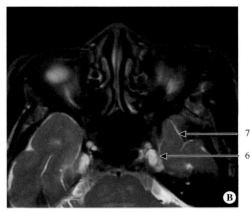

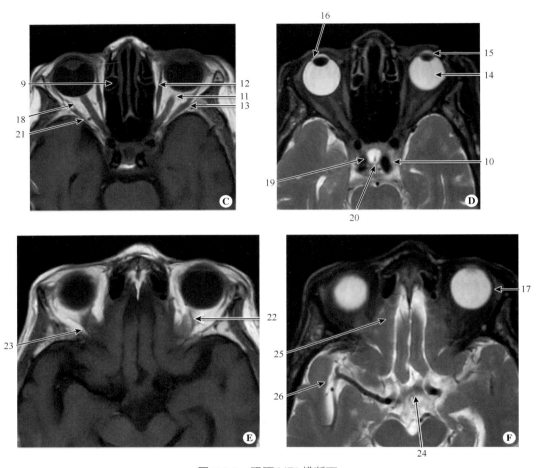

图 5-3-1　眼眶 MRI 横断面

A, C, E. T₂WI 图像；B, D, F. 脂肪抑制 T₂WI 图像

1. 下直肌；2. 颧骨；3. 泪囊；4. 颞肌；5. 颞骨；6. 三叉神经节；7. 颞叶；8. 蝶窦；9. 筛窦；10. 颈内动脉；11. 视神经；12. 内直肌；13. 外直肌；14. 玻璃体；15. 晶状体；16. 睫状体；17. 泪腺；18. 眶后脂肪；19. 垂体窝；20. 垂体柄；21. 眼动脉；22. 眼上静脉；23. 上直肌；24. 视交叉；25. 额叶；26. 大脑中动脉

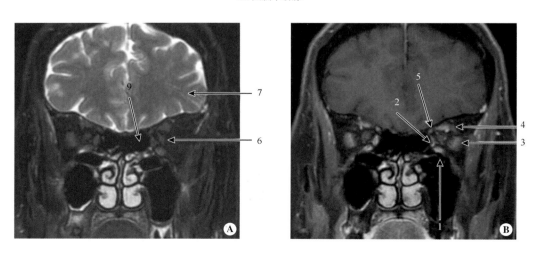

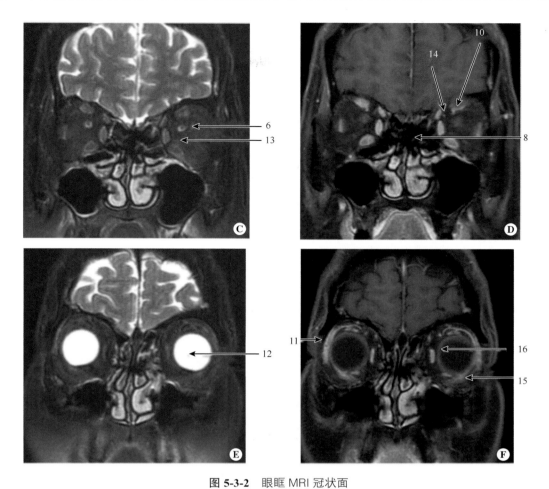

图 5-3-2　眼眶 MRI 冠状面

A, C, E. 脂肪抑制 T₂WI 图像；B, D, F. 脂肪抑制 T₁WI 图像

1. 下直肌；2. 内直肌；3. 外直肌；4. 上直肌及上睑提肌；5. 上斜肌；6. 视神经；7. 额叶；8. 筛窦；9. 蝶窦；10. 眼上静脉；11. 泪腺；

12. 玻璃体；13. 眶后脂肪；14. 眼动脉；15. 下斜肌；16. 巩膜

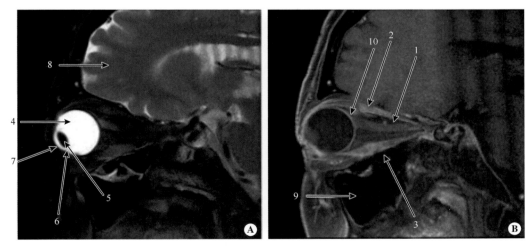

图 5-3-3　眼眶 MRI 斜矢状位

A. 脂肪抑制 T₂WI 图像；B. 脂肪抑制 T₁WI 图像

1. 视神经；2. 上直肌；3. 下直肌；4. 玻璃体；5. 晶状体；6. 睫状体；7. 前房；8. 额叶；9. 上颌窦；10. 巩膜

（郑邵微　王丽君）

第六章 耳部影像解剖

第一节 影像解剖基础

一、概述

耳部分为外耳、中耳及内耳，外耳由耳廓及外耳道软骨部、骨部组成，中耳由鼓室、咽鼓管、鼓窦及乳突组成，内耳由耳蜗、前庭及半规管组成，中耳和内耳位于颞骨内。

二、耳部主要解剖

（一）颞骨大体解剖

耳部重要的解剖结构均位于颞骨内，颞骨位居顶骨、蝶骨与枕骨之间，参与构成颅底和颅腔侧壁，经颞下颌关节与下颌骨相接。颞骨形状不规则，内部各结构相互重叠，方向位置各异，解剖关系极为复杂。以外耳道为中心可将其分为鳞部、岩部、鼓部、乳突部及茎突五部分。

1. 鳞部　主要构成颅中窝的外侧壁，也构成外耳道骨部的上壁和后壁的小部分。位于前上方，形似鱼鳞，外面又称为颞面，参与组成颞窝的内侧壁，由颞肌附着。顶缘与顶骨相接，连接处称为鳞缝；蝶缘与顶骨、额骨和蝶骨大翼共同组成翼点；颞骨鳞部的后缘连接顶骨和枕骨，分别称为顶乳突缝和枕乳突缝；前部下方有颧突，该突向后上的弯线即颞线，为颞肌附着处的后界，并有颞筋膜附着。颞线向下约1cm处是鳞部与乳突部的交界。颧突水平伸向前，与颧骨的颞突连接构成颧弓。颧弓的后根、乳突前缘的延长线和外耳道后壁之间共同围成外耳道上三角，即乳突窦的外侧壁。颧弓的深面为颞窝，有颞肌充填。颞骨鳞部内面又称为大脑面，凹凸不平，可见脑膜中动脉沟前、后支走行。

2. 岩部　位于颅底，呈锥形，又称为岩锥，包括内耳、内耳道和岩尖。岩部骨质较密，介于枕骨与蝶骨之间，从后外斜向前内，为小脑幕外侧缘的附着处，也是颅中窝与颅后窝的分界标志。内藏前庭蜗器、面神经管与面神经、颈动脉管等。其可分为前、后、下三个面及一尖、一底。颞骨岩部的底续接鳞部及乳突部。颞骨岩部的尖朝向前内侧，构成破裂孔的后壁，居枕骨及蝶骨大翼之间，尖端有颈动脉管的内口。颞骨岩部的前面为颅中窝后份，借岩鳞缝连于鳞部的内面。岩部的后面朝向颅后窝，续连乳突部的内面，近中央部分有内耳门，内接内听道，长约1cm，有面神经、前庭蜗神经及迷路动脉出入。岩部的下面凹凸不平，参与组成颅底外面的一部分，近中央部有颈动脉管外口。

3. 鼓部　又称为鼓骨，成人颞骨鼓部为"U"形结构，构成外耳道骨部的前壁、下壁和后壁大部分。鼓骨的内侧为鼓环，居鳞部下方，乳突部之前，为一弯曲的骨片，组成外耳门和外耳道的骨性部。其内侧有一窄沟称为鼓沟，有鼓膜附着。上缘外侧续下颌窝后壁，内侧为岩鼓裂后壁。下缘内侧较薄，外侧变厚，容纳茎突。外侧缘附以耳廓软骨。内侧缘与岩部、鳞部和乳突部结合，为鼓乳裂的前壁。外耳道长约2cm，由后外斜向前内，中部略向上凸。其前、下和后壁下份为鼓部，上壁和后壁上份属于鳞部。外耳道底被鼓膜封闭，外耳门上界是颧突后根，根下有外耳道上棘。

4. 乳突部　位于颞骨鳞部的后下方，为出生后开始发育，乳突部逐渐向下延续变圆、变尖形成乳突。外面粗糙，有枕肌和耳后肌附着，外表面有许多小孔，最大的是乳突孔，有导静脉穿过连于横窦，或有枕动脉的分支穿过。乳突大小不等，一般男性大于女性，为胸锁乳突肌的止点。乳突内有乳突小房，数量和大小不一，一般上份小房大而含气，越向下小房越小，近乳突尖处则更小且含骨髓。有的人无乳突小房，整个乳突为实体。乳突的前上份有乳突窦，窦腔大而不规则，向下通乳突小房，向前通鼓室上隐窝。乳突窦的上界为鼓室盖，与颅中窝相邻，下界为乳突，外侧界为外耳道上三角，内侧界为水平半规管。乳突内面有乙状窦沟，该沟与相邻的乳突小房仅隔一薄的骨板。

5. 茎突 位于鼓部的下方，为鼓部向前下方伸出的细长的骨质结构。茎突长短不定，从颞骨的下面伸向前下方，有茎突舌骨韧带、茎突下颌韧带、茎突舌肌、茎突咽肌和茎突舌骨肌附着。茎突舌骨韧带连于舌骨小角上，有时该韧带可部分或全部骨化。

（二）颞骨局部解剖

1. 鼓室 可分为上鼓室、中鼓室、下鼓室三部分。上鼓室（attic）也称为鼓室上隐窝（epitympanum），即鼓膜紧张部上缘水平以上的部分，顶为鼓室盖，底为鼓室盾板与面神经鼓室段的连线；中鼓室（mesotympanum）也称为固有鼓室，指鼓膜紧张部上下缘平面之间的鼓室腔，上方鼓室盾板与面神经鼓室段的连线与下方鼓环与耳蜗岬的连线之间的区域；下鼓室（hypotympanum）指鼓膜紧张部下缘水平以下的部分，鼓环与耳蜗岬的连线与鼓室底壁之间的区域。

鼓室有前、后、上、下、外侧、内侧六个壁。外侧壁为鼓膜，上1/4部分为松弛部，下3/4部分属紧张部，中央是鼓膜脐。上壁又称为鼓室盖，为一薄的骨板。下壁为颈静脉壁，与其下方的颈内静脉隔以一薄的骨板。前壁为颈动脉壁，即颈动脉管的后壁，其上部为颞骨岩部与鳞部的交界处，有鼓膜紧张肌半管位于上部，咽鼓管半管居其下方。后壁为乳突壁，上部有乳突窦的入口。内侧壁为迷路壁，也是内耳前庭部的外侧壁，该壁中间圆形隆起，称为岬。岬的后上方是前庭窗（卵圆窗）。岬的后下方是蜗窗（圆窗）。前庭窗后上方的弓形隆起，称为面神经管凸，内藏面神经。

鼓室内有三块听小骨，分别为锤骨、砧骨及镫骨。

锤骨是三块听小骨中最大者，分为头、颈、柄三部分，锤骨头为上端膨大部分，位于上鼓室，其后内侧面有一长马鞍形关节面，与砧骨体前面的鞍状关节形成锤砧关节。锤骨头下方稍细，为锤骨颈，颈的前面有一长突，颈和柄交界处有短突（外侧突）向外突出。锤骨颈以下细扁状部分为锤骨柄。砧骨形似双尖牙状，位于砧骨和镫骨之间，可分为砧骨体、长脚（突）、短脚（突）三部分。砧骨体位于上鼓室，其前面与锤骨头形成锤砧关节。砧骨短突长约5mm。砧骨长突末端略膨大，称为豆状突，与镫骨头形成砧镫关节。镫骨为听小骨中最小者，且位于听小骨的最内端，形如马镫，分为头、颈、前脚、后脚和底（或称底板、足板）。镫骨头的大小和形状变异甚大，其顶部为一凹陷关节面，与砧骨豆状突形成砧镫关节。镫骨颈很短，有时不易辨认，前脚比后脚细且短而直，后脚相对稍长而弯曲。镫骨底板的大小和形状与前庭窗相当。

咽鼓管是鼓室与鼻咽部之间通道，可分为前内侧的软骨部和后外侧的骨性部，一般软骨部约占咽鼓管长度的2/3，骨性部约占咽鼓管全长的1/3。两部交界处为咽鼓管峡。成人咽鼓管长而倾斜。小儿咽鼓管短粗而水平。

2. 内耳 又称为迷路，位于颞骨的岩部内，由骨性管道和其深面的膜性管道组成，即骨迷路和膜迷路。

（1）骨迷路（bony labyrinth）：由致密的骨质构成，由前向后可分为前庭、耳蜗、骨半规管三部分。前庭外侧壁为鼓室内侧壁，内侧壁正对内耳道，构成内耳道底；前庭向前通耳蜗，后上方借五个小孔通骨半规管；前庭水管（vestibular aqueduct）又称为前庭导水管或前庭小管，是在颞骨内的弯形小管，位于内耳门后外侧，内有内淋巴管与内淋巴囊的一部分。骨半规管（bony semicircular canal）为三个半环形小管，即外（水平）、上（前）、后三个半规管，三个半规管相互垂直，每个半规管都有两端，其中一端膨大称为壶腹，另一端称为单脚，前半规管和后半规管的单脚合成一个总脚，因此三个半规管以五个小孔通前庭。耳蜗（cochlea）由蜗螺旋管旋绕蜗轴2.5～2.75圈（或称周），底部为基底圈（周），中间为中间圈（周），顶部为顶圈（周）；自蜗轴发出骨螺旋板伸入蜗螺旋管内，但不达管的外侧壁，由基底膜连续骨螺旋板抵达外侧壁，将蜗螺旋管分为上、下两部，上部又由前庭膜分成两腔。因此，蜗螺旋管内共有三个管腔，上方为前庭阶，中间为（膜）蜗管（cochlear duct），又称为中阶（属膜迷路），下方为鼓阶。鼓阶的起始处有蜗窗，为蜗窗膜（又称为第二鼓膜）封闭；耳蜗水管（cochlear aqueduct）又称为耳蜗导水管或蜗小管，在蜗窗膜附着处附近开口（内口），外口位于岩部下面颈静脉孔嵴内侧的三角凹内，鼓阶的外淋巴经耳蜗水管与蛛网膜下腔相通。

（2）膜迷路（membranous labyrinth）：为位于骨迷路内的膜性管和囊，管径小于骨迷路，可分为三部分，分别为位于前庭内的椭圆囊（utricle）和球囊（saccule），位于骨半规管的膜半规管，其借五个小孔与椭圆囊相通，以及位于蜗螺旋管内的蜗管。椭圆囊和球囊各伸出一小管而后合并成内淋巴管（endolymphatic duct），末端扩大成内淋巴囊（endolymphatic sac）。内淋巴管位于前庭水管；内淋巴囊小部分位于前庭水管远侧段内，称为骨内部，囊壁有丰富的皱襞，又称为内淋巴囊粗糙部；在前庭水管外口处，内淋巴囊移行为位于颞骨岩部后面硬脑膜内的硬脑膜部，也称为骨外部，因囊壁光滑、囊腔扁平，又称为平滑部。

3. 面神经　分为 5 段，即颅内段、内听道段、迷路段、鼓室段及乳突段。

颅内段起源于脑桥小脑脚区，穿过脑桥小脑角池，行至内耳门，内含运动纤维和感觉纤维，运动纤维占 70%，长 10 ～ 14mm。

内听道段从内耳门到内听道底的面神经区，长 7 ～ 8mm，面神经的第一段、第二段均与前庭蜗神经和基底动脉的分支迷路动脉（内听动脉）伴行，此处的蜗神经瘤极易压迫面神经产生核下性面瘫。

迷路段为最短的一段，仅 2.5 ～ 3mm，行向外侧面微斜向前，在前庭与耳蜗之间到达膝神经节。

鼓室段面神经也称为水平段自膝神经节转向后且微向下，经鼓室内侧壁前庭窗的后上方到达鼓室后壁，为中耳炎性病变和手术时最易损伤的部位。该段面神经长 8 ～ 12mm。鼓室段面神经从水平面转向垂直面进入乳突，弯曲形成 110° ～ 127° 向前开放的角，转折膝部长 2 ～ 3mm。

乳突段面神经自锥隆起之后，转向下 1 ～ 2mm 开始，或其上端位于外半规管后端下方，相当于砧骨短突之下和锥隆起平面，下达茎乳孔。乳突段面神经全长 15 ～ 20mm。

4. 乳突窦和乳突小房　乳突窦位居鼓室上隐窝的后方，向后下与乳突小房相通。乳突小房为乳突部的骨松质气化而成，该部的黏膜与乳突窦和鼓室的黏膜相续，故中耳炎症可经乳突窦侵犯该部并发乳突炎。

（三）常见发育变异

1. 乳突　其影像学表现与乳突的类型有关。乳突可根据小房气化程度不同分为气化型、板障型、硬化型和混合型四型[1]。①气化型乳突表现为乳突小房透明、清晰，间隔完整、锐利，小房的大小不等，靠近乳突边缘者较大，特别是乳突尖部；②板障型乳突表现为气房小而多，气房间隔较厚，外层骨质较厚，颇似头盖骨的板障构造；③硬化型乳突表现为气房未发育，骨质致密；④混合型乳突介于板障型与气化型之间。

2. 乙状窦前位　轴位 CT 可见乙状窦骨板距外耳道后壁距离小于 1cm，此为乙状窦前位。乙状窦前位好发于硬化性乳突，手术如触及，易引起大出血。

3. 鼓室盖低位　冠状位 CT 图像上鼓室盖至外耳孔上缘之间的距离小于 5mm，提示鼓室盖低位。手术中如果意识不到鼓室盖的发育特点，很容易造成颅中窝底鼓室盖的破坏，引起颅内并发症[2]。

4. 颈静脉球高位　轴位 CT 图像表现为颈静脉球最高层面超过耳蜗底圈，向上突出部分与颈静脉密度相同并相连，周围骨质结构光整、无破坏，MRI 表现为血液涡流信号。

参 考 文 献

[1] 韩德民 . 耳鼻喉头颈外科学 . 北京：北京大学医学出版社，2013.
[2] 王启华 . 实用耳鼻咽喉头颈外科解剖学 . 北京：人民卫生出版社，2010.

第二节　CT 影像解剖

一、横断面 CT 影像解剖

1. 前骨半规管层面　在颞骨岩部骨质内可见

前骨半规管前脚、后脚的断面影像，呈两个小点状低密度影，前后脚间可见细管状弓形下窝，其内即弓下动脉。前骨半规管后脚与后骨半规管上脚为共脚，即总骨脚。后骨半规管上脚、下脚在此相邻层面显示为线状管道影（图6-2-1A）。稍下层面显示三点状管道断面，分别为前骨半规管前脚、总骨脚和后骨半规管弓部[1, 2]。

2. 外骨半规管层面 外骨半规管显示为环状结构，内接前庭，其外侧前为上鼓室经乳突窦入口接乳突窦，后方圆形点状影为后骨半规管。前庭内上方与耳蜗底圈之间斜向前外之管状结构为面神经管迷路段，前接膝状神经窝，内侧较粗的管状结构为内听道（图6-2-1B）。

3. 前庭窗层面 鼓室内可见两骨性结构，前方圆形骨结构为锤骨头，后方三角形结构为砧骨体及砧骨短脚，锤骨头与砧骨体形成锤砧关节；其前外侧线状低密度影为鼓膜张肌，其上一层面线状结构为面神经管鼓室段；中间椭圆形低密度影为前庭，其外侧通向鼓室骨质缺如区，即为前庭窗，由镫骨底板封闭；前庭内侧为内听道，前

为耳蜗底圈和中圈影像。前庭后方可见总骨脚入前庭，后外侧可见后骨半规管点状断面影，后内侧线状低密度影为前庭导水管（图6-2-1C）。

4. 耳蜗层面 此层面耳蜗呈螺旋状。耳蜗前外侧等密度线状影为鼓膜张肌，其上一层面可见骨膜张肌向外侧以鼓膜张肌腱与锤骨柄相连。耳蜗底圈向鼓室内突出的骨性结构称为骨岬，与耳蜗底圈相接之后方骨质缺如区为蜗窗。鼓室中部可见两骨性结构，前点状结构为锤骨颈断面，线状结构为砧骨长脚；鼓室后壁中间骨性隆起称为锥隆起，锥隆起内侧隐窝称为鼓室窦，又称为锥隐窝；锥隐窝后内方线状低密度影为后骨半规管下脚，在后方可见前庭导水管及其开口（图6-2-1D）。

5. 颈动脉管层面 颈动脉管外侧斜行含气管道结构为咽鼓管，咽鼓管开口为鼓室，外侧管状含气结构为外耳道，后方含气小房样结构为乳突气房；颞骨岩部由后外斜向前内的粗管状结构即为颈动脉管，其后方圆形低密度影为颈静脉球，两者之间喇叭口样结构为耳蜗导水管开口（图6-2-1E）。

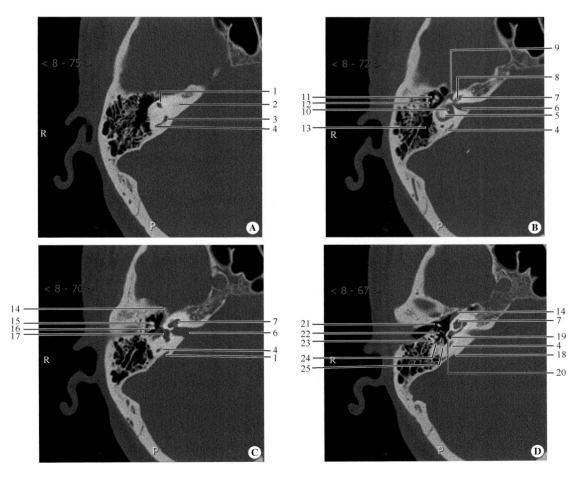

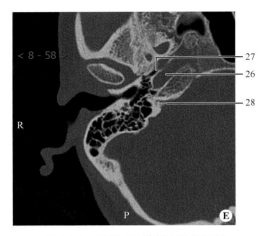

图 6-2-1 耳部 CT 横断面影像解剖

A. 前骨半规管层面 CT 解剖；B. 外骨半规管层面 CT 解剖；C. 前庭窗层面 CT 解剖；D. 耳蜗层面 CT 解剖；E. 颈动脉管层面 CT 解剖

1. 前骨半规管；2. 弓形下窝；3. 总骨脚；4. 后骨半规管；5. 外骨半规管；6. 内听道；7. 耳蜗；8. 面神经管迷路段；9. 膝状神经节；10. 前庭；11. 上鼓室；12. 乳突窦入口；13. 乳突窦；14. 鼓膜张肌；15. 锤骨头；16. 砧骨体；17. 前庭窗；18. 前庭导水管；19. 圆窗；20. 鼓岬；21. 锤骨颈；22. 砧骨长脚；23. 面神经隐窝；24. 锥隆起；25. 鼓室窦；26. 颈内动脉；27. 咽鼓管；28. 耳蜗导水管

二、冠状面 CT 影像解剖

1. 岩尖层面 岩尖部椭圆形管状结构断面为颈动脉管，其外侧点状低密度为鼓膜张肌，再外侧含气管道断面为咽鼓管，最外侧为颞下颌关节（图 6-2-2A）。

2. 耳蜗层面 鼓室内可见锤骨头、锤骨颈及锤骨柄；颞骨岩部螺旋形结构为耳蜗[3]，耳蜗前外侧分别可见两点状低密度影为面神经管迷路段及鼓室段；面神经鼓室段下方可见鼓膜张肌，并可见鼓膜张肌腱与锤骨颈相连；上鼓室外侧壁向内下延伸为盾板，其与锤骨头及锤骨颈形成的间隙称为蒲氏间隙（Prussak space）（图 6-2-2B）。

3. 前庭窗层面 前庭上方接前骨半规管前脚，外侧接水平半规管，下方接耳蜗底圈；颞骨岩部致密骨质内中间低密度为前庭，外侧骨质结构缺如部为前庭窗；水平半规管下方点状低密度影为面神经管鼓室段，前庭内侧管状结构为内听道（图 6-2-2C）。

4. 蜗窗层面 前庭下方骨质缺如区为蜗窗，前庭上方密质骨内点状高密度结构为前骨半规管弓部，外侧接水平半规管，外上方含气结构为乳突窦入口，前庭内侧为内听道（图 6-2-2D）。

5. 总骨脚层面 密质骨中间垂直管状结构为前骨半规管与后骨半规管之共脚，即总骨脚，下内侧管状结构为耳蜗导水管，外侧较大骨质凹陷区称为颈静脉球窝；外侧水平管状结构为水平半规管，上方线样结构为弓形下窝。在颞骨岩部骨质内可见两小点状低密度影，分别有前骨半规管前脚、后脚的断面影像，前后脚间可见一向内前走行的细管影，称为弓形下窝，其内走行弓下动脉（图 6-2-2E）。

6. 面神经管乳突段层面 中间垂直走行的管状结构为面神经管垂直段，即乳突段，其内上方两点状高密度结构为后骨半规管断面，可见后骨半规管呈圆弧状线样，内侧可见乙状窦（图 6-2-2F）。

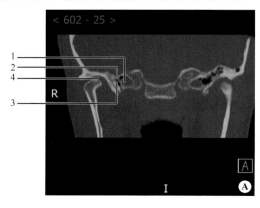

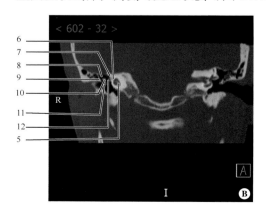

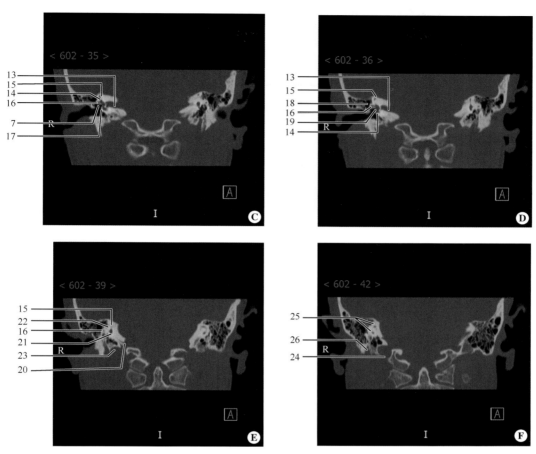

图 6-2-2 耳部 CT 冠状面影像解剖

A. 岩尖层面 CT 解剖图像；B. 耳蜗层面 CT 解剖图像；C. 前庭窗层面 CT 解剖图像；D. 蜗窗层面 CT 解剖图像；E. 总骨脚层面 CT 解剖图像；F. 面神经
乳突段层面 CT 解剖图像

1. 颈内动脉；2. 鼓膜张肌；3. 咽鼓管；4. 颞下颌关节；5. 耳蜗；6. 面神经管迷路段；7. 面神经管鼓室段；8. 锤骨头；9. 盾板；10. 锤骨颈；11. 锤骨
柄；12. 鼓膜张肌；13. 内听道；14. 前庭；15. 前骨半规管；16. 外骨半规管；17. 前庭窗；18. 乳突窦入口；19. 圆窗；20. 耳蜗导水管；21. 总骨脚；
22. 弓形下窝；23. 颈静脉球；24. 乙状窦；25. 后骨半规管；26. 面神经管乳突段

参 考 文 献

[1] 中华放射学杂志编委会. 头颈部 CT、MR 扫描规范指南（修改稿）. 中华放射学杂志，2007，41（9）：996-999.

[2] 鲜军舫，马林，王倩. 耳部影像学进展、挑战与未来. 中华耳科学杂志，2018，16（5）：589-592.

[3] 申玲，王知祥. CT 在内耳畸形儿童术前诊治中的应用. 中国 CT 和 MRI 杂志，2018，16（6）：62-64.

第三节 MR 影像解剖

在耳部结构中，中耳由气体及骨质结构组成，在 MRI 图像上无信号显示，内耳膜迷路淋巴液及内听道脑脊液在 T$_2$WI 上呈高信号，神经呈中等信号。T$_2$WI 横断面内听道脑脊液呈高信号，面神经及蜗神经、前庭神经呈中等信号贯穿其间，耳蜗及半规管均呈高信号（图 6-3-1A）。内听道截面可见脑脊液高信号间四点状中等信号，前上为面神经，前下为蜗神经，后上为前庭上神经，后下为前庭下神经（图 6-3-1B）。经 VR 处理，内耳膜迷路亦可显示三维影像，任意旋转角度观察（图 6-3-1B）[1]。

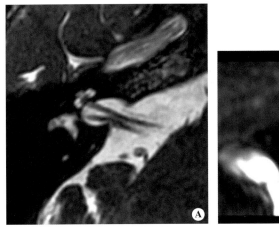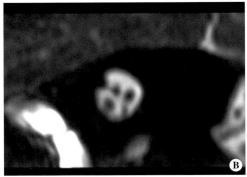

图 6-3-1 内听道图像

A. 内听道内耳横轴位图像示内听道的蜗神经、耳蜗及半规管；B. 内听道截面位图像显示蜗神经、面神经、前庭上神经及前庭下神经

参考文献

[1] 王全，包礼杰，孙臣义，等. BPPV 诊断中内耳磁共振水成像的应用价值. 中国医疗设备，2017，32（3）：69-72.

（吕玉波　刘新疆）

第七章 鼻和鼻旁窦影像解剖

第一节 影像解剖基础

鼻部由三部分构成，分别是外鼻、鼻腔和鼻旁窦，外鼻和鼻腔常统称为鼻，故亦可将鼻部分为鼻及鼻旁窦两部分。鼻旁窦位于鼻腔的上方、上后方及两旁。鼻腔及各个鼻旁窦与眼眶、颅前窝和颅中窝之间仅有一层菲薄的骨板相隔，因此鼻腔或鼻旁窦病变可以累及眼眶或颅内[1]。

鼻及鼻旁窦的供血动脉及神经支配见表 7-1-1。

表 7-1-1　鼻及鼻旁窦的供血动脉及神经支配

部位	组成	主要供血动脉	主要支配神经
外鼻	骨部、软骨部	面动脉、眼动脉分支	面神经颊支、眼神经、上颌神经等
鼻腔	鼻前庭、固有鼻腔	眼动脉、上颌动脉	嗅觉、感觉、自主神经
鼻旁窦	上颌窦	蝶腭动脉、眶下动脉	眶下神经、上牙槽神经
	额窦	眶上动脉、筛前动脉	额神经内侧支
	筛窦	蝶腭动脉、眶下动脉	筛前、筛后、蝶腭神经
	蝶窦	筛后动脉、上颌动脉	筛后神经、蝶腭神经眶支

第二节 CT 及 MR 影像解剖

鼻旁窦的影像学检查以 CT 为主，当怀疑肿瘤等疾病时，CT 无法辨别病变的性质，MRI 可根据不同病变的病理特征对不同疾病进行鉴别。

一、外鼻

外鼻上窄下宽，表现出三角锥体的形状。外鼻支架多为软骨，骨性成分占比很小。软骨支架主要由左右两侧成对的鼻上侧软骨和大翼软骨构成。外鼻的骨性支架由额骨鼻突、鼻骨及上颌骨额突构成（图 7-2-1～图 7-2-3）。骨性鼻中隔主要由筛骨垂直板和犁骨组成，软骨性鼻中隔主要由鼻中隔软骨构成。鼻甲为鼻腔外侧壁的骨性解剖结构，有上、中、下三个鼻甲，三个鼻甲下方分别为上、中、下三个鼻道。上中鼻甲是筛骨内侧壁的组成部分，下鼻甲为一单独的骨性结构，外侧与上颌骨相连（图 7-2-1～图 7-2-3）。

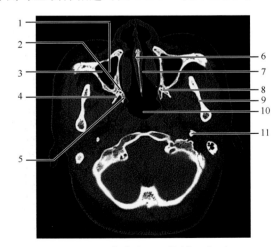

图 7-2-1　鼻旁窦 CT 横断面（1）

1.下鼻甲；2.腭大孔；3.上颌窦；4.翼突外侧板；5.翼突内侧板；6.骨性鼻中隔；7.鼻腔；8.腭小孔；9.下颌骨；10.鼻咽腔；11.茎突

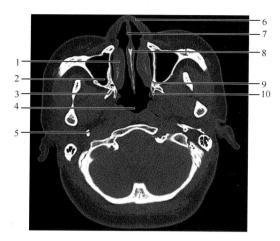

图 7-2-2　鼻旁窦 CT 横断面（2）

1. 下鼻甲；2. 上颌窦；3. 翼突外侧板；4. 鼻咽腔；5. 茎突；6. 鼻翼；
7. 软骨鼻中隔；8. 骨性鼻中隔；9. 腭大孔；10. 翼突内侧板

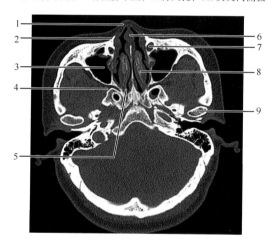

图 7-2-3　鼻旁窦 CT 横断面（3）

1. 鼻翼；2. 上颌骨额突；3. 上颌窦；4. 翼腭窝；5. 鼻后孔；
6. 鼻中隔；7. 鼻泪管；8. 中鼻甲；9. 下颌骨髁突

二、鼻腔

鼻中隔把鼻腔分为左右两腔，均为顶窄底宽的狭窄腔，前起前鼻孔，后止于后鼻孔，与鼻咽部相通。鼻腔顶部与底部大致平行。鼻腔以鼻阈为界分为鼻前庭及固有鼻腔[1-3]（图 7-2-4 ～图 7-2-7）。鼻前庭为鼻腔前下部较为扩大的部分，主要位于鼻翼和鼻尖的内面。固有鼻腔是鼻腔的主要部分，位于鼻腔的后部，为骨和软骨鼻腔覆以黏膜而成。

三、鼻旁窦

鼻旁窦包括额窦、筛窦、上颌窦及蝶窦。鼻

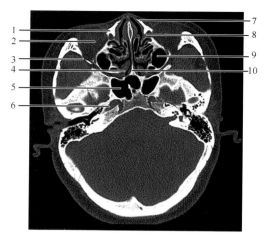

图 7-2-4　鼻旁窦 CT 横断面（4）

1. 泪前嵴；2. 眼球；3. 眶下裂；4. 上鼻甲；5. 蝶窦；6. 颈内动脉管；
7. 上颌骨额突；8. 泪囊窝；9. 上颌窦；10. 蝶骨嵴

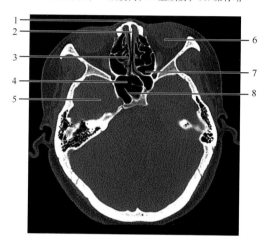

图 7-2-5　鼻旁窦 CT 横断面（5）

1. 鼻骨；2. 骨性鼻中隔；3. 筛窦；4. 蝶窦；5. 颞下窝；6. 眼球；
7. 上颌窦；8. 蝶窦内骨性间隔

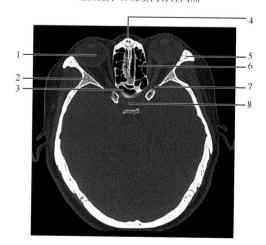

图 7-2-6　鼻旁窦 CT 横断面（6）

1. 眼球；2. 蝶骨大翼；3. 蝶窦；4. 鼻骨；5. 茎突颧骨眶突；6. 筛窦；
7. 眶上裂；8. 垂体窝

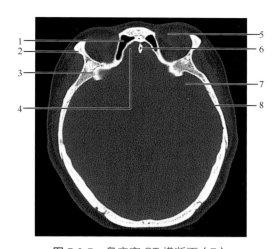

图 7-2-7　鼻旁窦 CT 横断面（7）

1. 额窦；2. 额骨眶突；3. 蝶骨大翼；4. 颅前窝；5. 眼眶；6. 鸡冠；
7. 颅中窝；8. 颞骨

旁窦可根据开口部位分为前组鼻窦和后组鼻窦。前组鼻窦包括额窦、筛窦前中小房和上颌窦，开口于中鼻道。后组鼻窦包括筛窦后小房和蝶窦，前者开口于上鼻道，后者开口于蝶筛隐窝。鼻旁窦又可根据其位置分为上、下两组。上组鼻窦包括额窦、筛窦及蝶窦，是一组整体的气房群；该组与颅内组织仅隔一层薄骨板，因此这些鼻旁窦病变均易累及颅内。下组鼻窦为上颌窦，位置较低，距离颅脑较远，不容易引起颅内并发症[1-3]（图 7-2-8～图 7-2-15）。

四、窦口鼻道复合体

窦口鼻道复合体（ostiomeatal complex，OMC）是发展功能性鼻内镜手术之后提出的一个功能性解剖区域，并不是一个独立的解剖结构。它是以

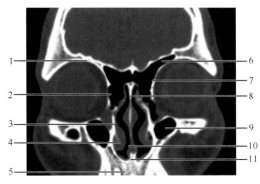

图 7-2-8　鼻旁窦 CT 冠状面（1）

1. 额骨眶部；2. 前组筛窦；3. 上颌骨额突；4. 下鼻甲；5. 切牙骨；6. 额窦；
7. 筛骨纸板；8. 筛骨垂直板；9. 上颌窦；10. 鼻中隔软骨部；11. 犁骨

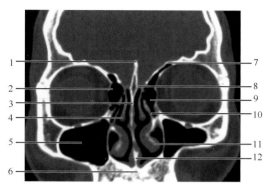

图 7-2-9　鼻旁窦 CT 冠状面（2）

1. 鸡冠；2. 筛骨纸板；3. 鼻中隔；4. 中鼻甲；5. 上颌窦；6. 硬腭；
7. 额窦；8. 筛板；9. 前组筛窦；10. 钩突；11. 下鼻甲；12. 犁骨

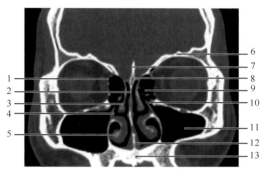

图 7-2-10　鼻旁窦 CT 冠状面（3）

1. 筛骨纸板；2. 鼻中隔；3. 中鼻甲；4. 钩突；5. 下鼻甲；6. 额骨眶部；7. 鸡冠；8. 筛板；9. 前组筛窦；10. 上颌窦开口处；11. 上颌窦；12. 犁骨；13. 硬腭

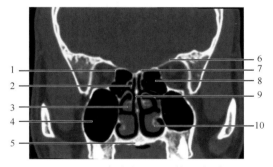

图 7-2-11　鼻旁窦 CT 冠状面（4）

1. 筛骨纸板；2. 上鼻甲；3. 中鼻甲；4. 上颌窦；5. 硬腭；6. 额骨眶部；7. 筛板；8. 前组筛窦；9. 鼻中隔；10. 下鼻甲

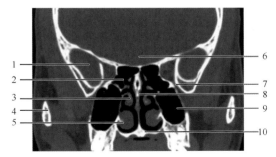

图 7-2-12　鼻旁窦 CT 冠状面（5）

1. 颅中窝；2. 前组筛窦；3. 中鼻甲；4. 上颌骨颧突；5. 下鼻甲；6. 颅前窝；7. 眶下裂；8. 鼻中隔；9. 上颌窦；10. 硬腭

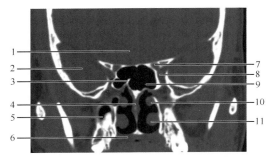

图 7-2-13　鼻旁窦 CT 冠状面（6）

1. 颅前窝；2. 颅中窝；3. 蝶窦间隔；4. 鼻中隔；5. 上颌窦；6. 软腭；
7. 视神经管；8. 翼腭窝；9. 蝶窦；10. 中鼻甲；11. 下鼻甲

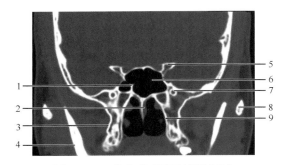

图 7-2-14　鼻旁窦 CT 冠状面（7）

1. 蝶窦分隔；2. 鼻中隔；3. 翼突外侧板；4. 下颌骨；5. 前床突；
6. 蝶窦；7. 圆孔；8. 颧弓；9. 翼突内侧板

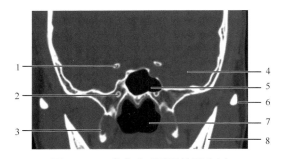

图 7-2-15　鼻旁窦 CT 冠状面（8）

1. 前床突；2. 圆孔；3. 翼突外侧板；4. 颅中窝；5. 蝶窦；6. 颧弓；
7. 鼻咽腔；8. 下颌骨

筛漏斗为中心的周围区域，包括钩突、筛泡、半月裂孔、筛漏斗、中鼻道、中鼻甲、前组筛窦、额窦口及上颌窦开口等一系列结构，是额窦、前筛窦、上颌窦通气引流的共同通道（图 7-2-16，图 7-2-17）。

五、鼻、鼻旁窦相关间隙

1. 颞下窝　位于面颅的侧面，颞窝下方，上

颌骨后方，呈倒锥形。颞下窝向后经卵圆孔和棘孔与颅中窝相连，向内经翼上颌裂连通翼腭窝，向前经眶下裂连通眼眶，向上连通颞窝[4]。

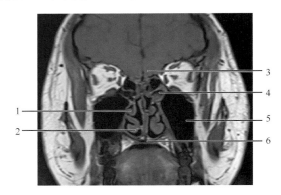

图 7-2-16　鼻旁窦 MRI 冠状面 T_1WI

1. 中鼻甲；2. 下鼻甲；3. 颅前窝；4. 筛窦；5. 上颌窦；6. 硬腭

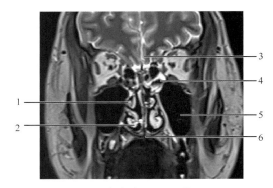

图 7-2-17　鼻旁窦 MRI 冠状面 T_2WI

1. 中鼻甲；2. 下鼻甲；3. 颅前窝；4. 筛窦；5. 上颌窦；6. 硬腭

2. 翼腭窝　位于颞下窝的内侧，由蝶骨翼突、上颌骨体、腭骨及颞下窝围成的倒三角形间隙；位于翼上颌裂上部，内有蝶腭神经节（又称为翼腭神经节）、三叉神经上颌支（上颌神经）。翼腭窝直接与邻近许多解剖区域相连通，可以为炎症或肿瘤的扩散途径。翼腭窝与周围关系可归纳为：后上方为圆孔与颅中窝相通（圆孔内有上颌神经通过）；向前上方通过眶下裂与眼眶相通；向下翼腭窝逐渐变细，形成翼腭管，其内有腭神经、腭降动脉通过，翼腭窝通过翼腭管、腭大管、腭小管与口腔相通；向内通过蝶腭孔与蝶筛隐窝和鼻腔相通；向外侧与颞下窝相通，其内侧有翼内外板，形成翼上颌裂[4]（图 7-2-18 ～图 7-2-20）。

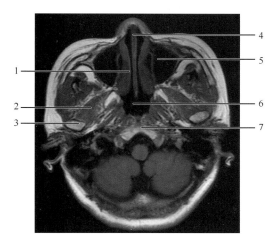

图 7-2-18　鼻旁窦 MRI 横断面 T₁WI（1）

1. 中鼻甲；2. 翼外肌；3. 下颌骨髁状突；4. 鼻中隔；5. 上颌窦；
6. 鼻咽腔；7. 枕骨斜坡

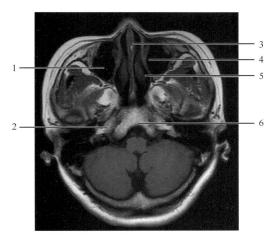

图 7-2-19　鼻旁窦 MRI 横断面 T₁WI（2）

1. 上颌窦；2. 岩尖；3. 鼻中隔；4. 上颌窦内侧壁；5. 上鼻甲；
6. 枕骨斜坡

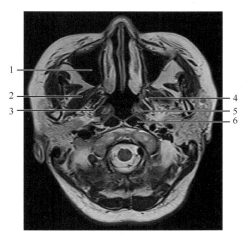

图 7-2-20　鼻旁窦 MRI 横断面 T₂WI

1. 上颌窦；2. 翼外肌；3. 腭帆提肌；4. 腭帆张肌；
5. 咽鼓管圆枕；6. 头长肌

参 考 文 献

[1] 王振常，鲜军，兰宝森. 中华影像医学——头颈部卷. 第 2 版. 北京：人民卫生出版社，2011.

[2] Odat H，Almardeeni D，Tanash M，et al. Anatomical variation of the sphenoid sinus in paediatric patients and its association with age and chronic rhinosinusitis. J Laryngol Otol，2019，133（6）：482-486.

[3] 柏树令，应大君. 系统解剖学. 北京：人民卫生出版社，2008.

[4] 沙炎，罗德红，李恒国. 头颈部影像学—耳鼻咽喉头颈外科卷. 北京：人民卫生出版社，2014.

（王　玉　胡　杰　刘　衡）

第八章　咽部影像解剖

第一节　影像解剖基础

一、大体解剖

咽是一漏斗形肌性扁平管道，位于 C1 ～ C6 椎体前方，为消化和呼吸的共同通道。成人的咽部长约 12cm。上起自颅底，向下至环状软骨下缘与食管入口相连。依据其与鼻腔、口腔和喉腔的毗邻关系，可分为鼻咽（nasopharynx）、口咽（oropharynx）、喉咽（hypopharynx）（图 8-1-1）。

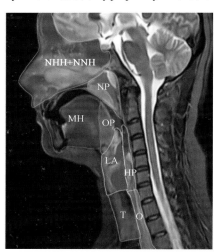

图 8-1-1　MRI 正中矢状位
NHH. 鼻腔；NNH. 鼻旁窦；NP. 鼻咽；MH. 口腔；OP. 口咽；
LA. 喉；HP. 下咽；T. 气管；O. 食管

二、主要结构及咽周围间隙

咽鼓管（auditory tube）：咽鼓管从鼓室口向内、向前、向下开口于鼻咽腔咽鼓管咽口，与水平面约成 40° 夹角倾斜。鼓室口高出咽口 2 ～ 2.5cm，呈漏斗状，是骨部内径最宽的地方，约 4.5mm，以后越向内越狭窄。在骨部与软骨部交界处最窄，

内径仅 1 ～ 2mm。由此向咽口管道又逐渐增宽，达咽口处为最宽，上、下径可达 9mm。咽鼓管咽口为鼻咽腔的重要结构。后外 1/3 为骨部；前内 2/3 为软骨部。

咽鼓管圆枕：由咽鼓管内侧壁软骨的唇状隆起而形成。

咽隐窝：圆枕与咽后壁之间的凹陷，其距颅底破裂孔仅约 1cm，咽隐窝消失提示鼻咽部的病变。

会厌谷（vallecula epiglottica）：舌根与会厌软骨之间的正中的舌会厌韧带两侧的间隙，常为异物存留的部位。

梨状隐窝（pyriform sinus）：两侧杓状会厌襞的外下方的深窝。

环后间隙（postcricoid space）：位于两梨状隐窝之间，环状软骨板后方，并与食管入口相通。吞咽时梨状隐窝呈漏斗形张开，食物经环后间隙入食管。

咽的间隙分为舌骨上间隙（suprahyoid）和舌骨下间隙（infrahyoid）。舌骨上间隙包括咽旁间隙（parapharyngeal space，PPS）、咽黏膜间隙、腮腺间隙、咀嚼肌间隙、翼腭窝、下颌下间隙、舌下间隙。舌骨下间隙分为内脏间隙和颈前间隙。舌骨上、下间隙包括颈动脉间隙、咽后间隙（retropharyngeal space，RPS）、椎旁间隙、颈后间隙。

咽后间隙筋膜层示意图见图 8-1-2。真正的咽后间隙（黄色）位于内脏筋膜和颈部深层筋膜的翼筋膜之间。危险区域（红色）位于颈部深筋膜的后下和椎前层之间（图 8-1-2）。这两种成分在健康者的 MRI 和 CT 上无法区分。咽后间隙的危险区从斜坡延伸至纵隔。因此，所有涉及咽后组织感染的患者必须排除纵隔感染。

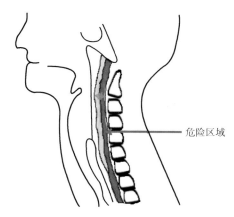

图 8-1-2　咽后间隙筋膜层示意图

三、淋巴、血管及神经

咽淋巴环主要包括内淋巴环及外淋巴环。

内淋巴环（Waldeyer 环）主要由"6 个扁桃体"组成（咽扁桃体 1 个、咽鼓管扁桃体 2 个、舌扁桃体 1 个、腭扁桃体 2 个）。

外淋巴环由内淋巴环与颈淋巴结互相交通构成，主要包括咽后淋巴结、下颌角淋巴结、颌下淋巴结与颏下淋巴结等。外淋巴环与内淋巴环相连外，内淋巴环流向外淋巴环，外淋巴环流向淋巴结。当咽部的感染不能被内淋巴环控制时，会由内淋巴环向外淋巴环扩散（图 8-1-3）。

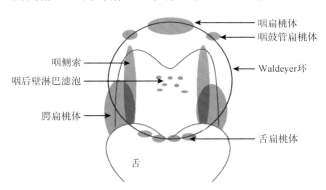

图 8-1-3　咽淋巴环示意图

咽部主要由颈外动脉的分支供应，包括咽升动脉、甲状腺上动脉、面动脉、舌背动脉及上颌动脉（图 8-1-4）。颈部静脉回流通过颈浅静脉和颈深静脉回流入颈总静脉。

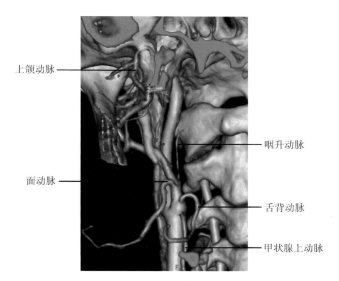

图 8-1-4　咽部 CTA

第二节　CT 影像解剖

横断位可以依次观察到鼻咽、口咽、喉咽等解剖结构（图 8-2-1～图 8-2-6）。咽鼓管咽口、咽鼓管圆枕、会厌、杓状会厌襞等结构可以清晰显示。对于腺体的显示也比较清晰，如颌下腺及腮腺。CT 对于骨结构的显示是很有优势的，但由于缺乏天然对比，咽周围间隙结构显示欠佳。此外，对于位于咽部的上呼吸道可利用 CT 进行三维重建，且可以量化评估气道容积[1]。

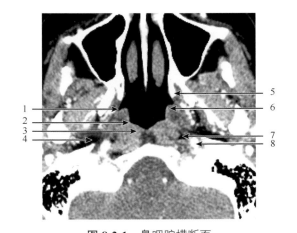

图 8-2-1　鼻咽腔横断面

1. 咽鼓管咽口；2. 咽鼓管隐窝；3. 头长肌；4. 咽旁间隙；5. 翼内板；6. 咽鼓管圆枕；7. 咽后间隙；8. 颈内动脉

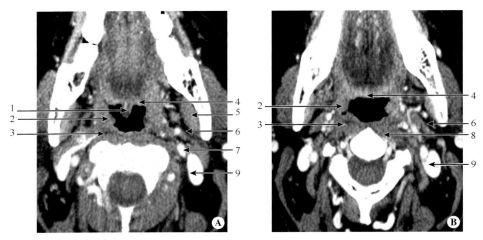

图 8-2-2 口咽腔横断面

1.悬雍垂；2.口咽侧壁（腭扁桃体）；3.咽后间隙；4.软腭（舌扁桃体）；5.翼内肌；6.咽旁间隙；7.颈内动脉；8.颈长肌；9.颈内静脉

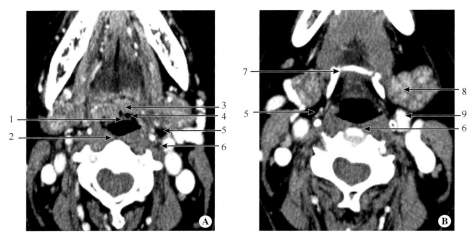

图 8-2-3 喉咽腔横断面（1）

1.会厌；2.喉咽后壁；3.舌根；4.会厌谷；5.咽旁间隙；6.咽后间隙；7.舌骨；8.颌下腺；9.颈总动脉分叉处

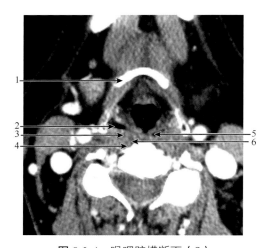

图 8-2-4 喉咽腔横断面（2）

1.甲状软骨；2.梨状隐窝；3.咽后壁；4.椎前软组织；5.杓状会厌襞；
6.咽后间隙

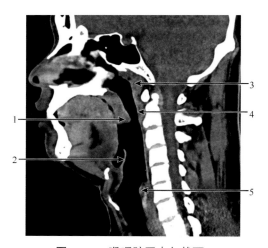

图 8-2-5 喉咽腔正中矢状面

1.软腭；2.会厌；3.鼻咽顶壁；4.咽后间隙；5.下咽腔

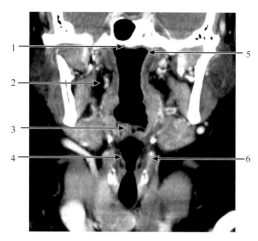

图 8-2-6 喉咽腔冠状面
1. 鼻咽顶软组织；2. 咽旁间隙；3. 会厌；4. 声带；5. 咽鼓管咽口；6. 甲状软骨

参 考 文 献

[1] Wani TM，Rafiq M，Talpur S，et al. Pediatric upper airway dimensions using three-dimensional computed tomography imaging. Paediatr Anaesth，2017，27（6）：604-608.

第三节 MR 影像解剖

X 线及 CT 对检测咽部的肿块具有很高的灵敏度，缺陷是结构的叠加。喉部的磁共振成像则提供了表面和深层结构的良好解剖描述，描述了局部肌肉、主要血管、喉软骨和食管。这些结构周围的间质，尤其是脂肪，有助于分离这些结构。T_2WI 可以清楚显示黏膜层、咽鼓管、头长肌、颈长肌、腭帆张肌及腭帆提肌。在横断位及冠状位，由于脂肪衬托，咽旁间隙及咽后间隙也显现得十分清晰[1]。咽旁间隙内的淋巴结、血管及神经在 T_2WI 上呈稍低信号影。在声门水平也可以观察到甲状软骨结构（图 8-3-1 ～图 8-3-3）。

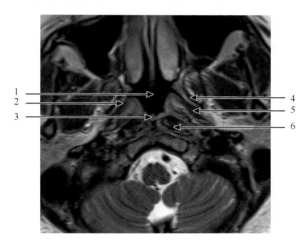

图 8-3-1 鼻咽层面 T_2WI 图像
1. 鼻咽腔；2. 咽鼓管；3. 鼻咽顶黏膜；4. 腭帆张肌；5. 腭帆提肌；6. 头长肌

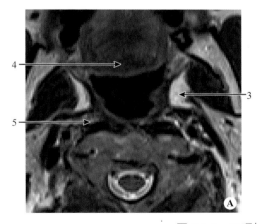

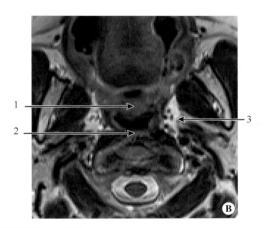

图 8-3-2 口咽横断面 T_2WI 图像
1. 软腭；2. 口咽黏膜；3. 咽旁间隙；4. 舌；5. 咽后间隙

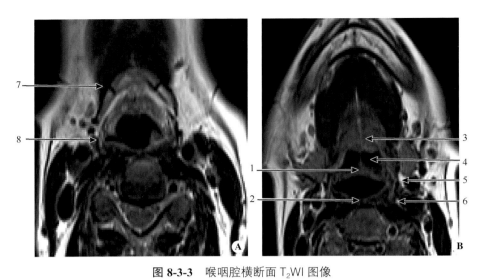

图 8-3-3 喉咽腔横断面 T$_2$WI 图像

1. 会厌；2. 喉咽后壁；3. 舌根；4. 会厌谷；5. 咽旁间隙；6. 咽后间隙；7. 舌骨；8. 梨状隐窝

参 考 文 献

[1] Chen H，Aarab G，de Ruiter MH，et al. Three-dimensional imaging of the upper airway anatomy in obstructive sleep apnea：a systematic review. Sleep Med，2016，21：19-27.

（郑梅竹　夏　爽　唐作华）

第九章 喉部影像解剖

第一节 影像解剖基础

喉部是呼吸和发音的主要器官，位于颈前正中，舌骨下，约平第 3 颈椎至第 6 颈椎下缘，上通喉咽，下接气管（图 9-1-1）。喉部以软骨为支架（图 9-1-2），软骨间隙则由关节、肌肉和韧带连接组成。喉部的结构复杂且精细，故在相应的影像学图像上，应仔细观察各细微结构、分区和重要的组织间隙。

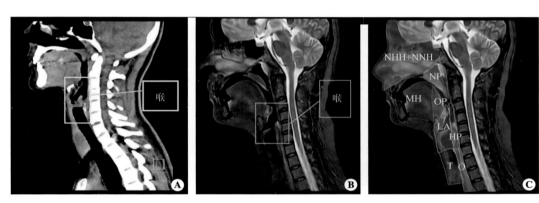

图 9-1-1 喉部 CT 及 MRI 矢状面

A. 喉部矢状面 CT 软组织窗图像；B. 喉部矢状面 MRI FS-T$_2$WI 图像；C. 喉部矢状面结构示意图
NHH：鼻腔；NNH：鼻旁窦；NP：鼻咽；MH：口腔；OP：口咽；LA：喉；HP：下咽；T：气管；O：食管

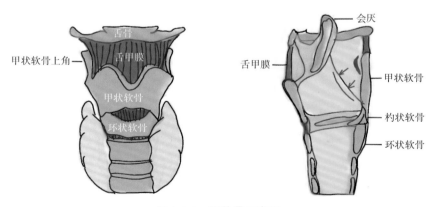

图 9-1-2 喉软骨示意图

第二节 CT 影像解剖

喉部 CT 横断面图像自上而下显示会厌、会厌谷、会厌前间隙、梨状隐窝、杓状会厌襞、室带、喉室、声带及喉软骨（图 9-2-1A～G）。CT 正中冠状面可较好地显示真声带、喉室及假声带之间的关系（图 9-2-1H）。在平扫 CT 上，骨化软骨内外皮层呈高密度，中心部髓腔由于脂肪组织存在而呈低密度，无骨化透明软骨与纤维弹性软骨呈软组织密度。在增强 CT 中，喉表面黏膜下咽黏膜常轻度强化。骨皮质、脂髓、无骨化透明软骨静脉注射含碘对比剂后无强化[1, 2]。

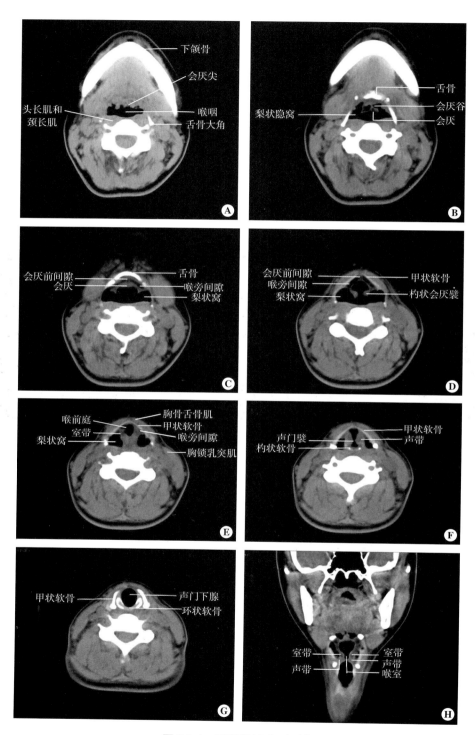

图 9-2-1 正常喉部 CT 解剖

A. 横断面会厌上缘层面图像；B. 横断面会厌谷层面图像；C. 横断面梨状隐窝层面图像；D. 横断面甲状软骨上缘层面图像；E. 横断面室带层面图像；F. 横断面声带层面图像；G. 横断面环状软骨层面图像；H. 冠状面可见双侧声带、双侧室带及喉室

参 考 文 献

[1] Mafee MF，Valvassori GE，Becker M. 头颈影像学 . 第 2 版 . 刘怀军，等译 . 北京：中国医药科技出版社，2011.

[2] Nowinski WL. 3D atlas of the brain，head and neck in 2953 pieces. Neuroinformatics，2017，15（4）：395-400.

第三节　MR 影像解剖

喉腔黏膜表面光滑，T_1WI 呈低至中等信号，T_2WI 呈中等或高信号，增强可见黏膜轻度强化。肌肉 T_1WI 呈等信号，T_2WI 呈较高信号。未钙化的喉软骨呈中等或较低信号，钙化部分软骨的外表骨皮质为无信号，其中髓质部分含脂肪组织，T_1WI 呈高信号，T_2WI 呈中等信号。声带为中等肌肉信号。室带（假声带）因含丰富的疏松结缔组织，其信号比声带高。室带和声带间的喉室及喉室小囊于横断面不易显示，而以冠状面显示最清楚。声门下区以环状软骨为标志，其内面黏膜层厚仅约 1mm。喉腔深面的会厌前间隙和声门旁间隙内填充脂肪组织，在 T_1WI 上呈高信号，T_2WI 呈中等高信号[1, 2]。正常喉部淋巴结多不显示，其直径仅在 5mm 左右。有时喉体或喉内结构不对称，以致厚度不等，易被误诊为病理改变（图 9-3-1）。

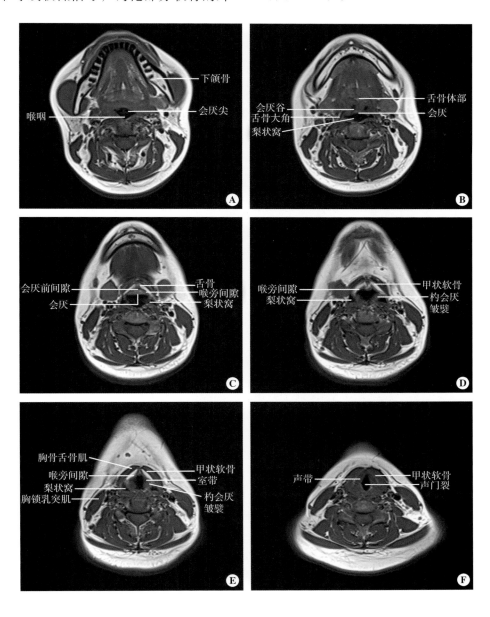

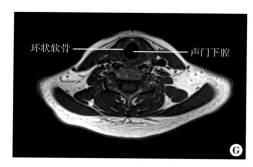

图 9-3-1　正常喉部 MRI 解剖

A. 横断面会厌上缘层面图像；B. 横断面会厌谷层面图像；C. 横断面梨状隐窝层面图像；D. 横断面甲状软骨上缘层面图像；

E. 横断面室带层面图像；F. 横断面声带层面图像；G. 横断面环状软骨层面图像

参 考 文 献

[1] Mafee MF，Valvassori GE，Becker M. 头颈影像学. 第 2 版. 刘怀军，
等译. 北京：中国医药科技出版社，2011.

[2] Nowinski WL. 3D atlas of the brain，head and neck in 2953 pieces.
Neuroinformatics，2017，15（4）：395-400.

（董华峥　吕玉波）

第十章　颌面影像解剖

第一节　影像解剖基础

一、概述

颌面部是指以发际为上界、下颌骨下缘为下界，下颌骨升支后缘为两侧的部位。根据颌面部的解剖，可分为腮腺咬肌区、面侧深区、眶区、眶下区、颊区、颏区、颞面区、颧区、鼻区、唇区及颏区。

二、颌面部主要解剖区

（一）腮腺咬肌区

腮腺咬肌区是指腮腺和咬肌及其浅面软组织所在的区域。前界为咬肌前缘，后界为胸锁乳突肌、乳突和二腹肌后腹的前缘，上界为颧弓下缘及外耳道，下界为下颌骨下缘，内侧为咽旁间隙，外侧为皮肤。其内主要结构有腮腺、咬肌及有关的面动脉、下颌后静脉、面神经等。

腮腺位于腮腺间隙内，呈锥形，底朝外，尖向内突向咽旁间隙。腮腺表面有腮腺咬肌筋膜覆盖。腮腺咬肌筋膜来自于颈深筋膜浅层，筋膜在腮腺后缘分为浅、深两层，包被腮腺，形成腮腺鞘，并在腮腺前缘筋膜复合为一，形成咬肌筋膜，向前覆盖在咬肌表面并直达咬肌前缘。腮腺鞘致密，在茎突和翼内肌之间有一裂隙。腮腺深叶经该裂隙与咽旁间隙和翼颌间隙相通。腮腺化脓时，可通过此间隙形成咽旁间隙脓肿。腮腺鞘发出许多间隔，并伸入腺体内，将腺体分为多数小叶。腮腺化脓时可形成散在独立的小脓肿。腮腺鞘上部与外耳道紧密相连，并发出纤维束伸入外耳道前下壁软骨部的裂隙中。因此，腮腺的化脓性感染可蔓延至外耳道。腮腺深叶的深面毗邻茎突诸肌及围以蜂窝组织的深部颈内动脉、颈内静脉和第 IX～XII 对脑神经，因此上述结构又称为腮腺床[1]。

（二）面侧深区

面侧深区位于腮腺咬肌区前部的深面。前界为上颌骨的后面，后为腮腺的深叶，内为翼外板，外界为下颌支。面侧深区中有翼丛、上颌动脉、下颌神经，位于下颌支、翼内外肌与翼外板之间，被蜂窝组织包绕。

（三）颌面蜂窝组织间隙

颌面蜂窝组织间隙是指位于筋膜之间、筋膜与肌肉之间、肌肉与骨膜之间和骨膜与骨膜之间的潜在间隙。各间隙内被疏松的结缔组织所充满，并有血管、神经等穿行，有的还含有涎腺及淋巴结。蜂窝组织伴随血管神经束从一个间隙进入另一个间隙，因此相邻的间隙彼此连通。故间隙感染时，可局限于一个间隙，也可扩散至其他间隙，波及一个甚至多个间隙，有时还可向上进入颅内，向下侵入颈部间隙。因此，了解口腔颌面颈部蜂窝组织间隙的部位、内容及其相通关系是正确诊断和治疗间隙感染的重要基础[2]。

1. 眶下间隙　位于眼眶的前下方。上界为眶下缘，下界为上颌骨牙槽突，内界为鼻侧缘，外界为颧大肌，深面为上颌骨前壁。该间隙内有蜂窝组织、眶下神经及血管。上颌前牙及前磨牙的化脓性炎症可扩展至眶下间隙。该间隙向后通颊间隙，并有面静脉及面动脉经过。面静脉连于内眦静脉，与海绵窦相通，炎症可循此蔓延，引起颅内感染。

2. 颊间隙　位于颊肌与咬肌之间，呈倒锥形。其前界为咬肌前缘，后界为下颌支及颞肌前缘。

间隙内有颊神经、颊动脉、面深静脉及脂肪组织充填。颊间隙与咬肌间隙、翼颌间隙、眶下间隙、颞下间隙及颞间隙等处的脂肪组织相连，因此颊间隙脓肿可借此连通扩散到上述间隙。

3. 咬肌间隙 位于咬肌与下颌骨升支之间。前界为咬肌前缘，后界为下颌支后缘，上界为颧弓下缘，下界为咬肌附着于下颌支下缘处。由于此间隙外侧是坚厚的咬肌，内侧是下颌支骨壁，其上、下均是致密的结缔组织及附着于颧弓和下颌支的肌肉，故发生在此间隙的炎症不易扩散，但可以向深侧侵及下颌骨并发下颌支边缘性骨髓炎。咬肌间隙与翼颌间隙、颊间隙、颞间隙及颞下间隙相连通。

4. 翼颌间隙 又称为翼下颌间隙，位于下颌支内侧面与翼内肌之间，前界为颞肌及颊肌，后界为腮腺，上界为翼外肌下缘，下界为翼内肌附着于下颌支下缘处。间隙内的蜂窝组织向上与颞下间隙及颞间隙相连通，向前与颊间隙连通，向下与舌下、下颌下间隙相通，向后与咽旁间隙连通，向外与咬肌间隙连通，还可沿颅底神经、血管并经卵圆孔通入颅内。

5. 颞下间隙 位于翼颌间隙的上方，前界为上颌骨的后面，后界为腮腺深部，内界为蝶骨翼外板，外界为下颌支上份及颧弓，上界为蝶骨大翼的颞下面和颞下嵴，下以翼外肌下缘平面为界。此间隙内有翼丛、上颌动脉及其分支和上、下颌神经的分支通过。间隙中的疏松结缔组织随上述血管神经伸入邻近的各间隙中，使颞下间隙与翼颌间隙、颊间隙、颞间隙、翼腭间隙及咽旁间隙相通，并可借眶下裂与眶内相连，可经卵圆孔、棘孔与颅腔相连，也可借翼丛与海绵窦相通。另外，此间隙处于颌面深部诸间隙的中央，因此颞下间隙的感染很少单独存在，常与相邻间隙感染同时存在。

6. 颞间隙 位于颞区，借颧弓和颞下嵴的平面与颞下间隙分界。此间隙可分为颞浅间隙和颞深间隙两部分。颞浅间隙位于颞深筋膜与颞肌之间，颞深间隙位于颞肌和颞窝之间。该间隙的颞深筋膜致密，颞肌坚厚，颞窝骨质以颞鳞处最薄，其内、外骨板的板障很少。因此，颞部脓肿形成后，难以自行穿破，脓液积存于颞鳞表面，压迫骨质，使其坏死，发生骨髓炎，且感染由此可直接向颅内或通过邻近脑膜的血管蔓延，导致脑膜炎、脑脓肿等并发症。颞间隙与颊间隙、咬肌间隙、翼颌间隙及颞下间隙相通。

7. 腮腺间隙 位于腮腺鞘内，间隙为腮腺及通行于腺体内的血管、神经及淋巴结所充满。腮腺间隙内侧面未封闭，直接连通咽旁前间隙和翼颌间隙。

8. 咽旁间隙 位于翼内肌、腮腺深叶与咽侧壁之间，上达颅底，下至舌骨平面，呈倒锥形。前界为翼下颌韧带，后界为椎前筋膜的外侧。舌骨舌肌将它与下颌下腺分开。咽旁间隙由茎突及茎突诸肌将其分为前后两部分，前部称为咽旁前间隙，后部称为咽旁后间隙或茎突后间隙。咽旁前间隙较小，内含蜂窝组织，与咽上缩肌与腭扁桃体相邻。腭扁桃体周围脓肿可向外直接穿破咽侧壁而进入咽旁前间隙。咽旁后间隙较大，内有颈内动脉、静脉及第Ⅸ～Ⅻ对脑神经和颈深上淋巴结。咽旁间隙与翼颌间隙、颞下间隙、舌下间隙、下颌下间隙、腮腺间隙和咽后间隙相通，血管神经束上通颅内，下经内脏旁间隙等连通纵隔，成为炎症蔓延的途径。

9. 翼腭间隙 又称为翼腭窝，位于眶尖的下方，颞下窝的内侧，为一伸长的三角形间隙。前界为上颌骨体，后界为蝶骨翼突，上界为蝶骨大翼，内以腭骨垂直板为界。翼腭间隙内主要有三叉神经的上颌支（上颌神经）、蝶腭神经节（又称为翼腭神经节）、上颌动脉的第三段及其分支。翼腭间隙向前经眶下裂连通眼眶，向内经蝶腭孔连通鼻腔，向外经翼上颌裂连通颞下间隙，向下以翼腭管连通口腔，向后上经圆孔连通颅腔。

10. 舌下间隙 呈马蹄形，上界为口底黏膜，下界为下颌舌骨肌及舌骨舌肌，前外侧为下颌骨体内侧面骨壁，后界至舌根。舌下间隙被颏舌肌及颏舌骨肌平分为左右对称的两部分，且在舌系带深面相交通。舌下间隙内有舌下腺、下颌下腺深部及其导管、舌神经、舌下神经、舌动脉、舌下静脉等。舌下间隙向后连通下颌下间隙，往后上连通翼颌间隙，向后内连通咽旁间隙。

11. 舌深部间隙 指位于舌根部舌外肌之间的间隙，包括颏舌肌间间隙和颏舌肌舌骨舌肌间隙。

（1）颏舌肌间间隙：位于双侧颏舌肌之间，正中矢状面呈扇形，额状面呈长条形，内含蜂窝组织，上界为舌中隔，下界为颏舌骨肌。该间隙向前连通舌下间隙。

（2）颏舌肌舌骨舌肌间隙：位于颏舌肌与舌骨舌肌之间，左右各一，间隙内有蜂窝组织、舌动脉等。该间隙向前通舌下间隙。

12. 咀嚼肌间隙 位于咀嚼肌与下颌升支外侧骨板之间，上界分为上内界、上外界，上内界为颅底，其下方的咀嚼肌间隙又被称为颞下窝。上外界为颞肌沿着颅骨的附着点，又称为颞窝，颞窝以颞肌为界分为颞深、颞浅两个间隙。下界为翼内肌、咬肌在下颌角的附着点，翼内肌与下颌支间的间隙称为翼颌间隙，咬肌与下颌支间的间隙称为咬肌间隙。前界为与颊脂垫及颊肌相邻的嚼肌前缘，后界为下颌升支后缘，内界为翼内肌内面延伸至颅底卵圆孔内缘的筋膜，与咽旁间隙相隔。外界为腮腺、腮腺嚼肌筋膜及咀嚼肌[1]。内容物包括咀嚼肌、下颌骨支及体部、神经、血管、脂肪等组织。

参 考 文 献

[1] 王美青 . 口腔解剖生理学 . 北京：人民卫生出版社，2012.
[2] 韩德民 . 耳鼻咽喉头颈外科学 . 北京：北京大学医学出版社，2013.

第二节　CT 影像解剖

颌面部 CT 常规检查主要用于观察颌面部病变的部位、范围大小及其与周围解剖结构的关系，包括横断面扫描、矢状面扫描及冠状面扫描三种检查方法[1]。

横断面平扫在不同层面上可显示不同组织结构的图像（图 10-2-1）。经眼眶平面扫描时，可显示眼球、眶壁、内直肌、外直肌、下直肌、视神经、筛窦及蝶窦等结构的影像。经颅底显示筛窦、蝶窦、颧弓和颞肌。经上颌窦上部平面扫描可显示上颌窦窦腔和窦壁、鼻腔、翼内板、翼外板、翼腭窝、翼外肌、髁突和颞下窝等。经上颌窦中部平面扫描可显示鼻咽腔、下颌升支、咬肌、茎突、乳突及腮腺等。经上颌窦底部扫描时，可显示上颌窦底部、腮腺、翼内肌、咬肌、咽旁间隙及咽腔等结构。经下颌体平面扫描可显示下颌骨、舌、咬肌、翼内肌、舌下腺、颌下腺和口底。

冠状面平扫在不同层面上也可显示不同组织结构的图像（图 10-2-2）。经鼻咽腔平面行冠状位扫描时可显示颅中窝底部、蝶窦、茎突、下颌角、咽缩肌、翼内肌、腮腺、咽旁间隙等。经上颌窦后部冠状面扫描时，可见上颌窦、鼻腔、鼻甲、后组筛窦、眶后间隙及颞肌等结构。经上颌窦中部冠状面扫描时，可见清晰的上颌窦、腭板、眶后间隙、眶下裂、筛窦、口咽部及上、下牙槽突等结构。

矢状面平扫正常图像：经鼻中隔平面行矢状面扫描时可显示颅底部、蝶窦、鼻咽、口咽、鼻腔、鼻甲、牙槽骨、额窦等结构（图 10-2-3）。

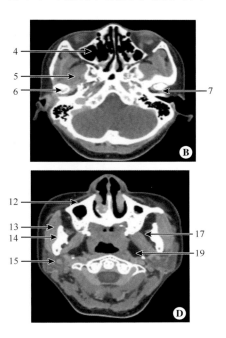

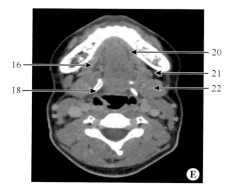

图 10-2-1　颌面部 CT 横断面平扫

A. 眼眶平面；B. 上颌窦上部平面；C. 上颌窦中部平面；D. 上颌窦底部平面；E. 下颌体平面

1. 筛窦；2. 颞间隙；3. 颞肌；4. 上颌窦；5. 翼外肌；6. 髁突；7. 颞下颌关节窝；8. 翼外板；9. 颞下间隙；10. 鼻腔；11. 翼腭窝；12. 眶下间隙；
13. 咬肌；14. 咬肌间隙；15. 腮腺；16. 舌下腺；17. 翼颌间隙；18. 舌骨；19. 咽旁间隙；20. 舌下间隙；21. 颌下间隙；22. 颌下腺

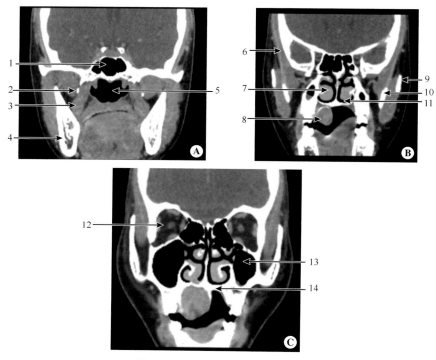

图 10-2-2　颌面部 CT 冠状面平扫

A. 鼻咽腔冠状面；B. 上颌窦后部冠状面；C. 上颌窦中部冠状面

1. 蝶窦；2. 茎突；3. 翼内肌；4. 下颌角；5. 鼻咽腔；6. 颞肌；7. 下鼻甲；8. 肿瘤；9. 颧弓；10. 喙突；11. 鼻腔；12. 眼眶；13. 上颌窦；14. 腭板

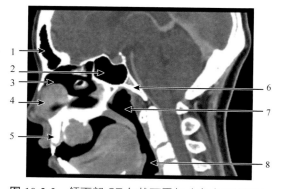

图 10-2-3　颌面部 CT 矢状面平扫（鼻中隔平面）

1. 额窦；2. 筛窦；3. 鼻腔；4. 鼻甲；5. 上牙槽突；6. 颅底；7. 鼻咽；8. 口咽

参考文献

[1] Gohel A，Oda M，Katkar AS，et al. Multidetector row computed tomography in maxillofacial imaging. Dent Clin North Am，2018，62（3）：453-465.

第三节　MR 影像解剖

MRI 影像显示不同断面的解剖结构与 CT 相同，但图像特点不同（图 10-3-1，图 10-3-2）。在 MRI 图像上，骨密质呈黑色无信号影，而脂肪组织因含有大量可移动的氢离子，磁共振信号强，呈高信号影。骨髓内因含有较多的脂肪组织，所显示的信号也较强。其他软组织则因其含有成分不同而有不同的信号强度。腮腺和颌下腺为脂性

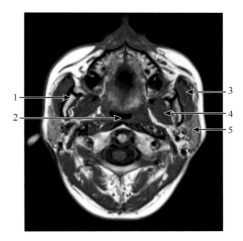

图 10-3-1　腮腺平面横断面 MRI 扫描
1. 下颌骨升支；2. 咽腔；3. 咬肌；4. 翼内肌；5. 腮腺

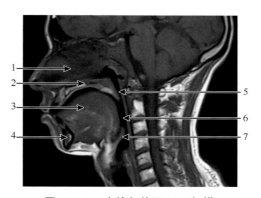

图 10-3-2　中线矢状面 MRI 扫描
1. 鼻腔；2. 腭板；3. 舌；4. 下颌骨；5. 鼻咽；6. 口咽；7. 会厌

腺体组织，其信号强度高于周围的肌组织。由于 MRI 对软组织的显影要优于 CT，因此主要用于口腔颌面部软组织病变及颞下颌关节的检查[1]，并作为颞下颌关节紊乱综合征的首要检查方法[2,3]。

参考文献

[1] Zadravec D，Badel T，Smoljan M，et al. Zygomatic air cell defect-magnetic resonance imaging of the temporomandibular joint compared with panoramic radiographs. Acta Clin Croat，2018，57（2）：227-234.
[2] Abouzari M，Sajjadi A，Djalilian HR. Regarding clinical implications of magnetic resonance imaging in temporomandibular disorder patients presenting ear fullness. Laryngoscope，2019，129（5）：158.
[3] Miller E，Inarejos CEJ，Tzaribachev N，et al. Imaging of temporomandibular joint abnormalities in juvenile idiopathic arthritis with a focus on developing a magnetic resonance imaging protocol. Pediatr Radiol，2018，48（6）：792-800.

（姚　礼　刘　衡）

第十一章 颈部间隙影像解剖

第一节 影像解剖基础

颈部包含颈总动脉及其分支、颈静脉及动脉鞘后方的迷走神经等。颈部以舌骨为界分为舌骨上区、舌骨下区,主要体表标志是甲状软骨、胸锁乳突肌、胸骨柄及锁骨,主要影像学解剖标志是下颌骨、舌骨、甲状软骨、环状软骨、颈椎及胸锁乳突肌。颈部筋膜分为颈浅筋膜和颈深筋膜。颈浅筋膜由皮下组织和颈阔肌组成,环绕全颈。颈深筋膜分为浅层(披盖层)、中层(脏器层)及深层(椎周层),构成颈部十二个主要间隙,分别为舌下间隙、颌下间隙、颊间隙、咀嚼肌间隙、颈动脉间隙、颈后间隙、腮腺间隙、咽黏膜间隙、咽旁间隙、咽后间隙、脏器间隙及椎前(椎旁)间隙,颈部的一些间隙与颌面部有重叠。颈部由于与鳃弓、鳃囊的发生发育相关,故容易发生先天性疾病,如鳃裂囊肿、淋巴管囊肿等。另外,由于头颈部淋巴引流丰富,且此处是全身淋巴的汇总区,易发生炎症、感染及肿瘤转移,造成颈部淋巴结肿大。

第二节 CT 影像解剖

一、颈部横断面

1. 口咽下部层面横断面 下颌骨呈弓形,其后方为颏舌肌、舌下腺、颌下间隙及位于其内的下颌下腺。中间气体密度为口咽腔,椎前筋膜与口咽后壁之间为咽后间隙。颈动脉鞘位于咽侧壁与胸锁乳突肌之间。颈总动脉分叉位置存在个体差异及变异,层面最后部为高密度的颈椎及等密度的肌肉,肌肉间隙含脂肪,呈低密度(图 11-2-1)。

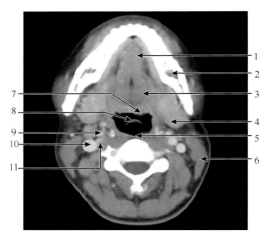

图 11-2-1 口咽下部层面

1. 颏舌肌;2. 下颌骨;3. 舌下腺;4. 下颌下腺;5. 咽后间隙;6. 胸锁乳突肌;7. 口咽;8. 会厌;9. 颈外动脉;10. 颈内静脉;11. 颈内动脉

2. 经舌骨体层面 下颌骨和其后方的舌骨形成高密度的大、小两个弓形,两者之间为颏舌骨肌和下颌舌骨肌。会厌体呈弧形线状影,位于舌骨后方。会厌体与两侧杓会厌襞及前方的舌骨体之间为会厌谷或会厌前间隙,此间隙因充满脂肪组织,故呈低密度。后方是喉前庭及两侧的梨状隐窝,为含气空腔。咽侧壁后外侧为颈动脉鞘、胸锁乳突肌(图 11-2-2)。

3. 经甲状软骨上部层面 此层面约平第 5 颈椎水平。甲状软骨前端后缘与会厌软骨之间为甲状会厌韧带,两侧低密度区为会厌前间隙。气道在此层面呈特征性的"毡帽"状,帽顶为会厌软骨,两帽檐为杓状会厌襞(图 11-2-3)。

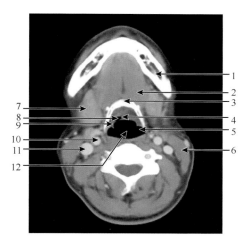

图 11-2-2　经舌骨体层面

1. 下颌骨；2. 下颌舌骨肌；3. 舌骨；4. 会厌；5. 梨状隐窝；6. 胸锁乳突肌；7. 下颌下腺；8. 会厌谷；9. 杓状会厌襞；10. 颈总动脉；11. 颈内静脉；12. 喉前庭

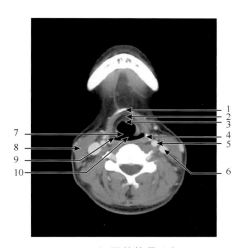

图 11-2-3　经甲状软骨上部层面

1. 舌骨；2. 甲状会厌韧带；3. 会厌；4. 甲状软骨；5. 颈总动脉；6. 颈内静脉；7. 会厌前皱襞；8. 胸锁乳突肌；9. 梨状隐窝；10. 喉前庭

4. 经喉中间腔层面　喉中间腔为喉腔在前庭裂平面至声门裂之间的部分，是喉腔最狭窄处，其断面形态因声门开闭状态而呈扁圆形或裂隙状。喉中间腔后外侧可见杓状软骨。声带前端起自甲状软骨前角中段内面，后端止于杓状软骨的声带突，两侧声带间近似三角形的狭长裂隙称为声门裂（图 11-2-4）。

5. 经环状软骨层面　此层面约平第 6 颈椎水平。环状软骨所围绕的圆形透亮影为喉下腔（声门下腔），下通气管。环状软骨弓前方软组织为舌骨下肌群，外后方是甲状腺两侧叶。环状软骨板后方为咽与食管移行部（图 11-2-5）。

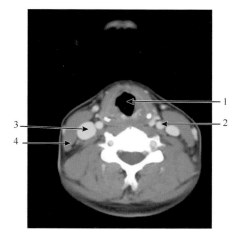

图 11-2-4　经喉中间腔层面

1. 喉腔；2. 颈总动脉；3. 颈内静脉；4. 胸锁乳突肌

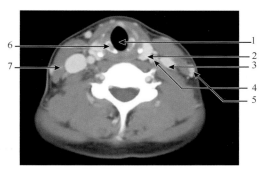

图 11-2-5　经环状软骨层面

1. 声门下腔；2. 甲状腺；3. 颈内静脉；4. 颈总动脉；5. 颈外静脉；6. 环状软骨；7. 胸锁乳突肌

6. 甲状腺峡部层面　此层面约平第 7 颈椎水平。气管两侧为甲状腺，甲状腺峡部在气管前方，侧叶前为舌骨下肌群，外侧是胸锁乳突肌。椎动脉三角为椎体前的颈长肌与其外侧的前斜角肌之间的间隙，其内重要结构包括椎动脉、椎静脉丛、甲状腺下动脉、颈交感干和颈胸神经节等（图 11-2-6）。

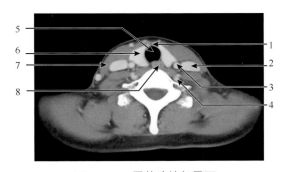

图 11-2-6　甲状腺峡部层面

1. 甲状腺峡；2. 颈内静脉；3. 颈总动脉；4. 椎动脉；5. 气管；6. 甲状腺；7. 胸锁乳突肌；8. 食管

7. 颈根部层面 此层面与第 1 胸椎体相平。前部中央为截面呈圆形的气管，前外侧被甲状腺包绕。食管在气管后方。在椎体外侧和后面可见肋骨断面（图 11-2-7）。

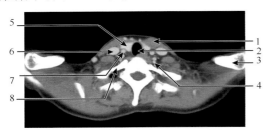

图 11-2-7 颈根部层面
1. 胸锁乳突肌；2. 气管；3. 锁骨；4. 椎动脉；5. 甲状腺；
6. 颈内静脉；7. 颈总动脉；8. 第 1 肋骨

二、颈部矢状面

颈部正中矢状位可以显示口咽、喉咽及其周围结构，口咽位于腭帆游离缘和会厌上缘平面之间。会厌位于舌根后下方，呈叶片状伸入咽腔。喉咽上通口咽腔，下接气管，自会厌上缘以下至第 6 颈椎体下缘与食管相连续。喉咽内室带（假声带）和声带之间为喉室，室带以上为喉前庭，声带以下为声门下腔（图 11-2-8）。

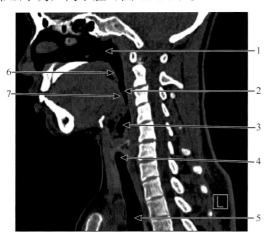

图 11-2-8 颈部矢状面
1. 鼻咽；2. 口咽；3. 喉咽；4. 声门下腔；5. 气管；6. 软腭；7. 舌根

三、颈部冠状面

喉室正中冠状位，会厌呈"八"字形，以

上为口咽，以下为喉咽，杓状会厌襞与喉咽壁之间的含气三角形腔隙为梨状隐窝。杓状会厌襞下方可见突向正中腔内的两个突起，上方的突起为室带构成的前庭襞，下方的突起为声襞，两个突起之间的隐窝为喉室，即喉中间腔向两侧延伸的隐窝。声门下腔及气管外侧可见环状软骨、甲状腺、颈总动脉、颈内静脉和胸锁乳突肌等（图 11-2-9）。

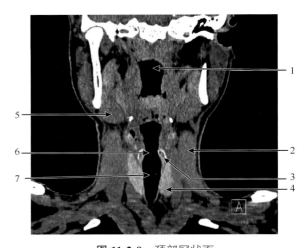

图 11-2-9 颈部冠状面
1. 口咽；2. 胸锁乳突肌；3. 甲状软骨；4. 甲状腺；5. 下颌下腺；
6. 声门下腔；7. 气管

第三节 MR 影像解剖

颈部皮下脂肪、组织间脂肪间隙在 T_1WI、T_2WI 均呈高信号，肌肉、神经、淋巴结呈中低信号，含气的管道无信号，颈前脏器区的喉、气管、食管和甲状腺可清晰显示。喉部软骨 T_1WI、T_2WI 呈均匀的等信号。甲状腺 T_1WI、T_2WI 呈中等偏高信号。颈动脉鞘内动静脉由于流空效应均呈低信号，小或流速慢的血流也可呈高信号，横断位显示血管断面，矢状位有时可显示整条动脉。颈后区由颈椎及其周围肌肉构成，如颈椎前方和侧方的斜角肌群及颈椎后方的伸肌群，在肌肉之间脂肪高信号的衬托下，可以分辨出来[1]（图 11-3-1）。

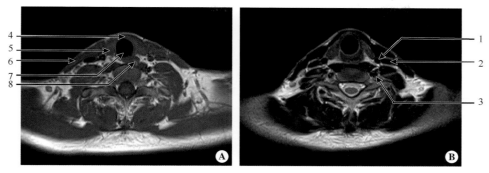

图 11-3-1　甲状腺峡部层面
1.颈总动脉；2.颈内静脉；3.椎动脉；4.甲状腺峡；5.甲状腺；6.胸锁乳突肌；7.气管；8.食管

参 考 文 献

[1] 白人驹，韩萍，于春水.医学影像诊断学.北京：人民卫生出版 社，2018.

（童小平　刘　衡）

第十二章　甲状腺影像解剖

第一节　影像解剖基础

一、甲状腺的位置及构成

甲状腺位于颈前正中的甲状软骨下方，是人体最大的内分泌腺，呈"H"形或"蝴蝶"形，为红褐色，由左、右两个侧叶和其中间的峡部构成。甲状腺的侧叶位于喉下部和气管颈部的前外侧。左、右侧叶分为前后缘、上下端和前外侧面、内侧面；上平甲状软骨中点，下抵第6气管软骨环，后方平对$C_{5\sim7}$高度。中间的甲状腺峡部位于第2～4气管软骨环的前方，连接左、右侧叶。有时可见从甲状腺峡部向上伸出一个锥状叶，长短不一，长者可达舌骨平面[1]。

二、甲状腺的被膜和血供

甲状腺有两层被膜，甲状腺的外膜称为真被膜；甲状腺鞘又称为假被膜，即颈内脏层筋膜，包绕于真被膜外面。真被膜即纤维囊，此层被膜伸入甲状腺实质，将腺体分为大小不等的小叶；甲状腺被气管前筋膜包裹，该筋膜形成甲状腺被膜，称为甲状腺鞘。两层被膜之间形成的间隙为囊鞘间隙，其间含有结缔组织、血管、神经和甲状旁腺等重要组织。甲状腺鞘内侧增厚形成甲状腺悬韧带，使甲状腺的左、右侧叶内侧和峡部与甲状软骨、环状软骨、气管软骨环相连，故吞咽时甲状腺可随喉部运动上下移动[1,2]。

甲状腺的血供很丰富。供血动脉主要有甲状腺上、下动脉，约13%的人存在甲状腺最下动脉。甲状腺上动脉大多起自颈外动脉起始部，是颈外动脉的第一分支，其在甲状腺侧叶上极分为前、后两支进入腺体内。甲状腺下动脉多数起自锁骨下动脉的分支甲状颈干，至侧叶后面分为上、下两支进入甲状腺。甲状腺最下动脉可起源于主动脉弓、头臂干、右侧颈总动脉、锁骨下动脉等，变异较多，起始后，沿气管前方上升，进入甲状腺峡部。甲状腺主要有3根静脉，分别是甲状腺上、中、下静脉。甲状腺上静脉与同名动脉相伴行，甲状腺中静脉常单行，它们一起汇入颈内静脉。甲状腺下静脉与同名动脉伴行，其属支较多，注入头臂静脉[3]。

三、甲状腺的神经和淋巴系统

甲状腺间质内含有来自颈交感神经节的交感神经、迷走神经和肽能神经纤维，但数量不多。甲状腺分别受喉上神经和喉返神经支配，其中喉上神经与甲状腺上动脉和其同名静脉伴行，在甲状腺上极；而喉返神经与甲状腺下动脉和其同名静脉相交，在甲状腺下极。喉上神经起自迷走神经的结状神经节，主要支配环甲肌，也有一部分分支支配甲状腺。喉返神经起自迷走神经干的胸段，但折返至颈部，紧贴甲状腺后方，它们的解剖关系较密切[3,4]。

甲状腺的淋巴系统极为丰富，滤泡周围的毛细血管丛附近有毛细淋巴管，后者逐渐汇聚为淋巴管，走行在小叶间结缔组织内，最后汇合流入沿颈内静脉排列的深部淋巴结，再注入胸导管和右淋巴导管[3]。

四、甲状腺周围的毗邻关系

甲状腺的前方有皮肤、浅筋膜、深筋膜浅层和中层及舌骨下肌群，其中舌骨下肌群共有4块肌肉，分为浅、深两层。浅层纵行并列为内侧的胸骨舌骨肌和外侧的肩胛舌骨肌。深层分为上份的甲状舌骨肌和下份的胸骨甲状肌。甲状腺后方是颈交感干和4个颈内脏管道，即喉与气管、咽与食管。这4个内脏管道可以确定甲状腺左、右两叶向上、下、后方扩展及颈鞘（在甲状腺外侧）向外推移的范围和程度[4]。

参 考 文 献

[1] 丁文龙，刘学政.系统解剖学.第8版.北京：人民卫生出版社，2018.
[2] 王强修，陈海燕.甲状腺疾病诊断治疗学.上海：第二军医大学出版社，2015.
[3] 韩志江，包凌云，陈文辉.甲状腺及甲状旁腺病变影像比较诊断学.北京：人民卫生出版社，2016.
[4] 李晋波，张东友，于国放.腺体疾病影像诊断学.济南：山东科学技术出版社，2007.

第二节　CT影像解剖

正常甲状腺的上下径为6～7cm，左、右叶的左右径为2～3cm，前后径为2～3cm。女性的各径略比男性小。由于碘含量高，X线穿过甲状腺比穿过周围的软组织衰减得更厉害，因此在CT图像上显得稍微亮一些，其CT值范围在70HU±10HU。在CT扫描像上，甲状腺表现为下颈部气管两旁密度均匀、边界清楚的高密度软组织结构，其密度与位于其两侧的颈内静脉相似（图12-2-1～图12-2-3）。增强扫描时，甲状腺呈快速明显均匀强化，且强化持续时间长[1-3]。

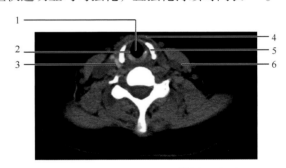

图 12-2-1　颈部平扫CT横断面（1）
1.声门裂；2.环状软骨；3.甲状腺侧叶；4.舌骨下肌；5.甲状软骨；6.胸锁乳突肌

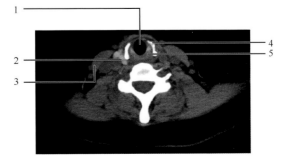

图 12-2-2　颈部平扫CT横断面（2）
1.声门下腔；2.甲状腺侧叶；3.胸锁乳突肌；4.甲状软骨；5.环状软骨

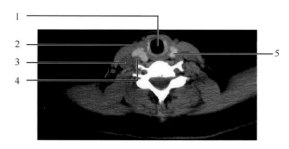

图 12-2-3　颈部平扫CT横断面（3）
1.声门下腔；2.环状软骨；3.颈内静脉；4.颈总动脉；5.甲状腺侧叶

参 考 文 献

[1] 李晋波，张东友，于国放.腺体疾病影像诊断学.济南：山东科学技术出版社，2007.
[2] Vazquez BJ，Richards ML. Imaging of the thyroid and parathyroid glands. Surgical Clinics，2011，91（1）：15-32.
[3] 向光大.临床甲状腺病学.北京：人民卫生出版社，2013.

第三节　MR影像解剖

正常甲状腺的MRI扫描中，T$_1$WI序列示甲状腺侧叶与肌肉信号相比呈等信号，T$_2$WI序列示甲状腺两侧叶信号均匀，相对于周围颈部肌肉组织呈高信号（图12-3-1～图12-3-3）。T$_1$WI和T$_2$WI的脂肪抑制呈均匀的等信号或稍高信号。增强扫描后甲状腺两侧叶明显均匀强化[1,2]。

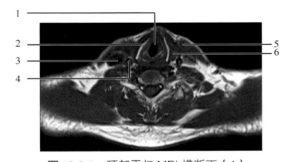

图 12-3-1　颈部平扫MRI横断面（1）
1.声门裂；2.甲状软骨；3.颈内静脉；4.颈总动脉；5.胸锁乳突肌；6.甲状腺侧叶

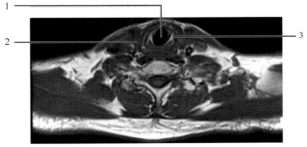

图 12-3-2　颈部平扫MRI横断面（2）
1.声门下腔；2.甲状腺侧叶；3.环状软骨

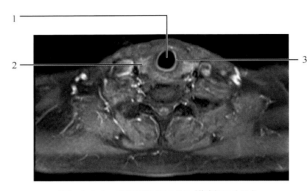

图 12-3-3　颈部平扫 MRI 横断面（3）
1. 声门下腔；2. 甲状腺侧叶；3. 环状软骨

参 考 文 献

[1] 韩志江，包凌云，陈文辉. 甲状腺及甲状旁腺病变影像比较诊断学. 北京：人民卫生出版社，2016.

[2] Frunzac RW，Richards M. Computed tomography and magnetic resonance imaging of the thyroid and parathyroid glands. Front Horm Res，2016（45）：16-23.

（邹　颖　夏　爽）

第十三章　颅底影像解剖

颅底是一个骨组织和软组织界面，在解剖学上分为许多节段，主要由额骨眶板、筛骨筛板、蝶骨、枕骨及颞骨岩部构成。

第一节　内颅底解剖基础

内颅底包括前颅底、中颅底、后颅底，颅底有很多的孔道，里面穿行重要的血管神经。具体见表13-1-1。

表 13-1-1　内颅底组成及主要走行的动脉、神经

部位	组成	主要走行动脉	主要走行神经
前颅底	额骨鳞部、筛窦、筛板、鸡冠	大脑前动脉	嗅神经
中颅底	蝶骨小翼、蝶骨体、蝶骨大翼	大脑动脉环	视神经、动眼神经、滑车神经、三叉神经、展神经
后颅底	颞骨岩部、枕骨	颈静脉球乙状窦椎基底动脉	面神经、前庭蜗神经、迷走神经、舌咽神经、副神经、舌下神经

一、前颅底

前颅底前界为额骨鳞部，两侧由额骨眶板组成，后界为蝶骨小翼，上面观前颅底中线区有一凹陷的嗅窝，嗅窝的主要内容为嗅球、嗅束、嗅丝，下方为筛骨水平板，分隔颅腔前部与鼻腔，在其正中上方有一凸起，称为鸡冠。鸡冠的两侧有很多筛孔。在鸡冠前方额筛交界区可见管状结构为盲孔，盲孔为一个连接颅前窝和鼻腔的原始孔道，在胚胎发育期，盲孔含有一层硬膜憩室，连接颅前窝及鼻腔黏膜，正常情况下，憩室全部闭合，盲孔只含有结缔组织和骨组织。盲孔常见于婴儿，成人

的发生率小于 1.5%（图 13-1-1，图 13-1-2）。

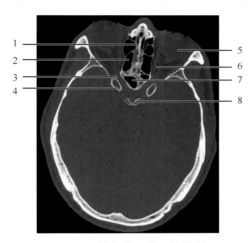

图 13-1-1　前颅底视神经管横断面

1. 鸡冠；2. 筛窦；3. 视神经管；4. 前窗突；5. 眼球；6. 内直肌；7. 蝶窦；8. 鞍背

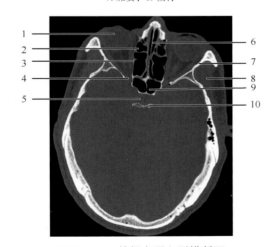

图 13-1-2　前颅底眶上裂横断面

1. 眼球；2. 筛窦；3. 眶内侧壁；4. 眶上裂；5. 垂体窝；6. 鼻中隔；7. 蝶骨大翼；8. 翼窝；9. 蝶窦；10. 鞍背

鸡冠：是大脑镰的附着点。

筛板和嗅神经：鸡冠周围的筛板上分布近40多个小孔，嗅神经起源于鼻腔顶部的嗅黏膜，向上经筛板的小孔进入前颅底，组成嗅丝、嗅束和嗅球[1]。

二、中颅底

中颅底前界为蝶骨小翼及鞍结节，底壁主要由蝶骨体及两侧的蝶骨大翼构成，后界以颞骨岩部及鞍背与后颅底分隔。中颅底中央部的蝶鞍及其周围的结构称为蝶鞍区。同时，中颅底有许多孔隙及管腔结构（表 13-1-1，图 13-1-3，图 13-1-4）。

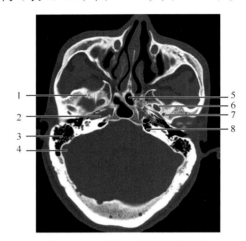

图 13-1-3　中颅底卵圆孔横断面
1. 蝶骨大翼；2. 颈动脉管；3. 乳突气房；4. 乙状窦；5. 蝶窦；
6. 卵圆孔；7. 棘孔；8. 破裂孔

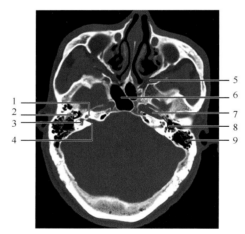

图 13-1-4　中颅底耳蜗横断面
1. 耳蜗；2. 锤骨头；3. 前庭；4. 内听道；5. 翼腭窝；6. 蝶窦；
7. 颈动脉管；8. 鼓室；9. 乳突气房

（一）蝶鞍区

1. 蝶鞍　位于中颅底正中央，状似马鞍，包括前方的前床突、鞍结节、交叉前沟，后方的后床突及鞍背，中间的垂体窝，其内容纳垂体。

2. 海绵窦　蝶鞍两侧硬脑膜两层间不规则腔隙，左右各一。向前达眶上裂，向后至颞骨岩部尖端，外侧缘平直或稍外凸，长约 2cm，内外宽 1cm。腔内有颈内动脉和展神经，外侧壁上有动眼神经、滑车神经、三叉神经的上颌支和眼支[2]。

3. 蝶窦　位于鞍底的下方。

4. Meckel 腔　海绵窦后方的颞骨岩部尖端三叉神经压迹处，其内有三叉神经节及三叉神经池。

（二）孔隙管腔结构

1. 破裂孔　在中颅底最后方，由颞骨岩部尖端、蝶骨体、枕骨斜坡外侧缘围成，颈内动脉由此入颅。

2. 圆孔、卵圆孔、棘孔　蝶骨大翼内缘分布圆孔（上颌神经）、卵圆孔（下颌神经）及棘孔（脑膜中动脉），由前内向后为依次排列。

3. 视神经管　由蝶骨小翼与蝶骨体的外侧缘围成，内衬硬脑膜，沟通眼眶和中颅底[3]，内部有视神经和眼动脉通过。

4. 颈动脉管　位于颞骨岩部内，自后外向前内大体水平走行，外口位于颈静脉孔外口的前方，内口连接破裂孔，沟通海绵窦与颈动脉间隙，其内通过颈内动脉和交感神经丛[1]。

三、后颅底

后颅底前界为鞍背与中颅底分界，前外侧界颞骨岩部后缘为内耳道的开口，后颅底两侧及后界由枕骨围成，在枕基底部有枕骨大孔连接颅腔及椎管（表 13-1-1，图 13-1-5）。

1. 内耳道　为一骨性管道，位于颞骨岩部内，由内向外接近水平走行，其内有面神经、前庭窝神经及伴随的迷路动静脉通过。

2. 枕骨大孔　位于枕骨基底部，两侧为枕骨髁，与寰椎上关节突形成枕寰关节[1]。

3. 舌下神经管　位于枕骨髁的后方，向前向下向外走行，内口与外口分别见于枕骨大孔前上方及颈静脉结节下方，内部走行舌下神经。

4. 颈静脉孔　位于岩枕裂的后端，由颞骨岩部的颈静脉切迹与枕骨的同名切迹围成，是一个具有内口、孔腔和外口的不规则管道。内口与乙状窦沟连接；外口与舌下神经管外口相隔；孔腔部与下鼓室相隔。颈静脉孔被颈静脉内突分为前内侧的神经部和外后方的血管部[3]。颈静脉内突构成颈静脉孔的后缘，从枕髁的后半部向外延伸，是颈静脉孔区病变手术入路最重要的标志之一。

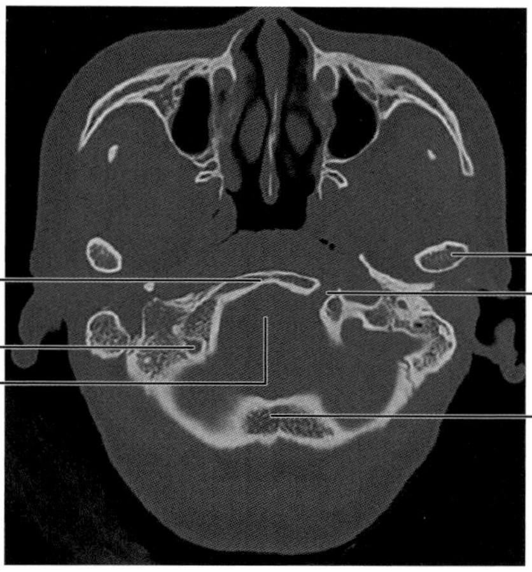

图 13-1-5 后颅底舌下神经管横断面

1. 枕骨基底部；2. 颈静脉孔；3. 枕骨大孔；4. 下颌骨；5. 舌下神经管；6. 枕内嵴

参考文献

[1] 王振常，鲜军舫．头颈部影像学——颅底卷．北京：人民卫生出版社，2016.
[2] 付升旗，徐国成．断层解剖学．北京：高等教育出版社，2019.
[3] 王振常．中华临床医学影像学——头颈分册．北京：北京大学医学出版社，2016.

第二节 侧颅底影像解剖

侧颅底是指颅底下面的区域，常用的 van Huijzer（1984）侧颅底分区方法：在颅底下面沿眶下裂和岩枕裂各做一条延长线，两条延长线向内交角于鼻咽顶，向外分别指向颧骨后缘和乳突后缘，此两条线所围成的三角形区域称为侧颅底[1]。

1. 分区 分为颞下区、咽鼓管区、鼻咽区、关节区、听区、神经血管区 6 个区，包括的结构有侧颅底外表面的卵圆孔、棘孔、破裂孔、翼管、咽鼓管、颈静脉孔等，侧颅底内表面的圆孔、眶上裂、海绵窦等，另外还有颞下窝、翼腭窝、颞下颌关节及穿行其间的脑神经和血管。

2. 颞下区 位于咽鼓管区、眶下裂之间，前界为眶下裂，外界为颞下嵴，外界为颞下颌关节及颞下嵴，内界为茎突。此区包含的结构有蝶骨大翼的一部分、颞骨的下面部分、圆孔、卵圆孔、破裂孔、棘孔及翼内外肌等。

3. 咽鼓管区 位于鼻咽区外侧，为咽鼓管骨部，前方为翼突基底部构成的舟状窝，同时也为腭帆张肌和腭帆提肌附着处。咽鼓管为鼓室与鼻咽部通道，开口于鼓室前壁底部，止于鼻咽腔侧壁，为平衡大气压力与鼓室压力的通道。

4. 鼻咽区 前与鼻腔相通，向下与口咽相连续，上以蝶骨底和斜坡为界，后以椎前肌为界，外侧是咽旁间隙内等软组织和颞下窝。双侧鼻咽区共同构成鼻咽顶部。

5. 关节区 位于听区前外侧，内有下颌骨的髁状突、髁窝、关节隆突及关节盘，以颞下颌关节囊附着处为界。

6. 听区 前界为鳞鼓裂，后界为茎突。位于神经血管区前外侧，由颞骨鼓部构成，主要结构有颞骨岩部、外耳、中耳、内耳。

7. 神经血管区 位于咽鼓管区后方，由颈内动脉管外口、颈静脉孔、舌下神经孔和茎突孔构成[1-3]。

参考文献

[1] 王振常，鲜军舫．头颈部影像学——颅底卷．北京：人民卫生出版社，2016.
[2] 庄奇新，李明华．侧颅底影像学．上海：上海科学技术出版社，2018.
[3] Conley LM，Phillips CD. Imaging of the central skull base. Radiol Clin North Am，2017，55（1）：53-67.

第三节 颅颈交界区影像解剖

颅颈交界区包括枕骨、寰椎和枢椎等骨性结构，以及齿突尖韧带、翼状韧带、十字韧带等一些重要的支撑韧带，还包括颈内动、静脉，椎动、静脉，舌咽迷走副神经，舌下神经及 C_1、C_2 神经等。

一、骨性结构解剖基础及影像解剖

寰椎齿凹与枢椎齿状突前缘形成关节，侧块关节凹与枕骨髁、枢椎上关节突构成关节。枢椎与寰椎之间有 4 个关节，并称为寰枢椎间关节。寰枕关节由枕骨髁与寰椎上关节面吻合而成（图 13-3-1）。

X线平片颈椎开口正位，枕骨重叠通常不显示，侧块下方的低密度裂隙为寰枢关节，关节面向外下倾斜，双侧对称呈“八”字形；颈椎侧位乳突与寰枕关节影重叠。CT 薄层扫描 MPR 重组技术对骨性结构的显示有明显优势[1]。

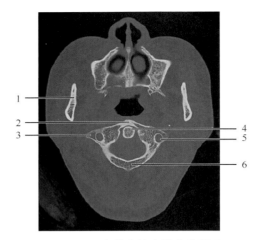

图 13-3-1 寰椎齿状突关节横断面

1. 下颌骨；2. 寰椎前弓；3. 寰椎横突；4. 枢椎齿突；5. 寰椎横突孔；
6. 寰椎后弓

二、重要韧带解剖基础及影像解剖

颅颈交界区有多条韧带（齿突尖韧带、翼状韧带、十字韧带）、纤维膜（寰枕前、后膜、覆膜）结构维持骨间的稳定。齿突尖韧带为连接齿状突尖端和枕骨大孔前缘之间的纵行纤维束，位于寰椎前膜和十字交叉韧带上纵束之间，在齿突

尖韧带和十字韧带上纵束之间有大量的纤维结缔组织、脂肪和少量静脉丛。翼状韧带起自齿状突的背外侧，是斜向外走行的纤维束，附着于同侧枕骨髁下内侧面，双侧对称，呈翼状。十字韧带由水平部和垂直部组成，在齿状突后方形成十字交叉。垂直部为菲薄的纵行纤维束（上、下纵束），水平部为寰椎两侧块内侧面结节的横行纤维束。覆膜为覆盖齿状突、十字韧带后表面的纵行纤维束，较薄，起自枢椎体的后方，上达枕骨大孔前方枕骨基底部的上部，外侧附着于寰枕关节的内侧面，为后纵韧带向上的延伸。寰枕前后膜分别起源于寰椎的前后弓，向下分别与前纵韧带和黄韧带相连。

普通 X 线不能显示韧带结构，主要依据寰齿前间隙宽度间接判定横韧带是否损伤；CT 主要用来显示骨关节形态。

MRI：一般 2mm 层厚采集图像。覆膜以矢状面显示最佳，呈粗线状的黑影；横韧带以横断面显示最佳，呈灰色或黑色纤维束；翼状韧带以冠状面显示最好，表现为灰黑色带状信号影，双侧对称[2]（图 13-3-2）。

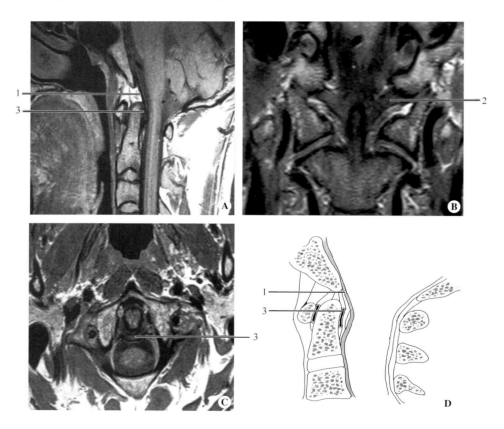

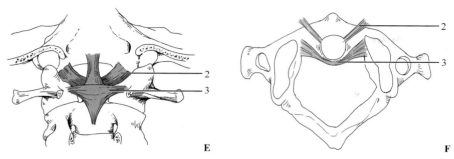

E   F

图 13-3-2　寰椎齿状突关节 MRI 图像及示意图

1. 覆膜；2. 翼状韧带；3. 横韧带

参 考 文 献

[1] 王振常，鲜军舫.头颈部影像学——颅底卷.北京：人民卫生出版社，2016.

[2] 王振常.中华临床医学影像学——头颈分册.北京：北京大学医学出版社，2016.

（胡　杰　刘　衡）

第三篇

眼部感染与炎性疾病

第十四章　眼球病变

第一节　葡萄膜炎及巩膜炎

【概述】

葡萄膜炎（uveitis）是眼球壁中层血管膜的炎症，为常见的致盲眼病。易发生于 20～50 岁的青壮年，男性稍多于女性。发病原因十分复杂，可由感染、免疫、外伤等引起。按照解剖位置，可将葡萄膜炎分为前葡萄膜炎、中间葡萄膜炎、后葡萄膜炎和全葡萄膜炎[1-5]。前葡萄膜炎发生于虹膜或虹膜睫状体，在葡萄膜炎中最常见，主要表现为眼部疼痛并向同侧眉弓和面颊部放射，同时伴畏光、流泪、视力减退等，查体可见睫状充血、房水混浊、角膜后沉积物、虹膜结节；中间葡萄膜炎发生于睫状体平坦部、玻璃体基底部和周边视网膜，有飞蚊症、视物模糊及眼睛酸胀感，肉眼检查无阳性体征；后葡萄膜炎发生于脉络膜、玻璃体后部及视网膜，主要表现为闪光感、视物变形、暗点、视力减退等；前、中、后同时发炎即为全葡萄膜炎，多表现为视功能紊乱，检查见玻璃体混浊和脉络膜视网膜病损。

巩膜炎（scleritis）是一种少见的慢性炎症性疾病，其绝大多数由相邻组织或全身疾病引起。主要特征为巩膜浅层和巩膜水肿，多见于中年人，常见发病年龄为 40～60 岁，峰值年龄为 50 岁，女性多见。按侵犯巩膜的部位分为巩膜外层炎、前巩膜炎和后巩膜炎；按病变性质又可分为单纯性、弥漫性、结节性和坏死穿孔性（图 14-1-1）。临床上习惯将病变部位和性质结合起来进行诊断，如弥漫性后巩膜炎。

常见症状主要为眼部充血、眼胀痛、眼球压痛、视力下降等，严重者可有眼球突出和（或）复视。疼痛常极为严重，呈持续性、深在性或搏动性，原因可能是炎症直接刺激和导致神经末梢

牵拉、流泪及畏光，无黏液脓性分泌物。伴发的眼底改变有视盘水肿、黄斑囊样水肿、视神经炎等。眼病的范围可能从轻微的自限性炎症发作扩展到坏死过程，这可能与葡萄膜炎、青光眼、白内障、角膜炎、视网膜水肿和视神经病变等威胁视力的并发症有关。约 50% 的患者与全身自身免疫性异常有关，如风湿性关节炎、复发性多软骨炎、结节性多动脉炎、系统性红斑狼疮、脊椎关节炎、韦格纳肉芽肿和巨细胞动脉炎等，实验室检查可出现红细胞沉降率加快、类风湿因子阳性、抗核抗体阳性等。45% 的坏死型巩膜炎和 30% 的后巩膜炎与全身系统性疾病相关。

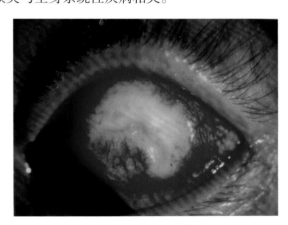

图 14-1-1　巩膜炎

患者，男性，37 岁。坏死性巩膜炎眼前节照相，显示巩膜充血水肿

【病理学表现】

葡萄膜炎早期主要为渗出性改变，由于致炎因子破坏血 - 房水屏障或血 - 视网膜屏障，使血液中的一些大分子蛋白和细胞渗入眼内组织间隙或眼内腔所致。晚期主要为增殖性改变。渗出与增生不断发生，造成眼球萎缩或眼球痨。

巩膜炎的单纯炎症主要表现为毛细血管扩张及淋巴细胞浸润；弥漫型主要表现为大面积巩膜被肉芽肿性炎症围绕，形成弥漫性肥厚的病灶。

结节型巩膜炎表现为结节周围有成纤维细胞和多核巨细胞包绕，引起组织增厚；坏死性巩膜炎则表现为病灶中央区出现组织坏死，随后出现脂肪变性、钙化等，坏死物吸收后可形成巩膜葡萄膜肿改变。按照病因炎症的组织学类型分为三组：①自身免疫性巩膜炎，其特征是各种混合的栅栏状肉芽肿、坏死和血管炎；②感染性巩膜炎，其特征是急性炎症和坏死；③特发性巩膜炎，特征是慢性非特异性炎症伴有滤泡和不同程度的纤维化。

【影像学表现】

1. 超声检查 较有特异性，对于后部巩膜炎的诊断最有价值[2]，表现为特征性的眼球后部扁平，眼（脉络膜和巩膜）后部增厚，球后水肿。后部巩膜增厚伴Tenon囊间隙液体积聚。可出现典型"T"形征：筋膜囊水肿性低回声暗区与视神经相连[3-5]。

2. CT检查 前、中间葡萄膜炎一般无明显异常表现。后葡萄膜炎主要表现为眼环增厚，均匀或不均匀，部分局部增厚呈结节样，轻度强化；有时可伴有脉络膜或视网膜脱离，CT可见脱落的视网膜形态，多呈"V"字形、月牙形。

巩膜炎表现为葡萄膜巩膜增厚，密度均匀。在Tenon囊间隙常可见边界不清软组织密度增厚影。增强扫描明显强化。后巩膜炎常累及视神经和邻近眼外肌，表现为神经前端增粗，邻近眼外肌增粗[3-5]。

3. MRI检查 后葡萄膜炎MRI上表现为眼球壁弥漫性增厚，部分局部增厚呈结节样，T_1WI上呈低信号，T_2WI上呈高信号，增强扫描图像上呈轻、中度强化。脉络膜脱离或视网膜脱离时，炎性渗出液多表现为T_1WI低信号、T_2WI高信号，蛋白含量较多者T_1WI和T_2WI上均呈高信号[3-5]。

弥漫后巩膜炎表现为巩膜弥漫增厚，主要位于后极，与玻璃体相比T_1WI呈轻度高信号、T_2WI呈低信号。增强扫描呈现中等到明显强化。MRI对相关眼部的一些表现显示更佳，如神经周围炎和眼眶炎症。

结节性后巩膜炎表现为局部隆起肿物，与玻璃体相比呈现T_1WI稍高信号，T_2WI低信号。增强扫描结节性后巩膜炎显示轻度强化。后部巩膜炎可能表现为脉络膜皱褶和视网膜条带影。

【诊断要点】

1. 葡萄膜炎 常见于青壮年，临床表现为眼部疼痛、飞蚊症、眼睛酸胀感、视功能紊乱等；影像学表现为眼环增厚，局部呈结节样，轻、中度强化。

2. 巩膜炎 常见于中年女性，临床表现为眼眶红肿及深部疼痛、视力减退。影像学表现为眼球壁弥漫性或后壁结节性增厚，可伴有视神经前端增粗及眼外肌增粗，增强后轻、中度强化可做出诊断。

【鉴别诊断】

1. 视网膜色素变性 类似于陈旧性后葡萄膜炎，夜盲、视网膜电图异常或无波为其特点。

2. 脉络膜黑色素瘤 多见于中老年人，单侧多见，主要表现为视力下降，无眼部疼痛。典型者呈蘑菇状突向玻璃体。瘤体于T_1WI上高于玻璃体信号，于T_2WI上呈低信号，增强扫描呈中等到明显强化，周边积液不强化。

3. 脉络膜转移瘤 表现为脉络膜巩膜增厚，但很少出现疼痛及炎症表现，多可发现原发恶性病变。

4. 视网膜脱离 渗出性者突然视力下降，视野缺损，无眼部疼痛，无巩膜增厚改变。孔源性视网膜脱离者先有视网膜脱离，后呈现葡萄膜炎。

5. 结节性巩膜增厚 剧烈疼痛，肿块色泽同邻近正常视网膜色素上皮，有正常的脉络膜棋盘状花纹。

【研究现状与进展】

CT和MRI在葡萄膜炎与巩膜炎中均应用较少，主要表现为眼环的增厚。如果是化脓性感染脓肿形成，DWI可显示明显的高信号。CT与MRI的优势是可以直观显示眼球外的改变，如眶内其他结构和视神经的改变。

葡萄膜炎及巩膜炎的诊断主要依赖于临床表现：眼部疼痛，炎症的表现，另外眼科专科检查，如光学相干断层扫描（optical coherence tomography，OCT）已成为后节疾病检查的重要工具，不仅是感染性及非感染性葡萄膜炎有效的诊断工具，还能进行病程随访并监测治疗疗效。

参 考 文 献

[1] Li Z, Wang LL, Mei J, et al. Ophthalmic imaging features of posterior scleritis. Int Eye Sci, 2014, 14（7）: 1331-1333.

[2] 鲜军舫, 史大鹏, 陶晓峰. 头颈部影像学——眼科卷. 北京: 人民

卫生出版社，2014.

[3] Ambika S，Veena N，Padmaja MS. Atlas of imaging in ophthalmology（first deition）. New Delhi：Jaypee Brothers Medical Publishers，2014.

[4] Diogo MC，Jager MJ，Ferreira TA. CT and MR imaging in the diagnosis of scleritis. AJNR Am J Neuroradiol，2016，37（12）：2334-2339.

[5] Li CQ，Cho AA，Edward NJ，et al. Magnetic resonance imaging of uveitis. Neuroradiology，2015，57（8）：825-832.

第二节　玻璃体脓肿

【概述】

玻璃体脓肿（vitreous abscess）是一种严重毁损眼球结构和损害视力的感染性疾病，经常表现为除巩膜外眼球的受累。一般因外伤或身体其他部位化脓性感染而引起。无菌性或者非感染性玻璃体脓肿常因人工晶体物质残留和毒性药物引起。本病起病急，进展快，疗效差，后果严重。无明显性别差异，以儿童及老年人群多见，单侧或双侧发病。眼球红肿、眼眶疼痛、视力急剧明显下降或失明为常见临床表现。专科检查可见患眼球结膜充血，瞳孔对光反射减弱或消失，前房变浅甚至消失。

【病理学表现】

急性期玻璃体内出现大量中性粒细胞、淋巴细胞、单核/巨噬细胞，脓肿弥散于整个玻璃体或呈分房状。慢性期可见增生的纤维组织长入玻璃体内，出现玻璃体收缩，视网膜和脉络膜脱离，甚至导致眼球萎缩。

【影像学表现】

1. CT 检查　可以评估有无眼内异物，异物是否合并感染。脓肿急性期眼球体积稍增大，平扫玻璃体密度增高，与眼环密度相等，内部见低密度区，可单发或多发，呈圆形、椭圆形改变，边界不清晰，增强后可见环状或花瓣状强化，眼球周围可见软组织结构，部分病变出现眼睑肿胀。慢性期眼球体积缩小，眼环增厚明显，病灶以低密度为主，增强后轻度强化。

2. MRI 检查　很少应用，常在眼眶感染和海绵窦受累时选择使用。与正常玻璃体相比，平扫时在 T_1WI 上呈中等或高信号，T_2WI 上呈高信号，DWI 呈高信号，增强呈环形强化。玻璃体的 T_2WI 高信号在液体衰减反转恢复（fluid attenuated inversion recovery，FLAIR）序列显示更好。当炎症累及眼眶时，眼眶脂肪可能显示索条状软组织

信号影。而葡萄膜受累在 T_1WI 上显示更佳。

【诊断要点】

1. CT 可显示玻璃体内密度增高，内部见低密度区；MRI 显示其 T_1WI 及 T_2WI 信号增高；增强后脓肿壁明显强化，呈环状或花瓣状强化。眼环常增厚。

2. 常见于儿童和老年人，可有外伤或其他部位感染病史。

3. 临床表现为突发眼球红肿、疼痛，视力急剧下降或消失。

【鉴别诊断】

1. 永存玻璃体增生症　以婴幼儿或儿童多见，CT 或 MRI 显示自晶状体后缘向视盘的条索或条片状软组织影，轻度强化，伴小眼球畸形。

2. 视网膜母细胞瘤　90% 发生在 3 岁之前，CT 或 MRI 显示玻璃体内不规则软组织肿块，起自眼环，大多数可见片状钙化，增强后明显强化。病变可双侧发生，如果同时累及颅内，可称为三侧性视网膜母细胞瘤。

3. 玻璃体外伤出血　明确的外伤史，CT 或 MRI 显示玻璃体内不规则片状病灶，CT 呈高密度，MRI T_1WI 呈混杂信号，T_2WI 呈高信号，边界不清，位置不定，可见眶部其他外伤改变如血肿、骨折等。

【研究现状与进展】

DWI 可清晰显示化脓性脓肿，呈现明显高信号，ADC 降低，脓腔内为含细菌、炎性细胞、黏蛋白、细胞碎片组织的黏稠液体，这些成分限制了水分子的扩散，同时水与大分子的结合也限制了其扩散，因此其 ADC 值明显降低[1]。

参 考 文 献

[1] Li Z，Wang LL，Mei J，et al. Ophthalmic imaging features of posterior scleritis. Int Eye Sci，2014，14（7）：1331-1333.

第三节　脉络膜肉芽肿

【概述】

脉络膜肉芽肿（choroidal granuloma）是指不同病因所引起的脉络膜肉芽肿性炎症的总称，包括结核性、结节病性、小柳-原田综合征、交感性眼炎及真菌、病毒、寄生虫引起的脉络膜肉芽肿性炎症[1]。结核性肉芽肿多发生于青壮年，结节

病性肉芽肿多见于 30 ～ 60 岁成人，小柳 - 原田综合征多发生于黄种人，高发年龄为 20 ～ 40 岁，交感性眼炎的发生大多数与眼外伤和眼内手术有关。

进行性视力下降和眼部疼痛为常见症状，脉络膜结节样病灶多位于后极部，单眼或双眼发生。结核性肉芽肿眼内液体镜检发现结核杆菌，结节病性肉芽肿血清免疫球蛋白增高和 Kveim 试验阳性。行眼底荧光血管造影，结节早期表现为弱荧光，造影后期表现为强荧光。

【病理学表现】

不同病因的脉络膜肉芽肿的病理改变差异较大，常见于结核和结节病。常为直径小于 2mm 的结节。结核性脉络膜肉芽肿表现为眼底后极部单发或多发粟粒状黄白色结节，少数形成较大的肿块状；镜下见由大量的巨噬细胞、类上皮细胞、淋巴细胞组成的肉芽肿，有时有多核巨细胞，中央区域以干酪样坏死为主，通过抗酸染色可见坏死区的结核杆菌。结节病性脉络膜肉芽肿表现为后极部血管周围黄白色或灰白色渗出，形如蜡滴或呈黄色的结节状隆起；镜下表现类似结核结节，但结节内无干酪样坏死。

【影像学表现】

脉络膜肉芽肿的影像学表现为脉络膜单发或多发结节，较大的结节呈肿块样，边界清晰，或表现为弥漫性、粟粒样结节，边界欠清晰。

1. CT 检查　眼环增厚，密度均匀，与眼外肌呈等密度，较大的结节向眼球内突出，结核性结节可表现出不均匀密度，少数有钙化。增强后轻至中度强化。

2. MRI 检查　推荐使用表面线圈采集，高分辨率表面线圈可以显示直径超过 2mm 的病灶。呈现小或中等大小隆起性病灶，与玻璃体相比，T_1WI 呈稍高信号，T_2WI 呈低信号，也可呈等高混杂信号，邻近眼球覆膜增厚，在 Tenon 囊间隙可见软组织影。增强后呈轻至中度均匀或不均匀强化；少数可见视网膜脱离相关改变。

【诊断要点】

1. CT 及 MRI 显示眼环增厚，脉络膜单发或多发结节，也可融合成肿块样，增强后呈轻至中度强化。

2. 青壮年发病；缓慢进行性视力下降伴眼痛。

3. 同时发生全身性疾病，如结核、结节病等。

【鉴别诊断】

1. 脉络膜血管瘤　CT 平扫对脉络膜血管瘤诊断意义不大，增强扫描明显强化，MRI 在诊断方面优于 CT，在 T_1WI 上信号高于玻璃体，T_2WI 上信号低于玻璃体，增强扫描明显强化，常合并视网膜脱离。

2. 脉络膜黑色素瘤　由于黑色素的顺磁性，肿瘤在 T_1WI 上表现为高信号，T_2WI 上表现为低或不均匀信号，增强扫描呈中等到明显强化。

3. 脉络膜转移瘤　眼球壁局限性增厚或结节状隆起，增强后明显强化，身体其他部位有原发肿瘤病史。

【研究现状与进展】

CT 及 MRI 显示眼环增厚，脉络膜单发或多发结节，也可融合成肿块样，增强后呈轻至中度强化。MRI 高分辨率线圈及扫描方法可显示 2mm 的脉络膜小结节。

参 考 文 献

[1] Ishihara M，Shibuya E，Tanaka S，et al. Diagnostic and therapeutic evaluation of multiple choroidal granulomas in a patient with confirmed sarcoidosis using enhanced depth imaging optical coherence tomography. Int Ophthalmol，2018，38（6）：2603-2608.

第四节　眼球筋膜炎

【概述】

眼球筋膜炎（ocular tendonitis）是指发生于眼球周围筋膜的急性炎症，临床比较少见，病因不明，多数认为是过敏引起的血管源性水肿所致。通常本病分为浆液性眼球筋膜炎和化脓性眼球筋膜炎两类。浆液性眼球筋膜炎多为双眼发病，常见症状为双眼球结膜水肿，发病突然，进展快，与自身免疫性疾病有关，通常伴发全身免疫性疾病，且容易复发。化脓性眼球筋膜炎多为单眼发病，症状常较浆液性眼球筋膜炎严重，单眼疼痛及压痛，呈剧痛，眼睑肿胀，球结膜水肿，眼球运动受限。通常由邻近结构化脓性炎症蔓延而来，也可由外伤或医源性感染造成。视力和眼底一般不受影响，也可表现为视物重影等。治疗上热敷、固定眼球，口服或局部注射类固醇激素和大量水杨酸钠口服，化脓性者需全身应用抗生素抗炎治疗，脓肿形成则需要切开排脓，如不及时有效地治疗，可引起眶内脓肿或眼内炎，发生较严重并发症则损害视力。

【病理学表现】

基本病理改变为球结膜充血，结膜下积黄色脓液。炎症消退后可能出现眼球与筋膜粘连。

【影像学表现】

1. CT 检查　眼环局部增厚，边缘毛糙，密度与邻近球壁近似，部分可伴有眼外肌增粗，Tenon 囊扩大。增强后明显强化，也可呈环形强化。

2. MRI检查　眼环局部增厚，T_1WI 呈稍低信号，T_2WI 呈稍高信号，增强后明显强化。可表现为球后筋膜间隙的"T"形高信号影，提示筋膜囊水肿积液。

【诊断要点】

1. 突然发病，球结膜水肿、眼球突出及运动受限，具有明显感染史。

2. 实验室检查示白细胞计数升高、红细胞沉降率加快。

3. 影像学检查示眼环局部增厚，明显强化。

【鉴别诊断】

1. 眼眶蜂窝织炎　多单眼发病，局部症状明显，一般伴有高热、衰竭等全身症状。

2. 眼球淋巴瘤　多侵犯结膜或者眶前部，结膜水肿，结膜下无痛性粉红色鱼肉状肿块。MRI 表现具有特征性，T_1WI、T_2WI 呈等信号或略低信号，DWI 呈高信号，增强后呈中等强化。

3. 葡萄膜炎　常见于青壮年，影像学表现为眼环增厚，局部呈结节样，轻、中度强化。巩膜炎常见于中年女性，影像学表现为眼球壁弥漫性或后壁结节性增厚，可伴有视神经前端增粗及眼外肌增粗，增强后轻、中度强化可做出诊断。

【研究现状与进展】

本病罕见，病因不明，CT 仅可显示眼环增厚、毛糙等炎症表现，筋膜囊扩大，增强扫描呈环状强化。MRI 对炎症及积液的显示明显优于 CT。化脓性感染可在 DWI 上表现为明显高信号。

（郑邵微　王丽君　唐作华）

第十五章 眼眶病变

第一节 眼眶炎症

一、眼眶蜂窝织炎和眶周脓肿

【概述】

眼眶蜂窝织炎（intraorbital cellulitis）为细菌性感染引起的眶内软组织急性炎症。以小儿发病为多，是造成儿童突眼最常见的原因，约2/3继发于鼻窦炎，约25%的眼眶感染发生于外伤后，另有8%～10%通过皮肤感染蔓延至眼眶。成人眼眶蜂窝织炎病因主要是急、慢性泪囊炎。病变的位置极为重要，眶隔前的感染一般很少影响眼眶功能，而眶隔后的感染可影响视神经和眼的运动功能。根据眼眶蜂窝织炎的发展阶段不同，本病大致可以分为以下5种类型：①炎性水肿；②骨膜下蜂窝织炎和脓肿；③眼眶蜂窝织炎；④眼眶脓肿；⑤眼静脉和海绵窦血栓形成。由于以上各期表现有重叠，因此严格区分各个阶段较为困难。眶隔前与眶隔后蜂窝织炎均可出现眶周软组织肿胀、球结膜水肿表现，但视力下降、眼肌麻痹常指向眶隔后蜂窝织炎。对光反射迟钝甚至消失可能在不可逆视神经损伤后才出现，因此对不能行视力检查的患儿，瞳孔对光反射仅可作为判断视力是否受损的标准之一。如感染不能及时控制，可导致眼上静脉血栓性静脉炎、眶内脓肿，当出现嗜睡及相关神经系统症状时，往往提示疾病的发展影响到颅脑。当出现海绵窦血栓性静脉炎、脑膜炎或脑脓肿等严重的颅内并发症时，可危及生命，应当引起高度重视。

眼眶周围组织明显的红、肿、热、痛是常见主诉，可伴有不同程度的发热、食欲减退、烦躁或虚弱等全身症状。眼部检查可发现广泛软组织肿胀，包括眼睑红肿热痛、球结膜充血水肿、眼球突出、眼球运动障碍或视力下降等症状（图15-1-1）。

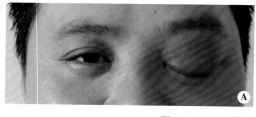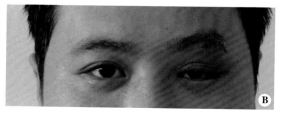

图 15-1-1 左侧眼眶蜂窝织炎，眶周脓肿

患者，男性，50岁。A.左侧眼睑肿胀；B.切开引流术后，眼睑肿胀明显减轻

【病理学表现】

病理主要显示为病变区炎性细胞浸润，当合并脓肿时，囊腔为坏死组织，囊壁为新生肉芽组织。

【影像学表现】

1. CT检查 眼眶蜂窝织炎分期不同，CT表现不尽相同。炎症早期，眼睑软组织增厚，密度增高，眶隔前软组织肿胀，边界不清，眶内结构正常。随着病情进展，病变累及眼内肌锥外，常见眼外肌增厚和边缘模糊，球后脂肪密度略增高，其内斑点、索条影增多。之后，眶内结构界面不清，眶内软组织密度弥漫增高，并眼球突出，视神经增粗、边缘毛糙。扫描可同时显示眶周结构的病变，对于明确感染来源有帮助（图15-1-2）。CT可显示骨质结构改变（图15-1-3），部分病例可观察到眶内侧壁纸样板部分缺失，先天性眶内侧壁纸样板的缺失或变薄可以引起眶内炎症，筛窦的炎症也可影响骨质侵蚀致眶壁纸样板缺失。病变向颅内蔓延时，需增强扫描或 MRI 检查才能诊断，

可造成硬膜下脓肿甚至脑膜炎。增强扫描可显示环形强化的脓肿壁，多数病例为眶骨膜下脓肿，可合并眶隔前脓肿或眶内脓肿；增强扫描还可显示增厚的脑膜。

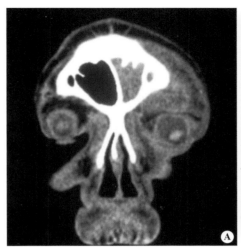
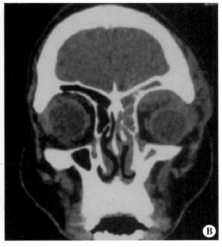

图 15-1-2　左侧眼眶蜂窝织炎，眶周脓肿

患者，男性，50 岁（与图 15-1-1 为同一病例 CT）。A、B. CT 冠状位示左侧面部皮下软组织肿胀，边界不清；左侧眶上区软组织明显肿胀，
内部可见低密度影，提示脓肿形成

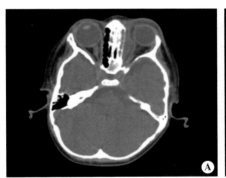
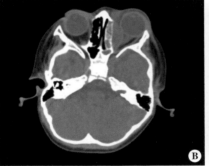
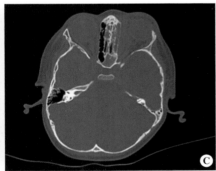

图 15-1-3　左侧眶内炎症，骨膜下脓肿

患者，男性，24 岁。左眼红肿伴疼痛 1 周，伴加重 3 天。A、B. CT 软组织窗示左侧眼眶肌锥外间隙软组织影，病变与左侧筛窦关系密切，左侧筛
窦亦可见软组织，左侧内直肌受压内移，左侧泪囊区软组织肿胀；C. 骨窗示左侧筛板骨质变薄

2. MRI 检查　MRI 扫描可以清楚地显示眼眶内、外的结构和病变。常见的弥漫性炎症主要表现为皮下脂肪或眶后脂肪间隙模糊，呈弥漫性压脂 T_2WI 高信号，MRI 增强检查压脂 T_1WI 有强化。炎症早期，病变局限于眼眶肌锥外间隙，病变多位于眼眶内侧与鼻旁窦相邻处，与眼外肌相比 T_1WI 呈中等信号，T_2WI 呈高信号，边缘模糊且不规则，常伴有邻近鼻窦炎。弥漫性蜂窝织炎可导致眶内结构模糊，眼球不同程度突出。T_1WI

脂肪抑制增强扫描可见眼眶内炎性组织弥漫性强化。脓肿形成时表现为眼眶脂肪内边界不清的软组织团块影，脓肿内因脓液含较多的坏死成分而 T_1WI 呈低信号，T_2WI 呈高信号。脓肿壁由于纤维组织较多，T_1WI 呈低信号，T_2WI 呈等、稍低信号。增强扫描脓肿壁明显强化，中央坏死区无强化，脓肿内外壁均较光整。累及视神经则表现为视神经增粗，边缘毛糙，压脂 T_1WI 信号增高，增强压脂 T_1WI 视神经边缘鞘状强化。MRI 还可显示

眼球壁增厚，眼球内及眼球壁压脂 T_2WI 信号升高。蜂窝织炎还可造成海绵窦血栓的形成和眼上静脉血栓性静脉炎，此时患侧眼眶内脂肪较对侧呈 T_1WI 低信号、T_2WI 高信号改变，磁共振显示为海绵窦扩张，眶上静脉增宽，硬膜下脓肿或脑梗死形成。在 DWI 序列上脓肿内部扩散受限，呈高信号。

【诊断要点】

1. 常见于小儿，急性起病，早期眼睑肿痛伴红斑，累及眶内造成突眼，眼肌麻痹。

2. 病变多位于眼眶内侧和与鼻旁窦相邻处；CT 及 MRI 显示病变边缘模糊且不规则，严重时造成眶内结构不清；增强后眶内炎性组织弥漫性强化，常不均匀，脓肿扩散受限，壁光滑，环形强化。

【鉴别诊断】

1. 眶内肿瘤　眼眶蜂窝织炎需与眶内发展较快的肿瘤相鉴别，如横纹肌肉瘤也可表现为急性发病，临床出现红、肿、热、痛等炎性病变的表现。影像上，横纹肌肉瘤范围相对局限，密度、信号相对较均匀，多可见眶壁骨质破坏。

2. 骨膜下病变　眼眶骨膜下脓肿需要与其他骨膜下病变，如皮样囊肿、骨膜下血肿等相鉴别。表皮样囊肿或皮样囊肿为先天性病变，发生部位多在骨缝附近，CT 表现为脂肪密度，混杂或均匀密度，眶壁骨质为受压改变，一般不难鉴别。骨膜下血肿通常伴有眶壁骨折、眼球破裂等其他眼外伤改变。

3. 炎性假瘤　蜂窝织炎需要与炎性假瘤相鉴别。炎性假瘤是原因不明的眶内软组织非特异性炎症，常与肿瘤相似，主要位于肌锥内、外间隙；并多伴有眼环增厚、眼肌增粗等。而蜂窝织炎呈弥漫型病变，临床症状更严重。

4. 海绵窦瘘眼部改变　眼眶蜂窝织炎还需和海绵窦瘘引起的眼部改变相鉴别，海绵窦瘘发生于颅面部外伤后，同样可出现突眼、结膜水肿和眼外肌增粗，但海绵窦瘘的突眼多为搏动性突眼，伴有颅内杂音典型症状，颅脑 CT 检查可发现颅内出血、缺血及蛛网膜下腔出血。

【研究现状与进展】

眼眶蜂窝织炎和眼眶脓肿的诊断常依赖于临床，影像学检查的目的是评估病变的范围及病变有无脓肿形成。CT 检查对眶上下壁较小的骨膜下脓肿尤其重要，还能够清晰显示病变与骨质结构的关系，以及是否伴有骨髓炎等。MRI 检查能够早期对眼眶蜂窝织炎累及的范围进行评价，还能清晰地评估视神经是否受累、海绵窦区是否存在血栓。DWI 检查可清晰地显示脓肿的存在，目前已经常规用于眼眶炎性疾病的评估[1-3]。

参 考 文 献

[1] Mouriaux F, Coffin-Pichonnet S, Robert PY, et al. Orbital inflammation. J Fr Ophtalmol, 2014, 37（10）：818-824.
[2] 梁天齐，赵莉，崔维娜，等. 16 层螺旋 CT 重组技术在眼眶蜂窝组织炎及脓肿诊断中的应用. 医学影像学杂志，2011，21（1）：12-15.
[3] Tsirouki T, Dastiridou AI, Ibáñez Flores N, et al. Orbital cellulitis. Surv Ophthalmol, 2017, 63（4）：534-553.

二、特发性眼眶炎性假瘤

【概述】

炎性假瘤（inflammatory pseudotumor）又称为特发性眼眶炎性假瘤（idiopathic orbital inflammatory pseudotumor，IOIP），是一种病因不明的非特异性肉芽肿。因其临床症状和体征类似肿瘤，镜下所见为慢性炎性细胞浸润，故称为炎性假瘤。目前认为该病和自身免疫反应、鼻窦炎及病毒感染相关。该病在不同的年龄层均可能发生，常见于成人，男性发病率明显高于女性。大多数为单眼发病，起病多较急，病情发展快，部分患者预后差。在成人中，出现双侧病变往往提示系统性血管炎或系统性淋巴组织异常增生。儿童占炎性假瘤患者的 6%～16%，约 1/3 的儿童患者为双侧累及，但很少与系统性疾病有关。该病在眼眶病变中居第三位，占 7.1%，仅次于甲状腺相关眼病和淋巴组织增生性疾病。病变可侵犯眶内多种结构，但常以某种组织为主，组织结构包括眼球、眼外肌、视神经及脂肪等，是单侧眼球突出最常见的病因之一[1]。

【病理学表现】

炎性假瘤最基本的病理改变是多形性炎细胞浸润、淋巴细胞成熟及纤维血管增生。根据细胞成分不同，可分为三种类型，即淋巴细胞浸润型、纤维增生型和混合型。

1. 淋巴细胞浸润型　最为常见，多发生于眼眶纤维脂肪组织和泪腺内，病变为灰白色肿块，无包膜，易破碎。镜下为成片的淋巴细胞，它可形成滤泡，伴浆细胞、嗜酸性粒细胞、中性粒细胞和组织细胞。病变内可见少量血管和纤维组织增生。

2. 纤维增生型　临床上称为硬化型炎性假瘤，眶内多种组织（包括纤维脂肪、眼外肌、视神经鞘、骨膜及眼球筋膜等）可被侵犯，形成硬性瘢痕组织。镜下可见大量纤维结缔组织增生及胶原化，其间散在少量慢性炎性细胞或成片胶原纤维周边有少量淋巴细胞。

3. 混合型　以慢性炎性肉芽肿为主，在增生的显微血管组织中有较多的淋巴细胞浸润，并可见类上皮细胞、浆细胞和嗜酸性粒细胞。病变可累及眶腔内单个结构，如眼睑、眼外肌、球筋膜囊、视神经鞘等，也可弥漫累及整个眶腔。

【临床表现】

本病可呈急性、亚急性或慢性发生和发展。常见临床表现为眼球突出、眼部疼痛及眼球运动障碍，眶内结节或肿块，视力减退，视盘水肿或萎缩，复视。因炎症累及部位、病变组织类型和病程不同，临床表现也有差异。病菌经过血管时（特别是大小动脉）引起血栓形成和邻近组织缺血、梗死及坏死。

【影像学表现】

1. CT 检查　根据病变累及结构不同，影像学可有不同表现。病变一般呈软组织密度，增强后可有不同程度的强化。以增生肿块为主者，可位于眶内任何部位，多呈不规则软组织肿块影，边缘较清晰，相邻眼外肌受压移位，边界欠清。累及泪腺者，典型表现为泪腺增大，眶部和睑部多同时受累，无明确的局灶性肿块，病变密度均匀，邻近脂肪间隙模糊，可呈网格状改变，并可蔓延至周围结构，眼睑可见增厚（图 15-1-4，图 15-1-5）。累及眼外肌者，可见一条或多条眼外肌弥漫性增粗，边缘毛糙，肌腱附着点常可见受累增厚。累及球筋膜囊者，可见眼球壁增厚，边缘毛糙，邻近脂肪间

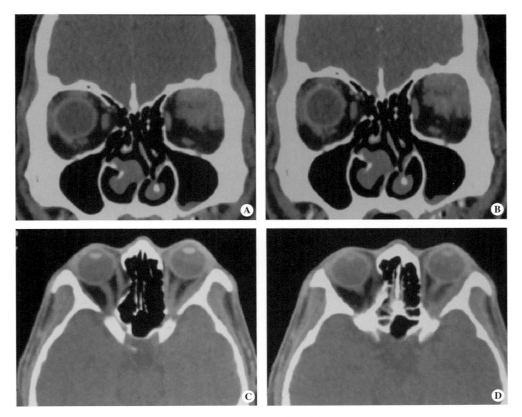

图 15-1-4　左侧泪腺炎性假瘤

患者，男性，48 岁。左侧泪腺炎性假瘤治疗前后。A. 眼眶 CT 平扫冠状面示左侧泪腺体积增大，病变与外直肌及上直肌界线不清；B. 增强检查示病变中度强化；C、D. CT 横断面示激素冲击治疗后，左侧泪腺体积明显减小。提示治疗明显好转

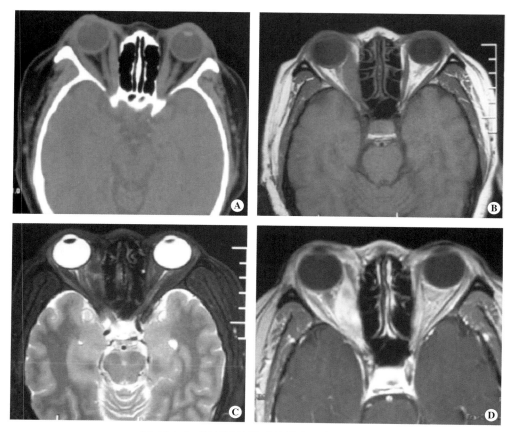

图 15-1-5　双侧眼外肌炎性假瘤，右侧为著

患者，女性，68 岁。双侧眼眶疼痛半年，伴流泪，抗炎治疗无效。A. 眼眶 CT 横断面示左侧内直肌、右侧内直肌、外直肌增粗，病变同时累及肌腱和肌腹；B. T₁WI 示增粗的右侧内直肌呈等信号；C. T₂WI 示病变呈混杂低信号；D. 增强 MRI 示右侧内直肌明显强化

隙模糊，增强后可见强化。累及视神经鞘膜者可见视神经弥漫增粗，边缘毛糙，增强后视神经边缘环形强化。弥漫性炎症者表现为球后弥漫性软组织密度影，与诸结构分界欠清，眶脂体低密度消失，视神经增粗，边缘不清，病变可经眼眶孔道累及眶外结构，眶壁骨质多无受累。

2. MRI 检查　不仅能清楚显示病变的形态及累及范围，还能根据其信号的不同判断其病理类型。以淋巴细胞浸润为主者，病变 T₁WI 呈略低信号，T₂WI 呈等信号；以纤维增生为主者，病变 T₁WI 及 T₂WI 均呈较低信号。增强扫描病变可有不同程度强化（图 15-1-6，图 15-1-7）。

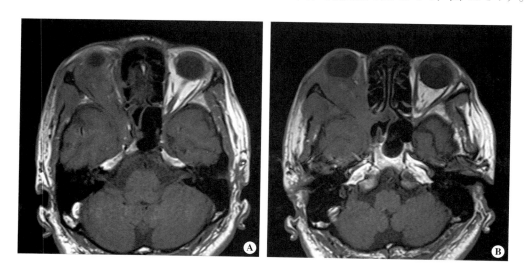

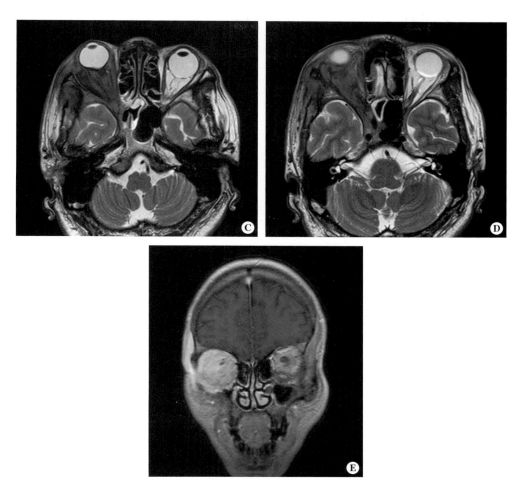

图 15-1-6　右侧眼眶及泪腺炎性假瘤

患者，男性，44 岁。右侧眼眶疼痛、肿胀伴视力下降。A、B. MRI T₁WI 示右侧眼眶弥漫性等 T₁ 信号影，病变边界不清，右侧眼球受压变形，右侧
泪腺受累。病变沿眶上裂累及右侧海绵窦。C、D. T₂WI 示病变呈等信号。E.增强检查示病变明显强化，右侧面部皮下软组织亦可见明显强化

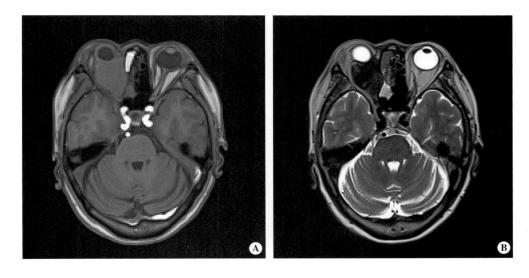

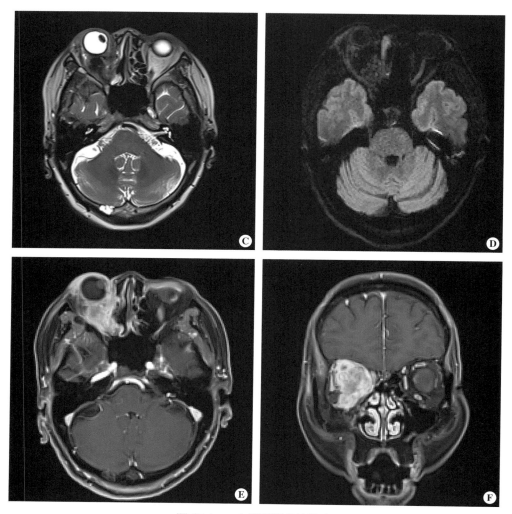

图 15-1-7　右侧眼眶炎性假瘤

患者，女性，50 岁。右侧眼眶疼痛肿胀半年，加重 2 周。A ～ C. MRI 示右侧眼眶弥漫性病变，T_1WI 呈等信号，T_2WI 呈低信号。病变边界不清，
右侧眼球受压变形。D. DWI 示病变呈等信号。E、F. 增强检查示病变明显强化

【诊断要点】

1. CT 和 MRI 检查可见眼眶内一个或多个结构的异常改变，包括泪腺增大，睑部及眶部均受累；眼外肌增粗，肌腱附着点亦可见增厚；球筋膜囊增厚，边缘毛糙，增强后边缘强化。

2. 眼眶内弥漫性异常密度、信号，各结构分界不清，眶壁骨质无明显受累。

3. 激素治疗有效。

【鉴别诊断】

1. **淋巴瘤**　以淋巴细胞浸润为主的炎性假瘤通常较难与淋巴瘤鉴别，而以纤维增生为主者，病变 T_2WI 呈稍低信号，与淋巴瘤信号上有差异。炎性假瘤形成的肿块可以位于肌锥内、肌锥外或同时累及肌锥内、外。淋巴瘤多发生于中老年人，多见于泪腺区和球周筋膜囊。尤其是淋巴瘤多起

自于眶隔前间隙的淋巴组织。而眶隔后没有淋巴组织，单纯眶隔后淋巴瘤少见。

2. **Graves 眼病**　眼肌增粗通常不累及肌腱，眼外肌边缘光整，周围脂肪间隙存在。

3. **眼眶蜂窝织炎**　常见于小儿，病变多位于眼眶内侧和与鼻旁窦相邻处；CT 及 MRI 显示病变边缘模糊且不规则，严重时造成眶内结构不清；增强后眶内炎性组织弥漫性强化，常不均匀，脓肿扩散受限，壁光滑，呈环形强化。

4. **IgG4 相关性眼病**　是一种与 IgG4 密切相关的慢性系统性疾病，是以血清 IgG4 水平升高及 IgG4 阳性浆细胞弥漫浸润泪腺、眼外肌、眶下神经等眼部附属器为特征，CT 显示泪腺、眼外肌弥漫性增厚，同时也可见眶下神经增粗。糖皮质激素对该病治疗有效。

5. 泪腺上皮性肿瘤　典型的泪腺上皮性肿瘤常累及泪腺眶部，并且在影像上表现为局灶性肿块，骨质破坏和眼球的移位提示为上皮性肿瘤的可能性大。

6. 眼眶内实体性肿瘤　包括海绵状血管瘤、血管外皮细胞瘤、视神经鞘脑膜瘤、视神经胶质瘤、眼眶神经鞘瘤和转移瘤等，实体性肿瘤通常有占位效应，一般会造成眼球外形改变、骨质破坏和眼眶外侵犯。

【研究现状与进展】

病变的 MRI 信号特征，对于判断炎性假瘤的病理类型及治疗疗效非常重要，T_2WI 显示病变呈高信号，增强检查后病变明显强化，提示病变以淋巴细胞及肉芽肿为主，激素治疗效果好。而当 T_2WI 显示病变呈低信号，增强检查呈轻度到中度强化，提示病变内部存在的纤维成分比较多，病变的激素治疗效果差。在眼眶炎性假瘤与淋巴瘤鉴别方面，ADC 值高提示特发性炎性假瘤的可能性大[2]。

参 考 文 献

[1] Patnana M，Sevrukov AB，Elsayes KM，et al. Inflammatory pseudotumor：the great mimicker. AJR Am J Roentgenol，2012，198（3）：217-227.
[2] Yan J. Idiopathic orbital inflammatory pseudotumor with bone erosion. J Craniofac Surg，2016，27（7）：607-608.

三、眼眶毛霉菌感染肉芽肿

【概述】

毛霉菌为条件致病菌，糖尿病患者尤其是免疫功能低下者，如酮症酸中毒等，是主要发病人群。毛霉菌引起的急性真菌感染，按感染部位分为鼻眶脑型（又称为鼻脑型）、肺型、肠胃型、皮肤型、中枢型，其中鼻眶脑型最为常见。病菌往往从鼻孔侵入随着鼻液流入鼻旁窦（上颌窦、筛窦多见）和眼眶，病菌可经血管到达脑部引起严重脑膜炎，死亡率极高。

【临床表现】

毛霉菌感染见于免疫低下人群，急性起病，大多病情进展迅速。根据病变累及的部位表现为鼻窦炎性反应、眼部改变、中枢神经系统症状、眼眶部和头面部疼痛等，可伴有发热，头面部可触及肿块，质硬，边界清，活动度差。病变初期首先出现鼻塞、流脓涕等非特异性鼻部表现。病菌感染眼眶时，表现为眼球突出、眼肌麻痹、角膜水肿、眼睑肿胀、上睑下垂、视力减退以至失明。眼睑、眶周皮肤因血管栓塞导致缺血性坏死，皮肤呈黑紫色，伴有血性渗出物，呈现"熊猫眼"特征，眶部脓腔出现黑色脓液具有诊断价值。实验室检查示白细胞计数和中性粒细胞计数升高。

【病理学表现】

毛霉菌病的特征性病理改变是浸润、血栓形成和坏死。鼻腔、鼻旁窦黏膜活组织检查或皮肤破损处分泌物经 HE 染色于镜下可见大量粗大、无节、直角分支的真菌菌丝，肉芽肿巨核细胞内也可见真菌菌丝，在过碘酸希夫反应（periodic acid schiff reaction，PAS）、Warthin-Starry 银染色法、Grocott 六胺银染色法等特殊染色标本中更为明显，人黏蛋白 5B 为阴性。病理组织切片能发现血管壁内有毒菌菌丝，病菌经过血管时（特别是大小动脉）引起血栓形成和邻近组织缺血梗死及坏死，部分患者有因毛霉菌血栓所致的视网膜动脉栓塞，血管内可见节段性血栓，这与其他引起眼眶蜂窝织炎的原因不同。

【影像学表现】

病变早期影像学检查可能阴性，CT 检查有助于显示病变累及范围。鼻旁窦黏膜增厚出现软组织团块，鼻旁窦积液窦腔内可见液平，眶周软组织肿。病变进展迅速，窦壁和眼眶骨质破坏往往发生于软组织坏死之后（图15-1-8）。眶内肉芽肿形态不规则，边缘不光滑，眶内肿块为软组织密度，可推挤视神经，并且分界不清，眼球突出，后期眼球萎缩。MRI 检查可发现硬膜和脑内受累情况、海绵窦栓塞和颈内动脉海绵窦段栓子。肉芽肿 T_1WI 呈等信号，T_2WI 呈低信号，增强后可无强化或轻度强化，病变累及颅内可引起相邻脑叶形成脓肿，常累及同侧额叶，有时可累及双侧（图15-1-9）。

【诊断要点】

1. 多为鼻源性感染，可合并鼻旁窦、颅内改变；见于免疫低下人群；眼睑、眶周皮肤血管栓塞，病损皮肤呈黑色，导致缺血性坏死伴黑色脓液或血性渗出。

2. 病灶边缘毛糙，与同侧鼻旁窦相连，CT 显示病变范围广泛，进展迅速，并可见骨质破坏。

MRI 示 T_1WI 呈等信号，T_2WI 呈低信号，累及颅内时，相邻脑实质 T_2WI 呈高信号。

【鉴别诊断】

毛霉菌感染早期诊断困难，鉴别诊断主要包括眼眶其他蜂窝组炎和恶性肿瘤。眼眶蜂窝织炎 T_2WI 多呈高信号，无坏死性组织，视网膜动脉无菌栓。眼睑及眶内恶性肿瘤发病相对较慢，症状相对较轻，影像学检查可发现肿瘤征象。

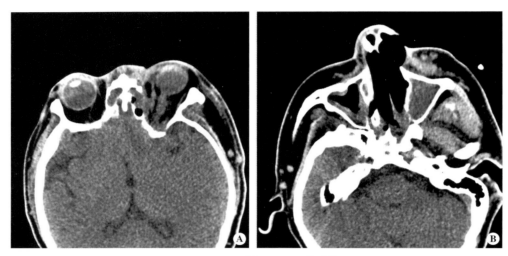

图 15-1-8　左侧眼眶毛霉菌感染

患者，男性，45 岁。鼻面部肿胀伴疼痛 3 天，加重 1 天。眼眶、鼻旁窦毛霉菌感染。A. 眼眶 CT 示左侧眼眶内软组织明显肿胀，视神经增粗，左侧眼球突出；B. 眼眶 CT 示左侧鼻腔骨质结构破坏消失，左侧面部皮下软组织肿胀。双侧上颌窦可见软组织影

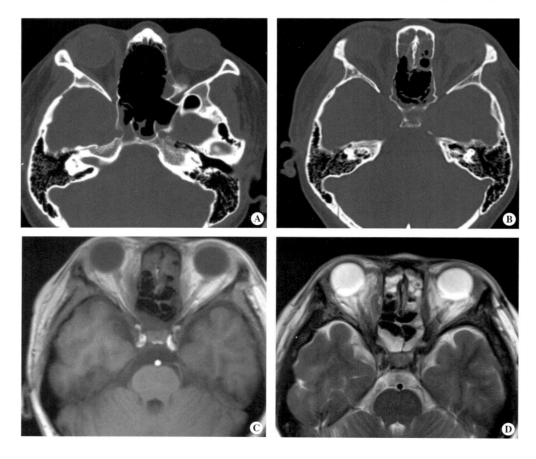

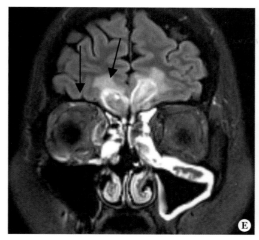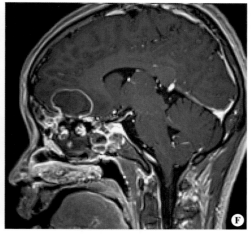

图 15-1-9　右侧眼眶、双侧筛窦、额窦毛霉菌感染伴颅内毛霉菌脓肿形成

患者，女性，23岁。急性白血病史3周，鼻面部肿胀伴疼痛3天，加重1天。眼眶、鼻旁窦毛霉菌感染伴颅内脓肿形成。A、B.眼眶CT骨窗示双侧筛窦、蝶窦软组织影，右侧眼眶内直肌增粗。双侧筛板骨质结构破坏消失；C、D.MRI示右侧眼眶肌锥内外脂肪模糊，T_1WI 及 T_2WI 脂肪信号减低，双侧筛窦及蝶窦内可见长 T_1 长 T_2 信号影；E.冠状脂肪抑制FLAIR示右侧眼眶内信号增高，双侧筛窦、左侧上颌窦可见高信号影，双侧额叶可见片状高信号影（箭头）；F.增强检查示双侧筛窦黏膜强化，双侧额叶可见环形强化

【研究现状与进展】

鼻眶脑型毛霉菌感染常见于糖尿病患者。糖尿病及合并酮症酸中毒是毛霉菌病最常见的危险因素，糖尿病酮症酸中毒患者表现为血糖高、血清酮体升高及代谢性酸中毒，以上特点均为毛霉菌在体内生长、繁殖提供了良好的条件。影像学检查可帮助了解病变累及部位和破坏程度，出现颅内感染者提示预后不佳，病死率极高。病变的主要特征是进展迅速，短期内出现炎症迅速扩展，骨质破坏。因此，对于糖尿病患者来说，如检查发现眼部、鼻旁窦和脑内出现病变，应及时怀疑毛霉菌病的诊断。毛霉菌感染时首先行CT检查，主要评估有无迅速进展的骨质破坏，MRI主要评估有无邻近的病变的侵犯，如鼻旁窦，颅内等侵犯等[1]。

参 考 文 献

[1] 鲜军舫，史大鹏，陶晓峰.头颈部影像学——眼科卷.北京：人民卫生出版社，2014.

第二节　甲状腺相关眼病

【概述】

甲状腺相关眼病（thyroid-associated ophthalmo-pathy，TAO）是成人最常见的眼眶疾病，是一种发病机制尚且不明的自身免疫性疾病，每年发病率为0.2‰～0.5‰，男女比约为1：5[1]。患者的甲状腺功能可正常，也可表现为功能亢进或减低。过去曾命名内分泌性突眼、恶性突眼或浸润性突眼，眼球突出伴甲状腺功能亢进（甲亢）者又称为Graves眼病，不伴甲亢者则称为眼型Graves病，现均称为甲状腺相关眼病。超过80%的TAO患者为双侧发病，主要表现为眼球突出、复视、眼表及眶周充血水肿等症状，部分患者出现严重的炎症表现，表现为角膜的暴露、溃疡、感染，视神经压迫，视力受损等。查体可发现突眼、眼肌功能障碍、眼睑水肿、眼睑挛缩、眼睑闭合不全及眼压增高。

【病理学表现】

TAO受累的组织包括肌肉、结缔组织、脂肪和泪腺。光镜下活动期可见眼外肌肥大，细胞间隙增宽，有不同程度免疫细胞和炎性细胞浸润并伴有成纤维细胞增生，浸润细胞以T淋巴细胞为主，同时伴有浆细胞和单核/巨噬细胞；间质组织以淋巴细胞浸润为主，伴有大量葡胺聚糖沉积，免疫细胞在血管周围成簇排列，有的可见肥大细胞和巨噬细胞，肌细胞间可有脂肪细胞存在。静止期眼外肌纤维退变，部分出现严重纤维化，大部分肌纤维有不同程度的颗粒变性，有空泡形成，甚至出现明显纤维化，血管扩张并充血。电镜表现为肌细胞膜完整并增厚，肌丝排列紊乱，Z线紊乱。线粒体重度增生、密集，嵴疏松、肿胀，基

质颗粒消失，糖原颗粒堆积，肌质网扩张，胞质中可见较多脂滴。间质毛细血管增加、扩张、充血，胶原纤维增加[1]。

【影像学表现】

1. CT 检查 横断面 CT 显示，眼球前缘到颧弓前缘连线的距离大于 20mm，可诊断为眼球突出。横断面结合冠状面重建图像可清晰显示各条眼外肌，眼肌受累的顺序依次为内直肌、下直肌、上直肌、外直肌。增粗的眼肌呈梭形肿胀，主要是肌腹增粗，肌腱表现正常（图 15-2-1）。

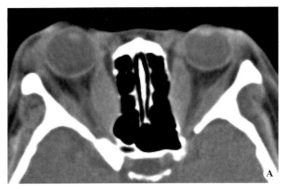
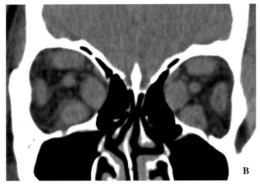

图 15-2-1 甲状腺相关眼病（1）

A. 眼眶 CT 横断面示双侧眼球突出，双眼内直肌明显梭形增粗，双眼外直肌轻度增粗，均呈现肌腹增粗，而肌腱不增粗；B. 眼眶 CT 冠状面示双眼内外直肌及眼上肌群明显增粗，双眼外直肌轻度增粗，双侧视神经未见增粗

TAO 活动期眼外肌密度降低，呈斑点、斑片状低密度影，稳定期眼外肌可表现为局部或弥漫性密度增高。增强扫描活动期增粗的眼肌有轻、中度强化，晚期发生纤维化时则无强化；球后脂肪增多，将眼球向前推，眶隔前移，增多的脂肪密度正常。眼球突出严重者，视神经受到牵拉失去生理弯曲，呈直线状，部分重症患者视神经增粗。少数病例双侧内直肌肌腹肥大，压迫薄弱的眶内侧壁，使双侧眶内侧壁中部向内凸。

2. MRI 检查 在 T_1WI 轴位图像上可以准确测量 TAO 患者眼球突出的程度。T_1 加权像眼外肌表现为稍低信号，T_2 加权像表现为稍高信号，中等或稍低信号。动态增强 MRI（DCE-MRI）可评估眼直肌的微循环状态，并区别 TAO 的活动期和稳定期。上睑提肌肥厚以冠状及矢状面显示最佳。非压脂 T_1WI 可帮助诊断脂肪肌肉退行性改变，肌肉的脂肪变性及纤维化在压脂 T_1WI 增强图像上没有强化。T_2WI 信号可以反映 TAO 患者眼外肌是否存在纤维化及纤维化程度，眼外肌在 T_2WI 上如呈中或低信号，则提示肌肉纤维化严重。T_2WI 如呈高信号，说明肌肉处于炎性水肿期（图 15-2-2，图 15-2-3）。泪腺肿大者呈囊状轻度扩张，边缘模糊，呈长 T_1 长 T_2 信号。部分患者 MRI 还可显示眼上静脉迂曲扩张和视神经增粗，增粗的视神经信号正常，边缘光滑，伴发视神经病变时，内直肌增粗最为明显。

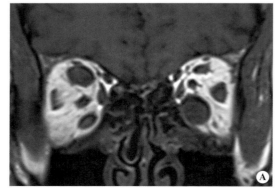
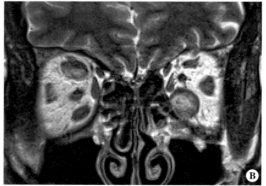

图 15-2-2 甲状腺相关眼病（2）

A. 眼眶 MR 冠状位 T_1WI 显示右眼上直肌群明显增粗，左眼下直肌及外直肌增粗，基本等信号，周围脂肪间隙清晰；B. 眼眶 MR 冠状位 T_2WI 显示相应增粗肌肉中央可见片状高信号影，视神经未见异常信号改变

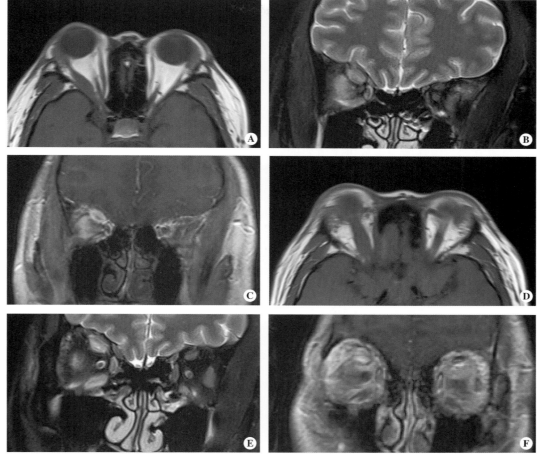

图 15-2-3 甲状腺相关眼病（3）

A、D. 眼眶横断面 T_1WI 示右眼眼上肌群及外直肌明显增粗，呈等信号，周围脂肪间隙清晰；B、E. 眼眶冠状面 T_2WI 压脂序列示右眼眼上肌群、外直肌及下直肌明显增粗，可见条片状高信号，视神经未见异常信号改变；C、F. 眼眶冠状面增强 T_1WI 示相应增粗肌肉不均匀强化

【诊断要点】

1. CT 显示眼外肌肌腹增粗，肌腱正常，眼球突出，T_1WI 可显示肌肉的脂肪变性及纤维化，T_2WI 信号可以反映 TAO 患者眼外肌纤维化程度；MRI 增强检查也可以明确病变的进展，增强扫描活动期增粗的眼肌有轻、中度强化，晚期发生纤维化时则无强化。

2. 成人最常见的眼眶疾病之一，患者可伴甲状腺功能紊乱，如甲状腺功能亢进或甲状腺功能减低，也可表现为甲状腺功能正常。

3. 多为双侧发病，主要表现为眼球突出、复视、眼表及眶周的充血水肿等症状。

【鉴别诊断】

1. 炎性假瘤 最常见的鉴别疾病为眼外肌炎（眼部炎性假瘤），病变常表现为单侧，肌腹肌腱均增粗，伴有疼痛感，少有眼睑挛缩，应用糖皮质激素治疗有效。

2. IgG4 相关眼病 是一种与 IgG4 密切相关的慢性系统性疾病，是以血清 IgG4 水平升高及 IgG4 阳性浆细胞弥漫浸润泪腺、眼外肌、眶下神经等眼部附属器为特征，CT 显示泪腺、眼外肌弥漫性增厚，同时也可见眶下神经增粗。糖皮质激素对该病治疗有效。

【研究现状与进展】

目前，TAO 影像学研究多集中于活动性分期及临床疗效预测方面，其中 MRI 因其无电离辐射、多方位成像且高软组织分辨率的特点应用研究最为广泛。

TAO 患者行眼眶 MRI 可明确病变位置及性质，STIR 序列为目前评估 TAO 病变活动性的主要成像及常规扫描序列。多位学者研究 [2, 3] 发现眼外肌信号强度与脑白质或同侧颞肌信号强度的比值（signal intensity ratio，SIR）与 TAO 临床活动评分呈正相关，该 SIR 值半定量分析方法评估 TAO 活动性分期相对成熟且应用广泛，目前已有部分研究[4]得出具体分界阈值。此外，动态增强 MRI 相关参数如早期强化系数及峰值强化系数等[5]、DWI 序列 ADC 值、利用 T_2 mapping 成像技术测量的眼外肌 T_2 弛豫时间和截面积等[6]均可反映 TAO 活动性，为研究提供了新的方向。

MRI 在 TAO 活动性分期的研究亦进一步扩展到 TAO 疗效预测方面，为临床决策提供了重要的参考指标。研究[4]发现 TAO 患者 SIR 值一定程度上可评估 TAO 糖皮质激素治疗的预后；T_2 mapping 成像技术[7]可应用于免疫抑制疗效评估；而非回波平面 DWI 所得 ADC 值可补充预测疗效[8]。

目前，TAO 影像学各项研究尚无统一全面的数据标准，疗效评估数据样本量较小并缺乏前瞻性研究，MRI 在 TAO 活动性分期及疗效评估方面的应用仍有很大的研究空间。

参 考 文 献

[1] Smith TJ，Hegedüs L. Graves' disease. N Engl J Med，2016，375（16）：1552-1565.

[2] 蔡秋月，陈智毅，李晨钟，等. 核磁共振眼外肌与同侧脑白质信号强度比值对甲状腺相关性眼病活动性评判价值的研究. 中华内分泌代谢杂志，2018，34（2）：106-111.

[3] Higashiyama T，Iwasa M，Ohji M. Quantitative analysis of inflammation in orbital fat of thyroid-associated ophthalmopathy using MRI signal intensity. Sci Rep，2017，7（1）：16874.

[4] Ortiz-Basso T，Vigo RL，Mariano S，et al. Triamcinolone for the treatment of graves ophthalmopathy tested with short tau inversion recovery magnetic resonance. Ophthal Plast Recons Sur，2019，35（1）：22-24.

[5] 吴桐，唐东润，王峰，等. 动态增强核磁技术对评定甲状腺相关眼病病程的价值. 中华眼科杂志，2017，53（6）：430-435.

[6] 陈文，胡昊，许晓泉，等. T_2 mapping 眼外肌定量测量在甲状腺相关眼病诊断和分期中的应用价值. 南京医科大学学报，2019，39（1）：147-150.

[7] 姜虹，燕飞，鲜军舫，等. T_2 mapping MRI 评估甲状腺相关性眼病免疫抑制疗效的初步研究. 眼科，2018，27（5）：339-343.

[8] Lingam RK，Mundada P，Lee V. Novel use of non-echo-planar diffusion weighted MRI in monitoring disease activity and treatment response in active Grave's orbitopathy：an initial observational cohort study. Orbit，2018，37（5）：325-330.

（郑邵微　王丽君　唐作华）

第十六章 视 神 经 炎

【概述】

视神经炎（optic neuritis）一般指发生于视神经内的所有炎性病变，目前有多种分类方法。根据发病部位可分为视盘炎、视神经视网膜炎、球后视神经炎及视神经周围炎。视盘炎指表现为视盘水肿的视神经炎；视神经视网膜炎是指同时发生视网膜星芒样渗出和视盘水肿的炎症；球后视神经炎是指视盘形态正常，但有典型视神经临床表现者；视神经周围炎是指影像学资料显示炎症累及视神经鞘而非视神经实质。根据病因学可分为特发性视神经炎、全身系统性自身免疫性疾病相关性视神经炎、感染性视神经炎和感染后视神经炎。临床最为常见的类型是特发性视神经炎，因此也称为典型视神经炎，其余类型视神经炎归为不典型视神经炎，该种类型包括特发性脱髓鞘性视神经炎（又称为经典多发性硬化相关性视神经炎）、视神经脊髓炎相关性视神经炎和其他中枢神经系统脱髓鞘疾病相关性视神经炎。感染性和自身免疫性视神经炎通常需伴随原发病的治疗而好转，一般不会出现自然缓解和复发的病程。儿童视神经炎常伴有视盘水肿和双侧同时受累倾向，发病急但预后好。

【病理学表现】

视神经炎的主要病理改变是脱髓鞘、胶质纤维增生和硬化斑形成，由于病因不同，各种视神经炎表现的脱髓鞘、轴索变化、血管周围细胞浸润、胶质增生和蛛网膜增厚程度迥异；某些化脓性炎症浸润如眶内感染、鼻窦炎等所致的急性视神经炎常出现视神经鞘内中性分叶核粒细胞浸润，慢性期则常出现单核细胞浸润。视神经纤维变性、神经胶质细胞增生和视神经萎缩可出现在各种炎症的后期。

【临床表现】

特发性视神经炎常为单侧发病，发病年龄多为 20 ～ 50 岁，平均年龄为 30 ～ 35 岁，女性多见，男女发病比例为 1 ： 3，在中青年人群中成为主要的致盲性视神经疾病之一。主要临床表现为视力下降、色觉障碍、患眼疼痛、视野改变及瞳孔改变，直接对光反射可缺如。视力下降多为单眼，也可双眼发病。发病 1 ～ 2 周时视力损害严重，之后可自行逐渐恢复，95% 患者的视力在 12 个月内恢复正常。2/3 的患者出现球后视神经炎，即发病初期眼底正常；1/3 的患者出现视盘水肿，较少有盘周出血。非典型性视神经炎比较少见，发病年龄 < 15 岁或 > 50 岁，常隐匿性发作，两眼同时或短时间内相继发生，视力损害较为严重，并有持续的视盘水肿、严重的视盘出血、视网膜渗出、黄斑星芒状渗出或褶皱、玻璃体视网膜炎症及葡萄膜炎症等表现。

【影像学表现】

1. CT 检查 视神经增粗，但无明显肿块，平扫呈等密度，增强后呈不同程度强化及"双轨征"，视神经鞘强化，而视神经不强化；CT 一般不能显示视神经无明显增粗的视神经炎。

2. MRI 检查 由于视神经周边的眶内脂肪在 T_2WI 序列上会产生高信号及化学位移伪影，所以 T_2WI 压脂序列能够更好地显示病变与周围组织的对比。视神经局部或弥漫增粗，粗细可不均，一般全长受累；T_2WI 信号增高，STIR 更利于显示；T_1WI 呈等信号，DWI 最敏感，可显示增粗的视神经呈高信号，增强扫描（压脂）可见病变区较明显强化（图 16-1-1 ～ 图 16-1-3）。少数情况下视神经鞘可见强化，呈"双轨征"。对于复发性视神经炎，有时增强 T_1WI 上可无明显强化，可

借助增强 T_2WI FLAIR 来判断有无强化。视神经炎常为多发性硬化和视神经脊髓炎的早期表现，因此视神经炎患者应常规行颅脑和脊髓 MRI 检查（包括 FLAIR 序列及增强扫描），以尽早诊断多发性硬化。

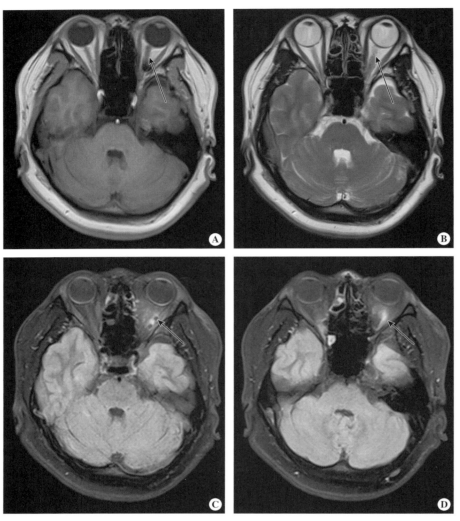

图 16-1-1 左侧视神经炎

患者，男性，34 岁。左眼视力下降 1 年余。A、B. T_1WI 及 T_2WI 示左侧视神经增粗（箭头）；C、D. FLAIR 示病变呈高信号影（箭头）

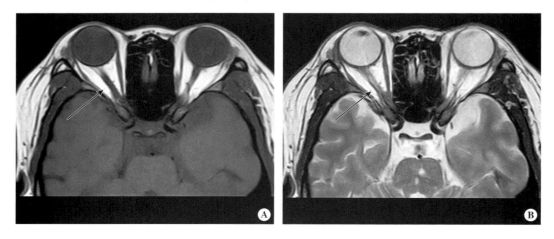

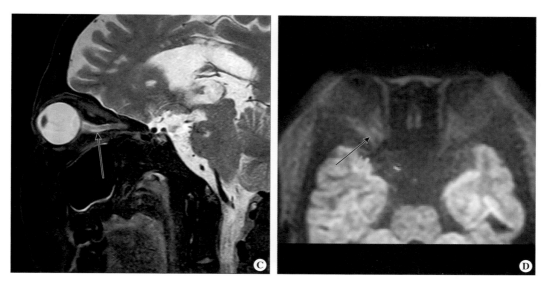

图 16-1-2　右侧视神经炎

患者，男性，34 岁。右眼视力下降 3 年余，加重 1 个月。患者有系统性红斑狼疮病史。A、B. MRI 平扫 T_1WI 及 T_2WI 示右侧视神经增粗（箭头）；C. T_2WI 脂肪抑制序列示视神经信号增高（箭头）；D. DWI 示病变呈高信号影（箭头）

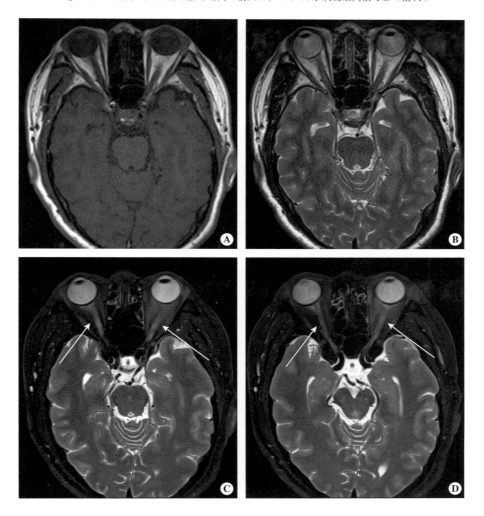

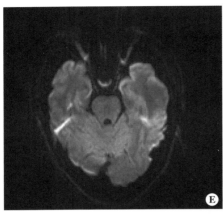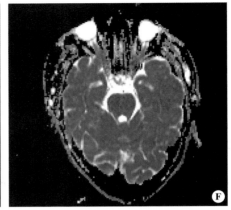

图 16-1-3 双侧视神经炎

患者，男性，43岁。双眼视力下降1周。A、B. T₁WI 及 T₂WI 示双侧视神经增粗；C、D. FLAIR 示双侧视神经呈高信号（箭头）；
E. DWI 示病变扩散受限；F. ADC 示信号减低

【诊断要点】

1. 视力短期内快速下降，激素治疗后好转。

2. 影像学显示示病变侧视神经增粗，T₂WI 信号增高，DWI 扩散受限，增强后可见强化。

【鉴别诊断】

1. 视神经脑膜瘤 成人多见，CT 呈较高密度，部分可见钙化，T₁WI 呈等信号，T₂WI 呈等或稍高信号，增强扫描瘤体明显均匀强化，视神经无明显强化，呈"双轨征"。

2. 视神经胶质瘤 10岁以下儿童常见，视神经梭形增粗，呈肿块状，病变可沿视神经管进入颅内，增强扫描示视神经中度至明显强化。

3. 缺血性视神经病变 视力突然丧失，但眼球运动时无明显疼痛，视盘肿胀趋于灰白色，下方为视野缺损最常见的部位，增强扫描示病灶无明显强化。

4. 中毒性或代谢性视神经病变 病史及相关检查有助于诊断。

【研究现状与进展】

由于视神经周边的眶内脂肪会产生高信号及化学位移伪影，因此抑脂序列对 T₂WI 至关重要。急性视神经炎时视神经鞘膜扩张，加重了脑脊液的部分容积效应。因此，最佳的 T₂WI 序列应同时抑制水及脂肪信号。

增强 T₁WI 发现病灶长度超过视神经的50%或累及视交叉时，提示视神经脊髓炎相关性视神经炎的可能性大。急性期视神经炎的异常强化范围与早期视力损伤的严重程度明显相关。

多种 MRI 功能成像为视神经炎的病情监测、转归预测、视力预后等提供了多种量化标准。采用斜位多层面回波平面成像（zonal oblique multi-slice echo-planar imaging，ZOOM-EPI）序列能够在 1.5T MRI 呈现清晰的视神经。视神经 ADC 值明显高于脑白质，可能由于两者具有不同的轴索结构和密度。急性视神经炎的 ADC 图较正常脑实质呈等信号或低信号，而慢性视神经炎的 ADC 值通常增加。DWI 也可以用于鉴别视神经炎和缺血性视神经病变，缺血性病变的出血性转化或单纯的缺血性病变均可以表现为扩散受限，这与大脑缺血的 DWI 特点一致。径向扩散系数（radial diffusivity，RD）是鉴别视神经是否受累的最敏感的 DTI 参数，与视力恢复、神经电生理学指标、视神经纤维层厚度密切相关[1-3]。

参 考 文 献

[1] Toosy AT，Mason DF，Miller DH. Optic neuritis. Lancet Neurol，2014，13（1）：83-99.

[2] Wilhelm H，Heine C，Tonagel F. Optic neuritis. Klin Monbl Augenheilkd，2014，231（11）：1073-1083.

[3] Lu P，Sha Y，Wan H，et al. Role of coronal high-resolution diffusion-weighted imaging in acute optic neuritis：a comparison with axial orientation. Neuroradiology，2017，59（8）：737-745.

（郑邵微　王丽君）

第十七章 眼睑病变

第一节 眼睑炎症伴脓肿

【概述】

眼睑炎症及脓肿（eyelid inflammation and abscess）常因邻近组织炎症或睑外伤后细菌直接侵入引起，也可见于全身病灶的血行扩散。邻近组织炎症常由睑腺炎发展而来，也可因外伤感染、眶蜂窝织炎、眶绿脓杆菌性骨膜炎、泪腺炎或穿透性鼻旁窦积脓所累及。本病多见于小儿，与小儿免疫发育低下、屏障功能差、容易受到感染有关。

【病理学表现】

眼睑的炎症，病理主要显示大量的炎性细胞浸润，脓肿坏死腔内可见坏死组织，病变周边脓肿壁可见肉芽组织。

【临床表现】

本病可先有睑缘炎表现，逐渐加重，也可开始即出现眼局部剧烈反应，眼睑严重充血、水肿，并伴有球结膜水肿，脓肿形成时有波动感（图 17-1-1）。患儿局部疼痛严重，多伴发热等全身反应。

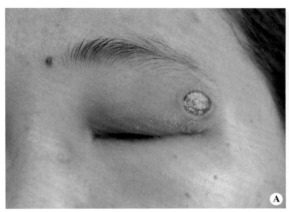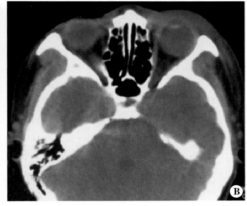

图 17-1-1　左侧眼睑炎症（1）

患者，女性，42 岁。左侧眼睑肿胀 3 天。A. 患者左侧眼睑红肿，并可见局部坏死；B. CT 示左侧眼眶软组织明显肿胀，边界不清

【影像学表现】

本病患者表现为眼睑增厚，其内可见脓腔形成，脓腔多形状不规则，边界不清。增厚的眼睑在 CT 上与眼外肌相比呈等密度，在 T_1WI 上与眼外肌相比呈等信号，T_2WI 信号略高，增强后可见较明显强化，边界不清。脓腔在 CT 上表现为局限性低密度区；在 MRI T_1WI 上呈低信号，T_2WI 呈高信号，内可见线状分隔，DWI 呈高信号，增强后分隔及边缘可见环形强化。若病变由邻近结构炎症累及，CT 及 MRI 也可显示相关病变（图 17-1-2 ～图 17-1-4）。

【诊断要点】

1. 小儿多见。

2. 发病急，局部症状严重。

3. 肿胀的眼睑内可见脓腔形成，CT 为低密度区，T_1WI 呈低信号，T_2WI 呈高信号，DWI 呈高信号，增强后壁环形强化。

【鉴别诊断】

鉴别诊断主要包括眼睑及眶内肿瘤，其发病相对较慢，症状相对较轻，影像学检查可发现肿

块征象，鉴别较容易。

【研究现状与进展】

眼睑炎症性病变一般无须影像学检查，临床抗炎治疗疗效好，但是当病变抗炎效果不佳时，

CT 和 MR 检查的主要价值在于观察病变的累及范围，指导临床治疗。CT 可清晰显示病变广泛累及邻近软组织，邻近眶壁骨质可见骨质不规则[1]。

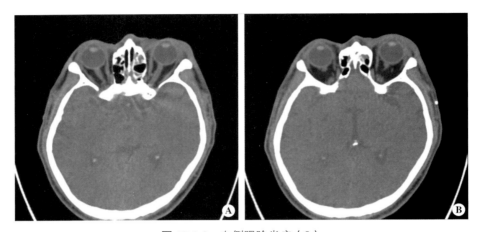

图 17-1-2　左侧眼睑炎症（2）

患者，男性，30 岁。左侧眼睑肿胀 3 天。A、B. CT 示左侧眼眶软组织明显肿胀，边界不清

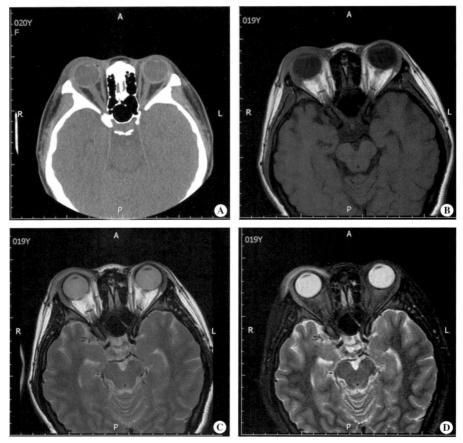

图 17-1-3　右侧眼睑炎症

患者，男性，19 岁。右侧眼睑肿胀 3 天。A. CT 示右侧眼眶软组织明显肿胀，边界不清；B. T$_1$WI 示右侧眼睑增厚，呈等信号；
C. T$_2$WI 示病变呈高信号；D. T$_2$WI 脂肪抑制序列示病变呈高信号

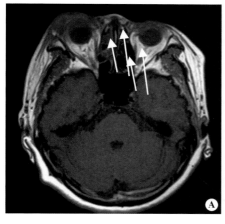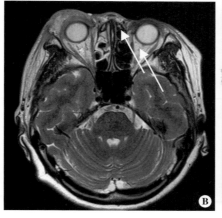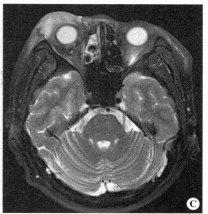

图 17-1-4　右侧眼睑炎症、脓肿

患者，女性，60岁。右侧眼睑肿胀6天。A.T₁WI示右侧眼睑增厚，呈等信号（箭头）；B.T₂WI示病变呈高信号，局部可见更高信号影，提示脓肿形成（箭头）；C.T₂WI脂肪抑制序列示病变呈高信号

参 考 文 献

[1] 鲜军舫，史大鹏，陶晓峰.头颈部影像学——眼科卷.北京：人民卫生出版社，2014.

第二节　眼睑黄色肉芽肿

【概述】

眼睑黄色肉芽肿（eyelid xanthogranuloma）表现为伴组织细胞浸润的慢性炎性改变，累及眼睑皮肤及皮下组织，较为少见，是非朗格汉斯细胞组织细胞增生症的一种类型。儿童和成人中均可发生，病因不明。眼睑黄色肉芽肿可为局部病变，也可为全身病变的一部分。该病预后不一，可为隐匿发病，预后良好，也可为侵袭性病变，预后不佳。青少年型黄色肉芽肿病多为自限性疾病，全身症状较少出现[1-3]。

【病理学表现】

该病组织细胞内脂质含量丰富，细胞核小而圆，细胞质内可见大量空泡。其特征性表现为存在散在多核的Touton巨细胞。

【临床表现】

本病的典型表现为眼睑橘黄色隆起，通常高出皮面，伴双眼上睑和（或）下睑无痛性水肿，另可出现泪腺肿大、泪腺脱垂、干眼等体征[1]。可为单一病变或伴有其他部位病变。

【影像学表现】

本病可表现为单侧或双侧眼睑的弥漫性增厚，边界不清，向后可累及眶前部结构，有时可见眼外肌增粗，泪腺增大。骨质破坏、视神经被包绕及颅内受侵犯较少见。CT上病变区呈等密度，密度可均匀或不均匀，T₁WI及T₂WI均呈略低信号，增强后轻中度强化。

【诊断要点】

1. 眼睑橘黄色隆起。

2. 可伴有全身其他部位病变。

3. 眼睑弥漫增厚伴中度强化，向后累及眶前部结构。

4. 骨质破坏少见。

【鉴别诊断】

1. 炎性假瘤　患者多有急性发病过程伴眶区疼痛。受累眼睑无橘黄色表现，无其他部分病变表现。病程较长的患者，T₂WI可出现低信号区，且无强化。

2. 眼睑炎症　小儿多见，发病急，局部症状严重。肿胀的眼睑内可见脓腔形成，CT为低密度区，T₁WI呈低信号，T₂WI呈高信号，DWI呈高信号，增强后壁环形强化。

3. Graves眼病　多为双侧发病，眼外肌肌腹增粗，眼球突出，眼睑回缩，眼睑弥漫肿胀少见。

4. 淋巴瘤　可表现为眼睑增厚，泪腺增大，眼外肌增粗较为少见。MRI呈等T₁等T₂信号，DWI呈高信号。

【研究现状与进展】

成人型黄色肉芽肿主要表现为眼睑肿胀、眶周肿物和皮肤颜色的改变，一般无全身受累情况。

CT 和 MRI 主要表现为眼睑周围软组织、泪腺和肌肉的受累。确诊依赖于病理学检查[4]。

参 考 文 献

[1] 王婷婷，林婷婷，刘勋，等. 眼眶成人型黄色肉芽肿的临床分析. 中华眼科杂志，2019，55（5）：381-386.
[2] 张嘉莹，李瑾. 成人眼眶黄色肉芽肿病的临床研究进展. 国际眼科杂志，2017，17（12）：96-99.
[3] Mori H，Nakamichi Y，Takahashi K. Multiple juvenile xanthogranuloma of the eyelids. Ocul Oncol Pathol，2018，4（2）：73-78.
[4] Chiang E，Lissner G，Bryar PJ. Unusual presentation of xanthogranuloma on the eyelid of an adult. Ophthalmic Plast Reconstr Surg，2014，30（6）：155-156.

（郑邵微　王丽君）

第十八章　泪器病变

第一节　泪　囊　炎

【概述】

泪囊炎（dacryocystitis）分为急性泪囊炎和慢性泪囊炎两种。急性泪囊炎是由金黄色葡萄球菌或β溶血链球菌或者罕见的白假丝酵母菌等强制病菌引起的，大多数是慢性泪囊炎的急性发作，可在没有泪道病史的情况下突然发生。新生儿泪囊炎的致病菌多为流感嗜血杆菌。慢性泪囊炎是由鼻泪管阻塞和泪囊分泌物滞留而引起的，常见致病菌为肺炎球菌、链球菌、葡萄球菌等。女性的发病率较男性高。成人泪囊堵塞的原因不明，可能与沙眼、泪道外伤、鼻炎、鼻中隔偏曲、下鼻甲肥大等因素有关。

【临床表现】

急性泪囊炎起病比较急，患侧眼可出现充血、流泪、有脓性分泌物。泪囊部红、肿、热、痛明显，常波及眼睑及颜面部。眼睑肿胀，结膜充血、水肿，颌下及耳前淋巴结肿大。全身可有发热、不适。免疫力低下或感染失控者可发展为眼睑眶隔前蜂窝织炎或脓肿。

慢性泪囊炎的主要症状为溢泪，泪囊部皮肤潮红、糜烂，出现慢性湿疹表现。黏液或黏液分泌物从挤压的泪囊中的泪点溢出。如泪囊内分泌物长时间不能顺利排出，则泪囊可逐渐增大形成泪囊黏液囊肿。

【病理学表现】

急性泪囊炎主要表现为大量的炎性细胞浸润。慢性泪囊炎的泪囊肉眼观呈灰色或灰红色，多为囊状，少数呈实体组织肿块。大多数慢性泪囊炎都有泪囊增大，也有部分萎缩。镜下慢性泪囊炎泪囊壁多数增厚，极少数变薄，部分泪囊壁出现变性、坏死、脱落或无上皮覆盖现象，这些区域多有大量慢性炎症细胞弥漫性浸润，多形核白细胞散在浸润。泪囊上皮下组织表现为不同程度增厚伴慢性增殖性炎症细胞浸润，以淋巴细胞、浆细胞、多形核白细胞、上皮样细胞及成纤维细胞为主。

【影像学表现】

急性泪囊炎忌用造影检查。CT 及 MRI 可见泪囊区软组织影，边缘模糊，CT 呈等密度，T_1WI 呈等信号，T_2WI 呈略高信号，增强后可见强化。随着病变进展，病变内可见脓肿形成，CT 呈略低密度，T_1WI 呈低信号，T_2WI 呈高信号，DWI 呈高信号，增强后可见片状强化。CT 及 MRI 可观察到邻近骨质及鼻泪引流通道受累情况。

慢性泪囊炎在造影片及 MRI 水成像上显示泪囊扩大，呈单囊或多囊状，纤维组织增生及瘢痕形成后可萎缩变小。泪小管常扩张，鼻泪管狭窄或边缘不整齐，对比剂停滞或中断，排空延迟，表现为泪道狭窄或阻塞征象。伴发泪石形成时，可见泪囊或鼻泪管充盈缺损影。CT 可见泪囊区软组织增厚，边缘不光滑，CT 呈等密度，可显示邻近骨质增厚硬化，泪石形成时可见高密度泪石影。MRI T_1WI 呈低信号，T_2WI 呈高信号，DWI 呈高信号（图 18-1-1 ～图 18-1-3）。

【诊断要点】

1. 急性泪囊炎的炎性体征明显，慢性泪囊炎可反复发生，临床表现为溢泪。

2. CT 及 MRI 可见泪囊区软组织影，边缘毛糙，增强检查呈不规则片状强化。慢性患者可见邻近骨质增厚硬化。

3. 慢性患者造影检查多见泪囊增大，泪道阻塞。

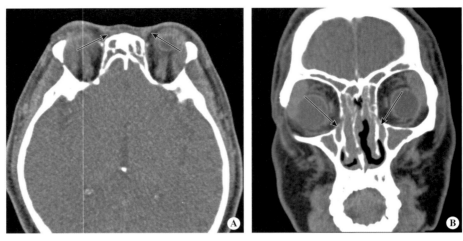

图 18-1-1　鼻泪管、泪囊慢性炎症

患者，女性，43岁。双侧反复溢泪数年。A、B.横断面及冠状面CT软组织窗示双侧泪囊增厚（A箭头），鼻泪管（B箭头）可见软组织影。
对比剂残留于泪囊区（A软组织窗，B骨窗），提示鼻泪管不通畅、慢性鼻泪管炎症、泪囊炎症

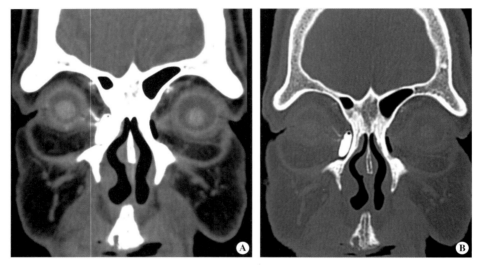

图 18-1-2　右侧鼻泪管、泪囊慢性炎症

患者，男性，35岁。右侧反复溢泪数年。A、B.鼻泪管造影示对比剂残留于泪囊区，提示鼻泪管不通畅、慢性鼻泪管炎症、泪囊炎症

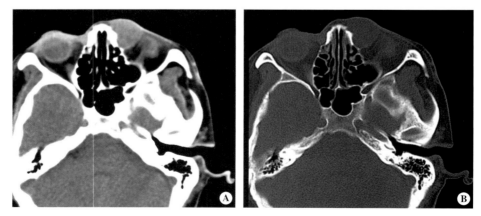

图 18-1-3　左侧泪囊慢性炎症

患者，男性，27岁。左侧反复溢泪数年。A.横断面CT软组织窗示左侧泪囊区软组织影，边界不清，左侧鼻泪管增宽；B.横断面CT
骨窗示邻近骨质未见异常

【鉴别诊断】

本病主要须与泪囊区肿瘤进行鉴别，泪囊区常见肿瘤为泪囊癌，早期为结节状质硬肿块，逐渐扩大，病程较长，邻近骨质可见破坏，增强检查可见明显强化。泪道造影见充盈缺损。

【研究现状与进展】

泪囊炎是鼻泪管阻塞导致泪液潴留和感染。目前，具有冠状面和矢状面重建的低剂量螺旋CT-泪道造影术（computed tomography-dacryocystography，CT-DCG）是检测鼻泪管阻塞的低辐射的理想成像技术。通过展示泪囊鼻腔吻合术的所有相关解剖标志，螺旋CT-DCG使头颈外科医师能够最佳地规划手术。鼻泪管造影后CT成像主要用于显示炎症累及的范围[1]。

参 考 文 献

[1] Heichel J，Struck HG，Hammer T，et al. Pediatric acute dacryocystitis due to frontoethmoidal mucocele. HNO，2019，67（6）：458-462.

第二节　泪　腺　炎

一、急性泪腺炎

【概述】

急性泪腺炎（acute dacryoadenitis）多为病原体感染所致，最常见的病原体为金黄色葡萄球菌或肺炎球菌，也可见于某些病毒，真菌罕见。急性泪腺炎常为一种单纯型炎症过程，发病多为小儿及青壮年，多为单侧，双侧少见。

急性泪腺炎多呈单侧急性起病，表现为上眼睑红肿，结膜充血，眼球向内下方移位，患者常感到不适及发热。炎症迁延可形成亚急性或慢性泪腺炎，严重时可发展成眶内蜂窝织炎、脓毒血症，因此早期诊断较为重要。

【病理学表现】

急性泪腺炎主要表现为大量的炎性细胞浸润，泪腺肿大。

【影像学表现】

急性泪腺炎症状较典型，临床诊断较为容易，多不依赖影像学检查。影像学检查的主要目的在于判断病变范围及进行鉴别诊断。CT为首选检查方法，可显示泪腺肿胀增大，呈等密度，边界不清，邻近软组织密度减低（图18-2-1）。MRI显示T_1WI呈低信号，T_2WI呈弥漫性高信号，DWI呈高信号，边界不清，脂肪抑制序列显示清晰（图18-2-2）。

【诊断要点】

1. 小儿及青壮年。

2. 急性起病，炎性体征。

3. 影像学显示泪腺增大，边缘毛糙，眶壁骨质未受累。

【鉴别诊断】

1. 眼睑脓肿　影像学检查可见眼睑增厚，边界不清，内有脓腔形成，邻近软组织肿胀，皮下脂肪密度增高，泪腺形态多正常。

2. 泪腺肿瘤　起病相对较慢，良性肿瘤边界清晰，CT及MRI显示软组织肿块，增强检查示明显均匀强化。恶性肿瘤边界不清，形态不规则，邻近骨质结构破坏。

3. IgG4 相关性疾病　主要累及多个部位，可累及泪腺、眼外肌、眶下神经等，双侧对称发生，激素治疗有效。

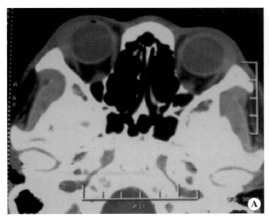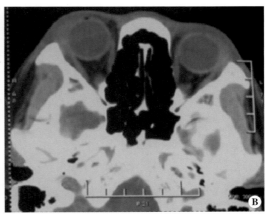

图 18-2-1　双侧泪腺炎

患者，女性，35 岁。A、B. CT 示双侧泪腺增大，边界不清，双侧眼睑也可见肿胀

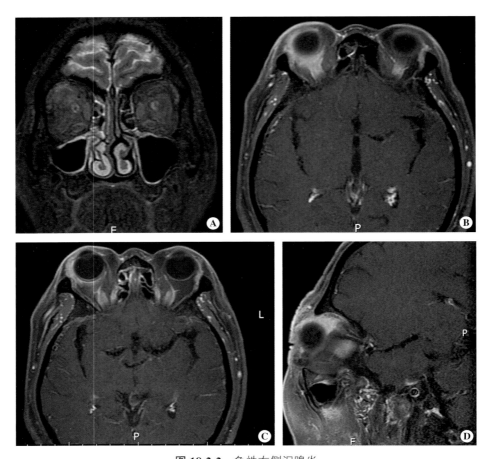

图 18-2-2 急性右侧泪腺炎

A. MRI T$_2$WI 冠状脂肪抑制序列示右侧泪腺信号增高；B ～ D. MRI 增强扫描示右侧泪腺明显强化

二、慢性泪腺炎

【概述】

慢性泪腺炎（chronic dacryoadenitis）是一种增殖性炎症，病程缓慢，可发生在一侧，但多为双侧。慢性泪腺炎可由急性泪腺炎迁延而来，但多为原发性，常见于良性淋巴细胞浸润、结核等，慢性结膜炎也可累及泪腺。

【临床表现】

慢性泪腺炎多为双侧发病，进展缓慢，可反复发生。眼睑外上部出现分叶状无痛性包块，质软，活动性好。眼球突出少见，多不伴有流泪。泪腺炎型炎性假瘤激素治疗有效。泪腺切除术的组织病理学检查有助于诊断。

【病理学表现】

泪腺增大，也有部分萎缩。镜下泪腺出现变性、坏死，这些区域多有大量慢性炎症细胞弥漫性浸润，多形核白细胞散在浸润。

【影像学表现】

泪腺弥漫增大，可向前越过眶缘，向后沿眼眶外侧壁及外直肌走行，肿大的泪腺包绕眼球，与周围结构轮廓统一，可伴有周围结构炎症。病灶边缘模糊，眶壁骨质无受压及侵蚀性改变。在CT上病变泪腺呈等密度，MRI T$_1$WI 呈等信号，有时 T$_2$WI 信号可略低，DWI 呈等信号或稍高信号，增强后可见较明显强化。

【诊断要点】

1. 眼睑外上侧无痛性包块，发展缓慢，可反复发生。

2. 影像学显示双侧泪腺肿大，多无眶壁骨质改变。

3. 激素治疗有效。

【鉴别诊断】

1. 泪腺肿瘤 通常从泪腺一侧生长，呈肿块状，有时会压迫眼球，扭曲肌锥结构，使眶壁凹陷或骨质破坏，轮廓较圆，一般不包绕眼球。

2. 淋巴增生性病变　可为单侧或双侧发病，在 CT 或 MRI 上与炎性假瘤表现相似，鉴别比较困难，因缺乏特异性影像表现，鉴别只能依靠活组织检查或随访观察。

3. Mikulicz 病　目前单纯依靠影像学表现无法鉴别 Mikulicz 病与泪腺炎型炎性假瘤，对可疑泪腺病灶应进行活组织检查。

4. IgG4 相关性疾病　主要累及多个部位，可累及泪腺、眼外肌、眶下神经等，双侧对称发生，激素治疗有效。

【研究现状与进展】

急、慢性泪腺炎一般无须影像学检查，根据典型的临床表现可明确诊断。CT 及 MRI 主要评估治疗疗效不佳病变的性质及对病变进行鉴别诊断。泪腺炎可单侧也可双侧发生，主要表现为双侧泪腺弥漫性肿大，边界不清，与炎性假瘤或者 IgG4 相关性疾病的区别主要为 T_2WI 的信号特征，MRI T_2WI 泪腺炎表现为高信号，而后者主要表现为等信号，ADC 可显示后者扩散明显受限[1]。

参 考 文 献

[1] Tomita M，Shimmura S，Tsubota K，et al. Dacryoadenitis associated with Acanthamoeba keratitis. Arch Ophthalmol，2006，124（9）：1239-1242.

（郑邵微　王丽君）

第十九章 外伤后感染

【概述】

眼部外伤是眼科急诊，常导致视力损害，是主要的致盲眼病之一，男性多发。眼部外伤感染更棘手，其病情发展迅速，对眼组织及视功能破坏大，治疗不及时还可危及生命。正常情况下，眼睑皮肤及眼表结构是抵抗微生物的解剖屏障。角膜、结膜组织中的淋巴细胞和朗格汉斯细胞，泪液中的溶菌酶、γ球蛋白及其他抗菌成分共同组成眼表的第一道防御屏障。眼外伤破坏了眼组织的防御功能，在病原微生物的作用下致使感染发生，主要的病原菌包括葡萄球菌、链球菌、真菌等。外伤导致的眼部感染包括泪囊炎、泪腺炎、角膜炎、眼内炎、眼眶蜂窝织炎等[1-3]。

【临床表现】

1. 全身表现 感染后的全身反应有发热或者低体温、心率增加、呼吸急促等。一般而言，外伤后机体发生炎症反应，可存在发热。但若持续3天以上仍不消退，或体温呈逐渐增高趋势，或出现低体温，同时伴随出现不能解释的心率快和呼吸频率快、周围血管扩张体征，则考虑存在感染的可能。感染患者出现血压下降，说明存在严重脓毒症和脓毒性休克，是病情危重的表现。

2. 局部表现 感染局部表现的共性为局部的红、肿、热、痛和功能障碍，可表现为蜂窝织炎或化脓性感染，也可同时存在。

眼外伤根据受伤部位的不同，局部有不同的临床表现。感染性角膜炎表现为视力下降、畏光、流泪等眼部刺激症状及角膜浸润和溃疡形成；创伤眼内炎主要表现为眼痛及视力下降，体格检查可包括眼睑及结膜充血水肿，前房有絮状渗出物及积脓，角膜环形溃疡或明显化脓，晶状体有纤维蛋白渗出物，玻璃体呈团絮状浑浊或有积脓，视网膜出血、浸润斑形成等不同的体征；眼球炎

可有眼肌运动障碍、眼球突出、视力下降、眼内压增高等表现。细菌性感染潜伏期短，真菌性感染潜伏期较长。眼球破裂后发生眼内炎的比率为3%～7%，有眼内异物者发生率明显提高，各种特殊异物引起眼内炎已有报道，包括木材、有机物和钢等。晶状体破裂是临床危险因素评估中感染危险系数最高的。

【影像学表现】

1. CT 检查 断层扫描结合三维重建可以明确显示外伤是否有骨折、骨折的程度、是否存在异物，尤其有利于检测阳性异物，并可显示局部感染的浸润范围。外伤后眼睑、眼球、球后、泪腺等合并感染表现为弥漫软组织肿胀，边界不清，增强扫描明显强化，边界不清（图 19-0-1）。

眼眶脓肿表现为边界清楚，中央坏死低密度病灶，增强扫描无强化，周边呈带状强化，可伴有脂肪线状影和眼外肌增粗。

2. MRI 检查 眼内阳性异物避免使用 MRI 扫描，以免异物移位，也可采用超声进行评估。MRI 主要用于评估外伤后有无感染，如果存在感染，表现为眼睑、眼球、泪腺等呈弥漫性 T_2WI 高信号，DWI 呈高信号，增强检查主要用于评估有无脓肿形成，如果有脓肿形成，则可见环形强化（图 19-0-2）。

【诊断要点】

1. 有明确的外伤史，临床表现为发热、局部红肿、疼痛及伤口出现分泌物等局部或全身感染的症状。

2. CT 和 MRI 显示局部软组织肿胀，增强检查可见脓肿形成。但是在炎症的早期，表现并不特异。

【鉴别诊断】

本病主要与各类良恶性肿瘤及增生性病变相鉴别，需要结合病史及临床相关检验检测等进行

鉴别。良、恶性肿瘤及增生性病变主要表现为肿物，邻近软组织无肿胀，增强检查可见轻至中度强化，无脓腔形成，无外伤史及红、肿、热、痛等病史。

【研究现状与进展】

本病主要集中在 MR 功能成像的应用，DWI 可比较敏感地检测脓肿的形成，呈显著高信号，ADC 值降低。MRS 检测脓肿内可显示特征性氨基酸峰，其中常见乙酸盐峰、琥珀酸盐峰和丙氨酸峰等[1-5]。

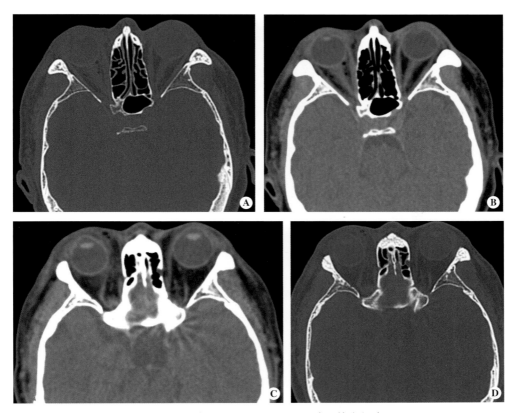

图 19-0-1　外伤后右侧眼眶周围及球后蜂窝织炎

患者，男性，43 岁。双眼被液压油击伤 27 天，伴右眼睑明显红肿 8 天。A ~ D. CT 示右侧眼睑软组织肿胀，球后及眼眶内侧可见多发气体密度影，球后脂肪间隙模糊。视神经增粗肿胀

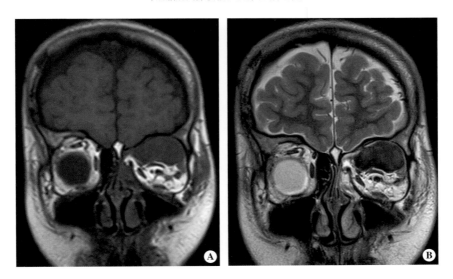

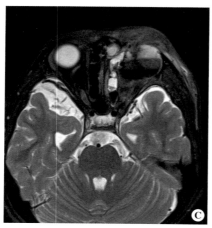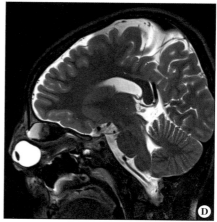

图 19-0-2 外伤后左侧眼眶上壁骨膜下脓肿，眼眶周围蜂窝织炎

患者，男性，12 岁。急性起病，左眼红、胀痛 5 天，眼球突出 4 天，既往有外伤史。A ~ D. MRI 示左侧眼眶上壁下缘可见一不规则异常信号影，T_1WI 呈低信号，T_2WI 示病灶分层，上、中、下层分别为高信号、等信号、低信号。左眼突出，左侧眼球受压向外下方移位，轻度凹陷。左侧眼眶周围皮下软组织呈不规则长 T_2 信号影。额窦、左侧筛窦均可见长 T_2 信号影

参 考 文 献

[1] 张卯年 . 眼创伤学 . 北京：军事医学科学出版社，2006.

[2] 张连阳 . 重视严重创伤后感染源的影像学诊断 . 中华临床医师杂志，2011，5（8）：2167-2170.

[3] 宝音，王军，李瑾，等 . 耳鼻咽喉头颈创伤临床分析 . 内蒙古医学杂志，2006，38（2）：166-168.

[4] 李祖兵 . 口腔颌面创伤外科学 . 北京：人民卫生出版社，2011.

[5] 田勇泉，韩东一，迟放鲁，等 . 耳鼻咽喉头颈外科学 . 第 8 版 . 北京：人民卫生出版社，2013.

（郑邵微 王丽君）

第四篇

耳部感染与炎性疾病

第二十章　中　耳　炎

第一节　分泌性中耳炎

【概述】

分泌性中耳炎是一种非化脓性炎症，其特征在于鼓室积液和听力下降，分为急性和慢性两种。冬春两季多见，常在感冒后或不知不觉中发生[1]。发病机制：腺样体肥大、鼻咽部淋巴组织增生、鼻咽部肿瘤时，咽鼓管阻塞，鼓室和乳突气房内气体逐渐吸收，形成负压，导致黏膜毛细血管扩张、肿胀及渗出，或黏膜腺体分泌增加导致鼓室积液。

小儿、成人均可患病。常见临床症状包括耳内闷胀感、堵塞感、听力减退或耳鸣。幼儿患者还会表现为反应迟钝或注意力不集中。耳镜检查见鼓膜内陷、充血，周边血管网状扩张，有的可见其中含有气泡。随积液增多鼓膜逐渐向外侧膨隆，穿刺可抽出液体。晚期鼓膜增厚，颜色浑浊发暗，萎缩变薄，极度内陷甚至粘连。音叉及纯音测听多为传导性耳聋。早期鼓室负压时声导抗为 C 型曲线，出现鼓室积液时为 B 型曲线。

【病理学表现】

中耳黏膜上皮增厚，杯状细胞增多，分泌增加，上皮下有病理性腺体样组织形成，固有层血管周围出现以淋巴细胞及浆细胞为主浸润；如不及时治疗，病变迁延，慢性期因纤维组织增生可发生听骨链粘连、固定，导致持久性听力损坏，成为粘连性中耳炎，或继发感染形成胆脂瘤[1]。

【影像学表现】

1. X 线检查　若乳突气化不良，患者颞骨平片仅见鼓室及乳突窦透过度降低。若乳突气化良好，X 线平片示鼓室及乳突窦致密并可见乳突房隔增厚，轮廓模糊，但无骨质破坏[2]。

2. CT 检查　上述改变更清晰。鼓室大小、形态发育正常，听骨链完整，位置如常。鼓室、乳突窦及乳突气房内气体部分或全部消失，房隔存在，可见气液平面，但无骨质破坏，鼓膜完整[3]（图 20-1-1）。

3. MRI 检查　主要显示鼓室、乳突窦及乳突气房内积液改变，T_1WI 呈等或低信号，T_2WI 呈高信号，DWI 通常无弥散受限，增强扫描鼓室、乳突窦及乳突气房黏膜无增厚强化。

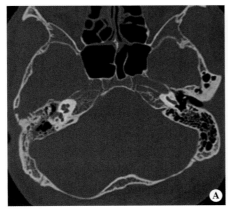
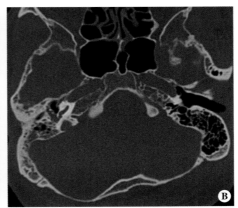

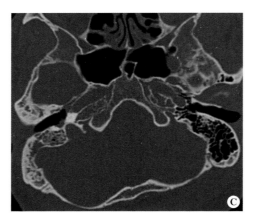

图 20-1-1 分泌性中耳炎

患者，男性，35 岁。反复右耳闷堵感 15 年。病史：曾行"右耳鼓膜置管术"。多次行右耳鼓膜穿刺未见明显疗效。临床诊断：右侧分泌性中耳炎。A. 右侧中耳鼓室内可见部分密度增高，气体密度影减少，右侧听骨链部分被包绕，但骨质结构完整；B、C. 颞骨 CT 示右侧乳突气化不良，乳突气房内可见部分软组织密度影，骨间隔完整；右侧鼓膜下部增厚，右侧面神经管完整

【诊断要点】

1. 临床有耳闷、耳胀及听力减退。多有其他部位的感染。

2. CT 表现为中耳腔气体消失，可见软组织密度影，无骨质破坏。

【鉴别诊断】

急性化脓性中耳炎：常见于儿童；急性发病，多有耳部疼痛及流脓病史，查体鼓膜有穿孔；CT 表现为中耳乳突腔内弥漫性稍高密度影。早期气房间隔多完整，晚期会出现气房减小、破坏，形成较大的低密度腔，可进一步发展出现骨髓炎或脓肿[4]。

【研究现状与进展】

颞骨 CT 扫描可显示鼓室密度均匀一致的阴影，鼓室不扩大，但此项检查不属常规检查项目[5]。分泌性中耳炎影像学检查的目的除了评估中耳乳头的炎症外，还要详细观察有无鼻咽的病变，如鼻咽淋巴组织增生、鼻咽癌等。当怀疑鼻咽部有病变时，需要进行鼻咽内镜及 MRI 检查。

参 考 文 献

[1] 黄砚玲，吴振华，郭启勇.医学影像鉴别诊断指南丛书-五官及颈部影像鉴别诊断指南.北京：人民军医出版社，2005.

[2] Mafee MF，Valvassori G，Becker M，头颈影像学.第 2 版.刘怀军，等译.北京：中国医药科技出版社，2011.

[3] 沙炎，罗德红，李恒国.头颈部影像学-耳鼻咽喉头颈外科卷.北京：人民卫生出版社，2014.

[4] Körner H. Inflammatory diseases of the petrous portion of the temporal bone. Radiologe，2014，54（4）：336-339.

[5] Pont E，Mazón M. Indications and radiological findings of acute otitis media and its complications. Acta Otorrinolaringol Esp，2017，68（1）：29-37.

第二节　化脓性中耳炎

一、急性化脓性中耳炎

【概述】

急性化脓性中耳炎是临床比较常见的中耳黏膜的急性化脓性炎症，可在正常耳部发生，也可在慢性中耳炎基础上急性发作。本病的主要致病菌为肺炎球菌、流感嗜血杆菌、溶血性链球菌等。儿童和成人均可发病，儿童多见。婴幼儿咽鼓管位置较低，宽短而平直，乳汁或呕吐物可经咽鼓管流入中耳，比成人更易引起中耳感染[1]。

临床多表现为突发的耳痛及耳闷胀感，患者有明显的听力下降。患儿除上述症状外，还可出现哭闹不安、抓耳摇头。体检发现鼓膜充血、增厚或穿孔，自鼓膜穿孔处向外搏动性溢脓及外耳道积脓。合并急性乳突炎时有耳后皮肤红肿、乳突区压痛。听力检查为传导性耳聋，鼓室声导抗图多表现为 B 型。

【病理学表现】

中耳黏膜充血水肿，分泌增加，鼓室内有浆液性渗出，炎症继续发展渗出液可转为黏液性甚至脓性，鼓膜局部坏死破溃形成鼓膜穿孔，脓液流出。炎症还可侵袭其他邻近结构，以鼓膜最为

常见，可见鼓膜结缔组织层明显的充血水肿。若治疗不及时有效，则病变可继续发展，炎症深达周围骨质，引起急性骨髓炎。

【影像学表现】

1. X线检查　平片示双侧乳突一般气化良好。炎症局限于鼓室和乳突窦时，颅底位片上可见患侧鼓室和乳突窦内气体消失，透过度减低。当炎症扩散至气化的乳突时，则有乳突气房均匀增浓，房间隔一般保持完整，尚隐约可见。

2. CT检查　CT较平片显示得更为清晰，能明确病变的范围及程度。主要依据疾病的分期及

侵及颞骨的范围而表现不同。最早期，中耳鼓室及乳突气房部分透亮度减低，随着疾病的进展，可见中耳乳突腔的弥漫性改变[2]。

（1）中耳乳突窦炎：乳突为硬化型，仅表现为鼓室和乳突窦可见软组织密度影，无鼓室扩大及骨质破坏，听骨链骨质完整。

（2）中耳乳突炎：乳突发育良好，乳突气房密度增高或有液气平面，房隔完整或有轻度吸收，骨质密度减低（图20-2-1）。

（3）颅内并发症：脑膜炎及脑脓肿参见第五章第三节。

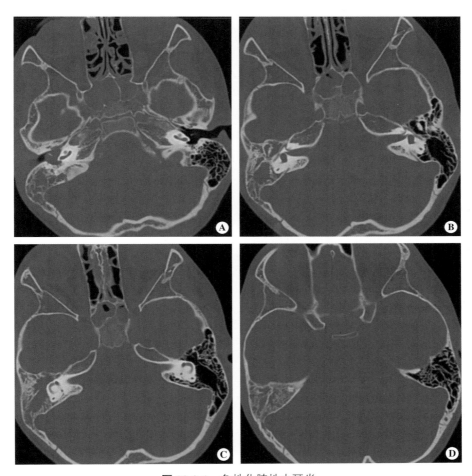

图 20-2-1　急性化脓性中耳炎

患者，男性，6岁。主因上呼吸道感染入院，入院后5天出现右侧耳痛，行CT检查，双侧筛窦及蝶窦内可见稍高密度影，提示双侧筛窦及蝶窦炎症。A～D.横断面CT骨窗示右侧鼓窦壁及右侧气房间隔部分破坏；A.横断面CT骨窗示鼓膜不完整；B、C.横断面CT骨窗示右侧中耳鼓室、鼓窦、右侧乳突气房及右侧听骨链周围可见软组织影填充

3. MRI检查　一般无须MRI检查。但当炎症较重，伴耳后脓肿，或怀疑有颅内感染时，MRI优于CT，能够显示炎症扩散的范围及颅内受累的结构。

【诊断要点】

1. 起病急，表现为耳痛、发热及耳部流脓，可伴有耳周及耳后软组织肿胀。

2. 中耳黏膜的急性化脓性感染。

3. CT 表现为中耳鼓室、鼓窦伴或不伴乳突气体消失，密度增高。

【鉴别诊断】

1. 分泌性中耳炎 临床有耳闷、耳胀及听力减退，但无耳部异常分泌物，无眩晕。CT 表现为中耳腔气体消失，可见软组织密度影，无骨质破坏。

2. 慢性化脓性中耳炎 有长期耳部流脓病史，听力减退。影像检查见患侧乳突气化不良，中耳腔内积脓、黏膜肥厚、斑片状肉芽组织及球形肿块，后者多有鼓室、鼓窦扩大及听骨链破坏，还可累及脑板、水平半规管等结构[3]。

【研究现状与进展】

HRCT 可以清晰地显示疾病的部位、范围及气房间隔等骨质的破坏情况，是急性化脓性中耳炎首选的检查方法。当疾病累及周围结构，引起耳后脓肿、乙状窦血栓和（或）颅内感染时，需要采用增强 CT 和 MRI 检查[4,5]。

参 考 文 献

[1] 沙炎，罗德红，李恒国. 头颈部影像学 - 耳鼻咽喉头颈外科卷. 北京：人民卫生出版社，2014.

[2] Bogomil'sky MR，Polunin MM，Soldatsky YL，et al. Acute otitis media in a 5 year-old child complicated by mastoiditis and abscess of the temporomandibular joint. Vestn Otorinolaringol，2017，82（2）：74-76.

[3] Er A，Erdağ TK，Çağlar A，et al. Luc abscess：an extraordinary complication of acute otitis media. Am J Emerg Med，2016，34（1）：117.e1-117.e3.

[4] 黄砚玲，吴振华，郭启勇. 医学影像鉴别诊断指南丛书 - 五官及颈部影像鉴别诊断指南. 北京：人民军医出版社，2005.

[5] Pont E，Mazón M. Indications and radiological findings of acute otitis media and its complications. Acta Otorrinolaringol Esp，2017，68（1）：29-37.

二、慢性化脓性中耳炎

【概述】

慢性化脓性中耳乳突炎（chronic suppurative otitis media）是一种慢性化脓性炎症，病变位于中耳黏膜、骨膜或深达骨质，多伴有乳突炎症。重者炎症深达乳突骨质。常见的临床症状为长期间歇或持续流脓、鼓膜穿孔及听力下降。如若迁延不愈，会导致颅内或颅外并发症。

病因包括急性化脓性中耳炎未彻底治疗，全身或局部抵抗力下降，鼻部和咽部的慢性病变等。鼓室置管是否可并发本病尚无定论，乳突气化不良与本病可能有一定关系。常见致病菌以金黄色葡萄球菌最多。

慢性化脓性中耳炎传统可分为单纯型、骨疡型（又称为肉芽肿型）和胆脂瘤型。目前，中耳胆脂瘤被趋向于认为是一种独立的疾病。由于在胆脂瘤的发生和发展过程中可合并化脓菌的感染，而且也具有慢性化脓性中耳炎的重要特征，因此又有伴胆脂瘤的慢性化脓性中耳炎和不伴胆脂瘤的慢性化脓性中耳炎这样的分类方法[1]。本节主要描述不伴胆脂瘤的慢性化脓性中耳炎。伴胆脂瘤的慢性化脓性中耳炎参见本章第三节"胆脂瘤"。

【病理学表现】

慢性中耳乳突炎患者中耳乳突腔内多伴有增生的肉芽组织，多数患者会出现出血。镜下可见纤维肉芽组织增生，并伴有单核 / 巨噬细胞浸润。中耳腔内柱状上皮化生。由于多数患者会出现反复出血，长期引流不畅，可形成胆固醇肉芽肿。病程较长的患者可见鼓室腔内钙化灶。

【影像学表现】

1. X 线检查

（1）单纯型：颞骨鼓室及乳突窦腔密度增高或伴有乳突透光度减低，多为板障型或硬化型，乳突气房间隔模糊。听小骨显示正常。

（2）骨疡型：鼓室鼓窦腔内可见软组织影，听小骨可有吸收、破坏，乳突骨质破坏较局限，多在鼓室及鼓窦区域，骨质边缘常有硬化、密度增高，但无明显窦腔扩大。

（3）胆脂瘤型：参见本章第三节"胆脂瘤"。

2. CT 检查 HRCT 表现在慢性化脓性中耳乳突炎患者中，患者常有鼓膜穿孔，残留的鼓膜通常会增厚，在 CT 图像上清晰可见。当患者处于不同时期，中耳腔和乳突的透亮度会出现部分或全部降低。慢性化脓性中耳炎通常会引起中耳听骨链的中断，最常见的吸收破坏部位为砧骨长突，其次为锤骨柄，严重病例可引起镫骨前后弓的吸收和破坏。对于这些病例，采用 MPR 可以更直观清晰地显示听骨链的破坏情况（图 20-2-2）。部分病例还可引起面神经管、外半规管及脑板的吸收破坏，但是发生率相对于胆脂瘤而言相对较低。

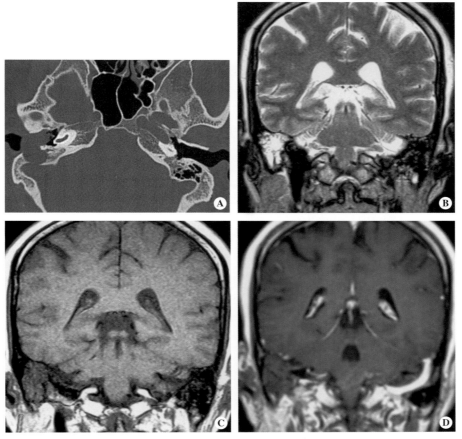

图 20-2-2　单纯型中耳炎

患者，女性，59 岁。右耳闷堵感 2 年。A. 颞骨 CT 示右侧中耳鼓室及右侧乳突内可见软组织密度影，鼓室及鼓窦无扩大。骨质结构尚可。双侧乳突气化不良，间隔增厚。B ～ D. 5 年后，患者 MR 显示右侧乳突内长 T_1 长 T_2 信号影，增强后未见强化。脑膜呈线样强化

（1）单纯型：病变主要限于中鼓室者，乳突气化不良，呈硬化型、板障型或混合型乳突。中耳鼓室内病变呈条索状软组织密度影或仅为鼓膜增厚，气房骨壁增厚、模糊。鼓室及鼓窦无扩大，无骨质或听小骨破坏，听小骨链完整（图 20-2-3）。

（2）骨疡型：鼓室（或伴乳突）内软组织影，间隔呈虫蚀样破坏，乙状窦周围骨质亦可受侵蚀。听小骨正常也可有破坏。肉芽组织于增强后可强化[2]（图 20-2-4，图 20-2-5）。

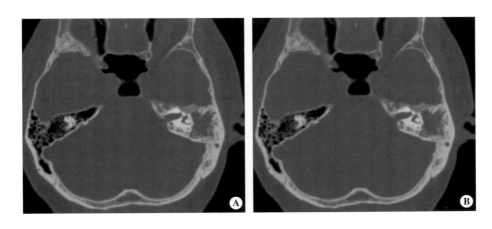

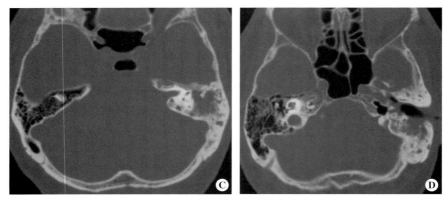

图 20-2-3 肉芽型化脓性中耳炎

患者，男性，68 岁。主诉"左侧耳痛、流水 2 年，头痛 1 个月"。A ~ D. 颞骨 CT 横断面示左侧乳突气化不良，骨质结构不完整，其内可见团状软组织密度影。左侧中耳鼓室、鼓窦内可见软密度影，左侧听骨链未显示。左侧耳蜗及外侧半规管骨质结构尚完整

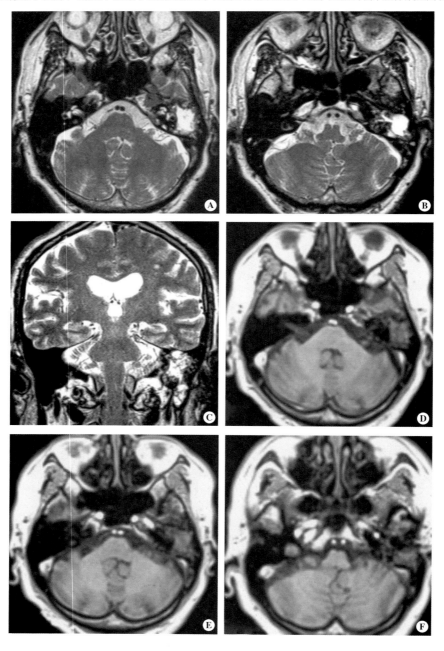

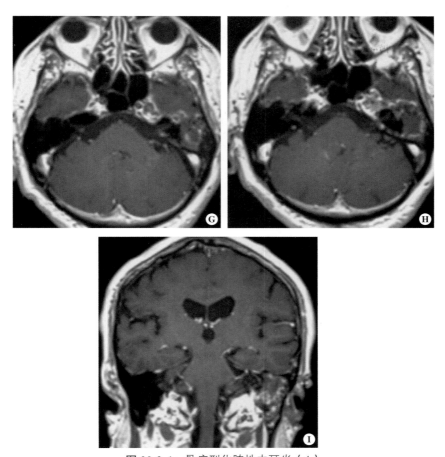

图 20-2-4　骨疡型化脓性中耳炎（1）

患者，女性，35 岁。左侧耳部流脓、流水半年伴头痛 1 周。A～F. 左侧中耳鼓室及乳突内病变呈等 T_1 长 T_2 信号影，边缘清晰；G～I. 增强后病变呈边缘线样强化，病变不强化，左侧颞部邻近脑膜线样强化

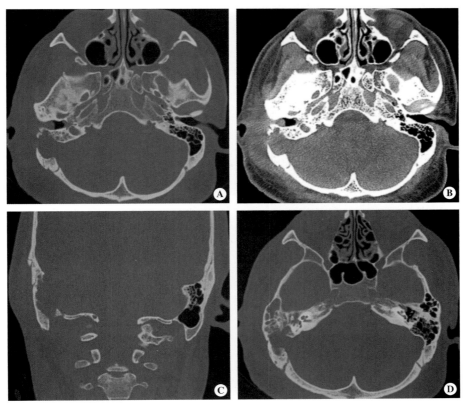

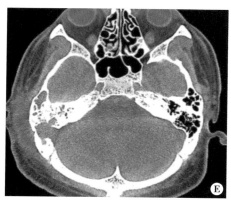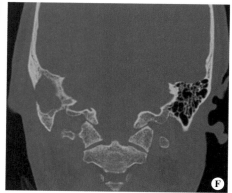

图 20-2-5　骨疡型化脓性中耳炎（2）

患者，男性，38 岁。右侧骨疡型化脓性中耳炎，伴右侧耳后皮下及颞部骨膜下脓肿、乙状窦旁脓肿。A ～ F. HRCT 示右侧中耳鼓室及乳突内可见软组织密度影，包绕右侧听小骨，乳突骨质结构破坏，右侧颞骨鳞部外侧壁及右侧乙状窦骨板破坏；HRCT 显示病变周围骨质呈虫蚀样破坏但没有膨胀性改变

（3）胆脂瘤型：参见本章第三节"胆脂瘤"。

3. MRI 检查　对慢性化脓性中耳炎患者的诊断有部分价值，除了前面提及的 T_1WI 增强扫描鉴别肉芽组织与脓液及胆脂瘤外，MRI 在诊断中耳炎引起的并发症方面有一定的价值，可以早期发现迷路炎症，以及准确判断颅内感染情况及其范围。

（1）单纯型：以单纯炎性病变为主。气化型乳突及硬化型乳突均呈无信号区，在无信号区可见鼓室或鼓窦内软组织信号影，T_1WI 呈等或稍低信号，

T_2WI 呈稍高或高信号（图 20-2-2B，C）；若脓液黏稠，也可呈短 T_1 长 T_2 信号。中耳内听小骨被包绕。

（2）骨疡型：以炎性肉芽增生和骨质破坏为主要表现。鼓室、乳突气房及乳突窦软组织影 T_1WI 呈混杂信号，T_2WI 呈高信号（图 20-2-6）。增强后肉芽组织病变明显强化（图 20-2-4G）。邻近的颞叶底和小脑前、桥小脑角可受累，表现为脑膜增厚强化（图 20-2-7），形成"耳源性"脑膜炎或"耳源性"脑炎[3]。

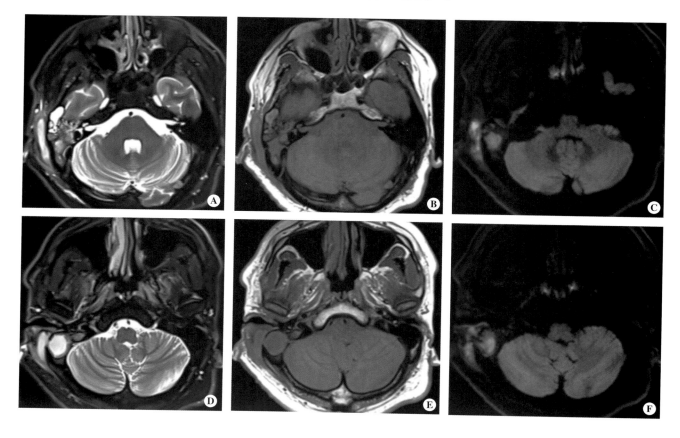

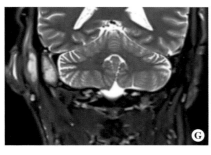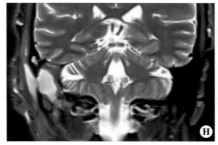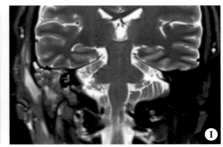

图 20-2-6 骨疡型化脓性中耳炎（3）

患者，男性，45岁。右侧耳部流脓、流水2年，右侧耳部肿胀疼痛半个月。A、B、D、E. MR平扫示右侧外耳道、右侧中耳鼓室、鼓窦及乳突气房内可见团状等 T_1 混杂 T_2 信号影，并突入右侧外耳道后皮下，沿皮下软组织间隙扩散；C、F. DWI示病变呈混杂信号影；G、H、I. 示右侧乳突部骨膜下脓肿伴耳后皮下脓肿形成。脓肿可见周围等 T_2 信号壁及高 T_2 信号脓液形成。右侧部分乳突气房及右侧乙状窦前外壁骨质吸收、破坏，提示为骨疡型化脓性中耳炎

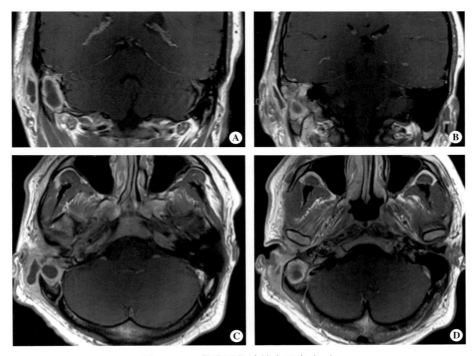

图 20-2-7 骨疡型化脓性中耳炎（4）

患者，男性，65岁。右侧耳部流脓、流水2年，右侧头痛半个月。A～C. MRI增强示右侧中耳鼓室、鼓窦、乳突气房及右侧耳后皮下病变呈明显环形强化，厚度均匀一致，提示脓肿壁的肉芽成分明显强化，中央的脓液不强化；D. 右侧乙状窦与横窦汇合处可见团状环形强化影，乙状窦受压变扁，其内可见条状无强化区，考虑血栓形成

（3）胆脂瘤型：参见本章第三节"胆脂瘤"。

胆脂瘤、肉芽和脓液的 MRI 信号比较： T_1WI 信号均呈等低信号，信号强度：肉芽＞胆脂瘤＞脓液； T_2WI 上均呈高信号，信号强度：肉芽＜胆脂瘤＜脓液。

【诊断要点】

1. 病程较长，反复发作；患者听力下降，部分伴有耳鸣、眩晕等；听力检查多表现为传导性耳聋。

2. CT 示中耳乳突腔内弥漫性低密度影；常伴有听骨链吸收破坏表现，部分病例会出现鼓室硬化的表现。

3. 可伴有颅内脑膜炎、乙状窦血栓、耳部皮下、骨膜下脓肿。

【鉴别诊断】

1. **急性中耳乳突炎** 患者常为儿童，突然发病，有明显的耳痛、耳闷和耳胀感，多继发于上呼吸道和鼻咽部的感染。急性患者仅可见中耳乳突腔内液性密度影，无骨质吸收破坏。

2. **胆脂瘤型中耳乳突炎** 病灶周围结构呈受压改变，多伴有骨质的吸收破坏，以发生于上鼓

室外侧间隙最为典型，表现为骨膜嵴变钝，上鼓室外侧间隙增大。

【研究现状与进展】

HRCT 可以清晰地显示疾病的部位、范围和气房间隔，以及听骨链、面神经管及骨迷路等骨质的破坏情况，是中耳乳突炎的首选检查方法。当疾病出现迷路炎、面瘫、颅内感染等并发症时，需要采用 MRI 及增强检查[4]。

参 考 文 献

[1] 郑穗生, 刘斌. MRI 诊断与临床 - 中枢神经、头颈及骨骼肌肉. 合肥: 安徽科学技术出版社, 2014.

[2] Nanda A, Zeki D, Parperis K. Chronic suppurative otitis media complicated with mastoiditis: an unusual presentation of tuberculosis. Am J Med Sci, 2016, 352 (5): 544.

[3] Zhang LC, Tong B, Wang ZM, et al. A comparison of three MDCT post-processing protocols: preoperative assessment of the ossicular chain in otitis media. Eur Arch Otorhinolaryngol, 2014, 271 (3): 445-454.

[4] Gül A, Akdağ M, Kiniş V, et al. Radiologic and surgical findings in chronic suppurative otitis media. J Craniofac Surg, 2014, 25 (6): 2027-2029.

（郑梅竹　吕亚囡　夏　爽）

第三节　胆　脂　瘤

【概述】

胆脂瘤（cholesteatoma）是一种囊性结构，并以一层厚薄不一的纤维组织与邻近的骨壁或组织紧密相连，并非真性肿瘤。囊的内壁为复层鳞状上皮，囊内除充满脱落的上皮及角化物质外，可含胆固醇结晶（并不常见），故称为胆脂瘤。胆脂瘤具有破坏周围骨质的特点，可引起严重的颅内、颅外并发症，值得重视。颞骨内的胆脂瘤最常发生于中耳[1]，其次为岩尖和外耳道。根据其起源可分为先天性和后天性（获得性）[2]。

先天性胆脂瘤可根据所在部位分类：①颞骨先天性胆脂瘤，主要位于颞骨岩尖部，并向中耳乳突发展；②先天性耳畸形伴中耳胆脂瘤，先天性耳道闭锁、中耳畸形的患者常伴有胆脂瘤，主要局限于中耳腔。由于其为无菌性，可在颞骨内长期发展。其首发症状多为面瘫，常伴耳蜗及前庭功能受损，病变侵犯迷路可有眼震；还会出现

听力下降、耳鸣、眩晕，晚期可有头痛及脑神经损伤等症状。

后天性（获得性）胆脂瘤可分为两种：①后天原发性胆脂瘤，无化脓性中耳炎病史，过去可能有分泌性中耳炎病史。起病隐匿，穿孔位于鼓膜松弛部或紧张部后上方，以后可因继发感染而出现化脓性炎症。②后天继发性胆脂瘤，继发于慢性化脓性中耳炎、鼓膜大穿孔或边缘性穿孔，复层扁平上皮从穿孔边缘向后鼓室或上鼓室、鼓窦生长，形成胆脂瘤。外耳道胆脂瘤侵入中耳后，也可为后天继发性胆脂瘤。

外耳道胆脂瘤并不少见，诱因包括炎症、外伤、手术等，发病机制尚未明确[3]。

【病理学表现】

获得性胆脂瘤通常为"开放性"，而非"闭合性"或囊性，位于中耳腔，常伴有严重的慢性中耳炎。大体似珍珠样灰色结构，由死亡的、完全分化的、无核的角化鳞状上皮构成，为鳞状上皮的角化层。与任意正常复层扁平上皮一样，还有 1～3 层基底细胞层，其上是棘细胞层，由 5～6 层有细胞间桥的细胞构成。胆脂瘤基质内上皮的深层常生长活跃，向下长入表皮下的结缔组织。

先天性胆脂瘤的发病机制：妊娠 15 周后的颞骨内中耳前上外侧的鼓膜附近均可见小簇细胞，经免疫组化证实其本质为表皮样细胞，这些"表皮样结构"来自生长活跃的鼓膜表皮。随着年龄增长，其体积显著增大并且同时表现出渐增的表皮分化。在正常发育中，这种表皮样簇在出生后第 1 年消失。如果没有消退并持续生长，将成为先天性胆脂瘤。在 10% 的先天性胆脂瘤中，病变为"开放性"，脱屑的鳞状上皮延伸入鼓室。先天性胆脂瘤的基质为表皮，由单层基底细胞、数层生发细胞和一薄层颗粒细胞构成。开放性病例中，死亡的、角化复层扁平上皮表面与囊腔内的角化物或角化层相融合，免疫染色的表现类似于获得性胆脂瘤。

【影像学表现】

1. X 线检查　Schiller 位（许氏位）及 Mayer 位（梅氏位）用于颞骨病变的诊断。乳突密度增高，呈硬化型，上鼓室及鼓窦扩大，骨质边缘硬化，清楚锐利。窦硬膜三角开大见于乳突窦区较大的胆脂瘤；乙状窦硬膜边缘白色骨质线局限模糊或

中断，提示乙状窦破坏。偶见听骨链缺失或不完整（外耳道重叠处透光区）。

2. HRCT 检查

（1）先天性胆脂瘤：可发生于颞骨任意部位，最常见于岩尖处，表现为岩尖部膨胀性骨质破坏腔伴腔内软组织肿块，边缘光滑。典型的中耳先天性胆脂瘤大多位于中鼓室前部，可累及岩尖、听小骨链，鼓膜通常完好，上鼓室外侧壁无破坏，可与后天性胆脂瘤相鉴别。胆脂瘤较大时也可导致听骨链破坏，上鼓室外侧壁的破坏则从内面开始。先天性耳道闭锁、中耳畸形的患者常伴有胆脂瘤，主要局限于中耳腔。

（2）后天性胆脂瘤：原发性胆脂瘤穿破鼓膜后影像上也难以和继发性相区分。后天性胆脂瘤表现包括以下一种或几种：①上鼓室外侧壁前部（鼓室盾板）和（或）前部鼓峭的侵蚀。②上鼓室听小骨外侧的软组织结节或肿块。③上鼓室外侧壁与听小骨之间的空间（Prussak 间隙）距离增加，由听小骨受压向内侧推移和上鼓室外侧壁被侵蚀破坏引起。④当胆脂瘤充满上鼓室并向顶盖发展时，鼓室盖呈现边缘光滑的弧形轮廓。⑤鼓膜完整时多考虑为原发性，听骨链中以锤骨头、砧骨体最易受侵蚀；继发性胆脂瘤更多见，锤骨头通常形态完好，而砧骨长突常受侵。⑥胆脂瘤可向后进入鼓窦内，CT 可清晰地观察到鼓窦入口的扩大，同时显示出胆脂瘤后上部的范围，位于砧骨窝内的砧骨短突常受到侵蚀；病灶可逐渐发展，部分或完全填塞鼓窦腔，造成窦腔扩大，进一步发展进入乳突引起渐进性破坏和轮廓平滑模糊的大腔形成（图 20-3-1 ～图 20-3-3）。

（3）外耳道胆脂瘤：典型影像征象为外耳道内软组织肿块伴外耳道扩大，骨性段压迫性吸收，以下壁受累为主，边缘相对较光滑。当病灶较小时，鼓膜通常不受累；如果外耳道胆脂瘤较大，还可向内延伸至中耳、鼓室上隐窝和乳突。

3. MRI 检查 与脑灰质相比，病灶 T_1WI 呈等或稍低信号，T_2WI 呈稍高或等高混杂信号，病灶在 T_2-FLAIR 序列和 DWI 上表现为明亮的高信号，可视为胆脂瘤特征性的影像表现；增强后病灶不强化，病灶周围如伴发炎症可出现周围区域的强化。

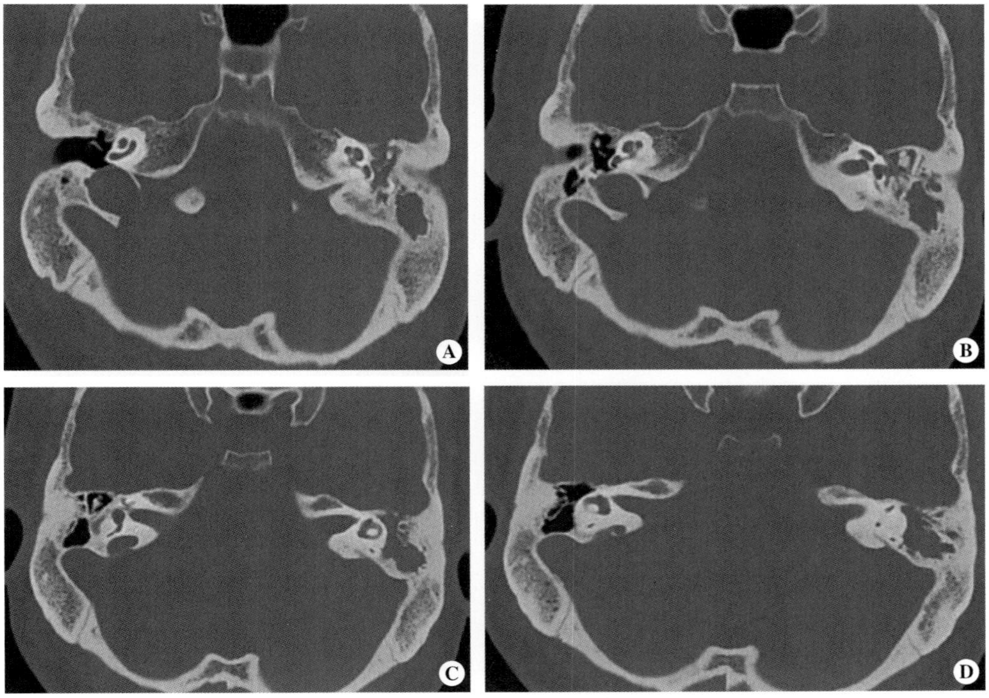

图 20-3-1 左侧鼓室胆脂瘤

患者，女性，53 岁。左耳流水 10 余年，加重 2 个月。A ～ D. CT 平扫示左侧中耳鼓室、鼓窦及乳突气房内可见软组织密度影，骨盖不规则，听小骨链完整，面神经管完整。术中：鼓膜大穿孔有肉芽。鼓窦及上鼓室可见肉芽，听骨链完整，颅中窝脑板及乙状窦骨板完整。面神经骨管和外半规管骨板完整。影像和术中所见相符

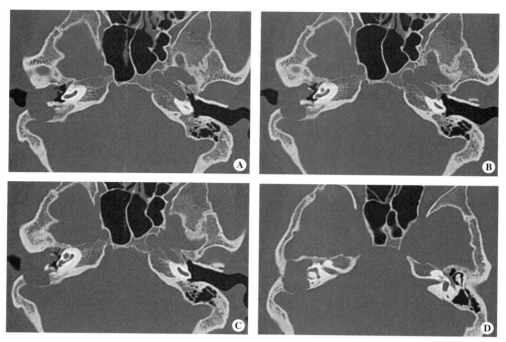

图 20-3-2　右侧慢性中耳炎（松弛部胆脂瘤型）

患者，女性，44 岁。右耳反复流水伴听力下降半年。查体：右侧外耳道顶壁塌陷，可见大量脓性分泌物。A ~ D. CT 平扫示右侧外耳道、中耳鼓室、鼓窦及乳突气房内可见团状软组织密度影；右侧听骨链、右侧鼓室盖、右侧乙状窦前部、右侧面神经管及右侧水平半规管（外侧半规管）骨质形态不规则（与术中所见相符）

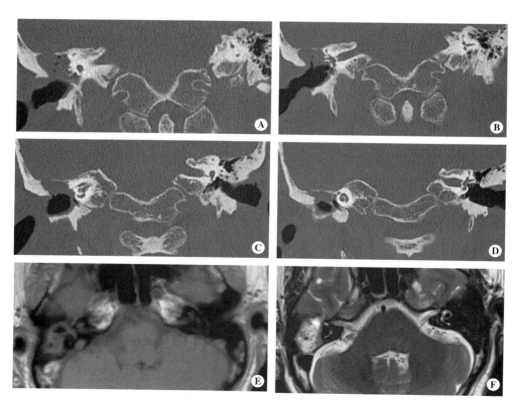

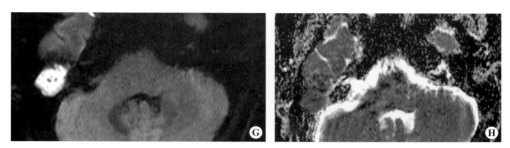

图 20-3-3 右侧鼓室胆脂瘤（1）

患者，男性，49 岁。右耳流脓伴听力下降 20 年，加重 1 个月，面瘫 10 天。病理诊断：右侧中耳鼓膜松弛部胆脂瘤伴肉芽组织形成。A～D. CT 平扫示右侧中耳鼓室、鼓窦及乳突气房内可见软组织密度影，右侧乳突气房骨质结构部分缺如。右侧听小骨链不完整，部分缺如，面神经管结构破坏；E～H. 患者行 MRI 平扫后示右侧中耳鼓室、鼓窦、乳突气房肿物呈不均匀等 T_1 长 T_2 信号影，于 DWI 上呈明显高信号，于 ADC 上呈等信号

但当病灶较小或术后有残留或复发时，增强像上常难以将其与周围炎性组织及中耳黏膜炎性肿胀区分开来，这时 DWI 上特异性的高信号对判定胆脂瘤的存在有确诊价值。面神经受侵并发炎症者，可观察到相应节段的强化[3]（图 20-3-3，图 20-3-4）。

【诊断要点】

1. 临床症状主要表现为外耳道长期流脓，分泌物增多，听力下降，甚至传导性耳聋；继发感染后同中耳乳突炎。

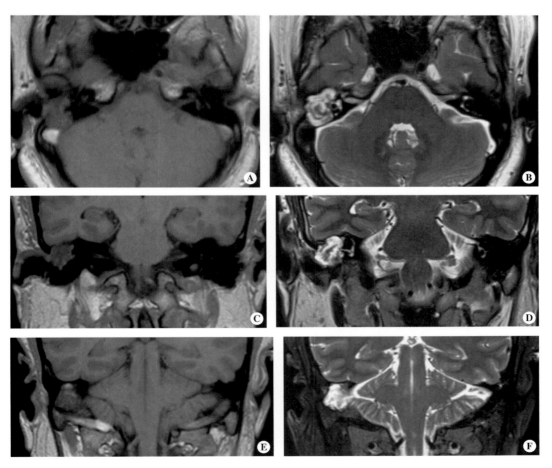

图 20-3-4 右侧鼓室胆脂瘤（2）

与图 20-3-2 为同一患者，行 MRI 检查。A～F. MRI 示右侧外耳道、中耳鼓室、鼓窦及乳突气房内等 T_1 长 T_2 信号影，其内信号不均匀，右侧水平半规管（外侧半规管）与肿物分界不清；肿物通过右侧鼓室盖向右侧侵犯，并与右侧乙状窦前壁关系紧密

2. 内镜检查示鼓膜穿孔；穿孔处可见鼓室内的红色碎屑状或豆渣样物质，有恶臭。

3. HRCT 检查及 MR 检查可见无强化软组织肿块位于 Prussak 间隙，伴鼓室盾板破坏及听小骨内移，可提示鼓膜松弛部胆脂瘤的诊断。无强化软组织肿块位于后鼓室，伴鼓室窦、面神经隐窝破坏及听小骨受压外移，可提示鼓膜紧张部胆脂瘤诊断。无强化软组织肿物位于外耳道，伴局部外耳道扩大及骨壁破坏，提示外耳道胆脂瘤诊断[4]。DWI 出现中耳乳突高信号，提示胆脂瘤的存在。

4. 胆脂瘤可有很多并发症，包括颅内脑膜炎、脑脓肿、静脉窦血栓、皮下及骨膜下脓肿等，CT 及 MRI 需要注意识别并发症的存在。

【鉴别诊断】

1. 与岩尖胆脂瘤相鉴别

（1）胆固醇肉芽肿：T_1WI 和 T_2WI 上均呈高信号。

（2）岩尖炎：常继发于中耳炎，增强后病灶强化，常伴有邻近脑膜、Meckel 腔的强化。

（3）岩尖脂肪骨髓腔：可出现在 5% 的人群中，CT 上易被误认为伴溶骨性破坏的软组织肿块，可通过 MRI 的压脂序列相鉴别。

（4）岩尖囊肿：T_1WI 呈低信号，T_2WI 呈高信号，易误认为是胆脂瘤，但 T_2-FLAIR、DWI 上呈低信号，可与胆脂瘤相鉴别。

2. 与中耳胆脂瘤相鉴别

（1）慢性化脓性中耳炎：CT 示中耳乳突气房骨质有硬化，但病变不会呈现膨胀性改变，听小骨可有破坏吸收，但一般不伴有鼓室盾板破坏和 Prussak 间隙扩大；T_2WI 呈典型的炎性高信号，增强后可有强化。

（2）中耳其他占位性病变：如中耳癌、鼓室球瘤等可表现为鼓室内软组织影，CT 显示骨质明显破坏，呈虫蚀状，MRI 增强示病灶实体强化。

3. 与外耳道胆脂瘤相鉴别

（1）外耳道阻塞性角化病：主要从临床症状上区别，多双耳同时发病，外耳道皮肤炎症较重，呈急性剧痛，角化上皮栓堵塞整个骨性外耳道。

（2）恶性外耳道炎：好发于老年糖尿病或免疫缺陷患者，病灶侵蚀范围广，常累及周围组织间隙，骨质破坏严重。

（3）外耳道癌：好发于中老年患者，有长期慢性化脓性中耳炎病史，近期出现耳痛、流血症状，病灶侵袭范围广，周围骨质破坏程度重，呈虫蚀状改变，MRI 增强病灶实体有强化。

【研究现状与进展】

HRCT 是胆脂瘤首选的影像学检查方法。近年来研究发现，DWI 高信号表现对胆脂瘤具有较高的诊断价值。MRI 增强有助于对胆脂瘤与肉芽组织、肿瘤等病变进行鉴别。HRCT 与 MRI 相结合，对胆脂瘤的影像诊断具有互补作用。目前，CT、MRI 诊断外耳道胆脂瘤可相互结合，MSCT 及 CPR 技术能清晰显示外耳道扩大程度及骨质情况。MRI 可清晰显示软组织病变[5]。

参 考 文 献

[1] 蒋吉美，张皓，罗禹，等. 中耳胆脂瘤的影像诊断：高分辨率计算机断层成像与磁共振成像的比较研究. 现代生物医学进展，2015，15（9）：1700-1704.

[2] 郑穗生，刘斌. MRI 诊断与临床-中枢神经、头颈及骨骼肌肉. 合肥：安徽科学技术出版社，2014.

[3] Sanjay V, Yogesh K, Neelam V, et al. Role of magnetic resonance imaging in cholesteatoma: the Indian experience. Indian J Otolaryngol Head Neck Surg, 2013, 65（3）: 485-492.

[4] Meeta B, Hiren D, Atul K, et al. Is routine use of high resolution computerized tomography of temporal bone in patients of atticoantral chronic suppurative otitis media without intracranial complications justified? Indian J Otolaryngol Head Neck Surg, 2018, 70（1）: 79-86.

[5] Wu YZ, Tang XL, Shao WF, et al. Effect of CT manifestations of cholesteatoma on MMP-2, MMP-9 and IL-6 in the serum of patients. Exp Ther Med, 2019, 17（6）: 4441-4446.

（郑梅竹　吕亚囡　王静石　夏　爽）

第二十一章　特殊及少见类型耳部炎症

第一节　坏死性外耳道炎及中耳炎

【概述】

坏死性外耳道炎（necrotizing external otitis）又称为恶性外耳道炎（malignant external otitis），为一种不常见的严重感染性病变。多见于免疫力低下的老年人、糖尿病患者等；病原体主要为铜绿假单胞菌；对于免疫缺陷或艾滋病患者，曲霉菌和其他生物可能是致病因子。临床表现为外耳道持续性疼痛、分泌物增多及传导性耳聋；晚期可造成面神经麻痹、第Ⅸ～Ⅻ对脑神经麻痹；颅内播散可导致乙状窦血栓形成、脑膜炎及颅内积脓[1]。

坏死性外耳道炎、乳突和中耳的骨髓炎、颅底骨炎和颅底骨髓炎被用来描述颞骨中出现的骨髓炎，其定义方面仍存在较大的混淆[2]。坏死性外耳道炎是指涉及外耳道和周围骨骼的感染[3]，鉴于它不是肿瘤，"恶性外耳道炎"这一名称正在被取代。在这种骨髓炎中，感染涉及骨骼的血管，损害血流，并引起坏死或感染的骨骼及坏死区域周围的新骨形成而导致后遗症。感染初期突然出现的症状和体征表明是急性骨髓炎。如果这个阶段没有完全消除感染，亚急性或慢性骨髓炎会变得明显。

【病理学表现】

病理学表现为炎性肉芽组织和坏死组织。有尸检研究表明，外耳病例除了有肉芽和纤维组织，还包含有成纤维细胞和乳头状增生[2]。炎症经鼓膜进入中耳，鼓膜全部破坏，外耳道骨壁因炎性细胞刺激而产生大量成骨细胞和破骨细胞，听骨链明显破坏。咽鼓管充满肉芽组织。面神经管水平部裂开，致使炎性细胞侵入骨管及神经周围[4]。

【影像学表现】

1. X线检查　早期，X线检查帮助不大。有的可见Schiller位或Mayer位片患侧外耳道投影形态不整，骨质高密度线影模糊。晚期见患侧外耳道及颞骨乳突、岩锥骨质破坏严重。颅底片可见外耳道不含气，密度增浓，骨壁模糊不清，岩锥骨质破坏，轮廓消失。Schiller位及Mayer位片患侧岩锥乳突骨质破坏，结构紊乱，但缺乏特异性。

2. CT检查

（1）早期：无明显异常或表现为外耳道软组织增厚肿胀，外耳道腔狭窄，可见轻度骨壁侵蚀。后病灶逐渐增大致外耳道被填塞，外耳道骨壁不规则虫蚀状骨质破坏，边缘毛糙。面神经管等骨性神经管道如受累可观察到相应骨管的骨质破坏[4]。

（2）晚期：病变的累及范围可非常广泛，外耳道软组织肿胀和邻近深部间隙蜂窝织炎或脓肿及骨质破坏。炎症通常经过外耳道软骨段的小缝隙向下扩散至颞骨下方的软组织，累及茎乳孔、颞下窝；也可向后侵及乳突气房，向内侵犯鼓室、内耳区域、咽旁间隙、鼻咽部软组织，病灶可包绕颈动脉、颈内静脉等血管，累及颈动脉鞘区。感染可迅速经颞下窝区向前累及颞下颌关节、腮腺区，颞下颌关节痛可能为坏死性外耳道炎的首发症状；面瘫常为首发的神经症状，提示面神经管行经区域的受累。严重病例的整个岩锥可发生严重的骨髓炎，并向内后方侵犯枕骨斜坡，进一步侵及颅内发生继发性脑膜炎、脑脓肿、静脉窦栓塞等颅内并发症，甚至可经椎管向下蔓延；累及颈静脉窝者也可导致乙状窦、颈静脉栓塞（图21-1-1A～D）。

3. MRI检查　外耳道及周围软组织影在 T_1WI 呈低信号，T_2WI 呈混杂信号；T_1WI 显示受累的下颌骨和颅底骨质的骨髓腔脂肪高信号影为低信号影取代（图21-1-1E～J）；增强后 T_1WI 显示弥漫的软组织影和骨髓腔低信号影不均匀强化，脓肿不强化。病变实性部分动态曲线为平台型，提

示为炎性病变。当病变累及颅内时，增强 MRI 可清楚显示强化的炎性病灶；当面神经受累时面神

经出现节段性的强化，邻近脑膜受累表现出增厚、强化（图 21-1-2）。

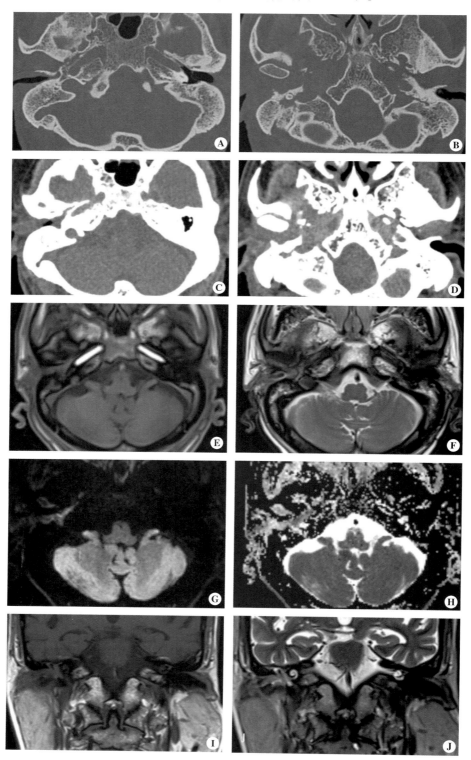

图 21-1-1　坏死性外耳道炎（1）

患者，男性，83 岁。鼻咽肿物活组织检查术，病理结果：黏膜慢性炎症伴淋巴组织增生，部分组织挤压变形。免疫组化：CD3、CD20 未见明显优势增生，CK 上皮阳性，CD56 阴性，Syn 阴性，Ki-67 散在阳性。临床诊断：右侧坏死性外耳炎；硬脑膜炎；右侧咽旁间隙感染；颅底骨髓炎。A ～ D. 颞骨高分辨率 CT 示右侧外耳道内可见软组织密度影，向岩尖处生长，右侧外耳道前壁骨质结构不完整，表面不光滑，右侧破裂孔骨质结构不完整，岩尖骨质侵蚀，双侧乳突呈板障型；E、F. MRI 示右侧外耳道内可见条状等 T_1 稍长 T_2 信号影；G. DWI 示等或稍高信号；H. ADC 示等信号；I、J. MRI 冠状位示软组织影累及中耳鼓室后壁，与颅内相连

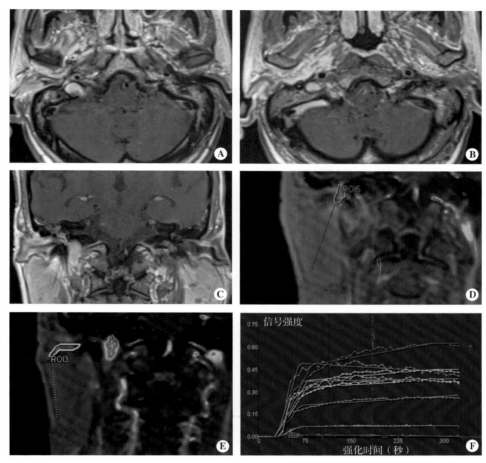

图 21-1-2　坏死性外耳道炎（2）

与图 21-1-1 为同一患者，为确定有无颅内侵犯及骨髓受累，进行动态增强 MRI 检查。A、C. T_1WI 增强横断位及冠状位示外耳道及中耳鼓室内软组织明显强化；C. T_1WI 增强冠状位示病变包绕右侧颞下颌关节，侵及右侧咽鼓管及右侧咽旁间隙，邻近右侧颞极脑膜增厚呈线样明显强化（箭头）；B. T_1WI 增强横断位示右侧颞骨鳞部及右侧颞骨岩尖处骨髓明显强化；D ～ F. 右侧外耳道、中耳鼓室软组织强化曲线呈速升平台型；右侧颞极脑膜强化曲线呈速升平台型，提示为炎性病变

坏死性外耳道炎向周围扩展的四种模式为内侧、前、交叉和颅内扩展。向前：延伸和累及咀嚼间隙和（或）髁状突骨髓浸润；内侧：有同侧鼻咽侧壁增厚和（或）同侧软组织浸润；交叉模式：对侧鼻咽侧壁被对侧软组织浸润增厚；颅内延伸，硬脑膜增强；除上述模式外，血管内也可能发生病变。真菌通常在血管内传播，可以使颞骨相对完整[2]。

【诊断要点】

1. 老年糖尿病或免疫缺陷患者；与体征不相仿的严重耳痛、脓血性耳漏、外耳道底壁骨与软骨交界处的肉芽组织通常为非特异性的首发表现。

2. 外耳道肉芽组织的病理活组织检查找到铜绿假单胞菌。

3. CT 和 MRI 显示外耳道内软组织灶伴外耳道内不同程度的填塞，邻近骨壁不规则虫蚀状的骨质破坏，增强 MRI 可观察到受侵神经节段的强化。病变易蔓延至周围组织和间隙，晚期范围可非常广泛，侵及颅内致严重的颅内感染。

【鉴别诊断】

1. **外耳道癌**　与坏死性外耳道炎临床症状及影像表现相似，主要鉴别手段依靠病理活组织检查，及时早期行外耳道底壁肉芽组织的活组织检查十分必要，可除外对常规抗炎治疗无效的潜伏期肿瘤[4]。

2. **较严重的非特异性外耳道炎**　病变一般不侵犯外耳道骨壁和周围组织间隙，骨板无血管性坏死，且可再钙化。

3. 鼻咽部肿瘤 少数坏死性外耳道炎可双侧发生，向中部浸润，需要和原发于鼻咽部的肿瘤相鉴别。鉴别要点在于鼻咽部肿瘤的中心位置位于鼻咽部，通常不伴有外耳道内软组织影及邻近骨壁的骨质破坏。

4. 颞骨恶性肿瘤 包括颞骨肉瘤和转移瘤等，骨质破坏以颞骨为中心，外耳改变多较轻微，破坏程度与肿块大小不成正比，周围软组织肿胀较局限。

5. 中耳癌 影像检查见中耳腔骨质破坏，边缘呈蚕食状，形态不规整，局部有软组织肿块，增强扫描有强化，外耳道后期可受累。

【研究现状与进展】

影像学检查对恶性外耳道炎的最终明确诊断极为重要。CT 因其方便、快捷、可清楚显示外耳道区域骨质破坏与软组织肿块形成而被推荐作为疑似患者的首选检查。对于怀疑感染累及颅内或存在诊断难度的患者，可进一步行增强 MRI 检查。CT 可明确显示感染累及的范围及后期坏死性外耳道炎造成的骨质破坏、颅底骨质稀疏等，同时可及时发现脓肿形成，感染是否累及中耳、乳突、面神经管、颞下颌关节、颞下窝、鼻咽部、岩尖或颈动脉管等。但在骨髓炎早期，即骨质破坏发生之前，CT 上可无任何阳性表现。同时由于后期的颅底骨质密度减低等表现在感染控制后仍可持续存在，故 CT 不适用于判断治疗效果，同时 CT 观察颅内感染的范围及骨髓受累情况也不理想。MRI 可清楚显示颅内软组织及颅底、骨髓腔的受累情况、硬膜的强化情况等，但由于这些影像改变的持续存在，MRI 同样也不适用于监测治疗效果。由于 MRI 无法及时观察骨质受侵情况，故不推荐作为早期诊断的影像检查手段。当骨质破坏程度不足以 CT 显示时，锝 -99 骨扫描可发现骨质改变。因破坏的骨质不能再钙化，故 CT 不适于观察抗生素治疗效果，而镓 -67 骨扫描则非常适用[5]。接受抗生素治疗的患者如 CT 发现死骨则须手术引流。MRI 可显示软组织受侵范围。

参 考 文 献

[1] Takahashi K，Morita Y，Ohshima S，et al. Bone density development of the temporal bone assessed by computed tomography. Otol Neurotol，2017，38（10）：1445-1449.

[2] Prasad SC，Prasad KC，Kumar A，et al. Osteomyelitis of the temporal bone：terminology，diagnosis，and management. J Neurol Surg B Skull Base，2014，75（5）：324-331.

[3] van Kroonenburgh AMJL，van der Meer WL，Bothof RJP，et al. Advanced imaging techniques in skull base osteomyelitis due to malignant otitis externa. Curr Radiol Rep，2018，6（1）：3.

[4] 沙炎，罗德红，李恒国. 头颈部影像学 - 耳鼻咽喉头颈外科卷. 北京：人民卫生出版社，2014.

[5] Balakrishnan R，Dalakoti P，Nayak DR，et al. Efficacy of HRCT imaging vs SPECT/CT scans in the staging of malignant external otitis. Otolaryngol Head Neck Surg，2019，161（2）：336-342.

（郑梅竹　王静石　夏　爽）

第二节　结核性中耳炎

【概述】

结核性中耳炎（tuberculous otitis media，TOM）是中耳和乳突慢性化脓性感染的罕见原因，仅占慢性化脓性中耳炎的 0.04%。本病多发于青年人或婴幼儿，多数在 15 岁以下，男性多见。由于艾滋病的流行，其发病率不断上升。当患者同时有结核病史和慢性中耳炎时，应考虑患者有结核性中耳炎的可能。结核性中耳炎有 3 条不同的传播途径：通过咽鼓管吸入黏液；血液从其他结核病灶扩散；通过外耳道直接植入和鼓膜穿孔。结核性中耳炎在儿童比成人更常见，因为分泌物可以通过儿童的咽鼓管流入中耳腔[1]。

【病理学表现】

组织学检查对此病的诊断具有重要意义。常见三种类型的变化，如粟粒型、肉芽肿型和干酪型。粟粒型与浅表感染有关，肉芽肿型与浅表骨受累有关，干酪型与大面积坏死和隔离有关。

组织学可以显示肉芽肿形成，伴有干酪样坏死、上皮样细胞和朗格汉斯多核巨细胞。中耳可充满异位骨，其内可见特征性的朗格汉斯多核巨细胞、上皮样细胞和圆形细胞。除镫骨足板外，听小骨可以被破坏。在膝状体的后方，结节通常占据面神经管而取代面神经。

【影像学表现】

1. CT 检查 典型表现为中耳乳突腔内被软组织病灶完全填塞，无或仅有少许残余气腔残留。①早期可无周围骨质破坏，使其常与慢性化脓性中耳乳突炎难以区别，而结核所致中耳乳突炎的乳突气房骨壁的蜂房状形态可保留，其内充满了软组织影，骨壁通常无硬化边形成，鼓室内软组织灶可延伸至外耳道内，可伴有外耳道黏膜增厚；②晚期外耳道周壁、鼓室周围、乳突气房骨壁、听骨链（以砧骨长突的破坏最为常见）、内耳迷路骨壁都可观察到不同程度的虫蚀状骨质破坏，边缘毛糙不规则。鼓室内软组织灶内可发现碎片状死骨，同时可伴发耳廓周围脓肿、乳突瘘管等，严重者病灶可侵犯颅底骨质，引起结核性骨髓炎（图21-2-1）。

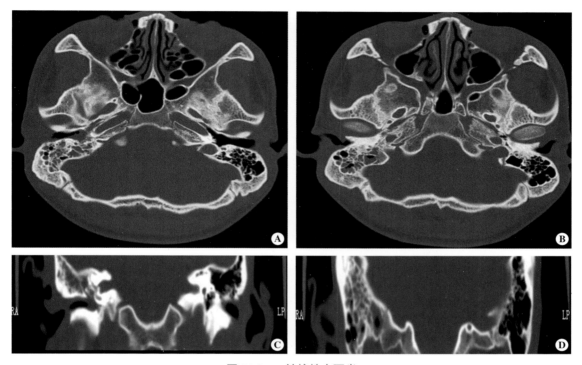

图 21-2-1 结核性中耳炎

患者，男性，21岁。胸腔积液穿刺性质为结核渗出液，右耳分泌物涂片找到抗酸杆菌。A～D.CT平扫示右侧外耳道可见软组织密度影，右侧乳突气房内可见软组织密度影

2. MRI 检查 中耳鼓室、乳突腔内可见软组织信号影，与脑灰质相比，病灶 T_1WI 呈等低信号，T_2WI 呈等、稍低或稍高信号，信号欠均匀。

（1）早期内耳通常不受累。

（2）晚期严重者病灶范围较广，可累及迷路、外耳道、耳廓等。侵及颅底骨质者可引起骨髓腔信号的变化，可表现为高度敏感但非特异性的骨髓炎征象：骨髓腔内 T_1WI 呈低信号，T_2WI 呈高信号。增强后，病灶明显强化，其范围显示更加清楚，如侵及面神经者可致面神经强化，但通常与病灶难以区别开来。

【诊断要点】

1. 本病好发于青少年或婴幼儿，男性多见；多有肺结核或全身其他部位结核病史。耳镜检查示鼓膜多发穿孔，鼓室内见苍白色或粉红色肉芽组织[2]。

2. CT 典型表现为中耳乳突腔内被软组织病灶填塞，无或仅有少量气腔残留，乳突骨壁蜂房状形态可保留，通常无硬化边形成；病变早期可无周围骨质的破坏，晚期可广泛累及邻近结构，严重者可侵犯颅底骨质。

3. 病灶在 MR 上表现为 T_1WI 呈等低信号，T_2WI 呈等、稍低或稍高信号，信号欠均匀，增强后明显强化。

【鉴别诊断】

1. 胆脂瘤型中耳炎 好发于 Prussak 间隙，鼓室盾板为最先受损的骨质，而结核性中耳炎鼓室盾板通常完好。胆脂瘤型中耳炎出现迷路瘘管、面瘫的概率也较结核性中耳炎明显低。胆脂瘤如发生外耳道黏膜增厚，多为治疗后才出现，而结核性中耳炎表现出的外耳道黏膜增厚通常对抗菌治疗无效[3]。

2. 慢性化脓性中耳乳突炎 鼓室内的长期慢

性化脓性炎症常伴鼓室壁、乳突气房的骨质硬化，MRI 检查 T₂WI 上表现为炎症典型的高信号。结核性中耳炎的早期邻近骨壁通常无硬化边形成，晚期可发生大范围骨质破坏，T₂WI 病灶为稍高信号[4]。

3. 分泌性中耳炎　好发于鼻咽增殖体肥厚的幼儿，因咽鼓管阻塞致鼓室内积液，鼓室周壁及听骨链一般无骨质破坏，MRI 检查时 T₂WI 上表现为明亮的高信号。

【研究现状与进展】

首先行 CT 检查，可观察到中耳乳突内软组织病变填充及骨质破坏情况；怀疑有颅内感染时，应及时进一步行增强 MRI 检查予以明确。对有颅内并发症的患者，MRI 可监测治疗的效果，有助于临床制订进一步的治疗方案[1, 2]。

参 考 文 献

[1] Kryukov AI, Garov EV, Ivoilov AY, et al. The clinical manifestations and diagnostics of otitis media caused by tuberculosis. Vestn Otorinolaringol, 2015, 80（3）: 28-34.

[2] Manigandan G, Venkatesh C, Gunasekaran D, et al. Tuberculous otitis media and staphylococcus aureus coinfection in a five-year-old boy with miliary tuberculosis. J Glob Infect Dis, 2013, 5（1）: 26-28.

[3] 沙炎，罗德红，李恒国. 头颈部影像学 - 耳鼻咽喉头颈外科卷. 北京：人民卫生出版社，2014.

[4] Nanda A, Zeki D, Parperis K. Chronic suppurative otitis media complicated with mastoiditis: an unusual presentation of tuberculosis. Am J Med Sci, 2016, 352（5）: 544.

第三节　其他少见特殊类型中耳炎

【概述】

少见特殊类型中耳炎中获得性免疫缺陷综合征（AIDS）中耳炎（图 21-3-1）、梅毒性中耳炎（图 21-3-2）、真菌性中耳炎是特指在中耳乳突腔内培养出特异性致病菌[1]。未治疗的人类免疫缺陷病毒（HIV）感染和 HIV 相关免疫抑制可显著增加细菌、病毒、真菌和原虫所致机会性感染的风险。放射性中耳炎（图 21-3-3）则为中耳乳突腔经历放射线照射后出现的无菌性放射性组织坏死。通常表现为中耳和乳突腔的慢性炎症，表现为经鼓膜穿孔反复排出分泌物或耳漏。

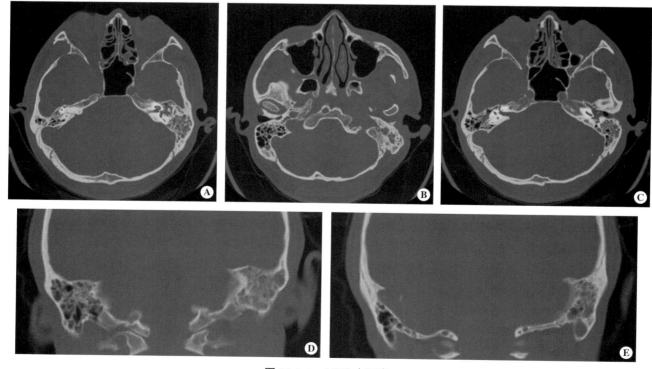

图 21-3-1　AIDS 中耳炎

患者，男性，28 岁。发现 HIV 抗体阳性 10 个月，右眼视物模糊 2 个月余，左耳听力下降 1 周，伴耳鸣、流脓。CT 平扫横断面（A ～ C）及 CT 平扫冠状面（D ～ E）显示左侧鼓室、中耳乳突内的软组织密度影，左侧外耳道可见软组织密度影，双侧听小骨骨质未见明显破坏

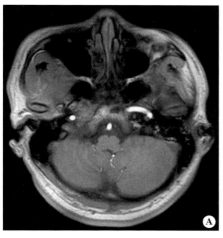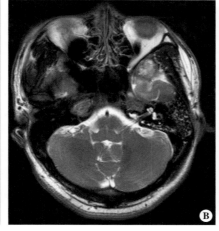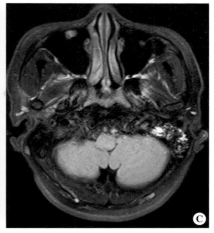

图 21-3-2　梅毒性中耳炎

患者，男性，28 岁。发现 HIV 抗体阳性 5 天，血梅毒抗体阳性。无诱因出现神志淡漠、反应迟钝、喷射性呕吐等症状。A ～ C.MRI 平扫示左侧中耳乳突内点片状短 T_1 长 T_2 信号影，于 FLAIR 上呈高信号

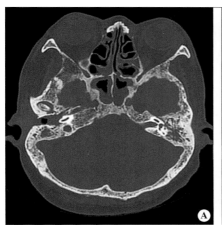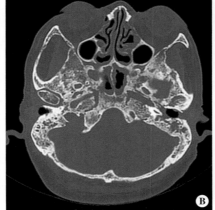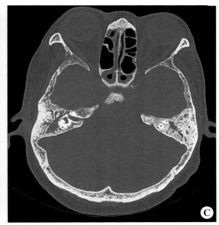

图 21-3-3　放射性中耳炎

患者，女性，65 岁。鼻咽癌放疗后。A ～ C.CT 平扫示蝶骨、枕骨、双侧颞骨乳突部、双侧下颌骨头弥漫性骨皮质不连续，骨小梁排列紊乱，呈蜂窝状改变；双侧中耳乳突气房、双侧外耳道内可见软组织密度影，双侧听小骨链局部骨质不规则

【病理学表现】

少见类型的中耳炎共同病理特征早期为黏膜肿胀，积液，可继发感染，晚期为纤维化改变。

【影像学表现】

1. CT 检查

（1）早期：无周围骨质破坏，与慢性化脓性中耳乳突炎难以区别，蜂房状形态可保留，其内充满了液体组织影，骨壁通常无硬化边形成，骨膜穿孔后，鼓室内液体密度灶可延伸至外耳道内，可伴有外耳道黏膜增厚。

（2）晚期：外耳道周壁、鼓室周围、乳突气房骨壁、听骨链、内耳迷路骨壁都可观察到不同程度的骨质破坏，边缘毛糙不规则，鼓室内软组织灶内可发现碎片状死骨，同时可伴发耳廓周围脓肿、乳突瘘管等，严重者病灶可侵犯颅底骨质，引起骨髓炎。

2. MRI 检查

中耳鼓室、乳突腔内呈液体信号影，与脑灰质相比，病灶 T_1WI 呈等低信号，T_2WI 呈等、稍低或稍高信号，信号欠均匀。

（1）早期：内耳通常不受累。

（2）晚期：严重者病灶范围较广，可累及迷路、外耳道、耳廓等。侵及颅底骨质者可引起骨髓腔信号的变化，可表现为高度敏感但非特异性的骨髓炎征象：骨髓腔内 T_1WI 呈低信号，T_2WI 呈高信号。增强后病灶明显强化，其范围显示更加清楚，如侵及面神经者可致面神经强化，但通常与病灶难以区别开来。

【诊断要点】

1. 未治疗的 HIV 感染和 HIV 相关免疫抑制可

显著增加细菌、病毒、真菌和原虫所致机会性感染的风险。

2. 中耳和乳突腔的慢性炎症，表现为经鼓膜穿孔反复排出分泌物或发生耳漏。

3. 耳镜检查示鼓膜多发穿孔，鼓室内有脓液或肉芽组织，可直接分离出的病原体。

4. CT 典型表现为中耳乳突腔内被液体或软组织病灶填塞，无或仅有少量气腔残留，乳突骨壁蜂房状形态可保留，通常无硬化边形成；病变早期可无周围骨质的破坏，晚期可广泛累及邻近结构，严重者可侵犯颅底骨质。

5. 病灶在 MRI 上表现为 T_1WI 呈等低信号，T_2WI 呈等、稍低或稍高信号，信号欠均匀，增强后明显强化。

6. 放射治疗引起的中耳炎早期表现为黏膜肿胀，积液，可继发感染，晚期表现为纤维化改变。

【鉴别诊断】

1. 胆脂瘤型中耳炎 好发于 Prussak 间隙，鼓室盾板为最先受损的骨质，而多数特殊类型中耳炎鼓室盾板通常完好。胆脂瘤型中耳炎出现迷路瘘管、面瘫的概率低。胆脂瘤如发生外耳道黏膜增厚，多为治疗后才出现，而特殊类型中耳炎表现出的外耳道黏膜增厚通常对广谱抗菌治疗无效。

2. 慢性化脓性中耳乳突炎 鼓室内的长期慢性化脓性炎症常伴鼓室壁、乳突气房的骨质硬化，MRI 检查在 T_2WI 上表现为炎症典型的高信号。几种特殊类型中耳炎的早期邻近骨壁通常无硬化边形成，晚期可发生大范围骨质破坏，病灶在 T_2WI 上呈稍高信号。

3. 分泌性中耳炎 好发于鼻咽增殖体肥厚的幼儿，因咽鼓管阻塞致鼓室内积液，鼓室周壁及听骨链一般无骨质破坏，MRI 检查在 T_2WI 上表现为明亮的高信号。

【研究现状与进展】

AIDS 中耳炎、梅毒性中耳炎及真菌性中耳炎等特殊类型中耳炎在临床上罕见，但随着 AIDS 感染率的不断提高，发病率也在提高，确诊及治疗需要中耳乳突腔内培养出特异性致病菌；近年来放射治疗鼻咽癌的疗效得到肯定，但放疗引起的分泌性中耳炎容易引起顽固性耳漏，因此放疗后引起的放射性中耳炎也引起了临床的重视，应当了解放射性中耳炎的发病机制及表现，并积极预防[2]。

参考文献

[1] 中华医学会耳鼻咽喉头颈外科学分会耳科学组，中华耳鼻咽喉头颈外科杂志编辑委员会耳科组．中耳炎临床分类和手术分型指南（2012）．中华耳鼻咽喉头颈外科杂志，2013，48（2）：5.
[2] 陈洽鑫，张志钢，郑亿庆．放射性分泌性中耳炎．山东大学耳鼻喉眼学报，2009，23（4）：35-37.

（郑梅竹　夏　爽）

第二十二章　中耳炎并发症及后遗症

第一节　中耳炎颅外并发症

一、颞骨骨膜下脓肿

【概述】

急慢性化脓性中耳乳突炎及胆脂瘤时，乳突腔内积聚的脓液可经乳突外侧骨板溃破区流入并聚积于颞骨骨膜的下方，形成颞骨骨膜下脓肿。常见病因包括急性化脓性中耳炎未彻底治疗，全身或局部抵抗力下降，鼻部和咽部的慢性病变等。鼓室置管是否可并发本病尚无定论，乳突气化不良与本病可能有一定关系。常见致病菌以金黄色葡萄球菌最多。

【病理学表现】

大体上可于耳部颞骨骨膜下见脓腔形成，其内可见脓液，周围纤维肉芽组织形成脓肿壁。镜下可见脓腔内大量坏死的中性粒细胞，脓肿壁为纤维肉芽组织，壁内浸润中性粒细胞、淋巴细胞等，合并慢性中耳乳突炎时，常伴有单核/巨噬细胞浸润，中耳窦腔内柱状上皮化生，如反复出血，长期引流不畅，可形成胆固醇肉芽肿。

【影像学表现】

1. CT 检查 表现为低密度液性或软组织密度影充满中耳乳突腔内，可见邻近乳突周围骨膜下类圆形或椭圆形的等低密度灶，乳突尖部骨质广泛性吸收破坏，增强后呈环形强化，中央部无强化低密度区为脓腔。

2. MRI 检查 中耳乳突窦腔内可见 T_1WI 呈等低信号、T_2WI 呈高信号影，颞骨骨膜下脓肿形成时，脓液在 T_1WI 上多呈等低信号，在 T_2WI 上呈高信号，DWI 序列上脓液呈弥散受限高信号影，周围脓肿壁均呈等低信号，增强后脓肿壁呈环形强化[1]。胆脂瘤、肉芽组织和脓液 MRI 信号比较，

T_1WI 信号均呈等低信号，信号强度为肉芽＞胆脂瘤＞脓液，T_2WI 上均呈高信号，信号强度为肉芽＜胆脂瘤＜脓液（见图 20-2-6，图 20-2-7）。

【诊断要点】

1. 继发于中耳炎，属中耳炎颅外并发症。

2. 患侧乳突区耳后红、肿、热、痛，可出现全身症状，如寒战、高热。

3. CT 骨窗可见乳突骨质破坏，邻近颞骨骨膜破坏伴骨膜增生硬化。

4. MRI 表现为环形强化，DWI 序列表现为脓腔内弥散受限的高信号影。

【鉴别诊断】

1. 急性中耳乳突炎 患者常为儿童，突然发病，有明显的耳痛、耳闷和耳胀感，多继发于上呼吸道和鼻咽部的感染。急性患者仅可见中耳乳突腔内液性密度影，无骨质吸收破坏。

2. 胆脂瘤型中耳乳突炎 病灶周围结构呈受压改变，多伴有骨质的吸收破坏，以发生于上鼓室外侧间隙最为典型，表现为骨膜嵴变钝，上鼓室外侧间隙增大。

3. 第一鳃裂瘘管伴脓肿形成 位置浅，常伴有皮肤瘘口，中耳乳突周围软组织肿胀伴脓肿形成，中耳乳突无骨破坏改变。

【研究现状与进展】

急性耳部感染性疾病如急性中耳炎，其并发症的发生与个体免疫状态和个体解剖等宿主因素有关，也与治疗不完整有关。并发症的发生可通过血行播散及沿已形成的通路（如前庭窗、蜗窗、内耳道或内淋巴管）扩散而来，并且通常被分为颅外和颅内并发症，颅外并发症又可分为颞骨外并发症和颞骨内并发症，本小节颞骨骨膜下脓肿属于颞骨外并发症。另外，如果中耳胆脂瘤破坏乳突尖骨质，炎症沿二腹肌向颌下间隙、咽旁间

隙扩散，进而沿颈深筋膜间隙扩散至纵隔，即为Mouret 脓肿，也属于颞骨外并发症的一种[2]。

参 考 文 献

[1] 王振常，鲜军舫. 头颈部影像学 - 耳鼻咽喉头颈外科卷. 北京：人民卫生出版社，2013.

[2] 中华医学会耳鼻咽喉头颈外科学分会耳科学组，中华耳鼻咽喉头颈外科杂志编辑委员会耳科组. 中耳炎临床分类和手术分型指南（2012）. 中华耳鼻咽喉头颈外科杂志，2013，48（2）：5.

二、迷路炎

【概述】

迷路炎（labyrinthitis）为细菌、病毒或其他病原体引起的内耳迷路的感染性病变，严重者可导致前庭、听觉功能不可恢复的损害。临床上根据迷路炎的发展过程，可将其分为局限性迷路炎（circumscribed labyrinthitis）、浆液性迷路炎（serous labyrinthitis）、化脓性迷路炎（suppurative labyrinthitis）、骨化性迷路炎（labyrinthitis ossificans）。主要病因包括慢性化脓性中耳炎、中耳炎继发胆脂瘤、脑膜炎（细菌性、病毒性、真菌性）、外伤、病毒感染、气压改变、手术、先天性迷路瘘及自身免疫性因素等，其中比较常见的原因有耳源性、脑膜炎源性及外伤性。感染来自鼓室的迷路炎通常为单侧，脑膜源性或血源性通常为双侧。最常见病因为中耳乳突的急、慢性感染性病变直接侵犯迷路。感染途径包括前庭窗、蜗窗、鼓岬、外半规管瘘管；也可由化脓性脑膜炎经蛛网膜下腔感染外淋巴液所致，多为化脓性迷路炎。在患细菌性脑膜炎的儿童中，有10%～13.9% 会继发永久性耳聋，为获得性感觉神经性耳聋的最常见原因[1]。

【病理学表现】

1. 局限性迷路炎 仅限于局部的骨迷路及其骨内膜，膜迷路本身常无炎症，可因炎性刺激发生眩晕等症状。

2. 浆液性迷路炎 可视为局限性迷路炎的进一步发展，炎症经骨内膜进入外淋巴腔，造成浆细胞和淋巴细胞浸润，因膜迷路组织结构尚未破坏，前庭及听觉功能可恢复正常。

3. 化脓性迷路炎 前两型迷路炎的加重恶化都可转化为化脓性迷路炎，使整个膜迷路内外淋巴腔充满脓液，以致内耳前庭和听觉终器发生不可逆性破坏。其组织病理学进程分为三期。

（1）急性期：细菌或其他毒性物质积聚在外淋巴腔内，引起急性炎性反应，进一步发展，脓液可进入内淋巴间隙，导致膜迷路坏死，随后浆液纤维蛋白沉积。

（2）纤维化期：外淋巴间隙内纤维肉芽组织增生。

（3）骨化期：从耳蜗基底圈开始，新骨逐渐形成，即发展为骨化性迷路炎（labyrinthitis ossificans）。

【影像学表现】

1. CT 检查

（1）局限性迷路炎：由迷路瘘管所致，可表现为局部骨迷路破坏。浆液性迷路炎中，CT 无法观察到迷路内腔的纤维化或出血、渗出物的沉积等，故浆液性迷路炎在 CT 上可无任何异常表现。

（2）化脓性迷路炎

1）急性和亚急性期：CT 上可显示正常。

2）慢性期：如急性期未缓解，则逐渐进入慢性期，导致迷路纤维化、骨化，整个病程跨度可达数月、数年。迷路感染发生 2 周后，可出现纤维物质在外淋巴腔内沉积，此时 CT 上仍无阳性发现。

3）骨化期：骨化早期可表现为骨螺旋板增厚或骨迷路内缘显示不清，随着病程的进展，迷路内腔的任一区域都可因骨质沉积而表现为均匀或不均匀的骨性密度增多及迷路内腔的狭窄甚至消失，这在有长期感觉神经性耳聋的患者最易观察到；骨质沉积的分布可为局灶性，也可为弥漫性，局灶性分布最常见于耳蜗底圈，如整个迷路内腔都被沉积的骨质填塞，则在 CT 上表现为岩尖区均匀一致的骨性密度，无内外淋巴间隙的低密度区[2]（图 22-1-1，图 22-1-2）。

2. MRI 检查

（1）局限性迷路炎及浆液性迷路炎可能观察到迷路内出血或渗出物沉积导致的液性信号消失，在 T_1WI 及 T_2WI 均表现为局灶或弥漫性的等低信号区，增强后迷路内轻微强化，如感染累及面神经或前庭蜗神经，可在增强像上观察到神经病理性强化。

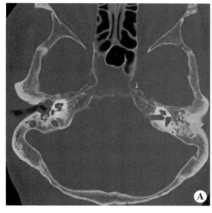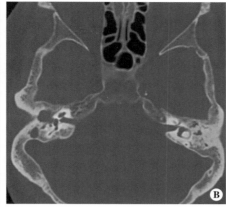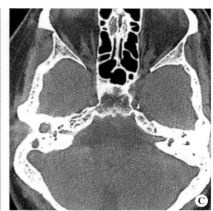

图 22-1-1　迷路炎

患者，女性，60岁。右侧耳堵感1周，伴间断眩晕4天。A、B. 颞骨CT横断面示右侧乳突呈板障型，右侧中耳鼓室及鼓窦内可见软组织密度影，周围骨质破坏，边缘硬化。右侧锤骨头及右侧砧骨显示不清，外侧半规管破坏。提示右侧中耳胆脂瘤。C. 颞骨CT横断面示右侧耳蜗底螺旋处的条状致密骨质沉积影，提示骨化期迷路炎

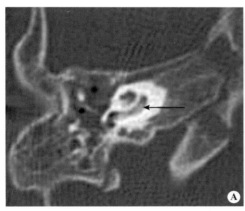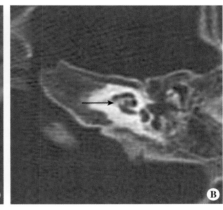

图 22-1-2　双侧骨化期迷路炎

患者，女性，4岁。双侧听力下降2年。A、B. 颞骨CT示双侧中耳鼓室、鼓窦及乳突气房内气体密度影消失，可见稍高密度影。右侧听骨链不完整。双侧耳蜗底螺旋内可见条状致密影，提示骨质沉积

（2）化脓性迷路炎

1）急性和亚急性期：MRI上唯一的影像发现可能为增强后正常无强化的迷路液性区域出现强化，原因可能为毛细血管内皮细胞坏死导致迷路-血屏障破坏。这种强化通常很轻微，与迷路内神经鞘瘤表现出的局灶、显著性的强化明显不同。迷路炎的强化时间可较长，可持续至症状减轻后的6个月。如合并面瘫，可出现面神经病理性强化，迷路节段性的强化也并不少见。耳聋的性质可反映耳蜗受累的程度，高频感觉神经性耳聋提示耳蜗底圈受累，低频听力损失则提示病变累及顶圈。

2）慢性期：表现为正常迷路腔内外淋巴间隙的液性信号消失，在蜗尖处最易观察到，在这一时期增

强MRI上可观察到持续性的强化（图22-1-3A、B）。

3）骨化期：MRI上的典型表现同样为迷路液性信号消失，根据迷路骨化的程度，T_2WI上低信号区的位置与CT上迷路腔内的骨性成分相对应，如迷路完全骨化，则岩尖区可表现为均匀一致的无信号区，无法辨别迷路形态（图22-1-3C）。在MRI增强图像上，原有骨迷路及迷路内腔骨质沉积区域均为无强化低信号区，如迷路内仍有脓液聚集或肉芽肿形成，可有局灶性的强化。

3. 内耳水成像序列可使层厚更薄，能提供更为清晰的图像，其三维重建的迷路形态可任意旋转，多方位观察，能提供更加立体、直观的信息（图22-1-3D）。

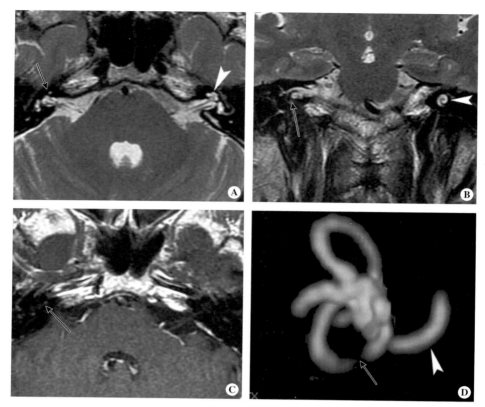

图 22-1-3 慢性期迷路炎

患者，男性，36 岁。外伤后右侧听力下降伴走路不稳 1 年。A ~ D. MR 平扫示右侧耳蜗螺旋显示欠佳，蜗尖外淋巴间隙的液性信号消失，仅隐约可见底螺旋，后半规管及水平半规管不连续，可见条样低信号影，于水平像更清晰地显示后半规管及水平半规管不完整，仅可见底圈，提示为右侧慢性期或骨化期迷路炎

【诊断要点】

1. 通常存在中耳炎或脑膜炎等迷路附近感染灶。

2. 有与各时期迷路炎相对应的典型的听觉及前庭功能受损症状。

3. 迷路骨化期以前，CT 上可无任何异常。骨化性迷路炎表现为迷路内腔不同程度的高密度骨质沉积。

4. MRI 上可观察到迷路内腔液性信号消失，纤维物质沉积在 T_1WI、T_2WI 上呈等信号或低信号，骨质沉积则均为无信号区。

5. 迷路内的骨质沉积表现为 CT 上的高密度区，与 MRI 上迷路内无信号区的位置相对应。内外淋巴间隙逐渐狭窄、消失。

6. 根据纤维化、肉芽组织分布及程度的不同，MRI 增强后表现为局灶或弥漫性的轻到中度强化，边界模糊，骨化区域均为无强化的低信号区。

7. 单侧发病者与健侧对比观察更容易诊断。

【鉴别诊断】

1. Michel 畸形 耳蜗和前庭缺如，听囊的外壁扁平。当迷路骨化较为严重弥漫时，CT 上可出现迷路"白化"，表现为迷路区均匀一致的骨质密度增高，难以与 Michel 畸形或耳蜗未发育或发育不全相鉴别。鉴别要点在于听囊的直径，获得性迷路骨化者其大小正常，而先天性畸形者则短小；Michel 畸形者迷路的外侧缘平整或向内凹陷，迷路骨化者外半规管则向外突出。同时要结合病史，迷路炎患者表现为渐进性的听力下降及前庭功能缺失[3]。

2. 耳蜗型耳硬化症 听力图有特征性表现，前庭功能完好。耳蜗周围骨质内局灶性低密度影，典型的表现为"双环征"。

3. 迷路内肿瘤 以迷路内神经鞘瘤为主。好发于耳蜗底圈、中圈；于 T_2WI 上呈迷路内软组织块影，边界清楚锐利；增强后 T_1WI 显示局灶性明显、均匀强化[3]。

【研究现状与进展】

对于局限性、浆液性迷路炎及化脓性迷路炎的急性期，CT 检查的价值在于排除可能导致迷路

感染的占位性病变及与迷路炎相关的中耳乳突炎、异常的脑膜强化等，同时可观察到外半规管瘘或某些导致中耳与迷路之间异常交通的先天性畸形。MRI 可能观察到迷路内腔局部液性信号消失伴增强后轻度强化，提示浆液纤维素等物质的沉积，但大多数仍无阳性发现。当病程发展至化脓性迷路炎后期，即成骨期时，平扫 CT 或 MRI 都可用于判断骨化性迷路炎患者内耳骨质沉积的程度，如将两者结合起来观察则更有确诊价值。增强 MRI 还可显示受侵迷路或前庭蜗神经的异常增粗或强化，在纤维化或骨化较严重的迷路内也仍可观察到因脓液、肉芽组织残留引起的局灶性强化。总的来说，MRI 诊断迷路炎较 CT 更为敏感，为首选检查方法。CT 显示迷路骨质改变优于 MRI，可作为重要的补充检查手段。对于计划行人工耳蜗移植的迷路炎患者，影像评价尤为重要。迷路内骨质沉积可影响人工耳蜗电极顺利进入蜗窗龛。特别是当双侧病变程度不一时，手术医师可选择病变较轻侧进行人工耳蜗植入[1, 4]。

参 考 文 献

[1] Lin HY, Fan YK, Wu KC, et al. The incidence of tympanogenic labyrinthitis ossificans. J Laryngol Otol, 2014, 128（7）: 618-620.

[2] Ruiz AP, Garcia GJM. Labyrinthitis ossificans in a cochlear implant patient with Usher syndrome. Otol Neurotol, 2013, 34（3）: 10-11.

[3] Körner H. Inflammatory diseases of the petrous portion of the temporal bone. Radiology, 2014, 54（4）: 336-339.

[4] 王振常, 鲜军舫, 张征宇. 同仁耳鼻咽喉头颈外科影像诊断手册. 北京: 人民军医出版社, 2013.

（郑梅竹　夏　爽）

三、岩尖炎

【概述】

颞骨岩尖在解剖学上与重要的神经和血管结构紧密相关。因此，岩尖感染可导致严重的神经损害。由于岩尖部广泛气化和存在丰富的骨髓，其易发感染或炎症，通常与乳突炎联合存在。炎症可蔓延至走行有第Ⅵ对脑神经和半月神经节的 Dorello 管，引起"岩尖综合征"的三联征：外直肌麻痹、眶后疼痛及耳漏。同时存在耳漏和深部

疼痛应怀疑岩尖炎。由于急性中耳炎的早期抗生素应用，岩尖炎的发病率较低[1]。

【病理学表现】

引起岩尖炎的最常见病原体是铜绿假单胞菌。急性岩尖炎通常在短时间内迅速发展，是由于正常气化的岩尖气房系统被突然阻塞。乳突气房至岩尖部可见脓液及新生肉芽组织，邻近骨质破坏，波及邻近脑膜，脑膜增厚的改变。脓液中可见致病菌、坏死组织及脓细胞等，岩尖气房间隔骨质破坏。血栓性静脉炎或直接感染扩散累及邻近脑膜、Meckel 腔和海绵窦导致的相关脑神经麻痹。

【影像学表现】

1. CT 检查　岩尖部气房消失或含气下降，可见软组织或液性密度病变充填岩尖部气房，气房间隔破坏，岩尖部骨小梁破坏即为汇合性岩尖炎，累及范围大小不等，边缘不清，可呈类圆形，也可呈片状不规则形。邻近骨迷路、颈静脉窝、颈动脉管或内耳道可受累（图 22-1-4A、B）。

2. MRI 检查　岩尖部病变在 T_1WI 呈等低信号，信号往往不均匀，T_2WI 呈高信号，边界欠清晰，脓肿形成时，DWI 呈弥散受限高信号影，增强后扫描病灶有边缘强化，邻近脑膜有强化。严重者可合并硬膜下脓肿，甚至颅内脓肿。同侧 Meckel 腔和海绵窦有强化[2, 3]（图 22-1-4C ～ E）。

【诊断要点】

1. 定义　感染源在岩尖气房伴有小梁不完整和脑膜受累。

2. 影像　CT 示汇合性岩尖炎，岩尖气房小梁破坏，汇合性尖部气房中存在蜂窝织炎和脓肿。

3. Gradenigo 综合征　岩尖炎相关临床三联征包括中耳乳突炎、第Ⅵ对脑神经麻痹和深部面痛。

【鉴别诊断】

1. 胆固醇肉芽肿　呈边界清楚的膨胀性生长合并岩尖小梁破坏，MRI 的 T_1WI 及 T_2WI 均呈高信号。

2. 先天性胆脂瘤　呈边界清楚的膨胀性生长，MRI 的 T_1WI 呈低信号，周围骨质破坏伴骨质硬化，无强化，无脑膜强化。

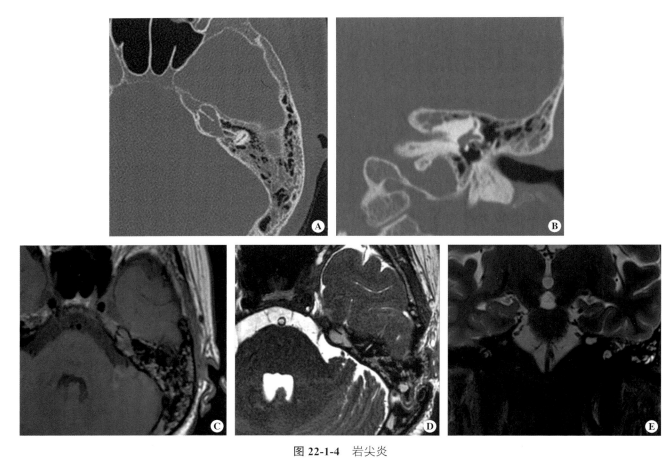

图 22-1-4 岩尖炎

患者，女性，56 岁。左侧耳痛、三叉神经痛、面部发麻及不适 1 年余。A、B. CT 平扫示左侧中耳乳突气房内可见软组织密度影，左侧岩尖气房内可见软组织密度影；C ～ E. MRI 平扫示左侧岩尖于 T_1WI 上呈等信号，于 T_2WI 上呈稍高信号，于冠状面 T_2 压脂序列上呈等信号

【研究现状与进展】

诊断可依据颞骨 CT 确认，CT 显示乳突气房系统及岩尖部浑浊不透明，海绵窦增强，以及岩尖内骨质破坏。颞骨的钆增强高分辨率 MRI 将显示 T_1WI 低信号、T_2WI 高信号及环形增强。MRI 结果对于鉴别岩尖炎与其他岩尖病变非常重要。在有了抗生素的时代，由于常规应用抗生素治疗中耳炎，急性岩尖炎的发病率已大幅降低。

参 考 文 献

[1] 王振常. 中华临床医学影像学 - 头颈分册. 北京：北京大学医学出版社，2016.
[2] 李文华. 头颈部疾病影像鉴别诊断. 北京：化学工业出版社，2007.
[3] Harnsberger HR. 头颈百例疾病影像诊断精粹. 王振常，鲜军舫，译. 北京：北京大学医学出版社，2006.

四、面神经炎

【概述】

面神经炎（facial neuritis）可分为细菌性面神经炎和病毒性面神经炎两种类型。细菌性面神经炎通常伴有细菌性脑膜炎；病毒性面神经炎常见于 Bell 麻痹及 Ramsay-Hunt 综合征，临床上以 Bell 麻痹较多见，一般由单纯疱疹病毒引起[1]。Ramsay-Hunt 综合征比较少见，是由水痘 - 带状疱疹病毒感染引起的多发性脑神经炎症，最常累及面神经。致病因素有：①面神经直接受病毒和细菌感染；②邻近组织炎症蔓延至面神经，包括坏死性外耳道炎、中耳乳突炎、腮腺炎（图 22-1-5）、栓塞性海绵窦炎等；③头面部疱疹病毒感染等。

【病理学表现】

面神经炎的病理学改变包括面神经间质水肿、炎性细胞浸润、神经变性（弥漫性面神经脱髓鞘）、嗜神经病毒颗粒和出血。内听道底和迷路段面神经管狭窄，同时缺乏血管吻合，为最易受损和受损最严重的部位[2]。

【影像学表现】

临床典型 Bell 面瘫一般不进行影像学检查，对于面瘫持续 2 个月以上、复发性面瘫和缓慢进

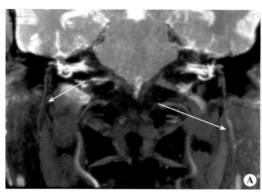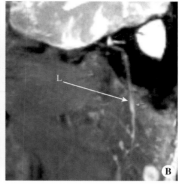

图 22-1-5　面神经炎（1）

老年患者，男性，左侧腮腺炎症。A、B. MR 平扫，与右侧相比，左侧面神经腮腺段不均匀增粗，信号较对侧略增高

展性面瘫患者影像学检查较为重要，以排除面神经炎以外的其他面神经疾病。

1. CT 检查　慢性中耳炎伴胆脂瘤或肉芽及坏死性外耳道炎，CT 检查可发现面神经管骨壁的异常改变，以面神经管 MPR 图像显示更为直观。

2. MRI 检查　大多数患者在面瘫出现 10 天内行 MRI 检查可发现面神经炎的典型表现。MRI 平扫图像上表现为受累段面神经弥漫性增粗，T_2WI

信号较对侧增高，增强后伴有强化，尤其应仔细观察最易受损的内听道底和迷路段面神经，且需双侧对比观察。面神经膝状神经窝、鼓室段和乳突段周围有丰富的神经周围血管丛，正常情况下也可出现轻度强化，但面神经无增粗，且双侧对称。一般性中耳炎波及面神经时，MRI 平扫通常无异常发现，MRI 增强可发现受累面神经增粗、强化的程度较对侧明显[3]（图 22-1-6，图 22-1-7）。

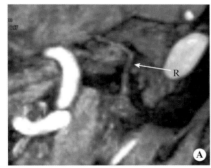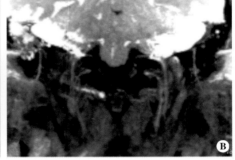

图 22-1-6　面神经炎（2）

患者，男性，30 岁。突发面瘫 1 天。A. MR 增强示右侧面神经水平段及垂直段增粗，轻度强化；B. 水成像示右侧面神经颞骨内走行段较左侧粗。右侧中耳及右侧乳突可见团状高信号，提示炎症

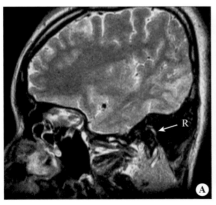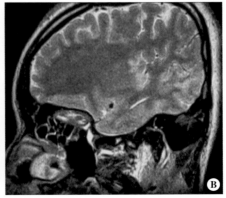

图 22-1-7　面神经炎（3）

老年患者，女性。A、B. 重建 T_2WI 示右侧面神经较左侧增粗，提示面神经炎

【诊断要点】

临床怀疑面神经炎但确诊困难时，行 MRI 增强扫描有助于明确诊断。

【鉴别诊断】

面神经鞘瘤：周围性面瘫可以只是面神经鞘瘤的唯一症状，有时可被误诊为 Bell 麻痹。MRI 显示面神经局限性结节状增粗时要高度怀疑面神经鞘瘤，而 Bell 麻痹引起的面瘫常急性发作，通常只表现为颞骨内面神经节段性异常强化，一般没有面神经增粗或仅有轻度增粗，不会有结节状改变。

【研究现状与进展】

多种 MR 技术可以清晰地显示面神经炎。就观察者间的一致性而言，增强三维 T_1WI 容积各向同性快速自旋回波成像（contrast-enhanced three-dimensional T_1-weighted volumetric isotropic turbo spin echo acquisition，CE 3D T_1-VISTA）优于增强 T_1WI 快速自旋回波（turbo spin echo，TSE）成像。采用 CE 3D T_1-VISTA 成像可提高面神经炎的诊断性能。CE 3D T_1-VISTA 具有无须额外扫描即可自由重建的优点。因此，对于单侧面瘫患者，CE 3D T_1-VISTA 有帮助，并且可在静脉注射对比剂后常规获得[3]。

参 考 文 献

[1] Mafee M，Valvassori G，Becker M. Valvassori 头颈影像学. 第 2 版. 刘怀军，等译. 北京：中国医药科技出版社，2011.

[2] 沙炎，罗德红，李恒国. 头颈部影像学 - 耳鼻咽喉头颈外科卷. 北京：人民卫生出版社，2014.

[3] Yun SJ，Ryu CW，Jahng GH，et al. Usefulness of contrast-enhanced 3-dimensional T_1-VISTA in the diagnosis of facial neuritis：comparison with contrast-enhanced T_1-TSE. J Neuroradiol，2015，42（2）：93-98.

（郑梅竹　王静石　夏　爽）

第二节　中耳炎颅内并发症

【概述】

中耳炎颅内并发症发病频率由高到低依次排列：乙状窦病变（包括乙状窦周围脓肿和乙状窦血栓性静脉炎）、耳源性脑膜炎、脑脓肿，硬脑膜外脓肿（不包括乙状窦周围脓肿）、脑炎、脑积水、蛛网膜炎等。此外，还有一种与难治性中耳炎相关的颅内并发症，颅内肥厚性硬脑膜炎（hypertrophic cranial pachymeningitis，HP）又称为颅内肥厚性硬脑膜血管炎。中耳肉芽或积液的小血管炎可通过多种途径扩散到硬脑膜，并导致继发性 HP，与其他颅内并发症播散途径基本相同[1][具体包括破损的鼓室被盖；颞骨缝或裂隙；内耳包括迷路和前庭；通过静脉回流局部循环，与中耳和（或）颅后窝硬脑膜相连]。

【病理学表现】

长期感染时，肿胀的黏膜内层和潴留的分泌物会对骨质产生机械性压迫，并出现充血和局部酸中毒。这导致乳突内破骨细胞活跃，产生脱钙和骨质吸收，发展至融合性乳突炎的阶段。随着炎症过程进展，破骨细胞吸收其周围骨质并导致局部并发症。乳突小房的骨小梁、中耳和乳突顶（顶盖）、乙状窦板、面神经管是经常发生骨质流失的部位。造成这些部位骨质流失的原因是这些部位的骨质较薄。

感染性病变基本扩散途径如下[2,3]。

1. 经受侵蚀的骨壁播散　此为最常见的传播途径（本书中大部分病例是此传播途径）。感染扩散至颅内后，大多先形成硬脑膜外脓肿、硬脑膜下脓肿或乙状窦周围脓肿、乙状窦脓肿等，以后进一步侵入脑组织。当鼓室、鼓窦盖或乳突天盖、乙状窦板或陶特曼三角区等被胆脂瘤骨炎所破坏，中耳乳突腔便与颅中窝或颅后窝相通；乙状窦感染合并颞叶脑脓肿者也不少见。岩锥炎时，病变可穿破岩部的骨壁，与颅中窝或颅后窝相通，引起硬脑膜外脓肿。乳突外侧骨壁或乳突内侧壁穿破时，可以形成耳后骨膜下脓肿（postauricular subperiosteal abscess）；有的脓液可沿胸锁乳突肌、二腹肌向颈深部、咽侧隙蔓延，在局部形成脓肿。感染或细菌毒素可经破损的骨半规管或鼓岬侵犯内耳，引起迷路炎。

2. 血行途径　中耳黏膜内的小血管、乳突导血管及骨小管中的小静脉与脑膜、脑组织表面的血管相交通，感染可由此蔓延至颅内。方式：①通过血流直接运载感染物，形成静脉炎，并产生血栓；②产生败血症、脓毒血症后，感染颅内。由这种方式引起的感染，中耳的骨壁可能完整无缺或甚为坚实，而颅内感染却已广泛发展。

3. 经正常解剖途径　中耳炎症可循前庭窗和

蜗窗侵犯内耳产生迷路炎。化脓性迷路炎，再经蜗水管、前庭水管传播于颅内，大多引起小脑脓肿。

【影像学表现】

1. CT 检查

（1）乙状窦血栓性静脉炎：鼓室上隐窝和乳突窦骨质重塑，受累侧乙状窦板骨质不完整，连续性中断（图 22-2-1A）。增强 CT 显示乙状窦内条状无强化稍低密度影。

（2）化脓性脑膜炎：早期 CT 平扫表现正常，增强后可见脑膜异常强化，可有程度不一的脑水肿；晚期可出现交通性脑积水、脑软化及脑萎缩。

（3）脑脓肿：早期见脑内片状的边缘模糊的低密度阴影，增强后呈斑片状或脑回状强化。脓肿形成后见囊性低密度灶，增强后脓肿壁明显强化。脓肿壁厚薄均匀是其特征。少部分脓腔内可见气泡或气液平面。

（4）硬膜下或硬膜外积脓：可见脑凸面或大脑镰旁的新月形或梭形的低密度阴影，增强后脑膜呈均匀一致的明显强化，脓液不强化。

2. MRI 检查

（1）乙状窦血栓性静脉炎：横窦和乙状窦的结合处增强程度减低，提示有血栓形成（图 22-2-1B、C，图 22-2-2）。

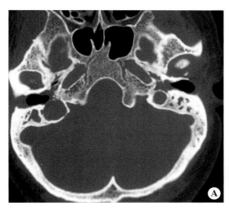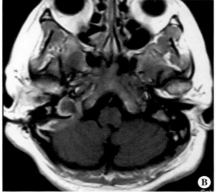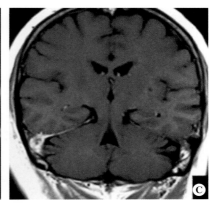

图 22-2-1 乙状窦血栓性静脉炎

患者，女性，63 岁。双侧中耳炎 5 年，头晕 1 个月余。A. 颞骨 CT 示双侧中耳鼓室及双侧乳突内可见软组织密度影，右侧颈静脉孔增大，后壁骨质不完整；B、C. MRI 示右侧乙状窦及右侧颈静脉颅内段内可见稍低信号影，提示血栓形成

（2）化脓性脑膜炎：①早期 MRI 平扫可无异常表现。随病变进展，T_2WI 和 FLAIR 可以显示脑沟、脑裂、脑池内脓性分泌物略高于正常脑脊液信号。增强扫描可见脑膜明显强化。强化的脑膜可表现为局限性增厚，并可伸入脑沟内。脑膜强化是化脓性脑膜炎最重要的诊断依据（图 22-2-2D）。②晚期由于蛛网膜粘连可导致交通性脑积水或梗阻性脑积水。

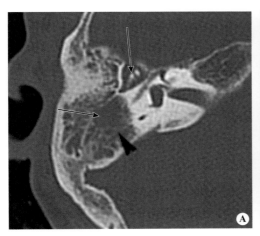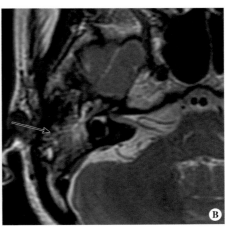

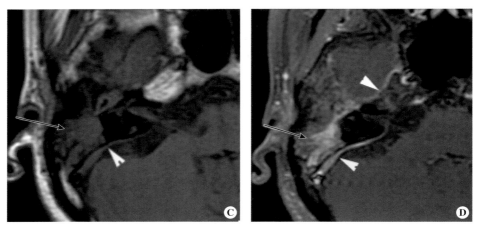

图 22-2-2　右侧慢性骨疡型中耳乳突炎并脑膜炎和乙状窦血栓形成

患者，男性，38 岁。右耳流脓 7 年余，听力下降 4 年，最近出现眩晕。A. 颞骨 CT 示右侧中耳鼓室（黑色箭头）及右侧乳突内可见稍高密度影，右侧乳突骨质虫蚀样溶解，无膨胀改变，提示骨疡型中耳炎；B、C. MRI 平扫示右侧乳突内病变呈稍长 T_1 长 T_2 信号影，于增强后明显强化；D. MRI 增强扫描示邻近小脑及颞窝处脑膜呈线样明显强化

（3）硬膜下或硬膜外积脓：脑凸面或大脑镰旁的梭形或新月形长 T_1 长 T_2 信号，T_2WI 脓液信号略高于脑脊液信号，DWI 脓液呈高信号，增强后脓肿壁呈均匀一致的环形强化，有不同程度的占位效应（图 22-2-3）。

（4）脑脓肿：好发于小脑半球或颞叶。

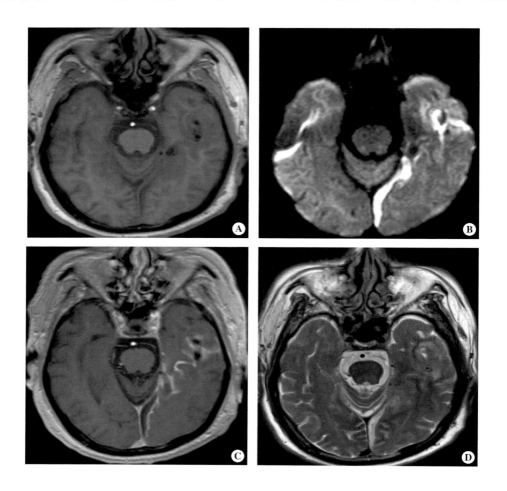

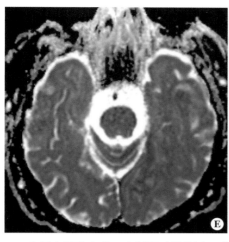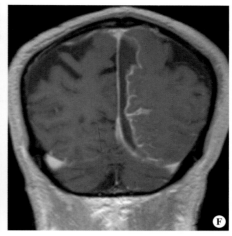

图 22-2-3　左侧中耳乳突炎、左侧颞叶脑脓肿、化脓性脑膜炎、硬膜下积脓、双侧额顶叶硬膜下积液

患者，男性，85 岁。头痛 2 个月，加重 1 周。A，B. 左侧颞叶部分脑回增厚呈稍长 T_1 稍长 T_2 信号影，T_1WI 上可见多发点状低信号影，提示为气体；C，D. 小脑幕缘增厚，呈条状稍长 T_1 稍长 T_2 信号影，于 DWI 上呈高信号，ADC 值减低，于 DWI 上亦可见左侧颞部及大脑镰处高信号影；E，F. 左侧颞叶病灶呈环形强化，左侧颞部、左侧小脑幕、大脑镰硬脑膜增厚，明显强化。左侧顶叶、颞叶、枕叶部分软脑膜明显强化

1）早期为急性脑炎表现，呈不规则形边缘模糊的长 T_1 长 T_2 信号，常有轻到中度占位效应，增强扫描早期病灶强化不明显，随着炎症的进一步发展增强后可见斑片状或脑回状强化。

2）脓肿形成期，在大片状长 T_1 长 T_2 信号中可见环状等 T_1 稍短 T_2 信号，中心为长 T_1 长 T_2 信号，在 DWI 上呈高信号；增强扫描呈明显环状强化，环厚薄均匀是其特征（图 22-2-3C）。

3）脓肿周围脑水肿呈长 T_1 长 T_2 信号，有程度不一的占位效应。

4）小脓肿常呈结节状或小环形强化。

（5）颅内肥厚性硬脑膜炎：增强 MRI 可用于诊断颅内肥厚性硬脑膜炎。钆增强 T_1 加权 MRI 显示硬脑膜增厚，明显强化。轴位 T_2WI 可用来观察中耳和乳突腔的炎症[1]（图 22-2-4，图 22-2-5）。

【诊断要点】

1. 急性感染全身中毒的症状和体征有发热、寒战、全身乏力、肌肉酸痛、食欲缺乏、头痛、嗜睡等；脑膜刺激征：颈部抵抗、克尼格征和布鲁辛斯基征阳性。

2. 常伴有耳部化脓性感染性病灶。实验室检查示血白细胞计数增高，以中性粒细胞为主。

3. CT 检查多见受累侧颅底骨质破坏。MR 增强检查可见相应部位脓肿表现及环形强化，脓肿壁厚度均匀。

【鉴别诊断】

1. 化脓性脑膜炎主要应与脑膜转移瘤相鉴别，如其他部位原发肿瘤病史；多发，环状强化，周围可有大面积脑水肿。

2. 硬膜下或硬膜外积脓主要应与硬膜下或硬膜外积液和血肿相鉴别。

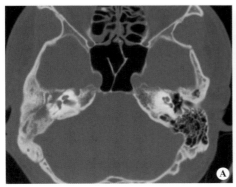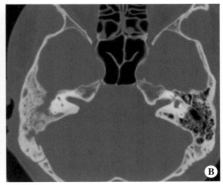

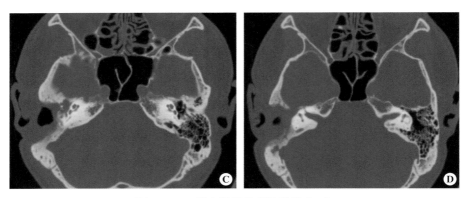

图 22-2-4　颅内肥厚性硬脑膜炎（1）

患者，男性，40岁。右颞部头痛，低热2周，3个月前行中耳炎手术。A、B. 术前颞骨薄层CT示右侧颞骨乳突呈硬化型，右侧中耳鼓室及鼓窦内可见软组织密度影，右侧鼓室顶盖骨质不完整，外侧半规管受侵，右侧听小骨链完整；C、D. 术后颞骨CT示右侧颞骨乳突部骨质结构不完整，右侧听小骨链结构不完整。右侧鼓室顶盖破损更明显

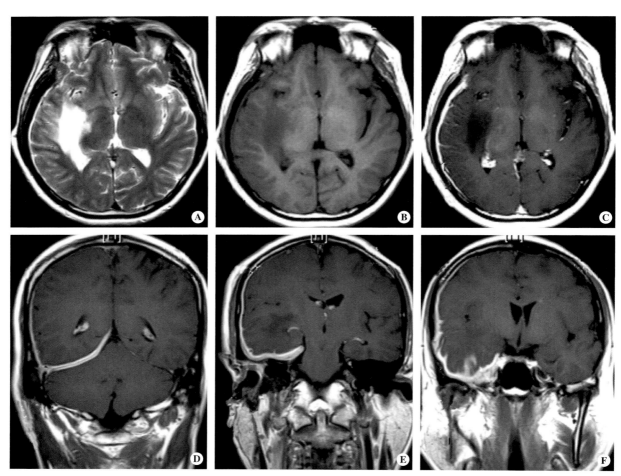

图 22-2-5　颅内肥厚性硬脑膜炎（2）

A、B. 上述患者MR平扫示右侧颞部硬脑膜增厚，T_1WI 呈等信号，T_2WI 呈高信号，右侧颞叶可见片状长 T_1 长 T_2 信号影，边界不清，提示为脑水肿；C～F. 增强检查示右侧颞部及右侧小脑幕缘硬脑膜明显强化

3. 脑脓肿主要应与肿瘤坏死、囊变相鉴别，通常脓肿壁厚薄均匀，肿瘤囊变后其壁厚薄不均。

【研究现状与进展】

对抗生素有反应的单纯性急性中耳炎或中耳乳突炎通常需要影像学检查。无鼓膜穿孔并且无法获得细菌培养所需的组织样本时，最初的经验性抗生素治疗可能无效。这些病例和其他急诊室低危患者可以行CT平扫来确切地排除融合性乳突炎。即使是低危患者，融合性乳突炎也会行手术治疗，而且最好行增强CT检查。增强CT不仅可以诊断早期骨质流失，也可以诊断其他并发症，如颅内扩散、静脉受累和软组织扩散。应该选择合适的扫描时间进行增强CT扫描以检测静脉和动脉并发症。由于MRI对骨质流失的敏感度低，因此在对疾病进行最初的分类时不宜应用MRI检查。其他适应证包括病因病理学诊断（如鼻咽部肿物）和其他并发症（如迷路炎和面神经受累），以及对抗生素实验反应的评估。MR成像应当包括MR静脉造影和MR血管造影。另外，对于可能存在的颅内和颅外脓肿，可以增加弥散加权成像进行诊断。也可以采用脂肪抑制增强 T_1WI 成像或强化前、后标准 T_1WI 成像扫描[1, 4]。

参 考 文 献

[1] Peng A，Yang X，Wu W，et al. Anti-neutrophil cytoplasmic antibody-associated hypertrophic cranial pachymeningitis and otitis media：a review of literature. Eur Arch Otorhinolaryngol，2018，275（12）：2915-2923.

[2] Mafee M，Valvassori G，Becker M. Valvassori 头颈影像学. 第 2 版. 刘怀军，等译. 北京：中国医药科技出版社，2011.

[3] 黄选兆，汪吉宝，孔维佳. 实用耳鼻咽喉头颈外科学. 第 2 版. 北京：人民卫生出版社，2008.

[4] Er A，Erdağ TK，Çağlar A，et al. Luc abscess：an extraordinary complication of acute otitis media. Am J Emerg Med，2016，34（1）：117.e1-117.e3.

（郑梅竹　夏　爽）

第三节　中耳炎后遗性疾病

一、不张性 / 粘连性中耳炎

【概述】

粘连性中耳炎又称为不张性中耳炎，是指各种原因导致的中耳传音结构之间及其与鼓室壁间纤维化、粘连而成，从而引起中耳传音结构系统运动障碍，导致传导性耳聋。粘连多位于中鼓室后份，鼓膜变厚，与鼓岬粘连，听骨可单个或完全被粘连在前庭窗周围，纤维组织将镫骨和砧骨长脚一起包埋在前庭窗上，前庭窗可部分或完全被封闭。组织学检查黏膜上皮下为坚实的纤维组织，其内可有钙化或新骨形成，但比鼓室硬化少得多，两者病理很难区别。听骨亦可部分吸收，听骨链中断。粘连性中耳炎是中耳内纤维组织增生或瘢痕形成，是既往中耳炎症的结果，常于儿童时期发病。临床主要症状可表现为听力减退，多为传导性，少数为混合性，甚至全聋。内耳损害的主要原因为中耳炎性毒素透过蜗窗进入内耳，患者常有耳鸣、眩晕，后者可能与咽鼓管狭窄或者阻塞有关[1]。

【病理学表现】

渗出期主要表现为急性炎性细胞浸润和炎性渗出物，黏膜上皮增生，上皮下间质充血、水肿，鼓室和乳突气房、蜗窗和前庭窗龛内渗出物积存，听骨被渗出物所包围，鼓膜张肌充血，炎细胞浸润，鼓膜亦增厚、肿胀；炎性肉芽组织期主要表现为炎性肉芽组织增生，新生血管丰富，在鼓室、听骨旁可见大量的炎性肉芽组织，乳突气房可见炎性肉芽组织充塞；组织细胞反应期主要表现为中耳黏膜和黏膜下组织渗液中以大量的泡沫细胞增生为主，泡沫细胞可出现在听骨周围的纤维结缔组织中，可存在于乳突气房或鼓室内；胶原纤维增生期主要表现是鼓室纤维化、粘连，乳突气房充填纤维结缔组织，尤以成纤维细胞增生为著，同时伴有炎细胞浸润，鼓室被纤维结缔组织粘连带分隔，形成大小不等的囊腔，鼓膜内陷，与鼓岬粘连，蜗窗和前庭窗部分或全部为纤维结缔组织所充填闭塞[2]。

【影像学表现】

颞骨CT可表现为非特异性乳突气房气化不良，乳突气房、乳突窦及鼓室内可见条片状密度增高影，听小骨可被略高密度纤维肉芽组织包绕，可显示鼓膜的内陷或倒塌，通常是由于咽鼓管功能不良引起鼓室负压而导致的；不张性中耳炎常不伴有中耳渗液，不张的范围可以是局限的，也可以是广泛的，因为不张的程度不同，局限性的鼓膜不张可伴或不伴有内陷袋的形成；CT上可表现为鼓室纤维化、粘连，乳突气房充填略高密度纤维结缔组织，鼓室被纤维结缔组织粘连带分隔，形成大小不等的囊腔，鼓膜内陷，重度不张性中耳炎常有鼓膜内陷袋，内陷的位置可以是紧张部、松弛部或者两者均可，内陷袋如果持续存在将引起听力损失和听骨链中断，鼓膜内陷可分为轻度内陷，内陷与听骨粘连，内陷与鼓室粘连，与鼓岬粘连，蜗窗和前庭窗部分或全部软组织密度所充填闭塞，与鼓窦粘连，最终可伴有角化物聚集，胆脂瘤形成（图 22-3-1）。

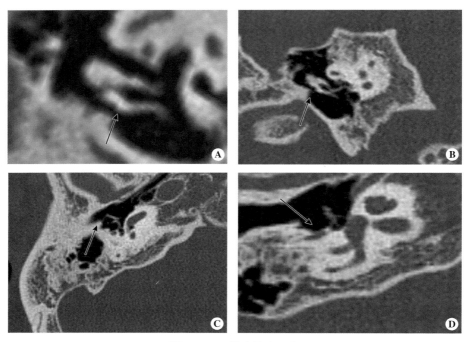

图 22-3-1　粘连性中耳炎
A. 颞骨 CT 示正常锤骨柄与砧骨长脚呈大致平行关系（箭头）；B、C. 粘连性中耳炎患者颞骨 CT 示锤骨柄与砧骨长脚明显靠近（箭头）；
D. 另一患者颞骨 CT 示一粘连带与镫骨后脚相连（箭头），而正常镫骨肌与镫骨颈部相连，从而将二者区别开来

【诊断要点】

1. 临床症状多见听力减退，呈传导性耳聋，多伴耳鸣。

2. 内镜检查示鼓膜完整、浑浊、内陷、钙斑、增厚或萎缩；鼓膜与鼓岬不规则粘连，活动度差。如鼓膜萎缩变薄，呈袋形内陷时，可清楚见到鼓室内结构，易误诊为鼓膜穿孔。

3. 咽鼓管功能多有障碍，声阻抗检查见鼓室压力曲线为 B 型，镫骨肌反射消失。

4. 颞骨 CT 示乳突气化不良。

【鉴别诊断】

1. 鼓室硬化　和粘连性中耳炎都是中耳炎迁延导致的非活动性不可逆性病变，以透明样变性、钙化为主甚至出现骨化者，为鼓室硬化，鼓室硬化斑块出现钙化或骨化后，在 HRCT 上可明确诊断，鼓室硬化玻璃样变物质沉积最常见的部位有鼓膜、岬部黏膜、上鼓室周围，并且常围绕并固定听骨链，CT 表现为鼓膜内点状或线状高密度影（图 22-3-2）。

2. 耳硬化症　可分为耳蜗型和前庭窗型，前庭窗型耳硬化症的典型表现为局限于前庭窗前方的异常骨性密度影，可伴有镫骨底板增厚，鼓膜正常，鼓膜和（或）鼓室内一般不会出现硬化斑块，乳突多为气化型。耳蜗型耳硬化症表现为耳蜗周围骨质内局灶性低密度影，典型的表现为双环征。

【研究现状与进展】

粘连性中耳炎通常由分泌性中耳炎转化而来，以长期听力下降为主要症状，是经长期治疗或未经系统治疗，咽鼓管功能不良所导致的鼓膜与鼓室结构粘连，严重者鼓膜与鼓岬黏膜融合并上皮化。影像学检查尤其是高分辨率 CT 可显示为鼓室空间缩小并消失，乳突鼓室可存在密度增高影。

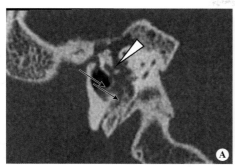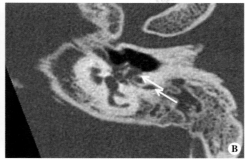

图 22-3-2　鼓室硬化（1）

A、B 分别为不同患者。A. 硬化性中耳炎患者颞骨 CT 示鼓膜钙化（箭头），镫骨长脚骨质部分侵蚀（白三角）；B. 粘连性中耳炎患者颞骨 CT 示镫骨包埋于组织粘连块中

参 考 文 献

[1] 中华医学会耳鼻咽喉头颈外科学分会耳科学组，中华耳鼻咽喉头颈外科杂志编辑委员会耳科组. 中耳炎临床分类和手术分型指南（2012）. 中华耳鼻咽喉头颈外科杂志，2013，48（2）：5.
[2] 黄德亮，姜泗长，杨伟炎，等. 粘连性中耳炎的颞骨组织病理学. 中华耳鼻咽喉科杂志，1996，31（5）：287-290.

二、鼓室硬化

【概述】

鼓室硬化是中耳鼓室腔黏膜在炎症等刺激下出现的病理生理变化，鼓室硬化的主要原因为感染、机械损伤，是一种长期慢性炎症引起的中耳黏膜固有层结缔组织退行性病变，大量钙质沉着在炎症修复组织内部，形成肉眼可见的坚硬斑块。在炎症稳定期，钙化的过程依然是渐进性的，常造成患者进行性的不可逆传导性听力损失，是引起传导性耳聋的重要原因之一，《中耳炎临床分类和手术分型指南（2012）》明确将鼓室硬化归类于中耳炎后遗疾病[1]。

【病理学表现】

光镜下主要表现为透明样变及钙磷沉积，电镜下表现为磷酸钙化合物及其周围胶原纤维，其以鼓膜和听骨链为最主要发病部位，鼓岬部、上鼓室等处也是其可能的原发部位。多数鼓室硬化病例是黏膜的长期慢性非特异性或特异性炎症（包括化脓性和非化脓性炎症）或急性感染反复发作的结果。一般在急性炎症期，鼓膜纤维层和中耳黏膜的固有层可见水肿及炎症细胞浸润，长期或反复感染后，成纤维细胞增生，水肿的固有层成为胶原结缔组织；随后，细胞成分和毛细血管逐渐消失，上述组织产生透明样变性，形成均匀的白色鱼鳞状物，称为鼓室硬化斑块，鼓室硬化灶可使前庭窗环韧带硬化、听骨韧带、镫骨肌腱骨化，斑块可以波及鼓岬和鼓窦，包绕镫骨、砧骨豆状突，广泛者可以累及蜗窗和咽鼓管口，以致中耳正常结构消失。在典型病例中，包绕镫骨的硬化灶常由许多鱼鳞状斑块层层融合而成。病灶不仅使传音结构固定，还可妨碍听骨血运，导致听骨链中断和不同程度的传导性耳聋。

【影像学表现】

鼓室硬化最特异性的 CT 表现是在鼓室鼓窦出现高密度钙化或骨化影像和（或）有鼓膜钙斑。高密度影可表现为点状、条状、斑片状、网格状，既可单独存在又可以与软组织影合并存在，CT 非特异性表现为鼓室鼓窦软组织影，听骨链毛糙、中断，乳突气房、乳突窦及鼓室内可见高密度影，听小骨被骨化病变包绕而显示模糊。HRCT 可以清晰显示耳部的细小结构和病变，可以很好地显示硬化斑块的形态、范围，并且能够对鼓室硬化斑块内的不同成分根据密度不同进行较好的分析，区别显示硬化斑块内的软组织影及钙化甚至骨化影，还可清晰显示硬化斑块与听骨链的关系和鼓室内的解剖标志及较为隐匿的空间，如鼓膜、前庭窗、蜗窗、鼓岬、蜗窗龛、面神经隐窝、鼓室窦等处的受累情况[2, 3]。

CT 可见中耳、上鼓室、鼓膜稍高密度影，病理上主要是玻璃样变、钙化纤维肉芽组织沉积（图 22-3-3），鼓室硬化玻璃样变物质沉积最常见的部位有鼓膜、岬部黏膜、上鼓室周围并且常围绕并固定听骨链（图 22-3-4），可表现为鼓膜内点状或线状高密度影，或与岬部形态相适应的条片影（图 22-3-5），上鼓室鼓室硬化表现为大的包绕听骨链的块状钙化影，正常的听骨链形态消失，上鼓室前上方的单发斑块能使锤骨头固定于鼓室盖（图 22-3-6）。

【诊断要点】

1. 临床表现，长期慢性中耳炎病史及传导性耳聋。

2. 耳镜检查可见鼓膜增厚伴或不伴鼓室硬化斑块。

3. 传导性耳聋与慢性炎性病变的程度不成比例。

4. 影像学表现，鼓室硬化的最特异性 CT 表现是在鼓室鼓窦出现高密度钙化或骨化影像，和（或）有鼓膜钙斑，高密度影可以表现为点状、条状、斑片状、网格状，既可单独存在，又可与软组织影共存。

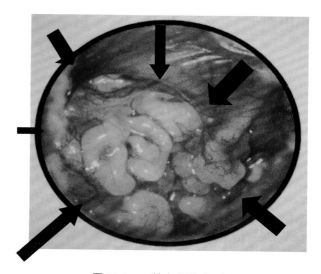

图 22-3-3 鼓室硬化（2）

右侧中耳鼓室硬化，耳镜所见：鼓膜有一较大穿孔（箭头），直接显示鼓室硬化形成的白色球状沉积物

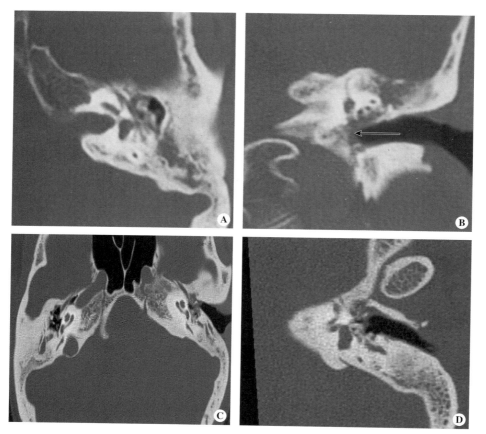

图 22-3-4 慢性鼓室硬化性中耳炎

A、B. 颞骨 CT 示左侧中耳腔由于鼓膜收缩（箭头）而变小。上鼓室周边骨质硬化并且使听骨链固定，乳突小房间隔增厚；

C、D. 另一患者颞骨 CT 示左侧中耳内软组织影包绕听小骨，使锤骨、砧骨、镫骨失去正常排列关系

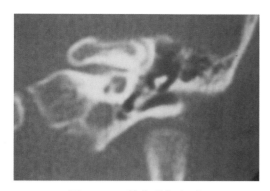

图 22-3-5　鼓室硬化（3）

左侧冠状 CT 示鼓膜增厚，呈斑块状高密度影，中耳及乳突气化良好

【鉴别诊断】

1. 耳硬化症　分为耳蜗型和前庭窗型，前庭窗型耳硬化症在 HRCT 的表现上与鼓室硬化的发生部位及表现上有相似之处，可表现为镫骨底板增厚，骨质结构影充填在前庭窗上，使前庭窗狭窄或呈封闭状，但是鼓膜正常，鼓膜和（或）鼓室内一般不会出现硬化斑块。乳突多为气化型。前庭窗型耳硬化症典型表现为局限于前庭窗前方的异常骨性密度影，常为双侧，女性多见；而前庭窗弥漫钙化更可能是鼓室硬化症。

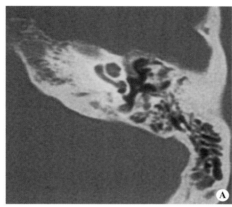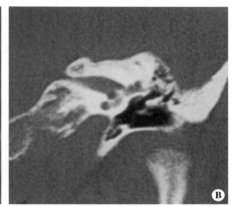

图 22-3-6　慢性中耳炎导致鼓室硬化症

A、B.CT 平扫示鼓室前上方的硬化斑块将听骨链固定于鼓室盖壁，外侧壁因回缩性囊袋影而模糊

2. 粘连性中耳炎　鼓室硬化和粘连性中耳炎都是中耳炎迁延过久导致的永久性、非活动性的不可逆性病变。其中以机化粘连为主者，称为粘连性中耳炎；而以透明样变性、钙化为主甚至出现骨化者，称为鼓室硬化。两者的临床症状和表现及病史极为相似。鼓室硬化斑块出现钙化或骨化后，在 HRCT 上可明确诊断，而在出现钙化或骨化之前，在 HRCT 上很难区分，均表现为鼓膜正常或增厚、内陷。鼓室内出现软组织密度影和骨壁、听骨链相连（图 22-3-1，图 22-3-2），鉴别方法主要通过病理或手术证实。

3. 慢性中耳炎　是引起鼓室硬化最常见的病因。鼓室、乳突窦及乳突气房内充填软组织密度影，乳突气房含气减少或消失；可有乳突及鼓室壁的骨质破坏，但不会出现钙化，表现为鼓膜增厚、内陷。鼓室和（或）乳突窦及乳突气房内充填软组织密度影，乳突气房含气减少或消失，鼓室及乳突内可以出现积液征象，听小骨破坏甚至消失，

少部分患者可有乳突及鼓室壁的骨质破坏，但不会出现钙化。

【研究现状与进展】

长期慢性中耳炎病史及 CT 显示中耳乳突腔（包括鼓膜）多发高密度钙化灶伴中耳乳突密度增高影可提示诊断鼓室硬化症，但是其敏感性低，单纯性颞骨 CT 检查存在一定局限性。因此，有学者提出颞骨 CT 联合纯音测听对鼓室硬化进行诊断可使准确率明显提高[4,5]。

参 考 文 献

[1] 中华医学会耳鼻咽喉头颈外科学分会耳科学组，中华耳鼻咽喉头颈外科杂志编辑委员会耳科组. 中耳炎临床分类和手术分型指南（2012）.中华耳鼻咽喉头颈外科杂志，2013，48（2）：5.

[2] 刘兆会，王振常，陶建华，等. 鼓室硬化的 HRCT 诊断. 中国医学影像技术，2004，20（2）：164-166.

[3] 陈静，郑艳. 鼓室硬化的颞骨 HRCT 表现与手术对照分析. 中华耳科学杂志，2015，13（3）：501-503.

[4] 邓智毅，王世飞. 鼓室硬化的研究进展. 右江民族医学院学报，2019，41（4）：444-448.

[5] 龚正鹏，陈华容，赵厚育. 高分辨率 CT 联合纯音测听对鼓室硬化

的诊断意义 . 中国耳鼻咽喉头颈外科，2016，23（9）：525-528.

三、中耳胆固醇肉芽肿

【概述】

胆固醇肉芽肿（cholesterol granuloma）是一种含有胆固醇结晶和多核巨细胞的肉芽肿，发生于鼓窦、乳突或鼓室内者，称为中耳胆固醇肉芽肿。胆固醇肉芽肿属非特异性病变，是组织对胆固醇结晶产生的异物反应。如因各种原因引起中耳出血、血浆渗出、组织水肿及组织坏死等，以致红细胞破裂、分解、脂肪发生退行性变，均可释放出胆固醇，随着胆固醇的不断增加而逐渐饱和，形成胆固醇结晶而沉积于组织内。由于胆固醇结晶的长期刺激，其周围组织遂产生肉芽组织，并逐渐增大，形成胆固醇肉芽肿。其病因通常由三个因素构成，即含气腔通气受阻、引流障碍及含气腔内出血。出血被认为是胆固醇肉芽肿形成过程中的重要一环。分泌性中耳炎和慢性中耳炎与胆固醇肉芽肿形成有关。本病多见于中青年人群，男女发病率相当。一般仅单侧发病。临床表现常见耳闷胀或闭塞感，不明原因的耳内出血或呈慢性化脓性中耳炎表现。除发生于慢性化脓性中耳炎中的胆固醇肉芽肿外，本病一般为非破坏性病变。但有并发周围性面瘫、听骨链破坏、硬脑膜外囊肿、乙状窦板破坏及脑脊液耳漏的案例报道[1, 2]。

【病理学表现】

胆固醇肉芽肿是一种含有丰富血管的肉芽组织，其中有许多由胆固醇结晶溶解后形成的裂隙，该裂隙围成长菱形，常呈同心性排列，其周围有多核巨细胞和巨噬细胞浸润，偶有出血或含铁血黄素沉积。此外，肉芽肿内可见大量的淋巴细胞、浆细胞及纤维蛋白等。与胆脂瘤不同，本病在肉芽肿与周围骨之间无基质，黏膜一般不出现鳞状上皮化生。

肉眼下，这种肉芽肿大多呈暗红色，形状不一，质较软，但较水肿性肉芽肿坚韧。除肉芽组织外，鼓室和（或）乳突气房内有量大小不等的咖啡色液体蓄积，液体中可见细微的点状胆固醇结晶。

【影像学表现】

1. CT 检查 颞骨胆固醇肉芽肿典型表现在 CT 上表现为边界清楚、边缘光滑的软组织密度灶，多为圆形或类圆形，伴周围膨胀性骨质破坏，骨质破坏程度较轻，可伴鼓室及乳突积液。

（1）中耳胆固醇肉芽肿表现为中耳和（或）乳突腔内边缘光滑的膨胀性生长的肿块；较小的胆固醇肉芽肿的 CT 表现为位于中耳鼓室腔内的密度增高影，无骨质重塑变形或听小骨消失；较大胆固醇肉芽肿的 CT 表现为中耳和（或）乳突腔内膨胀性生长的病变，周围骨质凹陷和听小骨消失。

（2）岩尖胆固醇肉芽肿表现为中心位于岩尖区，光滑、边界清晰的膨胀性病变，边缘光滑的软组织肿块，伴骨小梁破坏、皮质变薄及缺损。如果病灶较大，可蔓延至邻近区域，向内累及斜坡，向后累及脑膜、桥前池及桥小脑角池，向外累及内耳。

2. MRI 检查

（1）成熟的胆固醇肉芽肿 MRI 信号极具特征性。与脑灰质相比，病灶在 T_1WI 上呈高信号，周缘伴低信号环；在 T_2WI 上呈稍高信号。增强后无强化或仅轻微增强。

（2）不成熟胆固醇肉芽肿的 MRI 信号特征由所含慢性出血产物、胆固醇结晶和蛋白质成分的比例决定，可在 T_1WI、T_2WI 上呈现出各种信号特征，很难与胆脂瘤、黏液囊肿相鉴别，最后临床确诊需依据病理诊断。

（3）发生在岩尖部的胆固醇肉芽肿可侵犯颈内动脉管水平段，MRI 血管成像具有提示意义。

【诊断要点】

1. 临床表现与病灶所在部位有关，在中耳内的胆固醇肉芽肿表现似慢性化脓性中耳乳突炎，耳内可间断流"酱油色"分泌物，伴耳闷胀感、听力下降、耳鸣等。

2. 病灶多呈圆形或类圆形，伴周围膨胀性骨质破坏，可伴鼓室及乳突积液。

3. 成熟的胆固醇肉芽肿 MRI 信号极具特征性，T_1WI、T_2WI 均呈高信号，增强后病灶无强化。

【鉴别诊断】

1. 中耳胆固醇肉芽肿的鉴别诊断

（1）慢性中耳炎伴出血：充满中耳乳突腔的

密度增高影，不伴膨胀性的骨质改变。

（2）外伤后鼓室积血：有明确外伤史，伴骨折。

（3）鼓室球瘤：多位于鼓岬表面；T_1WI 呈低至等信号，T_2WI 呈高信号，增强后明显强化。

2. 岩尖胆固醇肉芽肿的鉴别诊断

（1）岩尖原发性胆脂瘤：T_1WI 呈等或偏低信号，DWI 呈高信号（图 22-3-7）。

（2）岩尖潴留液（积液）：非膨胀性改变，皮质及小梁完整；T_1WI 呈低至等信号。

（3）岩尖炎：骨皮质及骨小梁的弥漫性破坏性改变，T_1WI 呈低信号。

【研究现状与进展】

胆固醇肉芽肿的临床表现与病灶所在位置相关。CT 能清晰地显示边缘光滑的软组织病灶伴周围膨胀性骨破坏腔。MRI 上胆固醇肉芽肿在 T_1WI、T_2WI 均呈高信号，增强无强化。CT 提示肿瘤的部位、大小、范围及周围相应骨质改变。MRI 特征性的信号特点则具有确诊价值[2, 4]。

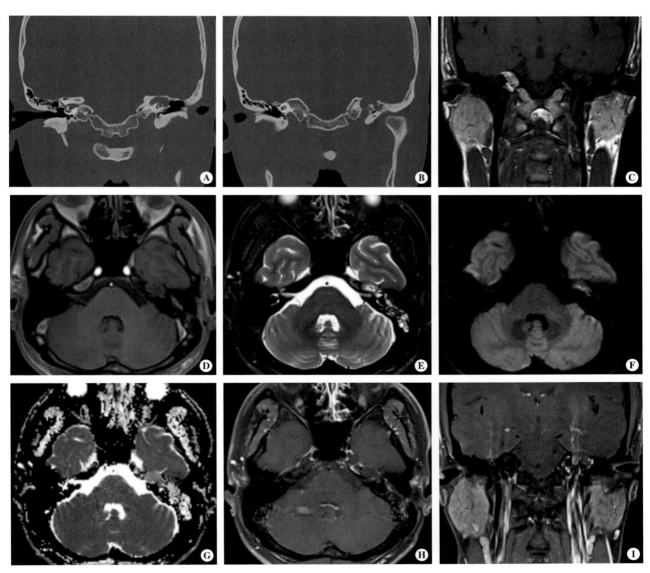

图 22-3-7　左侧岩尖胆脂瘤

患者，男性，29 岁。急性起病，主因左侧面瘫 1 周入院。既往病史：左侧中耳炎术后改变。左侧鼓室 C 型图。术后病理：左侧岩尖胆脂瘤。A、B. CT 冠状面示左侧乳突、左侧中耳残腔及颞骨岩尖可见软组织密度影，左侧耳蜗、前庭、听小骨链、面神经管、颈动脉管及颞骨岩部骨质形态不规则；C ～ E. MRI 平扫示左侧岩尖病变呈稍低 T_1 长 T_2 信号影，边缘光滑。F. DWI 示稍高或等信号影；G. ADC 值减低；H、I. MRI 增强后岩尖部病变边缘轻度强化，左侧中耳残腔及乳突气房内呈长 T_2 信号影，于增强后无强化。此例岩尖先天性胆脂瘤易与岩尖胆固醇肉芽肿混淆

参 考 文 献

[1] 沙炎，罗德红，李恒国. 头颈部影像学-耳鼻咽喉头颈外科卷. 北京：人民卫生出版社，2014.

[2] Raghavan D，Lee TC，Curtin HD. Cholesterol granuloma of the petrous apex：a 5-year review of radiology reports with follow-up of progression and treatment. J Neurol Surg B Skull Base，2015，76（4）：266-71.

[3] Mafee M，Valvassori G，Becker M. Valvassori 头颈影像学. 第 2 版.刘怀军，等译. 北京：中国医药科技出版社，2011.

[4] Radonjic A，Moldovan ID，Kilty SJ，et al. Complete recovery of sensorineural hearing loss following endoscopic transsphenoidal surgery for a petrous apex cholesterol granuloma：case report. Am J Case Rep，2019，20：335-339.

（郑梅竹　王静石　夏　爽）

第五篇

鼻和鼻旁窦感染与炎性疾病

第二十三章　鼻和鼻旁窦病变

第一节　鼻　窦　炎

一、化脓性鼻窦炎

【概述】

化脓性鼻窦炎为鼻部多发病，常双侧，多鼻旁窦发病。多数感染起源于鼻腔，少数来源于咽喉或齿根感染，也可继发于鼻旁窦外伤骨折、上呼吸道感染、变态反应性炎症、异物或污水进入鼻旁窦等理化因素刺激，其他（全身慢性疾病、营养不良、年老体弱引起免疫力低下）均可以影响鼻窦炎的发生发展，更严重的鼻窦炎见于糖尿病、药物、毒品、全身疾病引起的免疫抑制。鼻腔、鼻旁窦黏膜相连，与各鼻旁窦窦腔开口邻近，炎症互相影响；窦口狭小，肿胀黏膜容易堵塞开口，引起通气、引流障碍；上颌窦和筛窦发育早，鼻旁窦黏膜容易水肿，儿童期感染机会多；上颌窦容积最大，而窦口高于其他开口，积液引流不畅，因而发病率最高；筛窦气房小，引流差，也较容易感染。额窦邻近筛窦，机会次之；蝶窦位置深，感染机会最少。鼻中隔偏曲、鼻甲肥大、鼻道窦口复合体解剖变异共同形成感染的局部解剖学基础。

鼻腔鼻窦炎多为混合性感染，致病菌包含葡萄球菌、溶血性链球菌、肺炎链球菌及部分厌氧菌。临床表现以病程短，起病急，鼻分泌物增多伴鼻塞、面部疼痛为特征，可有嗅觉障碍。急性期可伴随全身感染症状。疼痛或头痛的分布对于病变的定位有帮助：额窦炎头痛向前额部放射，眶上缘压痛；上颌窦炎疼痛位于脸颊、齿槽区部；筛窦炎疼痛位于鼻根和内眦后部，周期性发作，其中前组筛窦一般有鼻根和前额部疼痛，后组筛窦疼痛位于眼球后方、颞枕部、头顶部；蝶窦炎通常缺少特性，类似于后组筛窦，为枕部或球后部疼痛，窦口完全阻塞和脓性分泌物潴留时疼痛更为严重，发展导致骨壁破坏溶解，产生眶内或颅内并发症。慢性炎症可由过敏因素引起，也可因急性炎症未治愈迁延而来，反复发作，病变临床表现可呈急性或慢性。

【病理学表现】

急性期为卡他性炎症，黏膜血管扩张，黏膜充血、水肿，黏膜肿胀使窦口阻塞，内有淋巴细胞和多核巨细胞浸润，腺体增大，浆液性分泌物增多、潴留；数日后发展为化脓期，中性粒细胞浸润，纤毛上皮坏死脱落，分泌物发展成黏液性及脓性；窦腔骨质常无异常，少部分骨膜充血水肿，骨质脱钙吸收，发展成骨髓炎引起骨质破坏，进而引起眶内及颅内炎症。慢性期，黏膜纤维增生肥厚，肉芽组织增生，间质水肿，呈息肉样肥厚，黏膜下囊肿和黏液腺潴留囊肿，骨膜炎性反应致骨皮质疏松吸收；长期病程则黏膜退行性萎缩，黏膜柱状上皮鳞状化生，黏膜下纤维化。长期慢性炎症刺激引起窦壁骨膜和骨质增厚硬化。

【影像学表现】

1. X 线检查

（1）急性化脓性鼻窦炎：以双侧上颌窦多见，或双侧多个窦腔发病。鼻甲肿胀，鼻旁窦黏膜平行于窦壁增厚，呈均匀环形或波浪状软组织影，急性进展时窦腔透亮度均匀减低、窦腔浑浊、内可见广泛云雾状密度增浓；坐位投照可见气液平面。筛骨纸样板、上颌窦骨壁一般连续完整，骨白线清晰；少数骨质吸收而疏松变薄，骨膜线模糊不清[1]。

（2）慢性化脓性鼻窦炎：可单侧或双侧，可单发或多发，或以一侧为著。慢性期影像表现多样，窦腔黏膜呈均匀环状或不均匀波浪状息肉样肥厚，可为局限性或弥漫于全窦腔或全组鼻旁窦，窦壁骨质吸收密度减低。晚期，肉芽组织增生；伴有黏膜囊肿或息肉样变时可见半圆状或不规则状球形团块突入窦腔，窦壁骨质反应性增生硬化，骨壁白线模糊不清，腔内骨增生隔嵴形成，窦腔缩小。鼻甲黏膜有一个肿胀到萎缩的演变过程。

2. CT 检查

（1）急性化脓性鼻窦炎：鼻腔黏膜肿胀增厚，鼻甲肿大，鼻道狭窄。病变初期见窦腔黏膜肿胀增厚，增厚的黏膜多与窦壁平行或呈息肉状改变[1, 2]，呈中低密度影，窦腔含气减少。渗出物潴留，充满窦腔时见窦腔密度增高，如窦口通畅呈现特征性气液平面[2]，可随体位变动，平扫分泌物呈低或等密度，增强后分泌物不强化，黏膜明显强化。筛窦漏斗部及半月裂狭窄。急性期窦腔骨壁往往无明显改变，合并骨髓炎时骨质吸收破坏，表面模糊不清。急性发作时可合并蜂窝织炎（图 23-1-1，图 23-1-2A ～ C）。

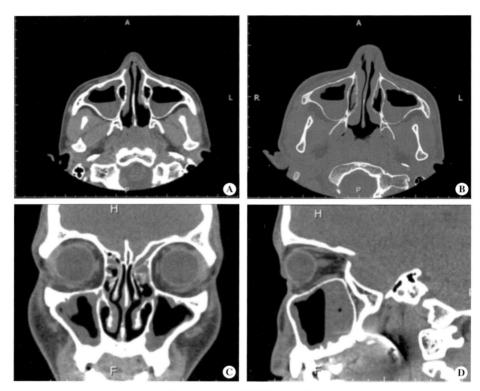

图 23-1-1　急性鼻窦炎（1）

患儿，男性，14 岁。A. CT 平扫示双侧上颌窦窦腔内黏膜环形层状增厚，厚薄较均匀，双侧上颌窦窦腔内形成气液平面，咽后壁增厚，后鼻孔变窄，为腺样体肥大表现；B. 轴位骨窗示鼻旁窦窦壁未见异常改变；C. 冠状位重组示全组鼻旁窦黏膜增厚；D. 矢状位重组显示上颌窦气液平面

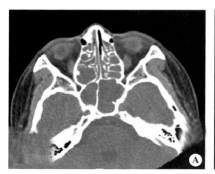
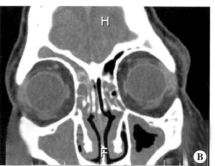
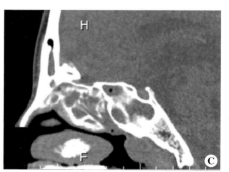

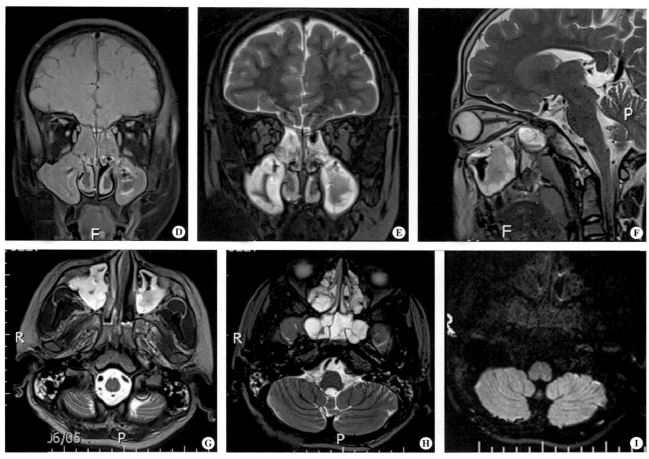

图 23-1-2　急性鼻窦炎（2）

患儿，男性，12 岁。A ～ C. 轴位、冠状位、矢状位三平面 CT 平扫示双侧下鼻甲肥厚，全组鼻旁窦黏膜环形增厚，窦腔内充满软组织密度影，窦壁未见骨破坏；D ～ I. MRI 平扫示外周水肿黏膜 T₁WI 等信号，T₂WI 高信号，窦腔分泌物 T₂WI 信号偏低，DWI 信号较低；腺样体肥大，窦腔周围软组织未见浸润受累，双侧阻塞性乳突炎，乳突蜂房内可见散在 T₂WI 高信号

（2）慢性化脓性鼻窦炎：急性化脓性鼻窦炎治疗不彻底或反复发作可迁延演化成慢性化脓性鼻窦炎，鼻甲肥厚呈息肉样改变，窦壁黏膜均匀或不规则肥厚明显[3]，表现为弥漫环形、局限性丘状隆起、分叶状中低混杂密度影，可为宽基底或窄蒂紧贴窦壁及分隔表面，表面光滑。阻塞性的鼻窦炎 CT 上表现为窦腔扩大，窦腔密度不均匀增

高，形状不规则，窦壁吸收变薄，无骨质破坏。晚期，窦腔骨壁肥厚硬化，并向腔内突出分隔或骨嵴[1]，但无骨质破坏，儿童期致鼻旁窦发育不良和窦腔狭小。单侧上颌窦密度增高者，应考虑齿源性上颌窦炎。一侧性额窦、筛窦和上颌窦密度高者，多由鼻道窦口复合体综合征引起。慢性化脓性鼻窦炎可引起颅内并发症（图 23-1-3，图 23-1-4）。

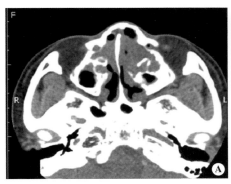

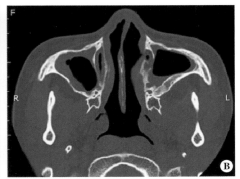

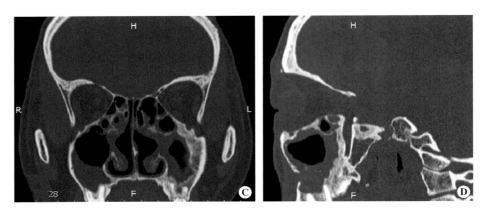

图 23-1-3　慢性鼻窦炎（1）

患者，女性，50 岁。流涕、嗅觉减退反复发作 10 年，既往鼻息肉切除术后，中鼻甲术后缺如。A. CT 平扫示双侧中鼻道及左侧筛窦可见结节状增厚软组织影，为慢性鼻息肉表现；B ～ D. CT 平扫示上颌窦黏膜不均匀增厚，表面凹凸不平，窦壁弥漫性增厚伴硬化，骨小梁粗大，前壁可见局限性骨缺损

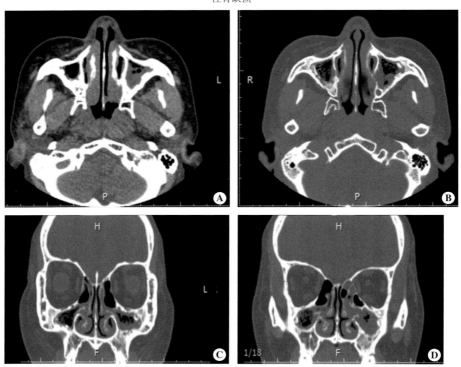

图 23-1-4　慢性鼻窦炎（2）

患者，女性，51 岁。双侧上颌窦慢性鼻窦炎病史。A ～ D. CT 平扫轴位及冠状位重组图示双侧上颌窦窦壁增厚硬化，窦壁不光整，沿窦壁内侧可见条状钙化斑。双侧上颌窦、左侧筛窦黏膜不均匀增厚，窦腔内可见线状高密度影交织成网状结构。双侧下鼻甲体积增大，鼻腔黏膜增厚

3. MRI 检查

（1）急性化脓性鼻窦炎：病变早期，鼻甲肥大，增厚鼻旁窦黏膜平行于窦壁或分隔表面呈均匀层状或波浪状 T_1WI 中等偏低信号、T_2WI 高信号影。当有更多的分泌物时，窦腔内均匀混浊的水样 T_1WI 低信号，T_2WI 高信号，若有液平面，则是其特征性表现[1]。潴留液受蛋白含量影响而呈信号多样性，积脓时积液黏稠均呈中等偏高信号，凝结成团块或糖蛋白含量增多可演变呈双低信号[2]。静脉增强可见增厚黏膜环形均一明显强化，分泌物一般不强化，开口阻塞时潴留分泌物也可轻度不均匀强化[3]。窦腔息肉呈单发或多发圆形或长圆形软组织密度影，未见强化，并发急性骨髓炎，窦壁水肿、破坏。T_1WI 骨髓信号减低，压脂像信号增高，并有不同程度强化（图 23-1-2D ～ I，图 23-1-5A ～ F）。

（2）慢性化脓性鼻窦炎：晚期鼻甲肥大，沿着窦壁或分隔表面的黏膜增厚，呈平行或分叶状的软组织信号，为息肉样肉芽组织，T₁WI 呈低信号，T₂WI 呈高信号[3]；纤维化组织为等低信号，增强无明显强化[4]。增生骨质呈低信号强度（图 23-1-5G ～ I）。

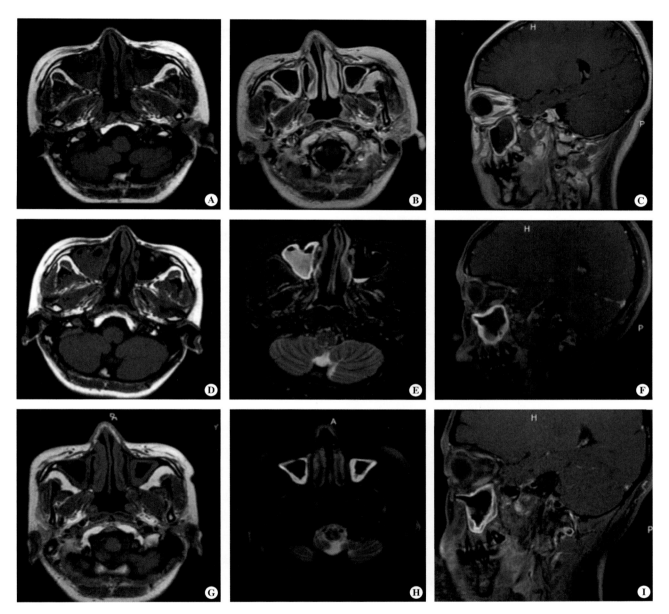

图 23-1-5　急性鼻窦炎转归慢性鼻窦炎

患者，女性，27 岁。A ～ C. MRI 平扫示首次检查双侧上颌窦黏膜轻度均匀增厚，腔内分泌液潴留，可见气液平面，液体 T₁WI 信号较低，增强 MRI 扫描示轻度增厚黏膜线样均匀强化，潴留液未见强化；D ～ F. 15 个月后复查，鼻窦炎反复发作，右侧上颌窦积液进展增多，T₁WI 信号有所增强。黏膜层状肥厚，增强扫描仍为均匀强化；G ～ I. 8 个月后复查，液体消失，双侧上颌窦黏膜不均匀增厚，于 T₁WI 上呈软组织等信号、T₂WI 上呈不均匀信号，内部可见条片状 T₂WI 稍低信号区，增强扫描不均匀强化，对应 T₂WI 低信号区强化程度亦较低

【诊断要点】

1. 急性鼻炎病史，多发生在上呼吸道感染后。临床持续性鼻塞、脓涕、头痛、脑胀。

2. CT 平扫：窦壁黏膜增厚，窦腔积液和鼻旁窦内软组织密度影，形成典型的气液平面，伴或不伴窦壁骨质增厚。急性期窦壁膨胀性不明显，慢性期骨质增厚而完整连续，窦腔缩小。

3. MR 平扫：脓液呈长 T₁ 长 T₂ 信号影；蛋白含量增加时 T₁WI 信号增高。黏膜呈环状、波浪状增厚，增强扫描黏膜呈边缘环形强化，积液不强化。

4. 实验室检查：白细胞计数明显增多。

【鉴别诊断】

1. 鼻息肉 鼻腔鼻旁窦软组织影，鼻甲被软组织影替代，炎性息肉密度较低，MRI 呈水样信号，通常无强化。窦腔膨胀变形，梨状孔扩大。

2. 出血坏死性鼻息肉 单侧鼻腔、上颌窦中等软组织密度影，内部夹杂斑片状高密度出血，邻近骨质压迫骨质吸收，窦腔膨大。MRI 检查可见出血特征性低信号铁环，增强曲线呈渐进性强化。

3. 真菌性鼻窦炎 窦腔内密度不均匀，鼻旁窦腔真菌团中显示球形、斑片状钙化，为特征性改变。窦壁压迫吸收或增厚硬化。

4. 乳头状瘤 为老年男性鼻腔良性肿瘤，源于鼻腔外侧壁，中鼻道不规则软组织肿块，表面不光滑，内部可见"气泡征"，部分肿瘤可见钙化，鼻旁窦腔扩大，同侧鼻腔鼻道发生阻塞性炎症。鼻中隔移位，外侧壁骨质膨胀变薄或吸收破坏。MRI 易与炎症区别，T_1WI 呈低或中等偏低信号，T_2WI 呈高信号，内见卷曲的分叶状结构，可延至上颌窦、筛窦、鼻咽部，增强呈不均匀脑回状强化。

5. 鼻腔韦格纳肉芽肿 鼻甲及鼻中隔骨质破坏，鼻腔中线位置结节状软组织肿块。

6. 变应性鼻窦炎 慢性化脓性鼻窦炎多与变应性鼻窦炎混合存在，过敏元素是慢性非化脓性鼻窦炎的主要病因，影像学区分困难。变应性鼻窦炎鼻甲普遍增大，鼻腔内可见鼻息肉，双侧多累及，黏膜呈分叶状增厚，少有液平面，窦壁完好清晰，区别于化脓性鼻窦炎的骨壁吸收和骨质硬化。

7. 鼻旁窦囊肿 黏膜下囊肿多表现为均匀低密度病变，边界清楚，不随体位变化。黏液囊肿常见病变窦腔膨大，窦壁骨质吸收，增强扫描示窦腔内病变无强化。

8. 手术外伤继发性改变 窦腔气液平面是化脓性鼻窦炎较特征性改变，结合感染症状体征一般可以确诊。但此征象并不唯一，既往鼻腔引流、创伤、手术、气压伤、凝血机制障碍引起出血时也可以出现气液平面，与病史紧密结合，防止先入为主导致误诊。

【研究现状与进展】

结合临床发病病程和黏膜增厚、鼻旁窦气液平面的典型表现，CT 足够做出准确诊断。对于周围组织浸润或形成骨质破坏，需要了解受累范围和鉴别肿瘤性病变时可加做 MRI 检查，磁共振信号变化可以了解组织成分，鉴别其他病变做出较准确的诊断，并对病变的分期特点和受累范围做出评估。

参 考 文 献

[1] Mafee ME，Valvassori GE，Becker M. Valvassori 头颈影像学．第2版．刘怀军，等译．北京：中国医药科技出版社，2011.

[2] Harnsberger HR. 影像专家鉴别诊断——头颈部分册．王振常，鲜军舫，译．北京：人民军医出版社，2012.

[3] 沙炎，罗德红，李恒国，等．头颈部影像学 - 耳鼻咽喉头颈外科卷．北京：人民卫生出版社，2014.

[4] Dennison SH，Ask LS，Eriksson M et al. Serious complications due to acute rhinosinusitis in children up to five years old in Stockholm, Sweden - Still a challenge in the pneumococcal conjugate vaccine era. Int J Pediatr Otorhinolaryngol，2019，121：50-54.

二、真菌性鼻窦炎

【概述】

真菌性鼻窦炎（fungus infection of paranasal sinuses）又称为霉菌性鼻窦炎，引起真菌性鼻窦炎的病原菌多数为曲霉菌，毛霉菌次之，其他白色假丝酵母菌、鼻孢子虫菌属、隐球菌、放线菌少见致病菌。鼻旁窦的真菌感染相对少见，多发生于引流不畅的鼻旁窦，绝大多数发生在上颌窦，其次为蝶窦和筛窦，多为单侧发病，也可双侧发病。临床成年女性多见，多在慢性化脓性鼻窦炎、鼻息肉基础上发生，患者年老体弱、全身疾病人群发病率显著增加。

曲霉菌感染病变相对较轻且局限，而毛霉菌感染多较严重。根据真菌侵袭性和宿主免疫状态分为真菌球、变应性真菌性鼻窦炎、慢性侵袭性真菌性鼻窦炎、急性暴发性真菌性鼻窦炎四类。

1. 真菌球 是最常见一类，常见于身体健康者，是慢性非侵袭性真菌感染，鼻旁窦腔内可见浓厚奶酪状半固体物，典型症状为鼻腔排出褐色菌丝团块。

2. 变应性真菌性鼻窦炎 多发生于过敏体质中青年患者，40% 存在哮喘病史，窦腔内可见棕色或绿黑色黏液或白色奶酪样物质。

3. 慢性侵袭性真菌性鼻窦炎 进展速度缓慢，易误诊为恶性肿瘤，分为慢性无痛型、肉芽肿。

4. 急性暴发性真菌性鼻窦炎　主要发生于有免疫缺陷的患者，常伴有糖尿病、长期使用抗生素或滥用激素、严重营养不良或恶性肿瘤化疗后等基础疾病，致病菌多数为毛霉菌，首先侵犯鼻部，病变进展迅速，窦腔扩大，窦壁破坏，数日后可扩散至鼻腔鼻旁窦外范围，可向翼腭窝、颞下窝、眼眶和颅内扩展，引起严重并发症并进而危及生命，死亡率达 60% ～ 100%，故又称为鼻脑毛霉菌病。

【病理学表现】

1. 真菌球　窦腔可见浓厚奶酪状半固体物质，镜下特点为鼻旁窦黏膜结节状肥厚增生，有较多炎性渗出物和坏死组织，淋巴细胞和多核巨细胞浸润，受累组织中密布真菌孢子和菌丝，伴有非过敏性黏蛋白。坏死真菌球形成后，内有其代谢产物如磷酸钙、硫酸钙、铁和锰等重金属盐沉积。

2. 变应性真菌性鼻窦炎　可见变应性黏蛋白聚集，并存在大量嗜酸性粒细胞、Charcot-Leydon 结晶及真菌菌丝。真菌菌丝不侵犯鼻旁窦黏膜和血管。

3. 慢性侵袭性真菌性鼻窦炎　侵袭性曲霉菌可侵入黏膜血管内膜引起血栓性动脉炎，侵入鼻旁窦黏膜和黏膜下骨质引起骨壁坏死，窦壁骨硬化和破坏并存。鼻旁窦内炎性肉芽组织缓慢不断增大，破坏窦壁骨质和窦周组织，病变处并存血性脓液、肉芽组织、坏死组织、干酪样组织，与恶性肿瘤很相似。

4. 急性暴发性真菌性鼻窦炎　毛霉菌感染具有很强的侵袭性，病变发展迅速，侵入鼻旁窦黏膜动脉和黏膜下骨质，在动脉内膜下大量繁殖引起动脉炎和血管坏死，短期内引起骨质坏死并可侵犯周围结构。

【影像学表现】

1. X 线检查　曲霉菌常局限于单一窦腔；毛霉菌多为侵袭性，多窦腔受累。平片表现类似于一般慢性鼻窦炎，一般表现为鼻腔软组织肿胀，鼻甲增大，单个或多个窦腔云絮状浑浊，黏膜不均匀环形增厚，无气液平面，窦腔无扩大，窦壁无改变或增厚硬化。真菌球表现为窦腔软组织团块影伴有斑片状钙化区，为较特征性表现[1]。变应性鼻窦炎出现窦腔内磨玻璃密度，窦腔扩大，窦壁变薄，筛骨纸样板吸收。出现窦壁及鼻中隔广泛骨破坏，提示为侵袭性鼻窦炎，此时需要鉴别鼻旁窦恶性肿瘤。

2. CT 检查

（1）真菌球：成年女性多见，发病多局限性单一鼻旁窦，上颌窦最常见，额窦罕见。窦腔充填不规则息肉状肉芽组织，可残留空气影，一般无积液和气液平面，呈中等偏高密度，密度常不均匀，内部簇状分布大小不一的斑片状、沙砾状钙化（CT 值为 160 ～ 350HU）或线隔样密度增高影[2]，为坏死区钙、铁、锰等重金属沉积，钙化的出现为真菌球典型表现，出现率约为 70%[3]，常位于上颌窦窦口附近，窦口扩大，钩突呈压迫性骨质吸收，窦壁反应性增生硬化，而骨质破坏相对少见。增强扫描示真菌球无强化，如合并化脓性感染可有轻度不均匀强化，可伴有液平面，同时波及多窦腔（图 23-1-6，图 23-1-7，图 23-1-8A ～ B）。

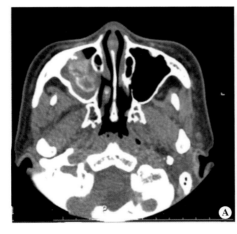
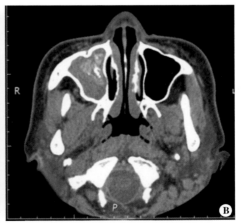

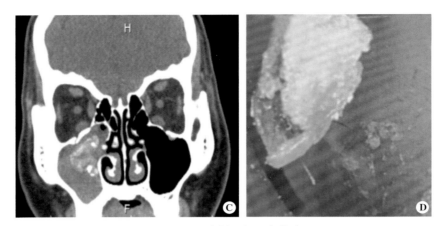

图 23-1-6 右侧上颌窦真菌球

患者，女性，47 岁。A～C.CT 横断面及冠状面示右侧上颌窦窦腔密度增高，充满软组织密度，内部可见斑片状、环状钙化区，钙化程度不一，上颌窦窦口扩大；D.鼻内镜示钙化真菌球呈苍白色团块状结构

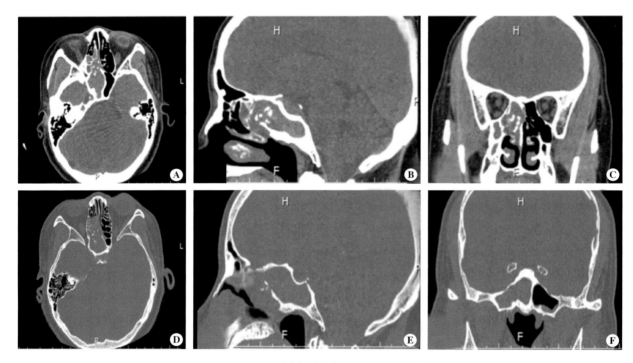

图 23-1-7 右侧后组筛窦及蝶窦真菌球

患者，女性，63 岁。A～F.CT 示右侧蝶窦窦腔轻度膨大，窦壁肥厚，骨质硬化。蝶窦与后组筛窦贯通。右侧后组筛窦及蝶窦腔充满软组织密度，中心可见团片状钙化密度区

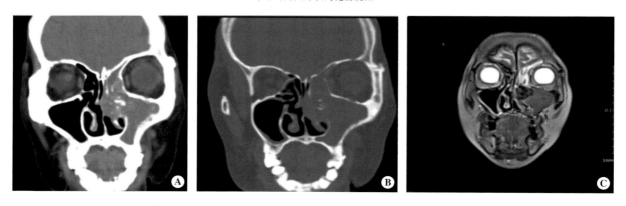

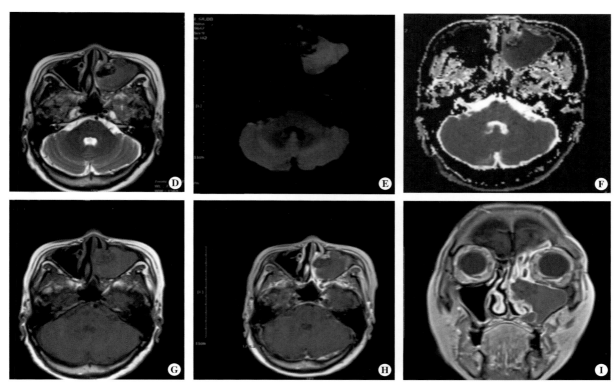

图 23-1-8 左侧上颌窦鼻息肉继发性霉菌球

患者，女性，78 岁。A、B. CT 冠状位示左侧半组鼻旁窦窦腔填充高密度影，上颌窦膨大，鼻道窦口复合体周围可见团片状钙化组织；C、D、G. MRI 平扫示上颌窦窦腔内容物呈 T_1WI 稍高信号、T_2WI 稍低信号；E. DWI 示病变弥散受限，DWI 信号增高；F. ADC 图示病变 ADC 值减低，窦口区钙化区各序列均为不规则极低信号；H、I. 增强 MRI 扫描示左侧上颌窦腔内病变未见强化，外围黏膜可见线样强化。左侧筛窦及额窦阻塞性鼻窦炎呈明显强化

（2）变应性真菌性鼻窦炎：较常见，占慢性鼻窦炎的 7%。半组或全组鼻旁窦发病，筛窦受累常见，可伴有鼻息肉。窦腔膨胀变形重塑，充满实性软组织密度影，中心散在形态不一的条片状磨玻璃密度影（黏蛋白）[3, 4]，周边为低密度黏膜，骨质受压迫吸收变薄，可侵犯眼眶和颅前窝（图 23-1-9）。

（3）慢性侵袭性真菌性鼻窦炎：致病菌以曲霉菌多见，上颌窦最常见，筛窦、蝶窦次之[4]。

早期仅表现为非特异性黏膜增厚；进展期窦腔内密度不均匀软组织团块，内部钙化少见，并向邻近鼻旁窦和鼻腔膨突，窦壁骨质破坏、增生硬化同时存在，常形成较大骨缺损，窦腔周围脂肪间隙受侵密度增高，进一步波及翼腭窝、颞下窝、眼眶和颅内结构，眶壁和颅骨侵蚀破坏，眶内软组织增多，累及眼外肌、视神经，眼球推压外突（图 23-1-10A ～ C，图 23-1-11A）。

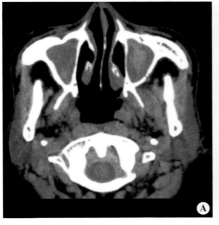
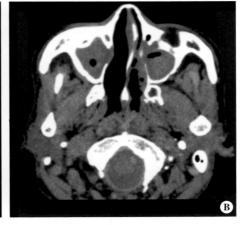

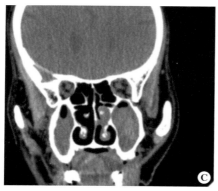
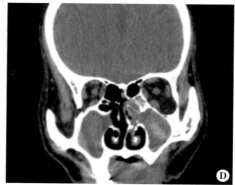

图 23-1-9　双侧上颌窦变应性真菌性鼻窦炎

患者，男性，72 岁。鼻塞 10 余天，间断流涕、打喷嚏。实验室检查嗜酸性粒细胞明显增加，可见真菌混合感染。A ～ D. CT 平扫轴位及冠状位重组图示双侧上颌窦窦腔膨胀变形，窦口轻度扩张，内部大部填充实性软组织密度影，中心可见条片状磨玻璃密度影（黏蛋白），周边为低密度黏膜，窦壁骨质侵蚀不明显（图片由东莞沙田人民医院郝志勇提供）

（4）急性暴发性真菌性鼻窦炎：多发生于上颌窦，其次为筛窦、蝶窦。早期鼻旁窦黏膜增厚，一般无气液平面，快速发展造成上颌窦周围软组织浸润，窦腔及窦周软组织呈弥漫性肿胀，窦壁严重骨质破坏形成较大缺损，无窦腔变形，广泛侵犯邻近结构[4]（图 23-1-12A）。

3. MRI 检查

（1）真菌球：多为单个窦腔受累，黏膜肥厚呈结节状改变，腔内肉芽肿由于钙磷沉积，T_1WI 呈低或中等信号，T_2WI 钙化呈极低信号[3]；增强后主体无强化，边缘黏膜可轻度环形强化（图 23-1-8C ～ I）。

（2）变应性真菌性鼻窦炎：多窦腔受累，窦腔膨胀，真菌丝含有铁锰等顺磁性物质和分泌物黏蛋白含量不同[3, 4]，T_1WI 信号多样，可低至高信号，T_2WI 呈混杂低信号，增强内部不强化，周围黏膜线强化，伴随鼻息肉 T_2WI 呈高信号。

（3）慢性侵袭性真菌性鼻窦炎：由于顺磁物质和黏蛋白含量影响磁共振信号，T_1WI 多为等信号，T_2WI 信号不均匀，可见大片低信号，易显示神经侵犯。慢性侵袭性真菌性鼻窦炎常引起眶尖海绵窦综合征[5]，视神经管受侵，海绵窦增宽，增强后软组织团块不均匀强化，受累脑膜增厚伴线状强化，颈内动脉海绵窦段受压移位、血管变细（图 23-1-10D ～ I，图 23-1-11B ～ I）。

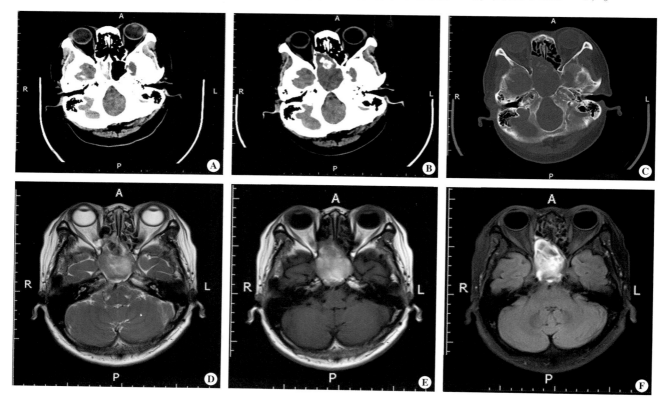

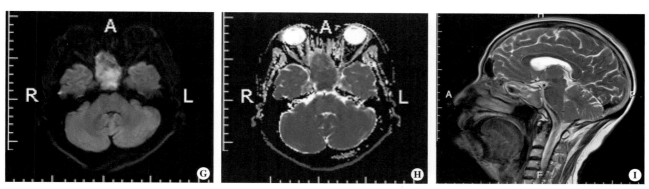

图 23-1-10　蝶窦慢性侵袭性真菌性鼻窦炎

患者，男性，70岁。A.首次头颅CT平扫示右侧蝶窦炎，中心可见斑片状钙化；B、C.5年后复查CT，病变进展，可见粗大钙化斑块，蝶窦膨胀性扩大，窦壁压迫性吸收变薄；D～I.MRI平扫蝶窦腔内不均匀信号团块，T₁WI信号增高，T₂WI信号减低，弥散受限，DWI信号增高，ADC值减低，表示病变内蛋白含量增高。病变中心偏前部可见各序列低信号钙化区

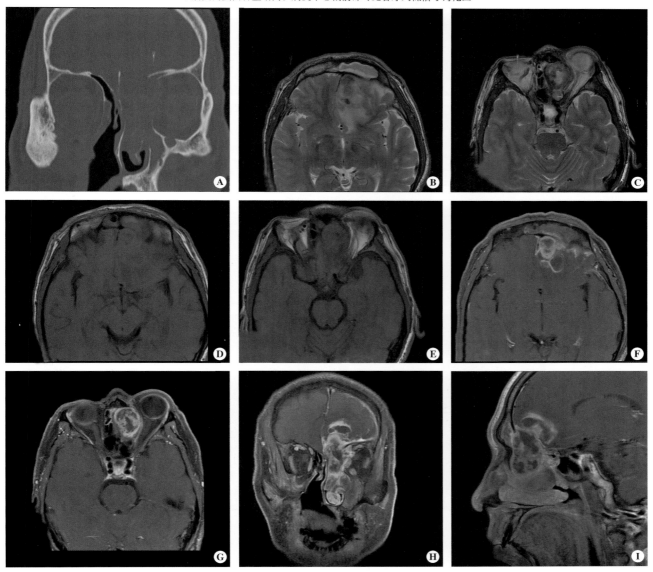

图 23-1-11　侵袭性曲霉菌鼻窦炎伴脑炎、脑脓肿

患者，男性，37岁。10余年前真菌性鼻窦炎手术史，鼻塞2周，入院后抽搐。A.CT平扫示右侧上颌骨、右侧上腭骨、右侧鼻腔部分鼻甲多处术后骨缺损；左侧鼻腔软组织肿块，向上侵犯颅前窝及左侧眼眶内侧壁，相应骨壁侵蚀破坏形成骨缺损，未见硬化边缘。B～F.MRI平扫软组织团块信号混杂，中心为T₁WI低信号、T₂WI高信号，周边为T₁WI等信号、T₂WI低信号。F～I.MRI增强扫描呈不规则花边状强化，颅内脓肿壁厚薄不均匀，局部不完整，其中心坏死脓腔强化不明显。邻近增厚脑膜呈线状强化。左侧内直肌受压走行迂曲

（4）急性暴发性真菌性鼻窦炎：黏膜及血管内真菌侵犯，鼻腔鼻旁窦软组织弥漫性浸润，广泛侵犯邻近结构，如鼻腔、窦腔、眼眶、翼腭窝、颞下窝、海绵窦等多部位严重骨质破坏[6]，眼外肌和视神经肿胀，眶尖和海绵窦区软组织增厚并强化。跳跃侵犯颅内，脑膜增厚、强化。也可引起脑实质内真菌性脑脓肿，周围脑组织水肿明显（图23-1-12B～I）。

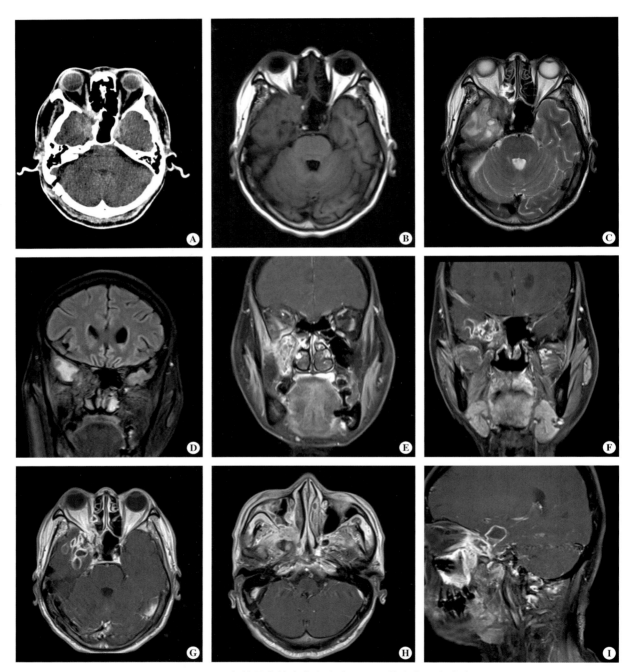

图23-1-12　急性暴发性真菌鼻窦炎－毛霉菌脑炎、脑脓肿

患者，男性，52岁。Ⅱ型糖尿病病史，头痛5月余，右眼失明10天，反复发热。A. CT平扫示右侧海绵窦增宽，密度增高，边界不清。B～D. MRI平扫示颅底病变信号不均匀，T_1WI呈稍低信号，T_2WI低信号为主，外形不规则，侵犯右侧海绵窦及眼眶尖部，并沿着翼腭窝间隙延伸，右侧上颌窦黏膜不均匀增厚；右侧颞叶可见多发薄壁囊状影，周围可见不规则水肿带。E～I. 增强MRI示右侧颞叶多囊病变囊壁环形强化，强化环厚薄均匀，邻近脑膜增厚并强化；右侧海绵窦、眶尖、翼腭窝病变呈蜂窝状不均匀强化，软组织浸润，轮廓毛糙不清；右侧上颌窦及鼻甲黏膜增厚并强化（图片由广西壮族自治区人民医院余水莲提供）

4. 诊断要点

（1）变应性真菌性鼻窦炎好发于有过敏史的年轻人。糖尿病、肿瘤等免疫低下者为侵袭性真菌鼻窦炎高发人群。

（2）CT平扫：变应性真菌性鼻窦炎常双侧对称，鼻腔、多组鼻旁窦内棉絮状、混杂密度病变，中央密度增高，伴有多形态钙化或磨玻璃密度影特征性影像表现。真菌球通常表现为上颌窦窦口处不规则形高密度影，同时上颌窦、筛窦、额窦内有软组织影。

（3）MR平扫：T_1WI呈低或等信号，T_2WI呈极低信号，无实质性强化，可边缘黏膜强化。

（4）非侵袭性真菌性鼻窦炎窦壁骨质增生肥厚或压迫吸收，一般不侵犯周围结构。

（5）慢性侵袭性、急性暴发性真菌性鼻窦炎的骨质呈快速进展性侵蚀破坏，广泛侵犯眼眶、颅内、翼腭窝等邻近结构。

【鉴别诊断】

1. 慢性鼻窦炎　发病率高，持续时间长，常见多窦腔的黏膜增厚及致密浓缩分泌物，钙化很少见，钙化或骨化少于3%，钙化常位于病变的周围，沿窦壁小点状、线样钙化，窦壁骨质硬化。

2. 内翻性乳头状瘤　老年男性鼻腔良性肿瘤，源于鼻腔外侧壁。鼻腔中鼻道不规则分叶状中等或稍高密度肿块，表面不光滑，内部可见"气泡征"，约10%可见钙化，40%可见内陷骨片。MR上颌窦T_1WI呈等信号，T_2WI呈高信号，T_2WI和增强T_1WI内见卷曲的脑回样结构，可延至上颌窦、筛窦及鼻咽部，可引起局部骨质变形，鼻中隔移位，骨质吸收和破坏，单侧鼻腔鼻道的阻塞性炎症。

3. 出血坏死性鼻息肉　窦腔密度高低不均，低密度炎性坏死与高密度出血混杂出现[4]，增强轻度强化，窦腔膨大变形，局部骨质吸收变薄，CT鉴别出血和钙化困难，MRI鉴别价值较高，钙化各序列均为低信号，真菌性鼻窦炎低信号多位于病变中心；出血T_1WI信号可以增高，出血坏死性鼻息肉多为边缘T_2WI低信号环。

4. 黏液囊肿　一般单鼻腔多见，多见于额窦和蝶窦，窦腔膨胀扩大，内充满大量黏液，黏蛋白含量影响囊肿CT密度和MRI信号[5]，影像表现多变，多数病变为低或等密度，T_1WI呈低信号，T_2WI呈高信号，黏蛋白含量高时密度增高，T_2WI信号减低，T_1WI信号经历一个由低到高再到低的过程。窦壁受压变薄移位。

5. 鼻腔黑色素瘤　好发于老年人，病变呈多浸润性生长，CT表现为不规则软组织包块，周围骨质可变形破坏；黑色素、出血与自由基缩短T_1WI和T_2WI时间[6]，在T_1WI上呈等或稍高信号，T_2WI呈等或稍低等信号，增强后呈中等强化。

6. 上皮性恶性肿瘤　鼻腔或鼻旁窦恶性肿瘤：范围较局限，上颌窦和筛窦多见。病史短，进展快，侵袭强，窦壁骨质呈不规则虫蚀状溶骨性破坏，多不伴硬化，软组织肿块呈中等偏高密度，密度不均匀，形态欠规则，MRI T_1WI及T_2WI多为中等信号，占位效应明显，周围组织结构侵袭明显，增强扫描肿瘤明显不均匀强化。相比暴发性真菌鼻窦炎，上颌窦癌病变位于一侧单个窦腔，位置比较局限，病程较长。比较临床病程长短和骨破坏范围，慢性侵袭性真菌性鼻窦炎＞鼻窦癌＞急性暴发性真菌性鼻窦炎。

7. 嗅神经母细胞瘤　中心位于筛骨纸板的哑铃型软组织肿块，中心可见钙化，可存在出血灶，强化明显。

8. 干酪样鼻窦炎　为一侧鼻腔、鼻旁窦阻塞性慢性炎性，鼻腔黏膜肥厚，鼻旁窦增厚硬化，窦腔坏死物质呈不均匀实变组织，增强无强化，窦壁和鼻中隔可有压迫性骨质侵蚀，边界清晰。

9. 鼻石　以异物、出血、异位牙齿为中心的长期钙盐沉积引起的鼻腔内钙化。

【研究现状与进展】

常规CT平扫发现鼻旁窦鼻腔中心多形性钙化，可以明确诊断为真菌球。对于过敏体质的年轻人，鼻旁窦腔内条片状磨玻璃密度病变，结合血清学变态反应和嗜酸性粒细胞增高，诊断符合率也比较高，如果存在鼻外侵犯破坏，MRI可作为补充检查方法。慢性侵袭性真菌性鼻窦炎容易误诊为恶性肿瘤，急性进展性鼻窦炎的病程进展快、受累范围广、死亡率高，必须结合CT和MRI进行检查，从而对直接浸润破坏和跳跃性颅内侵犯提供直接影像诊断。

参 考 文 献

[1] Ho CF，Lee TJ，Wu PW，et al. Diagnosis of a maxillary sinus fungus ball without intralesional hyperdensity on computed tomography. Laryngoscope，2019，129（5）：1041-1045.

[2] Seo MY，Lee SH，Ryu G，et al. Clinical pattern of fungal balls in the paranasal sinuses：our experience with 70 patients. Eur Arch Otorhinolaryngol，2019，276（4）：1035-1038.

[3] Candoni A，Klimko N，Busca A，et al. Fungal infections of the central nervous system and paranasal sinuses in onco-hematologic patients. Epidemiological study reporting the diagnostic-therapeutic approach and outcome in 89 cases. Mycoses，2019，62（3）：252-260.

[4] 沙炎，罗德红，李恒国. 头颈部影像学-耳鼻咽喉头颈外科卷. 北京：人民卫生出版社，2014.

[5] 王振常. 同仁耳鼻咽喉头颈外科影像诊断手册. 北京：人民军医出版社，2013.

[6] 耿左军，杨本涛. 医学影像学读片诊断图谱—头颈分册. 北京：人民卫生出版社，2013.

三、儿童鼻窦炎

【概述】

儿童鼻窦炎临床发病率高，与儿童生理发育特点密切相关。由于儿童抵抗力差，呼吸道功能和免疫功能不完全，呼吸道感染和全身疾病容易引起鼻部感染。鼻腔鼻旁窦黏膜柔嫩，血管淋巴管丰富，炎性刺激下容易充血水肿；造成鼻窦炎的局部因素包括鼻旁窦未发育完全或存在解剖变异、上颌窦窦口位置高和筛窦蜂窝状结构等。鼻涕引流不畅而经后鼻孔滴漏至咽部，除鼻塞、流涕等一般鼻窦炎症状外，还可引起咳嗽、恶心、耳鸣等症状。

鼻窦炎按照病因分为化脓性、变态反应性和特异性。变态反应性和特异性发病少见。化脓性感染更常见，临床急性起病，表现为发热、脓涕、通气不畅、面颊疼痛。感染来源可见于原发鼻旁窦感染、鼻腔感染扩散、鼻旁窦交叉蔓延、邻近组织累及窦腔、血源性感染及窦口阻塞[1]。细菌容易侵犯上颌窦和眶骨的骨膜及骨髓，引起骨髓炎、骨膜炎、骨膜下脓肿，并进一步扩散引起眼眶蜂窝织炎、视神经炎、中耳炎、脑膜脑炎。儿童鼻窦炎从发病原因、临床特征方面与成人鼻窦炎不同，其影像特点也有所区别。

【病理学表现】

急性鼻窦炎鼻黏膜血管扩张，渗透性增加，黏膜充血水肿，上皮肿胀形成息肉样改变，纤毛运动迟缓，固有层炎性细胞浸润，腺体增生而浆液性或黏液性分泌物增加，进而因水肿压迫造成纤毛柱状上皮坏死脱落，并混合渗出液和细菌形成脓性分泌物，刺激骨膜和骨壁增生。慢性期鼻腔黏膜上皮纤毛脱落，固有层增厚形成局限性隆起、息肉样增生，腺管阻塞导致黏液腺囊肿。

【影像学表现】

1. X线检查 儿童鼻旁窦未完全发育而气化不良，部位重叠和深部组织显示不佳，并且儿童配合度差，因此鼻旁窦平片应用价值有限。病情轻者仅表现为非特异性黏膜增厚，可呈均匀环状或不均匀波浪状。随着病情加重，窦腔透过度逐步减低；严重者窦腔浑浊并可见液平面等急性鼻窦炎征象。化脓性感染可引起窦壁呈虫蚀状骨破坏，可见高密度骨坏死，如果存在窦道瘘管应选用碘油造影。

2. CT检查

（1）急性鼻窦炎：鼻黏膜肿胀增厚，鼻甲肥大。窦腔黏膜沿窦壁一致性增厚呈环形软组织密度影[1, 2]，窦腔积液表现为密度一致性增高，窦腔内可见气液平面，随着体位变化而改变。少数病例可见窦壁骨质吸收、轮廓模糊。化脓性鼻窦炎患者窦壁呈不规则低密度骨破坏，存在骨坏死则形成高密度死骨，骨膜下脓肿表现为邻近骨壁的条状低密度影，边缘可毛糙。周围软组织蜂窝织炎表现为肌肉及皮下软组织肿胀，间隙模糊，引流瘘管表现为软组织内高密度影。充血增厚的黏膜可均匀强化，软组织蜂窝织炎呈不均匀网状强化（图23-1-13，图23-1-14）。

（2）慢性鼻窦炎：多为沿窦壁环形带状等密度[1]，可均匀光滑，也可凹凸不平，也可结节状突起，窦壁可反应性骨质增厚。

（3）鼻窦炎并发症：鼻息肉表现为沿窦腔鼻道多发类圆形或条状带蒂软组织影，鼻腔或鼻旁窦膨大。黏膜下囊肿表现为边缘光滑的宽基底扁平丘状、结节状隆起，表面光滑，密度均一。黏液囊肿表现为窦腔内铸型的水样低密度影，窦腔膨大伴窦壁吸收变薄。腺样体肥大，儿童生长期可有一过性生理性肥大，而反复炎性刺激可引起腺样体病理性增生，表现为鼻咽后壁软组织增厚，厚度超过18mm，呈结节状突向鼻咽腔，后鼻孔狭窄（图23-1-13，图23-1-14）。

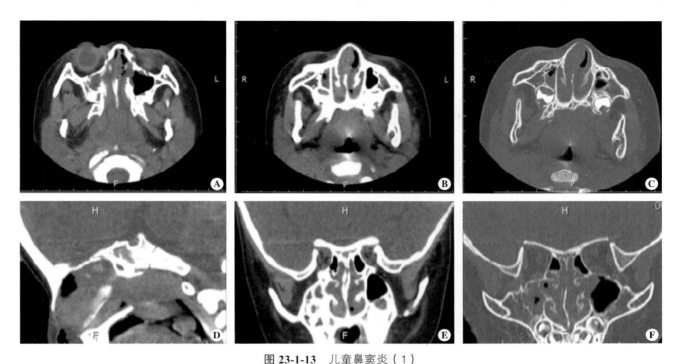

图 23-1-13 儿童鼻窦炎（1）

患儿，女性，2岁。A～F. CT示额窦未气化，余窦腔气腔狭小，窦壁黏膜环形增厚。鼻腔黏膜弥漫性显著增厚、水肿，自鼻前庭延伸至后鼻孔，腺样体肥大，气道狭窄

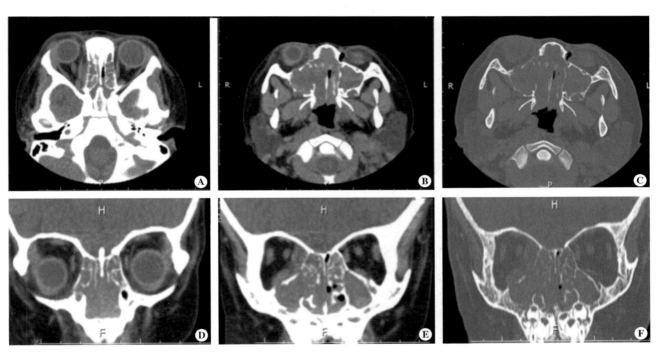

图 23-1-14 儿童鼻窦炎（2）

患儿，女性，3岁。A～F. CT示双侧筛窦、双侧上颌窦、鼻腔黏膜弥漫性肿胀，鼻腔及鼻旁窦窦腔内填充软组织密度影，鼻道闭塞。炎性病变局部浸润右侧眼眶，形成条状骨膜下脓肿，相应眼眶内侧壁及下壁局部不连续

3. MRI 检查 磁共振成像对水肿的黏膜、息肉、潴留液、脓液等炎性组织区分及定性较好。黏膜水肿 T_1WI 呈低信号，T_2WI 呈高信号，增强

扫描示黏膜强化；窦腔积液表现为 T_1WI 低信号，T_2WI 高信号，脓液 DWI 信号增高；鼻息肉和黏膜下囊肿信号接近于增厚黏膜；黏液囊肿信号取

决于黏稠度、组织水分和蛋白含量比例[2]。骨髓炎表现为脂肪抑制 T_2WI 上窦壁骨髓信号增高，伴有层状骨膜反应[3]。化脓性感染波及邻近组织造成眶内蜂窝织炎、脑膜炎、中耳炎，MRI 表现为相应组织 T_2WI 高信号病变，增强扫描呈明显蜂窝状强化（图 23-1-15）。

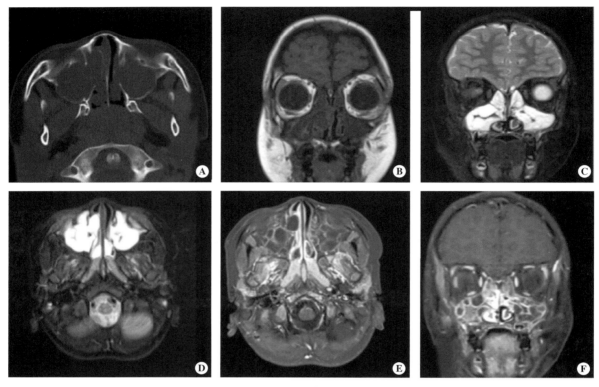

图 23-1-15 儿童鼻窦炎（3）

患儿，5 岁。A. CT 示上颌窦及筛窦窦腔黏膜增厚，充满软组织密度影，窦腔膨大，窦壁变薄；B ~ D. 复查 MRI 示增厚黏膜呈环形明显 T_2WI 高信号，T_1WI 主体呈低信号，内可见条片状稍高信号，考虑为蛋白成分；E、F. 增强 MRI 示病变可见多发环状、分隔状强化，呈蜂窝状改变。另可见下鼻甲增大，鼻咽后壁肥厚

【诊断要点】

1. 鼻塞、流涕、咳嗽症状，化脓性感染存在颌面部弥漫性红、肿、热、痛等急性感染症状。

2. CT 显示窦壁黏膜增厚伴有窦腔积液，窦腔内容物密度较低；慢性鼻窦炎 CT 显示以黏膜增厚为主，内容物密度偏高，常合并息肉样增生、黏膜下囊肿等征象。

3. 鼻窦炎较重者可引起窦壁骨质吸收、模糊，化脓性感染可发现虫蚀状骨破坏，进展期可有死骨形成，伴随层状增厚骨膜炎、骨膜下脓肿。

4. 实验室检查：示白细胞计数明显升高，红细胞沉降率增快，溢出脓液可检测到病原体。

【鉴别诊断】

1. 变态反应性鼻窦炎 波浪状黏膜增厚常见于息肉样肥厚，也可见于变态反应性鼻窦炎[4]，两者若混合存在，鉴别不容易。

2. 扁桃体炎 咽淋巴环肿大，急性期口咽腔变窄。

【研究现状与进展】

鼻旁窦 CT 扫描是诊断鼻窦炎、辨别解剖变异最有价值和应用最广泛的手段。多平面重组图可以直观清晰地显示鼻腔鼻旁窦解剖结构，明确病变部位、形态、密度、大小、范围，对周围骨质的侵蚀、对眼眶和颅底等邻近结构的扩散都能准确显示。根据影像表现确定病变性质和程度，为诊断提供可靠依据，对治疗手段选择和预后评估有重要价值。由于儿童配合度差，扫描时间长、检查噪声大，影响鼻旁窦 MRI 检查的开展。对于急性儿童鼻窦炎窦旁器官扩散者，增强 MRI 扫描可明确浸润范围，为临床制订治疗方案和评估治疗效果提供影像支持。

参考文献

[1] 温书泉，刘珍莲，何玉梅，等．儿童副鼻窦炎MSCT表现及其临床应用．现代医用影像学，2015，24（2）：177-180.
[2] 叶滨宾．儿科影像诊断与临床-头颈与神经系统卷．北京：人民军医出版社，2009.
[3] Mafee M，Valvassori G，Becker M. Valvassori头颈影像学．第2版．刘怀军，等译．北京：中国医药科技出版社，2011.
[4] Romero C，Bardo DME. Patient-friendly summary of the ACR appropriateness criteria: sinusitis-child. J Am Coll Radiol, 2019, 16（8）：35.

第二节　鼻　息　肉

一、鼻腔鼻旁窦息肉

【概述】

鼻息肉是鼻部最常见的黏膜慢性炎性水肿性疾病，是鼻黏膜在变态反应或长期慢性炎症刺激下引起炎性水肿和组织增生，黏膜小血管通透性增加，血浆渗出增加，由于脓性分泌物长期刺激使黏膜发生血栓性静脉炎和淋巴回流受阻，黏膜极度水肿伴有黏膜下液体聚集，形成带蒂炎性肿块[1]。病因有多元性，变态反应学说、细菌超抗原学说、中鼻道微环境学说及嗜酸性粒细胞炎症、血管运动性鼻炎和囊性纤维化多种学说，也与阿司匹林不耐受等全身疾病有关[2]，有明显的术后复发倾向。

鼻息肉多生长在鼻腔外侧壁，中鼻道后方邻近窦口区最多。上颌窦窦口、中鼻甲游离缘、下鼻甲后端、半月裂、嗅裂、钩突、筛泡均可发生，可单独或同时发生于鼻腔和鼻旁窦，常是双侧鼻腔对称受累。鼻旁窦息肉少于鼻腔息肉，筛窦相对常见。鼻息肉大小不一、形态多样，随位置而变形。高度水肿的鼻黏膜从中鼻道和鼻旁窦口下垂到鼻腔，形成带蒂长颈息肉，也可形成宽基底息肉样变。鼻旁窦开口阻塞后，窦内黏液潴留导致窦腔膨胀扩大，是由黏膜分泌物中蛋白质含量过高引起的一系列生化和免疫反应。

根据病因和发病部位分为三类。

1. 过敏性息肉　主要位于下鼻甲及嗅区，常为双侧多发性。

2. 炎症性息肉　单侧或单个息肉形成，通常

由局部感染引起，切除后不易复发。

3. 后鼻孔息肉　多见于青少年，为单发性鼻息肉，生长于近上颌窦开口处，自中鼻道前端向后伸展突入后鼻孔、鼻咽部，并可呈哑铃形突入上颌窦内[3]。同样，蝶窦后鼻孔息肉也可突出于蝶窦开口处。

【临床表现】

与息肉的大小和位置有关，常有进行性鼻塞、头痛、分泌物增多引起脓涕、嗅觉障碍等症状。鼻息肉位于鼻腔而引起持续性鼻塞，巨大鼻息肉完全堵塞鼻腔可导致完全不通气，引起鼻塞性鼻音，外鼻宽大畸形形成"蛙鼻"[3]；后鼻孔息肉或巨大鼻息肉阻塞后鼻孔引起打鼾，突入鼻咽部阻塞咽鼓管而致耳鸣、听力减退、中耳炎；局限于窦腔内的息肉引发的临床症状轻微。

【病理学表现】

根据组织学分为水肿型、腺泡型和纤维型，水肿型最常见。

1. 肉眼　息肉呈大小不等的质软水肿样疏松组织，光滑，有光泽，呈灰色或微红色（荔枝状）的半透明物质，手感柔软无痛。可前后移动。一般无出血，出血坏死性鼻息肉可出血。

2. 镜下　增厚黏膜表面为退变的假复层纤毛上皮，下方为高度水肿增厚的基质，结缔组织间隙明显疏松扩大[1]，有大量嗜酸性细胞、肥大细胞、巨噬细胞、浆细胞、淋巴细胞等炎性组织浸润，失神经支配的腺体数量减少，缺乏真正的黏液腺体而分泌减少，血管通透性增加，血供稀少，部分息肉可见坏死。

【影像学表现】

1. X线检查　无特征性，可有鼻腔、鼻旁窦透光度下降，中鼻甲增大而轮廓不清，中鼻甲向外突出的软组织影填充鼻腔，鼻道变窄或消失，梨状孔受压增大，鼻中隔向对侧偏移，鼻腔骨壁骨质稀疏，但无破坏。鼻旁窦窦腔内可见多个球形附壁结节，同侧窦腔表现为混浊、密度增高等阻塞性炎性改变。后鼻孔鼻息肉表现为鼻旁窦侧位片后鼻孔、鼻咽部软组织肿块，边缘光滑清晰。

2. CT检查　炎性肿胀的鼻腔黏膜非肿瘤性增生，单发或多发，表现为单侧或双侧鼻腔、鼻道-窦口复合体、筛窦、嗅裂区的均匀低密度团块影。典型表现为上颌窦团块经过扩大窦口以一个较窄的柄连接同侧鼻道、鼻腔肿块，肿块呈不规整哑

铃形[4]。若病变进一步向后延伸至后鼻孔、鼻咽部，向下方悬垂呈泪滴状则形成后鼻孔鼻息肉，边缘光滑有蒂。多数呈黏液样低密度[3]；CT值高于水而低于肌肉密度，可合并出血。单纯水肿型鼻息肉无强化或黏膜线状轻度增强；炎性刺激引起血管通透性增加强化可较明显；慢性增生性息肉存在炎症和血管增生，密度不均质增高，增强轻度强化。单纯鼻息肉发生于窦壁任何部位，以下壁常见。当较大的息肉充满窦腔时，窦腔的扩张发生变化。窦口扩大，钩突吸收变小，鼻甲和窦壁压迫性骨质吸收，甚至局部骨质缺损，息肉组织可经缺口向外膨突。患侧常合并阻塞性鼻窦炎，上颌窦及筛窦黏膜增厚伴有积液，分泌物蓄积继发黏液囊肿，在窦口周围可见软组织密度影（图 23-2-1A ～ B，

图 23-2-2，图 23-2-3，图 23-2-4A，图 23-2-5）。

3. MRI 检查 单纯鼻息肉为黏膜水肿，MRI T_1WI 呈低信号、T_2WI 呈高信号，接近水样信号强度[4]。息肉不同时期（水肿、腺样、囊性变、纤维化）混合不同时期炎性分泌物信号多变、可高可低，黏液蛋白含量增加时 T_1WI 信号增加，陈旧浓缩的黏液大分子物质或慢性鼻息肉纤维组织增生 T_2WI 信号减低[5]。增强检查息肉无强化，黏膜呈环形线样强化。出血坏死性鼻息肉为特殊类型鼻息肉，反复出血引起信号混杂，在外围周围可以看到由含铁血黄素的沉积形成的低信号环。内部可见低信号分隔，增强后可见斑片状、结节状渐进性不均匀强化（图 23-2-1C ～ F，图 23-2-4B ～ I）。

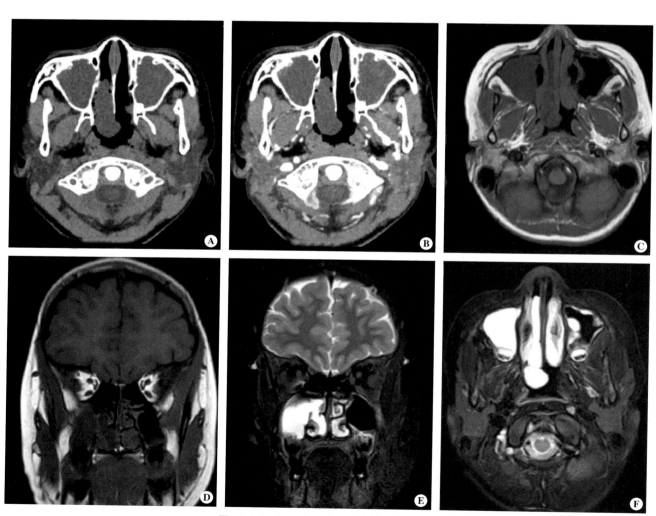

图 23-2-1 双侧上颌窦、右侧鼻腔鼻息肉

患儿，男性，11 岁。A. CT 平扫示双侧上颌窦窦腔炎性息肉密度均匀，右侧上颌窦病变脱垂进入左侧鼻腔，并向后鼻孔移行；B. 病变表面光滑，内部密度均匀，CT 增强后无明确强化；C ～ F. 治疗 10 天后 MRI 平扫示左侧上颌窦炎性病变消退减小，右侧上颌窦及鼻腔病变呈明显 T_1WI 低信号、T_2WI 高信号，说明水分含量大，符合水肿型鼻息肉改变

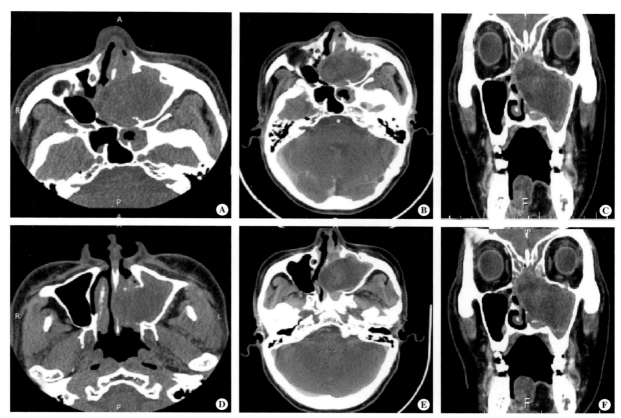

图 23-2-2　左侧上颌窦鼻息肉伴筛窦、蝶窦、额窦阻塞性鼻窦炎

患者，男性，70岁。左侧鼻腔见淡粉色新生物，表面尚光滑，触之质韧，不易出血。A、D.CT平扫示左侧上颌窦、筛窦、额窦、蝶窦黏膜肿胀，窦腔填充软组织密度影，左侧上颌窦可见球形软组织团块，张力较高，经过扩张上颌窦窦口突入左侧鼻腔，左侧鼻腔因填塞而不通畅。左侧上颌窦窦腔扩大，内壁骨质压迫性吸收。B、C、E、F.CT增强动脉期、静脉期示病变中心渐进性轻度强化，其周边黏膜呈环形中度强化，静脉期更明显

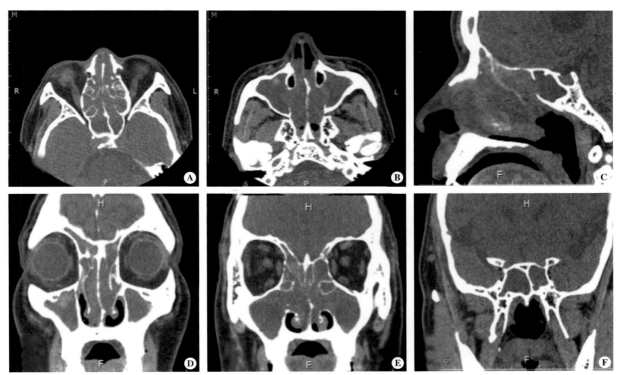

图 23-2-3　鼻腔、鼻旁窦弥漫性鼻息肉

患者，男性，54岁。A～F.CT平扫轴位、矢状位、冠状位示全组鼻旁窦弥漫性填塞软组织密度，右侧上颌窦局部密度稍高。鼻腔中上鼻道闭塞，仅余下鼻道少量气道

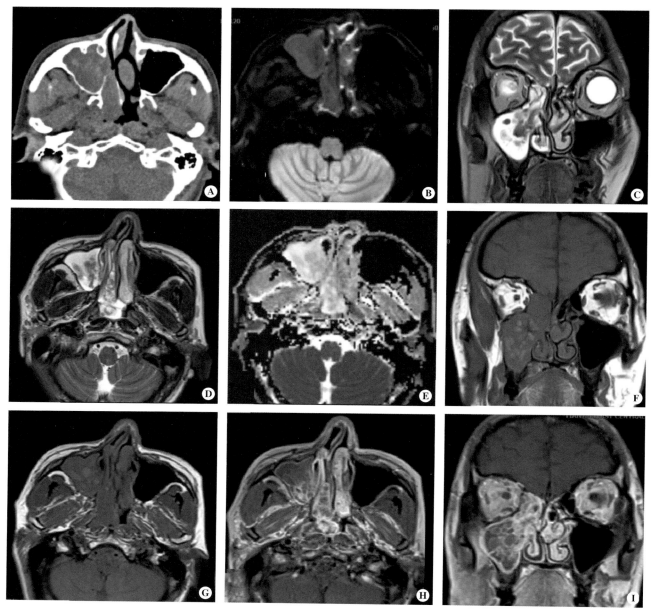

图 23-2-4　鼻腔、鼻旁窦息肉继发感染

患者，男性，61 岁。间断鼻塞、流涕半年，加重 1 个月。A. CT 平扫示右侧上颌窦及鼻腔哑铃形软组织肿块，中心可见散在斑驳状稍高密度区；B ～ G. MRI 平扫示高低混杂信号，内部可见多发斑片状 T_1WI 高信号、T_2WI 低信号区，DWI 呈低信号，中心区 ADC 值略减低；H ～ I. 增强 MRI 扫描示病变呈花边状、蜂窝状强化。手术可见右侧上颌窦息肉状肿物，表面呈半透明荔枝状

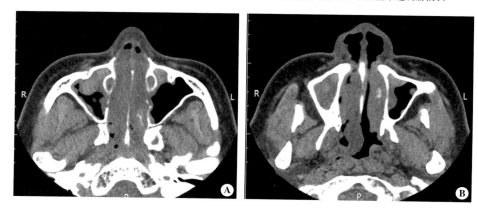

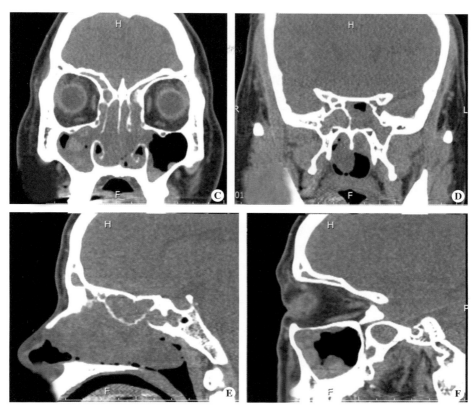

图 23-2-5　鼻腔、鼻旁窦息肉
患者，女性，49 岁。A ～ F. CT 平扫轴位、冠状位、矢状位多平面重组图示双侧鼻甲肥大、水肿，鼻腔通气性差，右侧后鼻孔区可见脱垂息肉。全组鼻旁窦黏膜不均匀增厚，表面凹凸不平，呈波浪状改变，可见结节状、球形软组织突起，局部密度较高。鼻腔扩大重塑

【诊断要点】

1. 长期反复鼻塞、流涕，嗅觉减退。

2. CT 显示多个鼻腔、鼻旁窦附壁生长软组织影，窦口鼻道复合体附近高发，经扩大窦口或鼻道呈哑铃形连接，也可呈泪滴状突向后鼻孔区，前部大于后部。鼻腔窦壁压迫骨质吸收变薄。

3. CT 平扫接近水样密度，边缘光整，多数无强化，也可边缘强化。邻近骨质受压移位、吸收。伴有阻塞性鼻窦炎。

4. MR 平扫多数信号均质，T_1WI 呈低信号，T_2WI 呈高信号，蛋白含量增加可造成 T_1WI 信号增高，T_2WI 信号减低，纤维增生也引起 T_2WI 信号减低。DWI 呈低信号。

【鉴别诊断】

1. 出血性鼻息肉　多见于青年人，患者常有鼻出血史。出血性鼻息肉是鼻息肉的一种特殊分类，出血和坏死夹杂分布，如有出血则 T_1WI 呈高信号，T_2WI 边缘区呈极低信号，增强扫描示渐进性强化。

2. 内翻性乳头状瘤　好发于中老年男性，起源于单侧中鼻道的外侧壁，突向鼻腔生长，表面不光滑，质地较硬，呈膨胀性生长，周围骨质压迫性骨吸收，易扩散到上颌窦和筛窦，并且可以侵入邻近的骨质。向鼻腔前部及鼻前庭生长少见，CT 密度高于鼻息肉；少数病例存在点状钙化。MRI 检查，T_2WI 及增强 T_1WI 呈卷曲脑回状外观。

3. 纤维血管瘤　好发于青少年男性，起源于蝶腭孔，中心常位于鼻咽后鼻孔区和翼腭窝，发生于鼻腔内及鼻旁窦者少见。体积较大，呈膨胀性生长，有向着自然孔道与裂隙扩展的趋向，容易波及眼眶、鼻旁窦、鼻腔，肿瘤可压迫、侵蚀周围骨质使之变薄甚至骨质破坏，上颌窦后壁受压变形、前移。纤维血管瘤多数密度高而均匀，当纤维成分很多或坏死时，CT 的密度很低，容易与鼻息肉混淆。但仍可见增强极明显的高密度影。MRI 扫描时 T_2WI 呈高信号，T_2WI 和增强 T_1WI 表现为胡椒盐征，可见粗大的血管影。鼻息肉无明显强化或仅有轻度强化。可根据发病部位、明显强化、易出血的特点进行鉴别。

4. 变应性真菌性鼻窦炎　多鼻腔受累，窦腔

弥漫性高密度，周围为低密度黏膜。蛋白含量不同导致 T_1WI 信号各异，T_2WI 低信号。本病患者多为年轻人，多有过敏史。

5. 韦格纳肉芽肿　鼻腔中线位置结节状软组织肿块，伴有鼻甲和鼻中隔骨破坏，形成一空腔。

6. 鼻腔淋巴瘤　病变常发生在前鼻腔，病灶密度不均匀，常有坏死的低密度组织。骨质通常没有明显的破坏。当病变较大时，通常累及肿瘤周围的双侧鼻翼和周围软组织。淋巴瘤密度更均匀，呈中度增强。

7. 鼻咽癌　好发部位为咽隐窝，表现为鼻咽侧顶壁增厚，咽隐窝闭塞，咽旁间隙狭窄。鼻咽癌颈淋巴结转移率高，增强呈中度强化。

8. 上颌窦癌　患者年龄多在中年以上，病程短，发展快。CT 表现为鼻腔、上颌窦内软组织肿块浸润性生长，密度不均匀，形态不规则，强化较明显，呈侵蚀性骨质破坏，窦腔扩大不明显。MRI 病变以等信号为主，不均匀。

9. 鼻内脑膜脑膨出　多见于少年和儿童，病史长且进展慢。颅前窝中线区与鼻腔、鼻旁窦之间存在骨质缺损，部分脑组织伴随脑膜或脑脊液经软组织裂隙突入鼻腔顶部或筛窦，疝出软组织团块密度或信号等同于脑组织，周围环绕脑脊液。

10. 其他　少见的颅内肿物突入鼻腔，如脊索瘤、神经母细胞瘤、脑垂体瘤等。

【研究现状与进展】

1. 水肿型鼻息肉，常规 CT 和 MRI 平扫都可以明确诊断。

2. 对于病程长的鼻息肉，窦壁因炎性刺激和血管增生，常存在息肉基底部骨质硬化，其形成机制是近几年研究的热点。

3. 对于压迫侵蚀窦壁的息肉病，影像表现为侵袭性的软组织肿块，需要鉴别肿瘤性病变，DWI 信号未见增高，增强 MRI 扫描表现为强化黏膜线完整连续。

参 考 文 献

[1] Kim HJ, Ahn HS, Kang T, et al. Nasal polyps and future risk of head and neck cancer: a nationwide population-based cohort study. J Allergy Clin Immunol, 2019, 144（4）: 1004-1010.

[2] Calus L, Van BN, Bosteels C, et al. Twelve-year follow-up study after endoscopic sinus surgery in patients with chronic rhinosinusitis with nasal polyposis. Clin Transl Allergy, 2019, 9: 30.

[3] Harnsberger HR. 影像专家鉴别诊断——头颈部分册. 王振常，鲜军舫，译. 北京: 人民军医出版社，2012.

[4] 王振常. 同仁耳鼻咽喉头颈外科影像诊断手册. 北京: 人民军医出版社，2013.

[5] 沙炎，罗德红，李恒国. 头颈部影像学-耳鼻咽喉头颈外科卷. 北京: 人民卫生出版社，2014.

二、出血性鼻息肉

【概述】

出血坏死性鼻息肉/血管瘤性鼻息肉（angiomatous polyp）/血管扩张性鼻息肉，是炎性鼻息肉的一个特殊类型，以出血性和坏死性病变为特征的特殊类型的鼻息肉，仅占鼻息肉的 4%～5%。多发性单侧发病，常发生于上颌窦（87.1%），少数发生于鼻腔（12.9%）。可发生于任何年龄，但多数发生于年轻人，没有明显的性别差异。其命名一直以来未得到统一，但国内常命名为出血坏死性鼻息肉，而国外多为血管瘤性或血管扩张性息肉。

病因不明，一般认为可能与感染、变态反应、黏膜内出血、外伤等有关。①变态反应：由于鼻腔过敏反应的多重反应，在组胺、白三烯等化学介质的作用下，鼻黏膜中小血管的通透性增加，血浆渗出增加，使鼻黏膜水肿极度增加，受重力影响逐渐下垂，导致出血性鼻息肉的形成。②慢性炎症：慢性鼻炎、鼻窦炎、化脓性分泌物的长期刺激，使鼻黏膜血栓性静脉炎和淋巴回流紊乱，导致鼻黏膜水肿，逐渐形成出血性鼻息肉。近年又发现鼻息肉与阿司匹林不耐受有密切联系。阿司匹林不耐受的患者易患鼻息肉和支气管哮喘，并且通常被认为是由非甾体抗炎药物如阿司匹林引起的，其干扰花生四烯酸代谢。③血管瘤：血管瘤血运障碍引起出血、坏死、机化，阻塞窦口引起炎症或水肿，从而继发形成息肉[1]。

发病机制：由上颌窦鼻息肉衍生而来，在生长过程中经过狭窄的上颌窦口向鼻腔、后鼻孔方向延伸，由于窦口堵塞、蒂扭转或外在压迫，容易造成滋养血管受压、闭塞，从而引起血流淤滞、血管扩张，进而发生水肿、梗死、出血、新生血管形成等改变，此过程反复进行，最终的结果取决于手术时病变所处的时期。

【病理学表现】

息肉富有血管，伴有坏死和出血，可见大量

不规则暗红色、黄褐色发亮的血凝块，有些切面较坚实，有些较脆，间质中存在更多的慢性炎性细胞浸润。血管散在纤维蛋白血栓，大部分病变被斑片状化生鳞状上皮覆盖。大部分病变显示不规则的薄壁血管伴散在的纤维蛋白血栓形成。海绵状血管聚集区与非血管区相交。大量含铁血黄素的巨噬细胞散在病灶内，伴有新鲜的斑片状出血。病灶有纤维素样坏死，并有少量典型的炎性息肉。该组织学性能决定了病变密度或信号的成像多样性。

【影像学表现】

1. CT 检查 上颌窦和（或）鼻腔扩张，充满密度不均匀的软组织块，病变边缘和内部可见高密度阴影，平均为 54（±8）HU，为大量吞噬含铁血黄素的巨噬细胞、纤维成分、蛋白、部分为新鲜出血，是出血坏死性鼻息肉的特点之一[2]。低密度区为息肉、出血、坏死、感染。部分肿块内见钙化血肿的机化（病变组织坏死后钙盐的沉着常表现为钙化）。增强呈结节状强化或斑片状（棉絮状）强化[2]。上颌窦窦壁呈压迫骨质吸收，部分呈虫蚀状骨质破坏（炎症刺激破骨细胞功能活跃），以上颌窦内壁为多见，这可能与上颌窦内壁比较薄弱而且病变易在上颌窦口处生长有关，一般来说，它不会侵入周围的软组织和翼腭窝。常伴有水肿性鼻息肉（图 23-2-6A，图 23-2-7，图 23-2-8A）。

2. MRI 检查 病变整体信号混杂，具有一定的特异性。但病变内部大部分由增生扩张的血管构成，所以在 T_1WI 和 T_2WI 上分别以低信号及高信号为主。病变内见小片状 T_1WI 高信号（提示亚急性/慢性出血，或含高蛋白的囊腔），T_2WI 呈中心高信号（息肉、出血、坏死、囊变），病变周边可见到不规则的低信号环及内部线样低信号分隔，这些都对应着病变不同时期的反复出血、纤维化、含铁血黄素沉着（图 23-2-6B ～ G，图 23-2-8B ～ D，图 23-2-9A ～ C）。

增强后，增生扩张的血管区不均匀强化，强化形态各异，主要呈多发小斑片状、结节状填充式强化，强化不均匀，动态强化 TIC 曲线呈持续上升型，呈渐进式强化特征[1]。不均匀填充渐进性强化方式是因为病变内部主要由增殖、扩张的血管和纤维成分组成，血管成分强化，有的相互融合，而纤维成分不强化，从而呈现类似"菜花样"的外观[1]；增强扫描后病变中心区强化不明显，而外周呈不规则强化，主要是因为病灶中心区易发生血流动力学障碍，血管内形成血栓，从而导致出血及坏死；而周边组织因炎细胞浸润，海绵状增生血管扩张较明显，可出现明显强化；T_2WI 上的环形低信号陈旧出血区不强化（图 23-2-6H、I，图 23-2-8E、F，图 23-2-9D ～ F）。

【诊断要点】

1. 青壮年多见，上颌窦口-鼻腔软组织肿块膨胀性生长，骨质呈受压吸收改变，局部骨质不连续，以上颌窦内壁最易受累。

2. CT 显示密度不均匀软组织肿块，高密度出血和低密度坏死间隔分布。

3. MRI 的 T_2WI 呈混杂信号，内部呈不均匀高信号，周围环绕线状低信号和内部低信号分隔。

4. 动态增强显示结节状、斑片状"渐进性填充式强化"特征很关键，高度提示出血坏死性息肉，T_2WI 低信号区不强化。

5. 可合并水肿性鼻息肉。

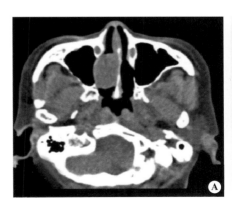

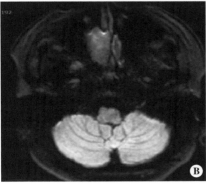

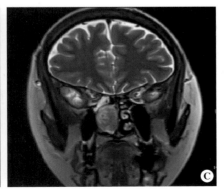

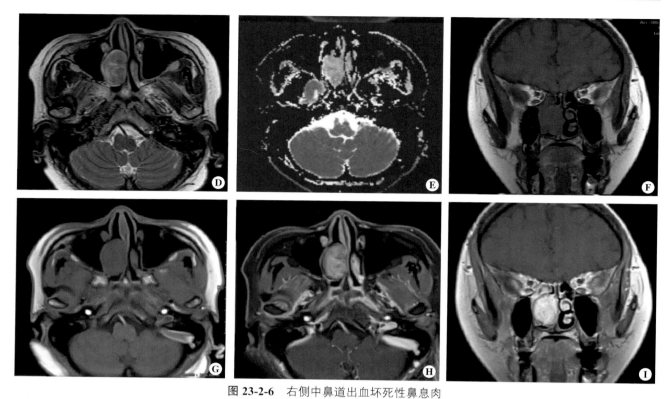

图 23-2-6　右侧中鼻道出血坏死性鼻息肉

患者，女性，56 岁。右侧鼻腔间断鼻塞，伴少量出血。A. CT 平扫示右侧鼻腔中鼻道椭圆形软组织密度结节，右侧上颌窦内壁略受压；B～G. MRI 平扫示结节呈 T_1WI 等信号，边缘可见小点片状稍高信号；T_2WI 呈高低混杂信号，内部可见多发条片状低信号影，边缘可见弧形低信号环。弥散无明确受限，DWI 和 ADC 均为等信号。H、I. 增强 MRI 扫描，病变渐进性明显强化，边缘弧形低强化区

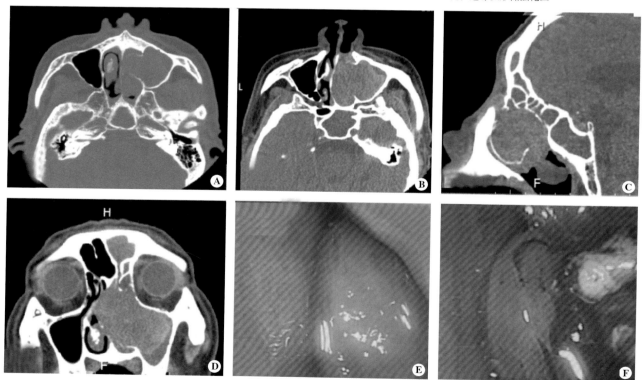

图 23-2-7　左侧上颌窦、左侧鼻腔出血坏死性鼻息肉

患者，男性，64 岁。鼻塞反复发作半年余，近期鼻腔间断出血。A～D. CT 平扫轴位、矢状位示冠状位示左侧上颌窦窦腔扩张，充满软组织密度影，中心区密度偏高，病变经扩大上颌窦窦口突向左侧鼻腔，左侧鼻道填塞，前方达鼻前庭，后下方可见长蒂状较低密度影垂入后鼻孔，病变累及左半侧鼻旁窦，周边区可见稍低密度阻塞性炎性组织；轴位骨窗示上颌窦窦壁压迫性骨质吸收，内壁向鼻腔移位，局部不连续。E、F. 内镜示肿物表面光滑，呈荔枝肉样，肿物部分区域可见坏死组织，有黏液血性分泌物

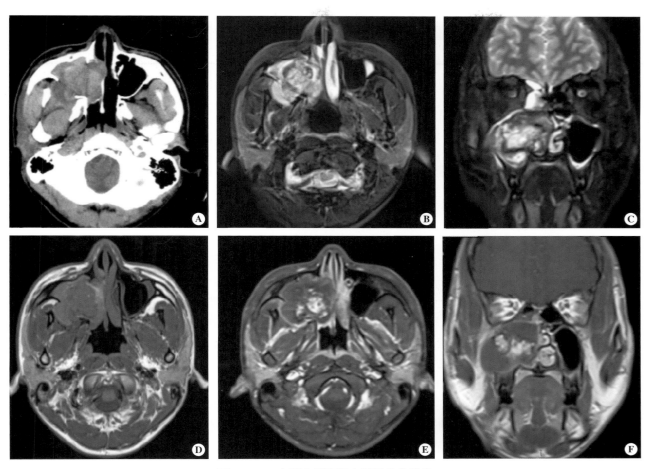

图 23-2-8　右侧上颌窦出血坏死性鼻息肉

患者，男性，20岁。A. CT平扫示右侧上颌窦窦腔内填充有片状不均匀软组织密度影，中心可见斑片状更高密度区，向右侧鼻道内膨胀性生长，边界尚清，上颌窦环壁不同程度骨质吸收破坏，局部骨质有中断；B～D. MR平扫示右侧上颌窦占位性病变向外后突破上颌窦壁侵犯翼腭窝，病变中心主体呈T₁WI稍低信号，边缘区见小片状T₁WI高信号；T₂WI上信号高低混杂，中心呈高信号，病变周边可见到不规则的低信号环及内部线样低信号分隔，提示含铁血黄素沉积。E～F. 增强扫描示不规则小斑片状、结节状填充式强化（图片由景德镇妇幼保健院胡俊华提供）

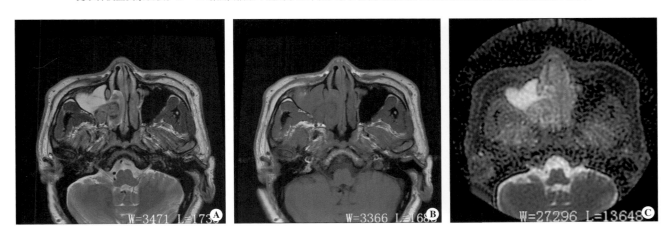

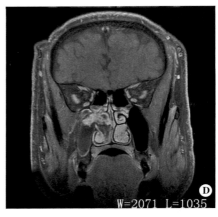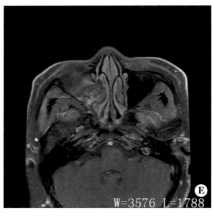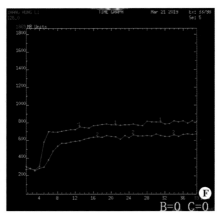

图 23-2-9　右侧上颌窦出血坏死性鼻息肉

患者，男性，47 岁。A ～ C. 右侧上颌窦鼻道窦口可见混杂信号团块，T_2WI 呈斑片状及环状低信号，T_1WI 以等信号为主，可见低信号环，ADC 值减低；
D ～ F. 增强 MRI 可见点彩状、斑片状不均匀强化。动态增强扫描呈渐进性强化，多点取样强化曲线均呈上升型

【鉴别诊断】

1. 水肿性鼻息肉　多双侧发病，筛窦、上颌窦窦口多见，自鼻腔或鼻旁窦内向后鼻孔生长，多数有蒂，边缘光滑，质地均匀。CT 表现为水样低密度影（CT 值为 40HU 左右），MRI 表现为 T_1WI 等或低信号、T_2WI 高信号影，增强扫描无强化或呈环形轻度线状强化，周围骨质无明显膨胀性改变。

2. 内翻性乳头状瘤　好发于中老年男性，40 ～ 50 岁多见，单侧发病，起源于中鼻甲游离缘，好发于鼻腔外侧壁并向鼻腔内生长，表面呈菜花状或分叶状。CT 表现为等或低密度软组织肿块，密度尚均匀，可见钙化。T_1WI 呈稍低信号，T_2WI 呈高低混杂信号，增强扫描表现为卷曲脑回状或栅栏状不均匀强化。窦壁骨质硬化、移位不明显，膨胀性改变不明显，窦腔无明显扩大，周围骨质呈压迫吸收变薄，多伴有鼻旁窦窦口扩大。鼻腔外侧壁、鼻甲可见不规则形中等密度肿块，鼻中隔受压移位，鼻外侧壁骨质被吸收破坏。

3. 真菌鼻窦炎磷酸钙沉积　多见于糖尿病、肿瘤患者，上颌窦和蝶窦好发，多为单侧。鼻腔或鼻旁窦内可见不规则团块状软组织影，CT 呈等、稍高不均匀密度，内部可见点状、斑片状钙化，或者线隔样高密度，窦壁骨质增生硬化明显，MRI 表现为 T_1WI 呈等或稍高信号，T_2WI 呈点片状低信号，增强后病变本身不强化，周围黏膜增厚、强化。周围骨质压迫吸收，骨质破坏少见，而窦壁骨质增生硬化较明显，一般无窦腔膨胀，骨质

破坏少见，而侵袭性鼻窦炎常伴有骨质破坏，易误诊为恶性肿瘤。

4. 鼻咽纤维血管瘤　好发于 10 ～ 25 岁青年男性，反复大量出血为临床首发症状。起源于蝶腭孔周围，鼻咽顶后壁为界线清楚的软组织肿块，外缘光滑锐利，具有侵袭生长特性，周围骨质呈压迫性骨质吸收破坏。向前形成鼻腔内肿块，可侵入鼻旁窦；向上破坏颅底骨质，侵入蝶窦及颅内；向外侵入翼腭窝并向颞下窝发展；眶壁骨质或沿眶下裂向眼眶侵及，CT 表现多呈均匀稍高密度，显著不均匀强化；MRI 表现病变呈 T_1WI 中低信号，T_2WI 中高信号，周边没有明显的出血信号，即 T_2WI 上没有明显的低信号环。病变常起源于枕骨基底部、蝶骨体、翼突内侧骨膜，通过蝶腭孔侵入翼腭窝，80% 有翼腭窝增宽，可侵入颞下窝，通过眶下裂侵入眶内，通过圆孔、眶上裂和翼管进入颅内，侵袭性生长病变可见明显强化。

5. 血管瘤　老年人多见，发生于黏膜，多见于鼻腔前方和上颌窦，生长缓慢，易出血、感染、坏死。血管瘤分为毛细血管瘤、海绵状血管瘤和蔓状血管瘤。膨胀性生长软组织密度肿块，边界清楚，大者密度不均，肿块内常见静脉石或钙化。直接侵犯眼眶、翼腭窝、颞下窝等结构，窦壁骨质受压移位、吸收变薄或窦壁骨质弥漫性、溶骨样及虫蚀样破坏为其诊断的重要征象，颈部淋巴结转移。MRI 表现为肿瘤 T_1WI 中等信号，T_2WI 不均匀稍高信号，信号不均匀，无衰减。增强后中度 - 明显不均匀强化，伴感染坏死时增强不均匀，

有血栓时可强化不明显，可见血管流空影。

6. 鼻腔恶性黑色素瘤　好发于老年人，多位于鼻中隔和中下鼻甲，少见于上颌窦和鼻外，病变呈多浸润性生长，CT 表现为不规则高密度软组织包块，无明显坏死囊变，周围骨质呈明显吸收、破坏，边缘清晰锐利，呈刀切征。病变可以侵犯周围组织，向眼眶、翼腭窝、面部及对侧鼻腔生长。MRI 信号不均匀，黑色素成分越多越具有特征性信号，典型表现为 T_1WI 呈高信号，T_2WI 呈低信号；多数病例 T_1WI 呈等稍高信号，T_2WI 呈稍低信号。DWI 扩散受限，ADC 呈低信号。增强后呈中等强化，TIC 曲线呈速升缓降型，可提示为鼻腔恶性黑色素瘤。

7. 鼻旁窦上皮性恶性肿瘤　老年人多见，病程短，进展快。软组织肿块沿窦壁或神经向窦腔内外不同方向生长，沿窦壁骨质弥漫性、溶骨样及虫蚀样破坏更显著，为其诊断的重要征象。部分肿块表面或内部可见钙化，直接侵犯眼眶、翼腭窝、颞下窝等周围结构，伴颈部淋巴结转移。CT 表现为软组织肿块密度，密度不均匀。T_1WI 呈等或稍低信号，T_2WI 呈不均匀稍高信号，增强后中度 - 明显不均匀强化。

8. 淋巴瘤　进展较慢，易发生在鼻腔前部或中线结构，常见于鼻腔、上颌窦。病变骨质膨胀改变不明显，骨质破坏程度与肿块大小不成比例，即肿块较大，但骨质破坏不明显，易侵犯面部软组织。CT 表现为窦腔内均质软组织肿块，MRI T_1WI 呈稍低信号，T_2WI 呈中等稍高信号，增强示轻中度较均匀强化，缺乏特征性。

【研究现状与进展】

1. MRI 是该病的首选检查方法，出血造成的病变 T_1WI 呈高信号，T_2WI 边缘区的低信号环比较特异，以及增强后病变表现出结节状、菜花状的强化特征性表现，动态增强是检查的关键，"渐进性强化"很有诊断特点。

2. 区别于肿瘤性病变，出血可造成 DWI 和 SWI 信号减低。

参 考 文 献

[1] Wang X，Liu Y，Chen Q. Evaluation of multiparametric MRI differentiating sinonasal angiomatous polyp from malignant tumors. Neuroradiology，2019，61（8）：891-896.

[2] 沙炎，罗德红，李恒国. 头颈部影像学 - 耳鼻咽喉头颈外科卷. 北京：人民卫生出版社，2014.

第三节　鼻腔鼻旁窦韦格纳肉芽肿

【概述】

韦格纳肉芽肿（Wegener granulomatosis，WG）是一种全身多系统发病、慢性进行性、破坏性巨细胞溃疡性肉芽肿性病变，现在命名为肉芽肿性多血管炎，基本病理特征是小动脉和小静脉无菌性坏死性血管炎和肉芽肿形成，是涉及多种不同免疫病理过程的自身免疫性疾病。胞质型抗中性粒细胞胞质抗体（cytoplasmic antineutrophil cytoplasmic antibody，C-ANCA）是诊断多发性肉芽肿的非常敏感的指标。本病可分为全身性（韦格纳肉芽肿瘤）和局限性（韦格纳肉芽肿），是病变发展过程的不同阶段，初期病变常首发于上呼吸道，开始于鼻中隔，依次累及鼻腔、鼻旁窦、口腔、咽喉部、气管，肺及肾也是常见受累部位，也可累及眼、涎腺、关节、皮肤、肌肉、耳、心包和神经系统，还可累及肝、淋巴结、大小肠、舌、食管、骨髓和肾上腺。

本病多见于 30 ～ 50 岁中青年男性，一般起病缓慢，但也有急性起病。反复发作的鼻塞、流脓涕，并且持续性加重，85% 有此症状[1]，容易误诊为鼻窦炎、鼻炎、鼻咽癌。鼻腔镜检查可见不规则肿块及大量分泌物，可有眼球突出。鼻塞、脓涕常为早期症状，伴有结痂、鼻涕中带血丝，咽鼓管阻塞引起中耳炎。支气管肉芽肿可引起肺不张，咳嗽、血痰、胸痛及呼吸急促是肺部受累的常见症状，发热是全身症状；侵犯肾时，开始呈隐匿性，后期出现蛋白尿、血尿和尿毒症，最终肾衰竭。皮肤损害好发于四肢，可表现为紫癜性水泡、结节、溃疡和肿块。

【病理学表现】

上下呼吸道炎性坏死性肉芽肿、局灶或弥漫性坏死性肾小球肾炎、全身广泛坏死性血管炎为该病的病理三联征[1]。多发性坏死性血管炎表现为小动脉、小静脉及毛细血管管壁炎症，血管壁发生纤维素样变性坏死、肌层及弹力纤维被破坏。坏死性肉芽肿内可见上皮样细胞、中性粒细胞、单核细胞、多核巨细胞、浆细胞、淋巴细胞、成纤维细胞、少数嗜酸性粒细胞等浸润。肺部形成多发结节，

中心部常坏死形成空洞。抗中性粒细胞胞质抗体
（ANCA）在血管炎发病机制中起重要作用[2]。

【影像学表现】

1. X 线检查 早期无特征性表现，类似于普
通鼻窦炎，主要为鼻腔、鼻旁窦黏膜增厚，密度
增高，鼻腔透亮度减低，鼻旁窦狭窄或闭塞。进
展期可见鼻甲萎缩缺失、鼻中隔骨质稀疏破坏、
上颌骨内壁和筛窦骨质吸收破坏[3]，窦周骨质硬
化致窦腔闭塞，进而涉及眼眶。

2. CT 检查 以鼻腔为中心，自鼻中隔、鼻甲
逐步对称性累及上颌窦，并进一步向其他鼻旁窦、
眼眶扩散，硬腭受累少见[2, 3]。

（1）早期为非特异性慢性炎性表现，仅可见
鼻甲、鼻中隔、鼻旁窦黏膜结节状增厚，表面不
规则，窦腔可有液平面。

（2）进展期可见鼻中隔、鼻甲、上颌窦窦腔
不规则条带状软组织肿块，黏膜溃烂模糊不清，
伴随阻塞性鼻炎。以鼻腔为中心的骨质破坏，逐
步向上颌窦内壁扩展，窦壁可有增生硬化，呈现
双线征[2]。

（3）晚期鼻甲、鼻中隔骨破坏显著，鼻中隔
坏死穿孔[3]、上颌骨、筛房间隔、纸样板、颅底
也可以受累，残存窦壁骨质增厚，出现双线征，
上颌窦窦腔狭小甚至闭塞。鼻背塌陷，鼻腔扩大
形成空腔，伴有多发条索影，类似于术后改变[2, 4]
（图 23-3-1A ～ C）。软组织肿块向眼眶、鼻
咽、口咽、声门区延伸，表现为软组织肿块伴
骨破坏。肺部出现特征性软组织结节伴空洞形成
（图 23-3-1D ～ F）；肾肿大，血供变差，出现
肾小球肾炎。

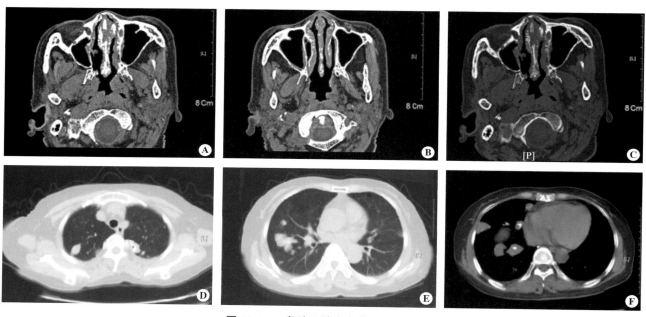

图 23-3-1 鼻腔及肺内韦格纳肉芽肿

患者，女性，58 岁。左侧鼻塞 1 周余，涕中带血 6 天，鼻中隔中上部中鼻甲前缘见新生物，表面不平，质脆，触之易出血。A ～ C. 鼻部 CT 示
鼻中隔局部缺损，鼻中隔、两侧鼻甲肥厚，形成不规则条带状软组织肿块伴多发结节状钙化，表面凹凸不平，同时伴随双侧上颌窦黏膜增厚；
D ～ F. 胸部 CT 示两肺多发团块及结节，位于血管中心及胸膜下区，以上肺部分布为主，中心可见斑片状钙化，左肺上叶尖后段可见小空洞形成（图
片由温州医科大学第二附属医院陈旺强提供）

3. MRI 检查 鼻黏膜肿胀增厚，表现为 T_1WI
等或高信号，T_2WI 高信号。肉芽肿多为 T_1WI 低
信号、T_2WI 低信号，信号不均匀，增强示轻度强化。
窦壁增厚，类似于骨松质信号。定性诊断意义不大，
但能够清楚显示周边组织累及范围。

【临床诊断标准】

韦格纳肉芽的诊断标准采用 1990 年美国风

湿病学会（American College of Rheumatology，
ACR）分类标准[2]。

1. 鼻或口腔炎症 痛性或无痛性口腔溃疡，
脓性或血性鼻腔分泌物。

2. 胸部 X 线片异常 胸部 X 线片示结节、固
定浸润病灶或空洞。

3. 尿沉渣异常 镜下血尿（红细胞＞ 5/ 高倍

视野）或出现红细胞管型。

4. 病理性肉芽肿性炎性改变　动脉壁或动脉周围，或血管（动脉或微动脉）外区有中性粒细胞浸润。

符合2条或2条以上时可诊断为韦格纳肉芽肿，诊断的敏感度和特异度分别为88.2%和92.0%。

【诊断要点】

1. 鼻腔、鼻旁窦中线区进行性骨质破坏，鼻甲破坏，鼻中隔穿孔，鼻腔形成一个大的空腔，鼻背塌陷出现鞍鼻，窦壁新生骨形成双线征。

2. 鼻腔、鼻旁窦呈现弥漫性不规则软组织肉芽肿病变，对称性延伸累及眼眶、鼻咽、声门、口腔等部位，中心位于鼻腔。

3. MR为非肿瘤性病变，表现为T_1WI低或等信号，T_2WI低信号，信号不均匀。增强扫描显示病变不均匀强化，累及颅底时脑膜增厚强化。

4. 全身多系统疾病及肺和肾等多器官受累，需要鉴别结节病[2]。

5. 脑脊液检查示红细胞沉降率增快，白细胞计数明显升高，可以从脑脊液中检测到相关病原体。C-ANCA阳性。

【鉴别诊断】

1. 鼻硬结病　骨质出现明显破坏，但残存骨质常有明显增生硬化；鼻周软组织显著增厚，外鼻出现变形，胸部淋巴结肿大。

2. 鼻旁窦结节病　通常表现为中枢、肺、肾多脏器受累的系统性疾病，鼻部少见受累，鼻中隔及鼻甲黏膜结节状增厚，肿块样病变少见，鼻旁窦受累时可有软组织影及鼻腔鼻旁窦骨破坏，鼻骨骨小梁呈宽网状改变[2]。多有胸部淋巴结肿大。

3. 中线致死性肉芽肿　致死性中线肉芽肿又称为Stewart型肉芽肿、坏死性（坏疽性）肉芽肿，现认为是鼻腔、鼻旁窦NK/T细胞淋巴瘤，病情进展迅速，破坏力极强，面中部器官大量组织破坏形成严重缺损，鼻腔、鼻旁窦近中线结构广泛破坏，如鼻中隔、鼻甲及上颌窦内侧壁黏膜缺损，表面不平，伴有骨质破坏，可双侧受侵。鼻骨、上颌骨和硬腭都可发生坏死病变和死骨形成。软组织内可有脓肿形成，形成"面部空虚征"[2]，范围大、破坏重，短期内毁坏患者面容并因大出血、器官衰竭及并发症致死。肺、肾无受累。

4. 非霍奇金淋巴瘤　多为单侧发生。多发生于鼻前庭或下鼻甲，鼻背、鼻翼及面颊部软组织肿胀明显；鼻中隔、鼻甲、硬腭、牙槽骨骨质破坏可存在浸润性破坏，保持皮质轮廓，不伴有骨质双线征，CT表现为均匀中等或稍高密度，MRI T_2WI呈稍低信号，DWI呈高信号，增强呈中度均匀强化。

5. 暴发性真菌性鼻窦炎　侵袭力较强，破坏发展十分迅速，全身及局部症状均较严重。可见受累窦腔密度增高，窦腔及周围弥漫性软组织浸润破坏。浸润眼眶引起眶尖海绵窦综合征，颅内侵犯引起脑膜炎和真菌性肉芽肿[3]。

6. 鼻腔癌　好发于老年人，以鼻塞、涕中带血为常见症状，鼻腔内可见表面不平肿物。X线和CT检查可见鼻腔黏膜浸润性软组织肿块，呈快速进行性生长，可侵犯鼻旁窦、眼眶及颅内，局部骨质破坏。

【研究现状与进展】

CT能够显示鼻腔、鼻旁窦骨破坏，为首选检查。如需要评估软组织受累范围或鉴别肿瘤性病变时则需要进一步行MRI检查，该检查多表现为双低信号。

对于临床怀疑诊断病例，影像学检查是发现多器官受累的重要手段，应该联合超声、CT、MRI对鼻旁窦、肺、肾、肝、心脏、血管系统进行全面系统检查以发现多器官受累情况，结合实验室检查，参考临床诊断标准做出最终诊断[5]。

参 考 文 献

[1] 耿左军，杨本涛. 医学影像学读片诊断图谱—头颈分册. 北京：人民卫生出版社，2013.

[2] Lasso JM, La Cruz ED. Reconstruction of wegener granulomatosis nose deformity using fascia lata graft. J Craniofac Surg, 2018, 29(8): 2179-2181.

[3] 沙炎，罗德红，李恒国. 头颈部影像学 - 耳鼻咽喉头颈外科卷. 北京：人民卫生出版社，2014.

[4] 王振常. 同仁耳鼻咽喉头颈外科影像诊断手册. 北京：人民军医出版社，2013.

[5] Kuan EC, Peng KA, Gonzalez LO. A case of squamous cell carcinoma of the nasal cavity in a patient with granulomatosis with polyangiitis (Wegener granulomatosis). Ear Nose Throat J, 2018, 97(1-2): 37-41.

第四节　鼻硬结病

【概述】

鼻硬结病是一种少见的慢性进行性鼻 - 鼻旁窦

肉芽肿性病变，致病菌克雷伯硬结杆菌（Frisch 杆菌）是一种革兰氏阴性低毒性细菌，有低度传染性，但其传染方式和途径不明。本病有地区散发性，与气候因素、环境卫生、营养状况、个体免疫力多重因素有关，多发生于贫穷、卫生条件差的地方，全世界各地均有报道，非洲、中南美洲、东欧地区、苏门答腊岛多见，我国以山东省比较集中。发病年龄多为 20 ~ 40 岁，男性常见。病程较长，持续数月或数年。

鼻硬结病 98% 的患者鼻部受累，通常双侧对称性发病，部分病例局限或非对称分布，早期病变局限于鼻腔，可见鼻中隔、下鼻甲、鼻底增厚形成硬块。进展期鼻中隔、鼻腔侧壁、硬腭及上颌窦内侧壁有骨质压迫性或侵蚀性破坏，晚期可形成瘢痕狭窄[1]。鼻硬结病最常发生于上颌窦，依次为筛窦、蝶窦、额窦，容易向邻近结构蔓延，逐渐向下、向后蔓延至后鼻孔、软腭、硬腭、扁桃体、口咽、喉咽、气管，可在呼吸道各处散在并发或续发，故又称为呼吸道硬结病，少数可原发于下呼吸道。向前方浸润造成鼻翼不规则增厚；向上蔓延至眼眶和泪囊；向后进入鼻咽部，进而累及咽鼓管引起中耳炎。

【病理学表现】

鼻硬结病易发生在呼吸道黏膜，鼻硬结病通常始发于鼻前庭鳞状上皮和纤维柱状上皮结合部，并沿固有膜向鼻旁窦、咽喉、气管延伸。其病理变化可分为卡他期、肉芽肿期和瘢痕期 3 个阶段[1]，各期出现不同的病理特征，但也可同时交叉重叠，或以过渡的形式出现。

1. 卡他期 鼻黏膜水肿，并进而萎缩并干燥结痂，鳞状上皮化生，肉芽组织生成。在黏膜层及黏膜下层可见中性粒细胞、淋巴细胞及浆细胞浸润，下鼻甲变小，鼻腔扩大，类似于萎缩性鼻炎，炎性表现和病理切片都不具有特异性，在组织间隙内检出鼻硬结杆菌和细菌培养有助于诊断。

2. 肉芽肿期 鼻前庭、下鼻甲、鼻中隔出现颗粒状肉芽组织，形成质硬小结节，并融合成增生包块，导致鼻腔阻塞、外鼻畸形。镜下可见巨大泡沫样细胞（Mikulicz 细胞）、品红小体（Unna 或 Russell 小体）、大量浆细胞和少量淋巴细胞。Mikulicz 细胞、Russell 小体和鼻硬结杆菌是鼻硬结病的主要病理特征，是病理诊断的主要依据[1]。

3. 瘢痕期 纤维瘢痕组织收缩出现多种畸形，鼻翼内移，鼻前庭狭窄、闭锁，鼻咽和咽喉狭窄。病变组织内纤维组织大量增生，而 Mikulicz 细胞和 Russell 小体减少或消失，少量肉芽肿病变呈孤岛状散在分布于纤维组织中。

本病主要结合病理检查、细菌培养和血清补体结合试验，以及临床所见的三期病变常同时存在和地区性等特点[2,3]进行诊断。

【影像学表现】

1. X 线检查 早期病变局限于鼻腔，可见鼻中隔和鼻甲增厚。晚期鼻中隔、鼻腔侧壁、硬腭及上颌窦内侧壁有骨质压迫性或侵蚀性破坏。晚期可形成瘢痕狭窄。

2. CT 检查

（1）早期非特异性黏膜增厚。

（2）肉芽肿期形成轮廓清晰的局限或较大软组织团块，密度均匀，无明确强化[1,2]。中下鼻甲变形、萎缩、破坏，鼻中隔易破坏，残端骨质硬化。侵犯鼻旁窦黏膜时，窦腔填充不规则肉芽组织影而实变，远端阻塞性鼻窦炎，窦壁骨质移位、萎缩，广泛骨破坏和残端硬化并存。侵犯眼眶时，眼外肌移位，并包绕眼外肌或视神经，侵犯颅内则脑膜增厚，并形成肉芽肿（图 23-4-1）。

（3）瘢痕期鼻甲、鼻中隔、上颌窦内侧壁骨质破坏、消失，鼻腔扩大，可见散在条索影[2]；上颌窦窦腔内充填不规则软组织团块，余窦壁骨质肥厚硬化，窦腔变形狭窄，鼻外观塌陷变形[1]，鼻翼软组织增厚明显。

3. MRI 检查 早期黏膜非特异性增厚，不易鉴别。肉芽肿期高于肌肉信号，T_2WI 信号不均匀增高，T_1WI 呈等偏高信号，较有特征性[4]。瘢痕期信号减低，T_2WI 信号减低明显。增强后中度不均匀强化。病变发展不同步，不同时期影像表现存在重叠。可侵犯眼眶和颅内结构。

【诊断要点】

1. 鼻周软组织结节状增厚变硬，鼻外观变形。

2. 多个鼻旁窦和鼻腔弥漫实性软组织团块，双侧对称，并向邻近鼻旁窦、咽喉、翼腭窝、眼眶、颅内蔓延侵犯。

3. 鼻中隔、中下鼻甲、窦壁变形、萎缩、破坏，残端骨质硬化，鼻腔扩大。

4. 排除鼻腔、鼻旁窦肿瘤。

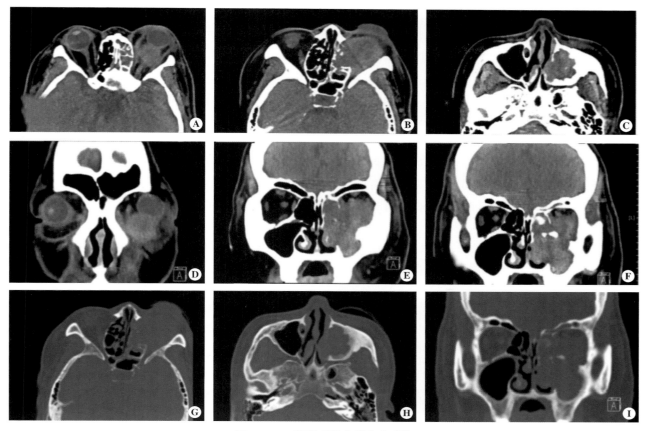

图 23-4-1　鼻眶硬结病伴真菌感染

患者，女性，59 岁。牙痛伴左侧面颊部胀痛 2 年余，病理为左上颌窦及眼眶急、慢性炎性组织伴肉芽组织增生和纤维化，可见大量曲霉菌菌丝和孢子。A ～ F. CT 平扫软组织窗示左侧鼻腔、左侧上颌窦、左侧眼眶不规则软组织团块呈侵袭性生长，内部密度不均匀，可见斑片状低密度坏死区及高密度钙化区，左侧眼外肌受压移位并部分浸润；G ～ I. 骨窗示上颌窦内侧壁、眼眶下壁及内侧壁广泛性侵蚀性骨破坏，残端边缘整齐伴有硬化，骨破坏及残端硬化并存

5. 血清胞质性中性粒细胞自身抗体阴性。

【鉴别诊断】

1. 萎缩性鼻炎　由多种病因引起，临床表现为鼻干、鼻臭，无鼻出血。影像表现为鼻腔增宽，黏膜萎缩，以下鼻甲萎缩常见，一般无实性软组织团块，不侵犯鼻旁窦，呼吸道外少受累。

2. 韦格纳肉芽肿　多系统受累，血清 C-ANCA 阳性。鼻腔中线区缓慢进展的溃疡和破坏，广泛性软组织肿块伴随骨质破坏，鼻中隔、鼻甲、硬腭、上颌窦内侧壁骨质破坏消失，鼻腔扩大形成较大空腔，类似鼻腔、鼻旁窦术后改变，鼻背塌陷。可累及咽喉、眼眶、颅内，形成软组织团块。磁共振所有序列均为低信号，而硬结病 T_1WI 信号较高。

3. 鼻淋巴瘤　鼻中隔、鼻甲等中线结构短期内进展性破坏，鼻腔形成软组织肿块，侵犯鼻前庭和鼻翼，弥漫性病变可引起颌面部软组织肿胀，侵犯硬腭、牙槽骨、颞下窝、翼腭窝、眼眶，多浸润上颌窦周围组织间隙。骨质破坏少见，呈浸润性破坏而无骨质硬化。临床常伴随肝脾大、低热等全身症状。

4. 慢性侵袭性真菌性鼻窦炎　容易累及眶尖和海绵窦，骨质侵蚀破坏，伴有轻微骨质增生硬化，T_1WI 呈高信号，T_2WI 呈低信号。

5. 鼻旁窦恶性肿瘤　进展较快，形成不规则软组织肿块，浸润性生长，不均匀强化，骨质破坏严重，不伴有骨质硬化塑形。

【研究现状与进展】

1. 早期临床表现不典型，容易误诊，患者多在结节形成期或瘢痕期就诊，对可疑患者应及时进行活组织检查、细菌培养和血清特异性抗体检测。

2. 病理为诊断的主要依据，Mikulicz 细胞和 Russell 小体为其特征性表现，但需要反复取材检查以免漏诊或误诊。

3. 实验室检测血清抗鼻硬结杆菌抗体可协助诊断，免疫过氧化酶识别病变组织或鼻分泌物细菌分离培养中的鼻硬结杆菌有较高敏感性和特异性。

4. 影像检查对鼻硬结病的诊断、鉴别诊断、指导临床治疗有重要价值。CT 容易显示骨质受累情况，是诊断硬结病的主要影像检查方法。MRI 容易显示硬结病软组织侵犯范围，对向眼眶、颅内蔓延的影像改变显示较好，T_1WI 高信号有一定特征性。CT 和 MRI 结合能提高鼻硬结病的诊断信心。

5. 鼻硬结病病例罕见，从临床到影像认识不足，缺少能谱 CT、灌注成像等多模态影像检查的研究分析。

参 考 文 献

[1] Mafee M，Valvassori G，Becker M. Valvassori 头颈影像学 . 第 2 版 . 刘怀军，等译 . 北京：中国医药科技出版社，2011.
[2] 沙炎，罗德红，李恒国 . 头颈部影像学 - 耳鼻咽喉头颈外科卷 . 北京：人民卫生出版社，2014.
[3] 钟琦，郭伟，张盛忠 . 鼻硬结病的临床及病理研究 . 中国耳鼻咽喉头颈外科，2016，23（7）：374-376.
[4] 王振常 . 同仁耳鼻咽喉头颈外科影像诊断手册 . 北京：人民军医出版社，2013.

第五节 鼻源性眼眶炎症

【概述】

鼻窦炎是眼眶感染的最常见病因，占 60%～84%，多由筛窦炎引起，其次由额窦、上颌窦、蝶窦导致。在儿童、青少年中，眼眶感染是鼻窦炎最常见的并发症，甚至是儿童鼻窦炎的首要表现。致病菌包括葡萄球菌、链球菌、肺炎球菌、假单胞菌、奈瑟菌、嗜血杆菌及分枝杆菌等。感染生理基础包括以下方面：

（1）眼眶与鼻旁窦解剖位置邻近，窦口堵塞不易引流，一些自然孔道有神经血管穿行，容易互相交叉感染。

（2）眼眶纸样板菲薄，鼻旁窦感染张力大，容易渗透侵蚀眶壁引起眼眶感染；眼眶骨膜在骨缝附着处容易形成骨膜下积脓。

（3）筛前动脉、筛后动脉存在交通，鼻旁窦、翼腭窝区无瓣膜静脉汇合成眼上下静脉再汇入海绵窦，供血动脉和引流静脉交通吻合支多，急性感染可相互蔓延引起眶内蜂窝织炎、海绵窦血栓性静脉炎。

（4）先天发育异常、手术、外伤也在一定程度上促进鼻源性眼眶感染。

（5）眶隔是眼眶鼻旁窦之间仅有的软组织屏障，在一定程度上是预防眶隔前蜂窝织炎向眶隔后眶内软组织蔓延的屏障。

眼眶感染的主要临床表现是眼眶红、肿、热、痛等局部症状和全身炎性中毒症状。Chandler 按照眼眶并发症严重顺序分为 5 类[1]，对病变累及范围和病理过程有一定意义，分别为：

（1）眼眶炎性水肿：感染局限在眶隔前，表现为眼睑红、肿、热、痛，球结膜充血。

（2）蜂窝织炎：为眶隔后弥漫性感染，眼球突出，眼球运动障碍，视力下降。

（3）骨膜下脓肿：鼻窦炎透过眶壁波及眼眶，骨膜下间隙聚存脓性物质，可伴随骨髓炎及骨膜炎，儿童多见，临床上出现眼胀、复视、突眼症状，甚至视觉缺损。

（4）眶内脓肿：多为肌锥内脓肿，可有骨膜下脓肿扩散或为蜂窝织炎局限化形成，造成眼球突出，移动减少。

（5）眼静脉血栓：为急性海绵窦栓塞性静脉炎，第 Ⅲ～Ⅵ 对脑神经麻痹，视网膜静脉充血，视神经炎造成失明。

【病理学表现】

眶内软组织或骨膜下的急性化脓性炎症，病原体多为溶血性链球菌或金黄色葡萄球菌。发生骨髓炎可见眶骨骨质破坏和骨膜反应。严重者并发海绵窦血栓性静脉炎、脑膜炎、硬膜下脓肿。

【影像学表现】

1. X 线检查 X 线平片多不能显示眶内病变，偶可见脓肿包膜钙化或脓肿内积气或液平面[2]，可见额窦、筛窦或上颌窦的原发性炎症性改变，窦腔含气减少，透过度变差。眶壁、窦壁形成骨髓炎，则骨质侵蚀破坏，密度减低，轮廓模糊。眼眶软组织明显肿胀。

2. CT 检查 各期病变重叠存在，严格区分存在困难，眼眶蜂窝织炎及球后脓肿相互延续，而骨膜下脓肿和眶后蜂窝织炎通常并存[2]。

（1）眶隔前蜂窝织炎：眶隔前软组织弥漫性

密度增高，眼结膜增厚、眼睑肿胀，泪腺增大，增强呈轻、中度强化。鼻旁窦原发炎症表现为窦腔黏膜增厚伴有积液，窦腔气体减少，窦壁和间隔模糊（图 23-5-1 ～图 23-5-5）。

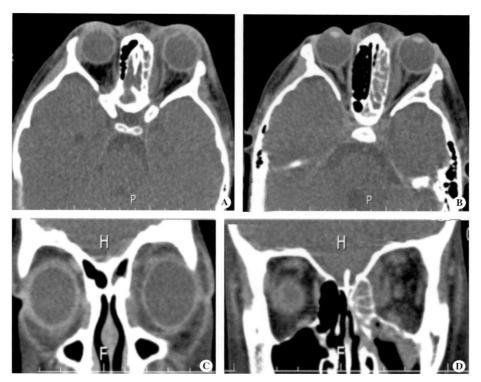

图 23-5-1　鼻源性眶隔前间隙蜂窝织炎、骨膜下脓肿

患儿，男性，4 岁。A ～ D. CT 平扫轴位、冠状位示左侧上颌窦黏膜不均匀增厚，左侧筛窦气房填充高密度影。左侧眼眶浸润受累，内壁骨膜下形成梭形高密度影，轮廓较清晰。左侧内直肌受压移位，走行迂曲。左侧眼球轻度外突，左侧眼睑增厚，眶隔前间隙密度增高

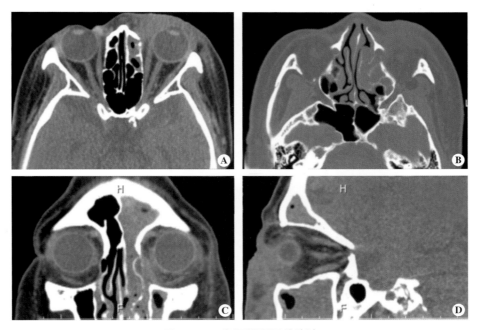

图 23-5-2　鼻源性眶隔前脓肿

患者，女性，48 岁。左眼流泪 7 天，红肿、流脓 5 天，左侧鼻腔有黄白色脓性分泌物。A ～ D. CT 平扫轴位、冠状位、矢状位示左侧鼻腔及半组鼻旁窦窦腔充满高密度影，左侧眶隔前脂肪间隙弥漫性肿胀，边界不清晰，内下方形成不规则团片状脓肿区，中心无明确液化，累及左侧泪囊

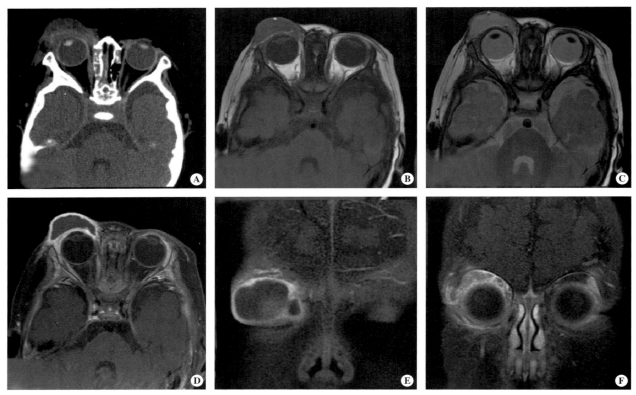

图 23-5-3 鼻源性眶隔前间隙脓肿

患儿，10 月龄。A. CT 平扫示右侧筛窦窦腔密度增高，右侧眼眶内直肌增粗，右侧眼眶眶隔前间隙低密度脓肿形成，眼球壁未见累及；B、C. MRI 平扫示 T_1WI 呈低信号、T_2WI 呈高信号；D ～ F. MRI 增强扫描示脓肿壁呈环形强化，脓肿壁厚薄均匀，中心脓液强化不明显，眶周蜂窝织炎亦可见不均匀强化

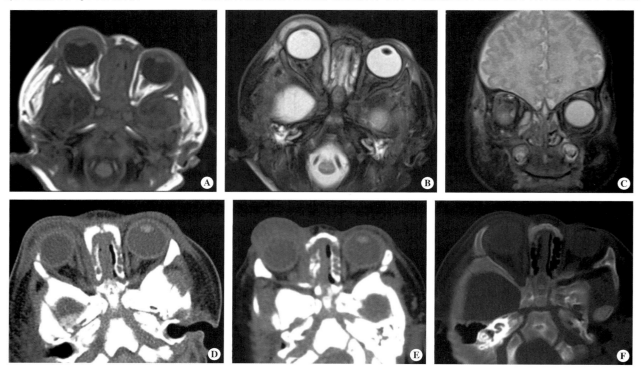

图 23-5-4 鼻源性眶隔前间隙脓肿、骨膜下脓肿

患儿，1 月龄。A ～ C. MRI 平扫示双侧筛窦及双侧上颌窦黏膜增厚，右侧眼眶骨膜下脓肿、眶隔前间隙脓肿可见条带状 T_1WI 呈略低信号、T_2WI 呈高信号，两者相连通，T_2WI 信号略低于眼球玻璃体信号；D. 当天 CT 平扫示上颌窦气化不完全，双侧上颌窦及双侧筛窦窦腔密度增高，右侧筛窦炎性病变浸润纸样板并于右侧眼眶内侧壁下形成条状稍高密度影，右侧眶隔前间隙密度增高，中心区密度略低，皮下脂肪模糊不清；E. 第 6 天复查 CT 示病变进展，眶隔前脓肿形成，骨膜下脓肿发展为眶后弥漫蜂窝织炎；F. 治疗 2 个月后复查 CT 示鼻窦炎痊愈，鼻源性眼眶蜂窝织炎消退

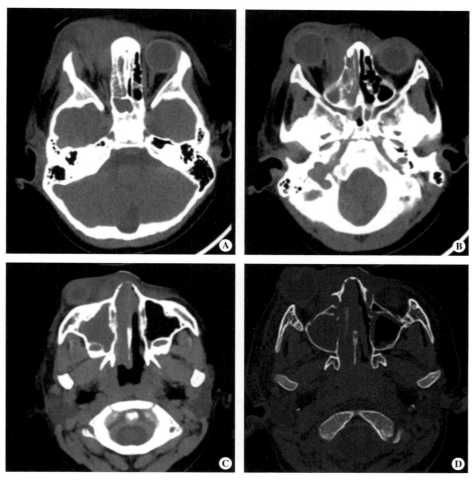

图 23-5-5　鼻源性眼眶弥漫性脓肿

患儿，5 岁。A ～ C. CT 平扫软组织窗示右侧鼻腔及半组鼻旁窦密度均匀一致性增高，炎性病变渗透累及右侧眼眶，右侧眼眶内侧肌锥外间隙可见条带状高密度影，并与右侧眼眶眶隔前间隙炎性脓肿连成一片，中心区密度略低。右侧泪腺肿胀增大。右侧眼球受压变形并前突，眼外肌增粗并移位、迂曲。左侧上颌窦黏膜轻度均匀增厚。D. 骨窗示窦壁未见明确骨破坏

（2）骨膜下蜂窝状炎及骨膜下脓肿：骨膜炎表现为平行于眶壁的层状高密度影，骨膜下间隙扩张，炎性渗出增多蓄积，并进一步形成脓肿，表现为眶壁与眼外肌之间宽基底丘状软组织隆起[1,3]，眼外肌受压移位，边缘清晰或毛糙，内部密度可均匀，也可因液化坏死造成密度不均匀，增强扫描示边缘强化。筛窦炎引起的内壁骨膜下脓肿轴位显示良好，额窦炎引起的上壁骨膜下脓肿冠状位显示较佳。伴发骨髓炎表现为眶壁骨质密度不均匀减低，局部侵蚀破坏可形成缺损，皮层模糊。慢性期骨质增厚硬化，骨膜肥厚并骨化（图 23-5-1A ～ D，图 23-5-4D、E）。

（3）眼眶蜂窝织炎及球后脓肿：病菌侵入眶周和球后脂肪，形成眼眶蜂窝织炎和球后脓肿，两种病变常并存。眶内正常结构界线不清或消失，

眶脂体密度增高，可见云絮状、斑片状高密度影，密度较淡，周围血管充血扩张，形成条索状高密度影。炎症进一步发展形成稍低密度炎性肿块，中心脓液为更低密度坏死区，肌锥内外间隙弥漫受累，眼外肌增粗、毛糙。病变周边新生血管和肉芽组织形成脓肿壁，增强检查示不规则环状强化[3]。产气杆菌感染可产生气体影（图 23-5-5A、B）。

（4）球后视神经炎：视神经弥漫性增粗，边缘模糊，增强呈轻度强化，病史较长可有神经萎缩[2]。

（5）颅内蔓延：海绵窦血栓表现为海绵窦扩张，眼上静脉增粗，血栓相对海绵窦呈高密度，增强可见充盈缺损影[3]，眼外肌充血水肿。脑膜增厚形成脑回状或线状强化，脑实质脓肿则呈环状强化，周边脑组织水肿明显，也可有硬膜下脓肿或硬膜外脓肿。真菌感染可导致真菌性动脉瘤，

颈内动脉瘤样扩张（图 23-6-1A～C）。

3. MRI 检查 眶隔前蜂窝织炎为眼睑肿胀、眼环增厚，T_2WI 信号不均匀增高；骨膜下脓肿表现为梭形长 T_1 长 T_2 信号，边界模糊；眶内蜂窝织炎为眶内结构不清，眶内脂肪间隙模糊，T_1WI 信号降低，T_2WI 信号增高，脓肿则为边界不清软组织团块，脓肿壁纤维成分较多，T_1WI 及 T_2WI 均呈稍低信号，中心脓液为明显 T_1WI 低信号、T_2WI 高信号，DWI 信号增高，眼外肌肿胀 T_2WI 信号增高；球后视神经炎表现为视神经增粗，压脂像信号不均匀增高，视神经鞘增宽伴积液；骨髓炎表现为骨髓腔脂肪影为低信号炎性组织取代。增强检查：骨膜下脓肿周边强化；蜂窝织炎为眶内广泛不规则强化；脓肿为不均匀环状强化，中心液化坏死区强化不明显；视神经炎压脂增强呈轻中度强化。磁共振检查应关注继发的血栓性海绵窦炎、脑膜炎等并发症 [3]，静脉血栓形成时各序列信号均增高，颈内动脉海绵窦段变形。真菌性动脉瘤是海绵窦血栓严重并发症。脑膜炎时硬脑膜和软脑膜均可强化（见图 23-5-3B～F，图 23-5-4A～C，图 23-6-1D～F，图 23-6-3M）。

【诊断要点】

1. 有明确鼻旁窦感染病史 小儿常见，急性起病。

2. 局部眶内炎性症状 眼睑肿胀、眼球突出伴疼痛，视力下降。可伴随全身感染中毒症状。

3. CT 扫描 蜂窝织炎表现为弥漫性炎性病变，眶内脂肪间隙模糊，可进一步形成脓肿，伴有鼻旁窦软组织影。骨膜下脓肿表现为紧贴眶壁条状或梭形高密度影，轮廓相对清晰。增强后炎性组织弥漫性不均匀强化。

4. MR 扫描 脓液 T_1WI 呈低信号，T_2WI 呈明显高信号，脓肿壁 T_2WI 呈等或稍低信号，增强扫描脓肿壁环形明显强化。DWI 序列脓液呈明显高信号。

5. 实验室检查 白细胞计数明显升高。

【鉴别诊断】

1. 炎性假瘤 CT 表现多种多样，其中弥漫炎性假瘤需要与眶内蜂窝织炎相鉴别，可单侧，也可双侧发生，可同时发生，也可有先后。眶内多结构受累，眶内结构被硬纤维组织代替，球后脂肪消失，眼球到眶尖弥漫性不规则软组织密度病变，正常结构被掩盖而边界不清，形成"冰冻眼眶"[3]，视神经和眼外肌增粗肥大而无移位（肌腱与肌腹普遍增粗，内直肌和上直肌最易受累），眼球壁弥漫性增厚，眼睑肿胀，泪腺增大，边缘模糊。不形成明确肿块，不伴有骨破坏。增强可见网格状强化。

MRI 主要表现为广泛不规则的病灶，球后脂肪替代，视神经和眼肌移位不明显。因含有较多纤维组织，MRI 检查 T_1WI 加权呈等或低信号，T_2WI 加权和质子加权均为偏低信号，信号不均匀，球后可见 T_1WI 呈低信号、T_2WI 呈高信号的炎症反应区，增强后中度至明显强化。

2. 横纹肌肉瘤 儿童常见原发肿瘤，球后眼眶上方偏侧软组织肿块，密度近于肌肉密度，质地较均匀，少数坏死后密度不均匀减低 [2]。浸润性生长，可侵犯视神经、眼外肌、颅骨、鼻旁窦，少数眶壁侵蚀性骨破坏，无炎性症状，抗感染无效。

3. 白血病 儿童白血病常侵犯眼眶，临床进展迅速。眼外肌、视神经增粗，而形态保持良好。粒细胞白血病在眼球后方形成不规则软组织团块，均匀等密度，颅底及眶骨广泛虫蚀状骨质破坏 [3]，可见放射状骨针，髓腔信号减低，多位于眼眶外上象限肌锥外间隙或骨膜下间隙。

4. 淋巴瘤 发病缓慢，自眶隔前软组织向球后浸润蔓延，边缘清晰，密度高而均匀，MRI 呈 T_1WI 等信号、T_2WI 稍高信号，增强扫描均匀中度强化。骨质密度和信号正常，颈部可见肿大淋巴结，放射治疗比较敏感 [1]。

5. 韦格纳肉芽肿 是多系统疾病，鼻腔、眼眶、肺多器官受累。眼眶多结构均可受累，同时累及肌锥内外间隙，眼环弥漫性增厚形成软组织肿块，质地实，密度均，边缘较模糊，眶内脂肪间隙模糊，泪腺增大，眼外肌增粗，视神经鞘增厚，可延伸至眶尖并累及海绵窦、翼腭窝。同时可见鼻旁窦中心结构破坏，新生骨形成可见双边征。

6. 非感染性炎性病变 非特异性致病源可引起眼球角膜虹膜炎，引起眼球壁增厚，可伴随脉络膜脱离，增强扫描可见环形强化。激素治疗有效，影像无特征性表现。

【研究现状与进展】

1. 眼眶感染性病变中常规采用 CT 检查能够解

决临床大多数问题，能直接显示鼻窦炎蔓延引起的眶壁骨破坏。

2. MRI 平扫及增强扫描是诊断眼眶感染的最佳影像检查方法，软组织分辨率高，对于眶内结构受累情况显示良好，增强 MRI 直接显示眶尖、海绵窦、脑膜等颅内蔓延情况。MRI 扫描提供多方位、多序列检查。

3. 眼眶脓肿扩散受限，DWI 信号增强，能够鉴别肿瘤性病变，判断病变部位和范围。

参 考 文 献

[1] Chandler JR，Langenbrunner DJ，Steuens ER.The pathogenesis of orbital complications in acute sinusitis.Laryngoscope，1970，80（9）：1414-1428.

[2] 沙炎，罗德红，李恒国 . 头颈部影像学 - 耳鼻咽喉头颈外科卷 . 北京：人民卫生出版社，2014.

[3] 鲜军舫，史大鹏，陶晓峰 . 头颈部影像学 - 眼科卷 . 北京：人民卫生出版社，2014.

第六节　鼻源性脑脓肿

【概述】

鼻源性脑脓肿是鼻源性颅内并发症最严重表现，可见于任何年龄，青中年居多，多由鼻旁窦化脓性细菌感染经颅底无瓣膜的导静脉直接扩展。常见的化脓性脑炎致病菌有脑膜炎双球菌、葡萄球菌、流感杆菌、肺炎链球菌、大肠埃希菌、变形杆菌、铜绿假单胞菌[1]等，大多是混合感染。可以发生一种或多种并发症，血栓性静脉炎蔓延颅内引起海绵窦血栓，脑实质播散形成化脓性脑炎和脑脓肿，脑膜受累引起脑膜炎、硬膜下脓肿、硬膜外脓肿[2]。真菌性脑脓肿多见于免疫力低下者，慢性侵袭性真菌感染和急性暴发性感染容易造成颅内波及，病原菌多为曲霉菌和毛霉菌，除脑实质真菌性肉芽肿外，另外可形成颈内动脉真菌性动脉瘤。

鼻源性脑脓肿发生的部位与感染途径密切相关，多继发于额窦炎，也可继发于上颌窦炎、蝶窦炎、筛窦炎，但比较少见，占所有脑脓肿的 10% ～ 20%。鼻源性脑脓肿以额窦炎引起的额叶前部和眶面的脓肿多见，其次见于颞叶[1]。生物学行为决定了感染的扩散性和严重程度，脓肿可以单发或多发，脓肿的形状和大小不一，可为圆形、椭圆形、葡萄串形、不规则形、多房形。

脑脓肿根据其不同的发展阶段，临床表现具有 3 类症状：急性脑炎阶段存在鼻塞、脓涕、嗅觉减退等鼻窦炎基础病症状或发热等急性全身感染症状；脑脓肿形成阶段的主要临床表现有头痛、呕吐、颈项强直、视盘水肿等颅高压症状；脑局灶性症状则与脓肿的发生部位有关，可有偏瘫、偏盲、失语、癫痫等表现。实验室检查血白细胞计数升高，红细胞沉降率增快。

【病理学表现】

化脓性脑炎和脑脓肿的发生与发展是一个连续的过程，不能截然分期，但根据病理学表现的不同可以分为 4 个阶段[2]。

1. 局限性脑炎、脑膜炎阶段　历时 3 ～ 5 天，脑组织充血、水肿，炎性细胞浸润，血管周围有多核巨细胞浸润，脑炎中心部逐渐软化、坏死，出现很多小液化区，小静脉炎性栓塞可呈出血灶性出血。可以检出病原微生物。病灶部位浅表时可有脑膜炎症反应。

2. 化脓坏死阶段　历时 4 ～ 10 天，多个脑炎坏死液化区融合形成较大的局限性脓肿，可有分隔形成多房性脑脓肿，大量中性粒细胞、巨噬细胞、成纤维细胞浸润，周围新生血管及大量结缔组织增生，形成不规则炎性肉芽组织，邻近胶质增生。

3. 包膜形成期　一般经 1 ～ 2 周，脓肿中心液化坏死，脓肿外围的肉芽组织、纤维结缔组织、神经胶质细胞增殖而初步形成脓肿包膜。

4. 包膜晚期　经 3 ～ 4 周或数月脓肿包膜完全形成，包膜形成的快慢与致病菌种类和毒性及机体抵抗力与对抗生素治疗的反应有关。中心脓腔缩小，外层为多层胶原和成纤维细胞增生形成的厚壁，最内层为化脓性渗出物、肉芽组织和胶质细胞、大量新生血管和中性粒细胞浸润；中间层为大量胶原纤维；外层为神经胶质增生、脑组织水肿、增多的血管及白细胞浸润。脑膜炎表现为脑膜充血水肿，多形核白细胞和纤维蛋白渗出增多，脓性脑脊液沉积物中有炎性碎片，室管膜和脉络丛充血，病程若迁延，可引起脑膜胶原纤维化，柔脑膜粘连，脑室梗阻积水。脑脊液检查蛋白增高，糖降低。

【影像学表现】

颅内感染可表现为脑炎脑脓肿、脑膜炎、脑室炎、硬膜下积脓、血管炎、动脉和静脉脑梗死。感染路径不同，发生时期不同，影像表现不同。

1. X 线检查 X 线平片多不能确定诊断，可见额窦、筛窦或上颌窦的炎症性改变，偶可见脓肿内积气或液平面，慢性脑脓肿包膜钙化。

2. CT 检查

（1）脑炎脑脓肿，实质是颅内局灶性化脓性感染，由于病程的不同而 CT 表现不同。

1）脑炎早期：皮质下、皮髓质交界区形态不规则、边界欠清晰的局灶性低密度灶，增强扫描无强化或呈斑片状、脑回状轻度强化。

2）脑炎晚期：脑炎继续进展，病变中心坏死软化并逐渐融合成局限性低密度区，增强扫描周边显示不规则、不完全的环状强化[3]。周围脑组织水肿显著，占位效应显著，脑回肿胀、邻近脑沟、脑裂、脑池、脑室受压变窄、移位，甚至消失。

3）包膜早期：坏死组织和炎性碎片形成液性密度脓腔，少见的含气脓肿病例可见气液平面，周边可见完整或不完整、规则或不规则的稍高密度纤维包膜层（图23-6-2）。增强扫描脓液无明显强化，脓肿壁呈完整但不规则的轻度环状强化，环壁可厚可薄，外壁边缘模糊。脓肿壁成熟后形成完整均匀的薄壁强化环[3]。周围血管源性脑水肿较脑炎期减轻，占位效应缓解。

4）包膜晚期：脑脓肿经过内科治疗或外科穿刺治疗后，空腔塌陷缩小，脓肿逐渐收缩，密度略高于脑脊液，纤维包膜增厚，囊壁完整光滑，呈环形、椭圆形稍高密度，也可呈不规则形。增强扫描呈明显强化，环形强化可持续存在数周至数月，随时间环状强化逐步减弱或消失。脑水肿减轻消退。

（2）脑膜炎：脑膜不对称增厚，形态多平滑，脑沟裂变浅、模糊，可见塑形高密度，灰白质分界不清，增强可见强化。

（3）脑室炎：脓肿内压力过高使脓肿壁薄弱区局部破溃，脓肿如向脑室内破裂形成脑室脓肿，脑室内出现高密度碎片形成液液平面，室管膜增厚并强化。大脑半球脓肿约半数病例伴有对侧脑室的扩张，小脑脓肿常伴有侧脑室和第三脑室扩张。

（4）颅内积脓：硬膜外积脓、硬膜下积脓位于幕上邻近病变鼻旁窦的颅骨内板与脑实质之间，少部分硬膜下积脓位于大脑镰旁，呈梭形、条状或新月形低密度液体聚集，边缘出现强化[2,4]。

（5）鼻旁窦原发病变：额窦、筛窦、蝶窦窦腔内充满炎性渗出性病变，额窦后壁、筛骨板、蝶窦壁局部突破，或引起局部骨髓炎（图23-6-3A～F）。

3. MRI 检查

（1）脑炎脑脓肿

1）脑炎早期：T_1WI 上表现为皮髓质交界区边缘模糊的不规则等信号或稍低信号，中心炎症、周围血管源性水肿及伴随梗死 T_2WI 均呈高信号，占位效应明显。Gd-DTPA 增强扫描后，多数无强化，少数可呈斑片状或不均匀强化。

2）脑炎晚期：炎性坏死区相互融合并形成局限性脓肿，中心 T_1WI 呈低信号，T_2WI 呈高信号，其周边可显示较薄且不规则环形灶，T_1WI 呈等至稍高信号，T_2WI 呈等或稍低信号。脑炎和脑脓肿弥散受限，DWI 信号增高，ADC 值减低。增强扫描可见不规则、不连续环形强化。此期周围血管炎性水肿最显著，可见大范围 T_1WI 低信号、T_2WI 高信号手指套状水肿带，灰质和白质正常对比度消失，脑回肿胀，脑沟及脑裂变浅消失，脑室受压变形，中线结构向对侧移位。

3）包膜形成期：脑脓肿形成的标志为脓肿壁的出现，脓肿壁的胶原蛋白和网状蛋白、灶性出血、巨噬细胞吞噬自由基等顺磁性物质造成局部 T_1 和 T_2 弛豫时间缩短，相对于脑白质 T_1WI 呈环形中等信号，T_2WI 相对呈稍低信号暗带。脓肿壁厚薄均匀，内壁光滑无壁结节，增强扫描可见薄层均匀强化环，边界清晰而完整。脓腔内脓液 T_2WI 呈高信号，T_1WI 呈略高于脑脊液的低信号；脓液内含有大量蛋白质和细胞成分，黏滞度增加造成水分子扩散受限，DWI 序列呈显著高信号，ADC 值减低。SWI 呈双环征[4]，外环低信号，内环高信号。灶周水肿有所减轻。脓肿壁破溃可在周围实质形成"子脓肿"，表现为邻近层面出现小结节状强化。多房脓肿表现为多个相连的强化环（图23-6-3G、J、M、R）。

4）包膜晚期：周边脓肿壁增厚，脑深部脓肿壁相对近皮层脓肿壁较薄，T_2 低信号逐渐消退，增强程度减低，中心脓腔缩小，ADC 值增加。脓液 DWI 高信号，MD 值较低。MRS 成像：脓肿区肌酸、N-乙酰天门冬氨酸、胆碱均降低，周围无氧酵解增多，显示醋酸盐、乳酸、丙氨酸、琥珀氨酸、丙酮酸、氨基酸等波峰[4]。PWI 或 3D-ASL 灌注显像：脓肿壁形成期，rCBV 变化不明显，囊内 rCBV 减低[2]。

（2）脑膜炎：炎性渗出引起脑沟、脑裂、脑池 T_2 FLAIR 序列高信号，额颞部脑沟和基底池明显。增强后软脑膜呈线状或脑回状强化，增厚的硬脑膜呈条状强化，渗出物强化不规则，延迟增强的 T_2 FLAIR 序列对于脑膜炎最敏感[4]（图 23-6-1G ～ I，图 23-6-3M、N、Q、R）。

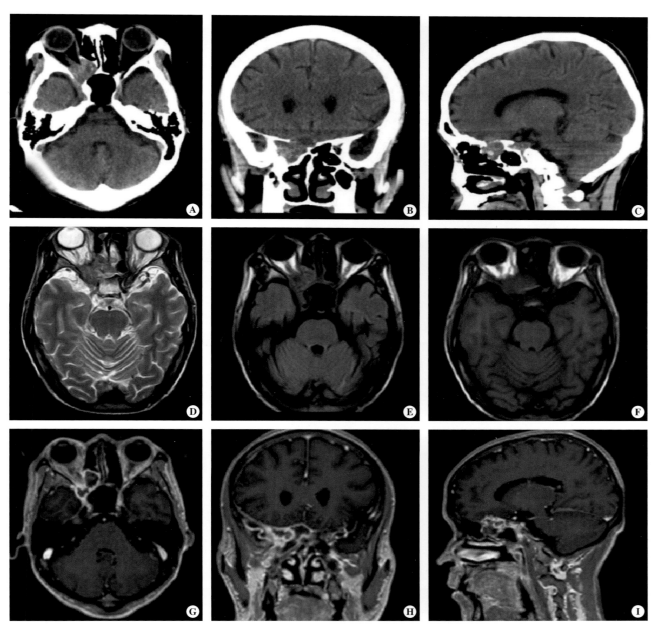

图 23-6-1　曲霉菌筛窦炎继发性脑膜炎、骨膜下脓肿伴眶尖海绵窦综合征

患者，男性，41 岁。发作性头痛 3 个月，右眼睑不能上抬 1 个月，右侧视神经后区曲霉菌感染。A ～ C. CT 平扫三平面重组示右侧后组筛窦混杂密度软组织团块，可见点状钙化，侵蚀邻近视神经管内侧，并突破颅前窝底形成稍低密度梭形隆起；D ～ F. MRI 平扫病变 T_1WI 呈等信号，T_2WI 呈等、低混杂信号，T_2FlAIR 序列仍为稍低信号；G ～ I. 多平面增强 MRI 扫描示病变周围可见不规则花边状强化，中心区强化不明显，并于颅前窝底硬膜外形成梭形环壁强化脓肿，累及右侧眶尖及海绵窦，邻近脑膜增厚并强化（图片由广东三九脑科医院汪文胜提供）

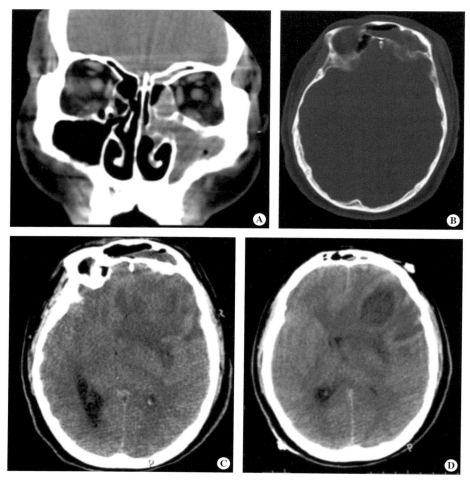

图 23-6-2　鼻源性脑脓肿

患者，男性，47 岁。A. 鼻旁窦冠状位平扫示左侧半组鼻旁窦窦腔充满高密度影，窦壁无破坏，所示颅脑实质未见异常密度区；B ～ D. 20 天后颅脑平扫骨窗示额窦后壁隐约可见裂隙影，脑窗示左侧额叶及左侧基底节区可见大片状低密度影，并沿胼胝体累及右侧额叶，中心可见液化坏死区，考虑脓肿形成，脓肿壁呈环形稍增高密度，周边可见大的片状低密度水肿带，占位效应明显。左侧额叶脑回肿胀，皮髓质分界不清，脑沟变浅消失，幕上脑室受压变形

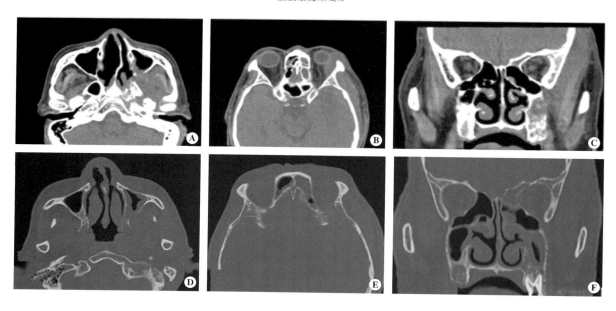

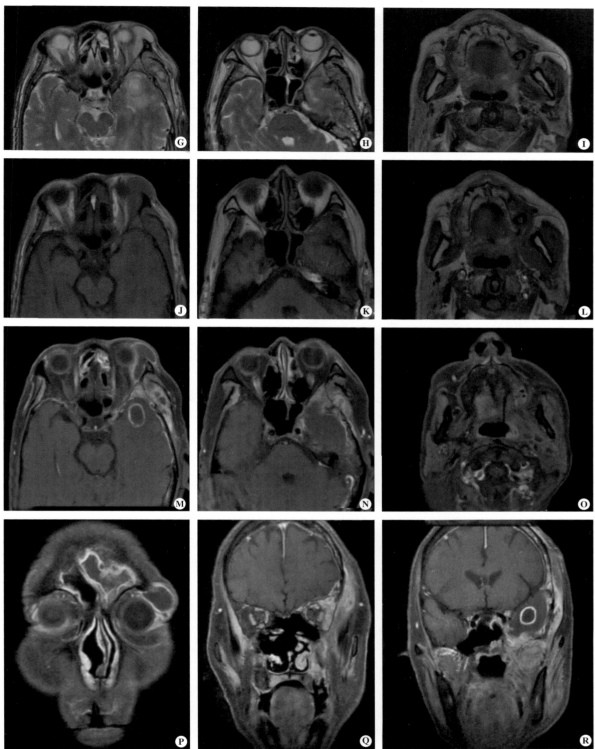

图 23-6-3　牙源性鼻旁窦感染继发颌骨及颅骨骨髓炎、脑膜炎脑脓肿、眼眶及颌面部间隙多发脓肿

患者，男性，68 岁。糖尿病病史。A～C. CT 平扫示左侧额窦及上颌窦、双侧筛窦黏膜增厚。左侧眼眶外侧骨膜下形成梭形稍低密度脓腔。左侧翼腭窝及颞下窝软组织肿胀，间隙模糊。D～F. CT 骨窗示左侧上颌部分龋齿残根，牙齿根部周围间隙增宽，牙槽突髓腔密度不均匀减低，左侧上颌窦后外侧壁、蝶骨左侧翼突骨质破坏，局部不完整，左侧蝶骨大翼骨髓腔密度减低，边缘模糊，为多发骨髓炎表现。G～L. MRI 平扫示 T2WI 及 T1WI 左侧上颌骨牙槽突骨质 T1WI 信号减低，周围软组织增厚，左侧下颌骨升支存在边缘骨侵蚀。左侧蝶骨大翼、左侧眼眶外侧壁板障高信号消失，骨皮层模糊。左侧眼眶外上象限肌锥外间隙及眶隔前间隙可见液性 T1WI 低信号、T2WI 高信号影，壁均匀增厚。左侧颞叶可见多个类圆形 T1WI 低信号、T2WI 高信号影，病变周边可见 T2WI 稍低信号环。左侧乙状窦增宽，形态不规则。左侧颞部乳突窦腔浑浊，乳突蜂房内充满液体信号影。左侧颌面部肌肉弥漫性肿胀，肌间隙层次不清。M～R. 增强 MRI 示左侧上颌骨牙槽突、蝶骨左侧大翼、左侧眼眶外侧壁不均匀强化，左侧眼眶脓肿呈薄壁环形强化。左侧颞叶脓肿壁形成，呈均匀薄壁环形强化。左侧颞部脑膜增厚并呈曲线状强化。左侧乙状窦增强后造影剂填充不完全，内可见低信号充盈缺损影。鼻旁窦增厚黏膜呈不规则花边状强化，左侧额窦中心脓液强化不明显。左侧头颈部间隙弥漫不均匀强化，局部可见不规则低强化坏死脓肿形成

（3）脑室炎：脑室积水扩张，脑室内可见分层，水抑制序列呈高信号，伴有弥散受限，ADC减低，室管膜增厚及沿脑室壁线样强化。慢性期脑室脓肿形成炎性分隔及小腔形成。

（4）颅内积液、积脓：梭形、条状或新月形脓液积聚在硬膜外或硬膜下间隙[2]，T_1WI呈稍低信号，T_2WI呈高信号，FLAIR相对于脑脊液呈高信号，积脓时DWI信号增高，硬脑膜呈线状低信号并受压移位。周边炎症和肉芽组织显著强化（图23-6-1G～I）。

（5）其他继发性改变：真菌性脑炎可以引起血管炎，表现为沿着血管走行异常的T_2WI高信号影，增强可见线样强化。继发性动脉性脑梗死沿血管分布的DWI高信号区，MRA可发现动脉狭窄或真菌性动脉瘤。继发性静脉性脑梗死多位于脑表面皮层，出血性梗死T_1WI呈高信号，SWI呈低信号，为"开花征"，磁共振静脉造影（magnetic resonance venography，MRV）可发现静脉窦或皮层静脉血栓，增强出现"空三角征"（图23-6-3K、N）。

4. PET 脑脓肿^{18}F-FDG和^{11}C-蛋氨酸摄取增加。

【诊断要点】

1. 鼻腔及鼻窦炎，渗出液或软组织影。头痛、发热等全身症状和脑膜刺激征。白细胞计数明显增多，可以从脑脊液中检测到相关病原体。

2. 脑炎脑脓肿、脑膜炎、脑室炎、颅内积脓的不同感染形式可以孤立或同时存在，脑脓肿不同发展时期影像表现不同，脑炎可继发性引起血管炎、动脉血脑梗死、静脉性脑梗死、脑积水等多种并发症。

3. CT扫描时脑实质脓腔呈低密度，脓肿壁呈等或稍高密度，典型脓肿壁呈均匀薄壁环状显著强化，周围水肿较明显。

4. MR扫描时脓液T_1WI呈低信号，T_2WI呈高信号，脓肿壁T_2WI呈环形低信号，周边环绕高信号水肿带。脑炎早期斑片状强化，脓肿形成期不规则强化，包膜形成期呈光滑完整的薄壁环形强化，包膜晚期强化减弱。脑膜增厚并线状强化。环形显著强化伴弥散受限是经典脑脓肿表现。

5. 脑膜和室管膜增厚，增强呈线状强化，伴有脑积水。

6. 颅内积脓位于硬膜外或硬膜下间隙，呈梭形或新月形改变，伴有周边强化，DWI受限，硬脑膜移位。

【鉴别诊断】

1. 脑囊虫病 常为多发囊性病灶，囊腔内可见偏心性生长的头节，头节常有钙化，病灶周围水肿相对较轻，囊虫坏死可见头节强化或轻度环形强化。

2. 高级别星形细胞瘤 一般位于深部脑白质，因常合并囊变、坏死、出血。肿瘤环形强化厚薄不均，形态不规则，呈分叶状或结节状，肿瘤液化坏死，DWI一般呈低信号，级别较高肿瘤实性区信号偏高。MRS波谱胆碱峰增高。

3. 脑转移瘤 转移瘤好发于中老年患者，且多有原发性恶性肿瘤史，一般多发结节伴有显著脑水肿，易发生坏死和囊变，强化方式多样，部分环形强化的病灶囊壁厚薄不均，内壁不光整，可见附壁结节。DWI脑转移瘤多呈低信号，罕见高信号转移瘤。

4. 演变期脑内血肿 脑内血肿吸收期存在外伤史和脑血管病史，血肿吸收时常呈豆形或肾形，CT上血肿中央呈高密度，周边呈低密度，外围薄层均匀包膜强化，MRI遵循不同时期血液产物的信号演变规律。

5. 脱髓鞘假瘤 多发性硬化和ADEM活动期可出现环形强化，强化环通常不完整，占位效应轻。

6. 亚急性脑梗死 脑卒中病史，复合脑血管分布，增强表现为脑回状强化。

7. 脑膜肿瘤 脑膜炎需要鉴别脑膜转移瘤、恶性中枢神经肿瘤脑脊液种植转移、结节病、脑膜瘤、RDD多种肿瘤性病变，一般脑膜肿瘤性病变多呈弥漫性结节状强化，大多数有明确原发肿瘤病史。

8. 结核性脑膜炎 基底池、外侧裂池闭塞，密度增高，晚期基底池脑膜钙化，可见高密度结核瘤，梗阻性脑积水常见。

9. 硬膜下血肿 颅内积脓需要鉴别慢性硬膜下血肿，MRI可显示血液产物，询问病史、骨折或鼻窦炎的辅助征象有助于鉴别诊断。

【研究现状与进展】

1. 在临床中，MRI平扫及增强扫描还是最常规的影像检查手段，对于脑膜炎和室管膜炎延迟T_2 FLAIR增强较常规T_1WI增强更加敏感[4]，更容易凸显脑膜及脑组织炎性病变。

2. DWI 对于判断颅内炎症病变价值较大，DWI 信号增加，ADC 值降低，有助于区分脑脓肿和其他肿瘤性病变，适合判断病变部位、性质、范围，更容易发现播散子病灶等并发症，并且 DWI 信号改变对脓肿分期的诊断也能提供重要信息。

3. PWI 和 ASL 等脑灌注成像也常用于脓肿和囊性肿瘤的鉴别。恶性脑肿瘤血管丰富，血脑屏障破坏，相对于胶原纤维构成的脓肿壁血容量明显增高。

4. SWI 双环征（外环呈低信号，内环呈高信号）有助于与其他环形强化病灶相鉴别[4]。

5. MRS 可作为一种重要的补充影像检查手段，能够区分不同代谢物。炎性病变无氧酵解增加，乳酸峰抬高，可以出现醋酸和琥珀酸峰；脓液中蛋白水解出现特征性氨基酸峰[3]，液化坏死区缺乏正常脑组织代谢物，NAA、Cho、Cr 峰减低或消失。

参 考 文 献

[1] Morrison JF，Narotam PK，Nathoo N. Rhinogenic metastatic brain and spinal cord abscesses in Crohn's disease. Clin Neurol Neurosurg，2014，121：35-38.
[2] Osborn AG. 脑部影像诊断学. 第2版. 吴卫平，黄旭升，张兴文，等译. 北京：人民卫生出版社，2013.
[3] Mukherji SK. 中枢神经系统感染临床影像学. 第2版. 吴元魁，刘岘，吕国士，等译. 北京：人民军医出版社，2015.
[4] Osborn AG，Digre KB. 神经影像学. 娄昕，江桂华，译. 北京：北京大学出版社，2019.

第七节　侵袭性真菌性鼻 - 鼻窦炎

【概述】

侵袭性真菌性鼻 - 鼻窦炎（invasive fungal rhinosinusitis，IFRS）为真菌菌丝侵入鼻旁窦黏膜、黏膜下血管、骨质，常破坏邻近组织结构，引起鼻、眶、脑等多器官受累，治疗效果不佳，预后凶险。引起侵袭性真菌性鼻 - 鼻窦炎的病原菌多数为曲霉菌，毛霉菌次之，多发生于引流不畅的鼻旁窦，绝大多数发生在上颌窦，其次为蝶窦和筛窦，多为单侧发病，也可双侧发病[1]。临床多在慢性化脓性鼻窦炎、鼻息肉基础上发生，糖尿病、肿瘤等免疫低下患者、使用广谱抗生素、化学治疗（化疗）、放射治疗（放疗）、肾上腺皮质激素、免疫抑制剂等药物治疗的患者及行静脉插管等操作的患者为侵袭性曲菌病的高发人群，曲霉菌感染病变相对较轻且局限，多为慢性起病，易误诊为恶性肿瘤，分为慢性无痛型和肉芽肿。获得性免疫缺陷综合征的患者曲霉菌感染不常见，但总死亡率为79%，应引起重视[2]。

【病理学表现】

侵袭性真菌可侵入黏膜血管内膜引起血栓性动脉炎，侵入鼻旁窦黏膜和黏膜下骨质引起骨壁坏死，窦壁骨硬化和破坏并存。鼻旁窦内炎性肉芽组织缓慢不断增大，破坏窦壁骨质和窦周组织，病变处并存血性脓液、肉芽组织、坏死组织、干酪样组织，与恶性肿瘤很相似。

【影像学表现】

1. X 线检查　慢性侵袭性真菌性鼻 - 鼻窦炎常局限于单一窦腔，平片一般表现为鼻腔软组织影，可见钙化，鼻甲增大，单个或多个窦腔云絮状浑浊，黏膜不均匀环形增厚，无气液平面，进展期会导致窦壁破坏，累及鼻中隔，需要鉴别鼻旁窦恶性肿瘤。

2. CT 检查　上颌窦最常见，筛窦、蝶窦次之[3]。早期仅表现为非特异性黏膜增厚；进展期窦腔内可见密度不均匀软组织团块，内部钙化少见，并向邻近鼻旁窦和鼻腔膨突，窦壁骨质破坏、增生硬化同时存在，常形成较大骨缺损，窦腔周围脂肪间隙受侵密度增高，进一步波及翼腭窝、颞下窝、眼眶和颅内结构，眶壁和颅骨侵蚀破坏，眶内软组织增厚，累及眼外肌、视神经，眼球推压外突（图23-7-1，图 23-7-2A，见图 23-1-10A ～ C，图 23-1-11A）。

3. MRI 检查　由于顺磁物质和黏蛋白含量影响磁共振信号，T_1WI 多为等信号，T_2WI 信号不均匀，可见大片低信号，易显示神经侵犯。慢性侵袭性真菌性鼻窦炎常引起眶尖海绵窦综合征[4]，视神经管受侵，海绵窦增宽，增强后软组织团块不均匀强化，受累脑膜增厚伴线状强化，颈内动脉海绵窦段受压移位、血管变细（见图23-7-2B ～ D，见图 23-1-10D ～ I，图 23-1-11B ～ I）。

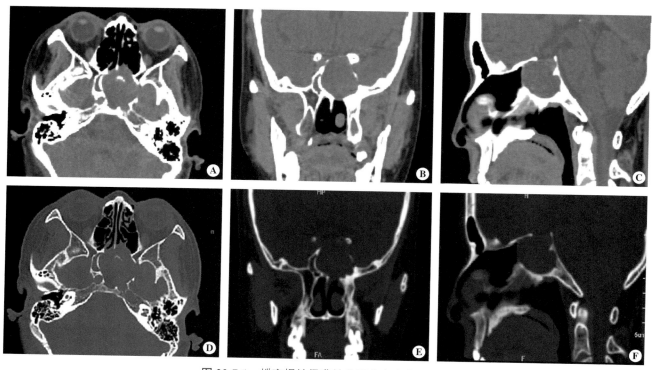

图 23-7-1　蝶窦慢性侵袭性曲霉菌鼻窦炎（1）

患者，男性，57 岁。头痛 1 年入院。A ～ F. CT 平扫示蝶窦膨胀性扩张，可见软组织肿块伴肿块内条状钙化，向上侵犯蝶鞍，蝶鞍底部局部骨质缺如，向前凸入后组筛窦，向后压迫左侧颈动脉球，相应骨壁侵蚀破坏形成骨缺损，未见硬化边缘

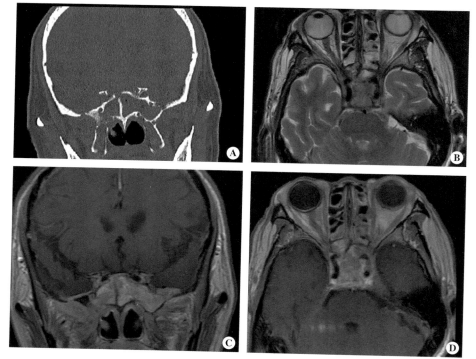

图 23-7-2　蝶窦慢性侵袭性曲霉菌鼻窦炎（2）

患者，男性，46 岁。头痛半年入院。A. CT 平扫示蝶窦内充满软组织影，向上侵犯蝶鞍，蝶鞍底部局部骨质缺如；B. MRI 示蝶窦内软组织信号影向上凸入蝶鞍内，与双侧颈内动脉分界不清；C、D. MRI 增强示蝶窦内软组织信号影于增强后呈明显不均匀强化

【诊断要点】

1. 随着糖尿病、恶性肿瘤发病率的升高，广谱抗生素、化疗、放疗、肾上腺皮质激素、免疫抑制剂等在临床的广泛应用及静脉插管等技术的发展，侵袭性真菌性鼻 - 鼻窦炎的发病概率增加，但由于其起病隐匿，临床上极容易被忽视。

2. CT 平扫可见鼻腔、多鼻旁窦棉絮状、充满型实性病变，中央密度增高，伴有多形态钙化或磨玻璃密度影的特征性影像表现。

3. MR 平扫可见 T_1WI 呈低或等信号，T_2WI 呈极低信号，无实质性强化，可边缘黏膜强化。

4. 慢性侵袭性曲霉菌病表现为骨质快速进展性侵蚀破坏，广泛侵犯眼眶、颅内、翼腭窝等邻近结构。

【鉴别诊断】

1. 慢性鼻窦炎　发病率高，持续时间长，常见多窦腔的黏膜增厚及致密浓缩分泌物，钙化很少见，钙化或骨化少于 3%，钙化常位于病变的周围，沿窦壁小点状、线样钙化，窦壁骨质硬化。

2. 内翻性乳头状瘤　为老年男性鼻腔良性肿瘤，源于鼻腔外侧壁。鼻腔中鼻道可见不规则分叶状高密度肿块，表面不光滑，内部可见"气泡征"，约 10% 可见钙化，40% 可见内陷骨片。MR 上颌窦 T_1WI 呈等信号，T_2WI 呈高信号，T_2WI 和增强 T_1WI 内见卷曲的脑回样结构，可延至上颌窦、筛窦及鼻咽部，可引起局部骨质变形，鼻中隔移位，骨质吸收和破坏，单侧鼻腔鼻道阻塞性炎症。

3. 出血坏死性鼻息肉　窦腔密度高低不均，低密度炎性坏死与高密度出血混杂出现[3]，增强轻度强化，窦腔膨大变形，局部骨质吸收变薄，CT 鉴别出血和钙化困难，MRI 鉴别价值较高，钙化各序列均呈低信号，真菌性鼻窦炎低信号多位于病变中心；出血 T_1WI 信号可以增高，出血坏死性鼻息肉多为边缘 T_2WI 低信号环。

4. 黏液囊肿　一般单鼻腔多见，多见于额窦和蝶窦，窦腔膨胀扩大，内充满大量黏液，黏蛋白含量影响囊肿 CT 密度和 MRI 信号[4]，影像表现多变，多数病变为低或等密度，T_1WI 低信号，T_2WI 高信号，黏蛋白含量高时密度增高，T_2WI 信号减低，T_1WI 信号经历一个由低到高再到低的过程。窦壁受压变薄、移位。

5. 鼻腔黑色素瘤　好发于老年人，病变呈多浸润性生长，CT 表现为不规则软组织包块，周围骨质可变形破坏；黑色素、出血和自由基影响缩短 T_1WI 和 T_2WI 时间[5]，在 T_1WI 呈等或稍高信号，T_2WI 呈等或稍低等信号，增强后呈中等强化。

6. 上皮性恶性肿瘤　鼻旁腔或鼻旁窦恶性肿瘤：范围较局限，上颌窦和筛窦多见。病史短，进展快，侵袭强，窦壁骨质不规则虫蚀状溶骨性破坏，多不伴硬化，软组织肿块呈中等偏高密度，密度不均匀，形态欠规则，MRI 多为中等信号。占位效应明显，周围组织结构侵袭明显，增强扫描肿瘤明显不均匀强化。相比暴发性真菌性鼻窦炎，上颌窦癌病变位于一侧单个窦腔，位置比较局限，病程较长。比较临床病程长短和骨破坏范围，慢性侵袭性真菌性鼻窦炎＞鼻窦癌＞急性暴发性真菌性鼻窦炎。

7. 嗅神经母细胞瘤　中心位于筛骨纸板的哑铃形软组织肿块，中心可见钙化，可存在出血灶，强化明显。

8. 干酪样鼻窦炎　一侧鼻腔、鼻旁窦阻塞性慢性炎症，鼻腔黏膜肥厚，鼻旁窦增厚硬化，窦腔坏死物质呈不均匀实变组织，增强无强化，窦壁和鼻中隔可有压迫性骨质侵蚀，边界清晰。

9. 鼻石　以异物、出血、异位牙为中心长期钙盐沉积引起的鼻腔内钙化。

【研究现状与进展】

CT 检出骨质破坏是侵袭性真菌性鼻 - 鼻窦炎的主要依据，尚可出现鼻旁窦腔内条片状磨玻璃密度病变，结合血清学变态反应和嗜酸性粒细胞增高，诊断符合率也比较高，如果存在鼻旁窦外侵犯，骨质破坏，MRI 可作为补充检查方法。慢性侵袭性真菌性鼻 - 鼻窦炎容易误诊为恶性肿瘤，最终需病理证实。在怀疑真菌脑病的情况下，通过腰椎穿刺在脑脊液样本中进行半乳甘露聚糖（galactomannan，GM）和 β-D- 葡聚糖检测可以提高诊断方法[6]。

参 考 文 献

[1] Ho CF，Lee TJ，Wu PW，et al. Diagnosis of a maxillary sinus fungus ball without intralesional hyperdensity on computed tomography. Laryngoscope，2019，129（5）：1041-1045.

[2] Seo MY，Lee SH，Ryu G，et al. Clinical pattern of fungal balls in the paranasal sinuses：our experience with 70 patients. Eur Arch Otorhinolaryngol，2019，276（4）：1035-1038.

[3] 沙炎，罗德红，李恒国 . 头颈部影像学 - 耳鼻咽喉头颈外科卷 . 北京：

人民卫生出版社, 2014.

[4] 王振常, 鲜军舫, 张征宇. 同仁耳鼻咽喉头颈外科影像诊断手册. 北京: 人民军医出版社, 2013.

[5] 耿左军, 杨本涛. 医学影像学读片诊断图谱—头颈分册. 北京: 人民卫生出版社, 2013.

[6] Candoni A, Klimko N, Busca A, et al. Fungal infections of the central nervous system and paranasal sinuses in onco-hematologic patients. Epidemiological study reporting the diagnostic-therapeutic approach and outcome in 89 cases. Mycoses, 2019, 62（3）: 252-260.

第八节　婴幼儿上颌骨骨髓炎

【概述】

上颌骨骨髓炎临床发病率低, 发病人群多见于婴幼儿。本节主要介绍婴幼儿上颌骨骨髓炎（maxillary osteomyelitis in infant）。致病菌大多数为金黄色葡萄球菌感染, 也可以是溶血性链球菌、肺炎双球菌、白色葡萄球菌、大肠埃希菌、变形杆菌、厌氧产气杆菌感染, 也可见混合感染。致病病因多见于颌面部局部感染扩散, 也可以由外伤或血行性引起。

1. 牙源性感染　临床最常见, 新生儿上颌骨尚未完全发育, 外形扁而宽, 内有两列牙胚, 分娩时产道细菌经损伤牙槽黏膜进入上颌骨引起感染、在不当喂养时损伤口腔黏膜或牙胚、患乳腺炎的母亲继续哺乳, 感染均可经口腔黏膜或皮肤破损扩散至上颌骨而形成骨髓炎。

2. 鼻源性感染　儿童期免疫力差, 鼻旁窦未完全发育, 气化不完全, 鼻旁窦窦口狭小, 因上呼吸道感染或其他传染病引起的急性鼻炎或鼻窦炎迁延不愈, 炎症就会向周围扩散蔓延, 最后引发上颌骨骨髓炎。

3. 血行性感染　新生儿上颌骨皮质薄, 骨髓丰富, 血液循环旺盛, 身体任何部位的感染性病变, 如脐带或皮肤感染、母体产道感染、医源性感染等, 细菌都可以经血液循环引起上颌骨感染。

急性期表现为患儿一侧面颊部、硬腭或牙槽处软组织充血水肿, 患侧鼻腔黏膜肿胀, 伴有眼睑肿胀、结膜水肿, 或有眼球突出、移位、眼肌麻痹等。齿龈、硬腭、下睑和内外眦部有黏液脓性或血性分泌物, 进一步发展为面颊部脓肿、眼眶蜂窝织炎、眶内脓肿或颞部脓肿, 触之可有波动感, 以后脓肿自行破溃, 于鼻腔、腭部、面颊形成窦道或瘘管, 并存在经久不愈的溢脓。在引流排脓后瘘管可以愈合, 也可持续性存在, 上颌骨有死骨形成, 牙胚也随之坏死脱落。

婴幼儿上颌骨骨髓炎病情危重, 发展较快, 急性期存在寒战、高热等急性中毒症状, 严重时可出现抽搐、休克等症, 若诊断和治疗延误, 可出现多种并发症, 甚至死亡, 常见的并发症有眶内感染、脓毒败血症、支气管肺炎、肺脓肿、鼻内感染、心包炎、胸膜炎, 有的可并发脑膜炎、脑脓肿、海绵窦脓性血栓及失明, 颜面发育不对称、牙缺失或牙列不齐等, 个别患儿可因败血症、支气管肺炎、脑膜炎或脑脓肿而死亡。

【病理学表现】

中央型颌骨骨髓炎多为牙源性感染, 早期中央髓腔充血水肿, 炎性细胞渗出浸润, 进而沿颌骨扩散形成局灶性骨内脓肿或弥漫性骨内脓肿, 皮质破溃形成骨膜下脓肿和颌周蜂窝织炎, 渗出物中包含坏死碎片、中性粒细胞、致病微生物; 慢性期血栓性血管炎引起骨坏死, 脓腔内出现死骨, 骨包壳被脓液侵蚀破坏形成瘘孔, 周边骨膜反应, 修复形成骨质增生和骨膜增生。周围型颌骨骨髓炎初始发病于颌面部蜂窝织炎或骨膜下感染, 由骨皮质向中心髓腔扩散, 病理变化等同于中央型颌骨骨髓炎。

【影像学表现】

1. X 线检查　早期诊断价值有限, 2周后才能发现骨质异常。

（1）弥散性骨破坏期: 上颌骨牙槽突骨质疏松, 骨小梁轮廓模糊, 可见弥散点片状骨破坏或骨膜反应。

（2）局限性脓肿期: 较大范围不规则骨质破坏透光区, 伴或不伴死骨形成, 轮廓趋于清晰, 碘油造影以显示窦道或瘘管。

（3）新骨形成期: 病变较局限, 边缘较清晰, 骨质密度浓淡不一, 渗透坏死和修复硬化并存, 可见低密度坏死空洞, 中心可见游离死骨, 新骨形成则造成骨质硬化增浓, 骨小梁增多、粗大, 周边可见层状增厚骨膜。

（4）修复痊愈期: 病灶局部骨质致密硬化, 不完全修复造成结构变形。

2. CT 检查　化脓性局限性溶骨性骨破坏, 也可见边缘骨质硬化带, 有死骨形成, 可见肉芽组织强化。

（1）弥散性骨破坏期：病变区骨髓密度减低，可见点片状低密度骨质破坏区。部分患儿可见鼻窦炎、龋齿、根尖脓肿等影像表现。颈部淋巴结肿大（图23-8-1，图23-8-2）。

（2）局限性脓肿期：大片状溶骨性骨破坏，呈液性低密度，部分病例出现气体，病变局限化而轮廓趋于清晰，骨皮质局部破溃。骨膜下脓肿表现为骨表面层状高密度影（图23-8-2E、F）。周围颌面部软组织肿胀，脂肪间隙消失，肌肉轮廓模糊，皮下软组织呈网格状高密度。软组织液化坏死后可见中心脓腔形成，可继发眼眶蜂窝织炎（图23-8-2C、E、F）。增强扫描示软组织不均匀强化，如形成多房脓肿则可见蜂窝状、花边状强化[1]。

（3）新骨形成期：脓腔中心形成轮廓较清的坏死空洞，内有高密度死骨，皮质破坏形成引流窦道[1]，边缘形成不均匀骨质硬化带，颌骨轻度膨大（图23-8-3）。

（4）修复痊愈期：窦道闭合，可见条状高密度影。增厚骨膜形成板层状骨化，骨质肥厚硬化，不完整修复引起颌骨变形[1]。

（5）边缘型颌骨骨髓炎：初始骨膜反应性增厚，炎症沿骨膜下蔓延可见线状低密度积液积脓，牙槽骨骨皮质破坏吸收，边缘模糊不清，周围软组织肿胀（图23-8-1C）。

3. MRI检查

（1）弥散性骨破坏期：MRI对早期骨髓水肿敏感，髓腔脂肪信号被替代，表现为T_1WI信号减低，压脂T_2WI信号不均匀增高，周围间隙模糊。

（2）局限性脓肿期：脓肿形成后，脓液T_1WI信号明显减低，T_2WI呈显著高信号，轮廓较急性期清晰，DWI信号增高。骨皮质受累表现为低信号皮质内出现局限性高信号区。骨膜增厚及骨膜下脓肿表现为皮层周边层状高信号。周围软组织肿胀显著，压脂像信号增高，增强可见不均匀斑片状、花边状强化，为新生肉芽组织，DWI信号增高（图23-8-1G～I）。

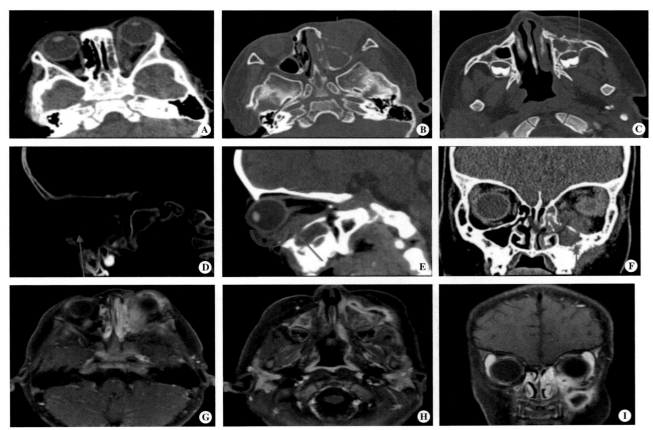

图23-8-1　鼻旁窦眶面蜂窝织炎伴上颌骨骨髓炎

患儿，女性，2岁。A～F. CT平扫及MPR多平面重组图示鼻旁窦发育较小，左侧上颌窦及左侧筛窦窦腔密度增高，炎性组织破坏累及邻近上颌骨，上颌窦上壁及前壁骨破坏，骨髓腔密度不均匀减低，骨皮质不连续，骨膜掀起。左侧眼眶内下象限密度增高，形成蜂窝织炎及骨膜下脓肿。G～I. MRI增强扫描示眶面部炎性组织不均匀强化，呈蜂窝状改变，中心脓液液化不明显，脓肿沿上颌窦前壁骨膜下间隙流注形成条状结构（红直箭头：骨破坏；蓝弯箭头：脓肿）

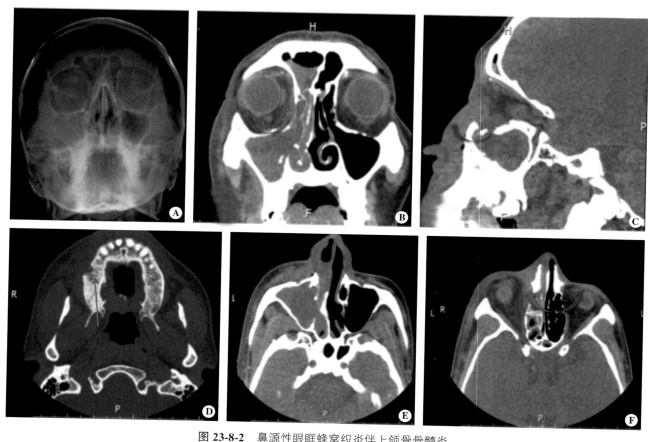

图 23-8-2　鼻源性眼眶蜂窝织炎伴上颌骨骨髓炎

患者，男性，59 岁。A. 鼻旁窦瓦氏位平片示右侧上颌窦、右侧筛窦及额窦窦腔浑浊，透过度减低，呈一致性磨玻璃密度影；B～F. CT 平扫示右侧半组鼻旁窦窦腔填充软组织密度影，未见液平面。炎性组织渗透眶壁引起右侧眼眶骨膜下脓肿及眶隔前蜂窝织炎，右侧颌面部及眶周软组织呈弥漫性肿胀，局部可见点状气体密度影。上颌窦窦壁周围脂肪间隙模糊，上颌骨牙槽突可见骨质破坏，密度不均匀减低，边缘模糊不清，外缘骨皮质不完整

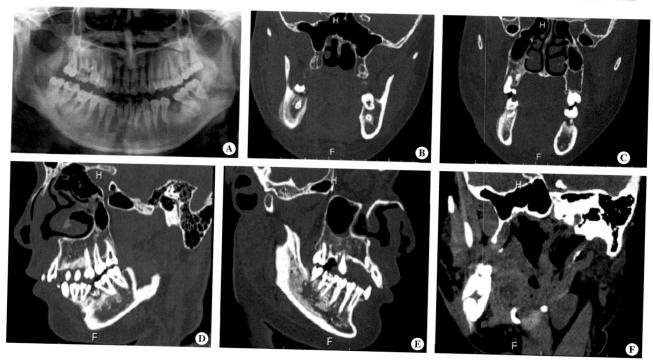

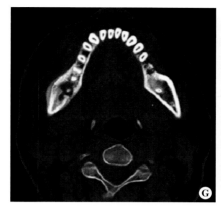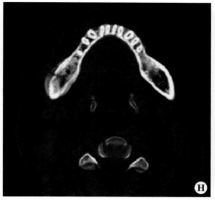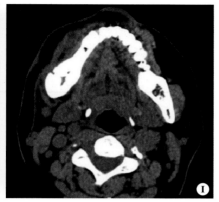

图 23-8-3　齿源性下颌骨骨髓炎

患者，女性，24岁。A.X线口腔全景示左下第一磨牙残根滞留，周围密度高低不均；右下第二磨牙根尖周围密度减低，边界不清。B~I.CT平扫示左侧残根骨呈低密度破坏，周围可见硬化区；右侧根尖周围髓腔密度减低，并形成不规则脓腔，中心可见点片状高密度死骨，局部骨皮质不完整，可见低密度隧道，周围骨膜反应成层状高密度影，邻近窦道周围皮肤及皮下软组织增厚，密度增高

（3）新骨形成期：骨质膨大变形，增厚骨皮质信号减低，髓腔信号因纤维化、硬化程度不同呈不均匀地图状改变，死骨和增生骨各序列均为低信号，空洞、肉芽组织 T_2WI 信号较高。软组织肿胀有所减轻。

（4）修复痊愈期：病变区表现为骨质硬化，各序列髓腔信号均减低。

【诊断要点】

1. 颌面部软组织红、肿、热、痛，部分病灶破溃流脓，多存在鼻窦炎或龋齿等病因，可伴有全身感染症状。

2. CT扫描表现为急性期颌骨密度减低，斑片状、虫蚀状骨破坏，中心死骨形成，周围骨膜反应；慢性期软组织瘘管形成，颌骨逐渐硬化修复。

3. MRI扫描表现为骨髓水肿 T_1WI 信号减低，T_2WI 呈高信号，周围软组织水肿伴脓腔形成，DWI序列脓液呈明显高信号，增强扫描呈不均匀斑片状强化。颈部淋巴结肿大。

4. 实验室检查表现为白细胞计数明显升高，中性粒细胞增加，脓液培养可获取病原菌。

【鉴别诊断】

1. **颌面部单纯感染**　早期应与急性泪囊炎、丹毒、单纯面部蜂窝织炎、眼眶蜂窝织炎相鉴别，这些疾病很少发生于3个月以内婴幼儿，软组织红肿较局限，且无牙龈和硬腭肿胀，解剖轮廓较清晰，颌骨未见骨破坏[2,3]。

2. **颌骨结核**　青少年无痛性颌面部肿胀，颌骨骨破坏多位于牙下方，形成边缘清晰而不整齐的局限性骨质破坏，多无死骨及骨膜增生，局部可形成冷脓肿或窦道。儿童牙胚周围骨硬板线消失，而牙完全正常。

3. **根尖周围炎和根尖脓肿**　病变多局限于单个牙，根尖周围牙槽突骨质密度减低。

4. **颌骨纤维异常增殖症**　颌骨外形膨大，多数表现为大范围磨玻璃样均质高密度影，骨小梁结构不清，骨皮质完整，少部分病例表现为颌骨硬化或丝瓜瓤样透亮区，软组织未见增厚。

5. **颌骨骨肉瘤**　无全身感染症状，广泛溶骨性骨破坏伴有高密度瘤骨生成，伴有日光放射状骨膜反应。周围可见软组织肿块。

【研究现状与进展】

1. 对于临床疑诊颌骨骨髓炎患者，CT为临床首选检查项目，能够及时发现颌骨低密度骨破坏及骨膜反应，最佳影像学方法优选增强CT检查，同时采用软组织窗和骨窗显示病变浸润破坏范围。

2. MRI检查由于优良的软组织分辨率，能够早期发现骨髓水肿和周边炎性渗出的范围，从而早诊断、早治疗。

3. ^{99m}Tc-MDP三相骨扫描对于骨髓炎诊断有较高敏感性和特异性[4]，但是由于其辐射性，限制了在婴幼儿中的应用。

4. 对于迁延不愈的软组织病变伴有骨质破坏要考虑恶性肿瘤，需要多种影像检查综合评估。

参 考 文 献

[1] 沙炎，罗德红，李恒国.头颈部影像学-耳鼻咽喉头颈外科卷.北京：人民卫生出版社，2014.

[2] Feng Z，Chen X，Cao F，et al. Osteomyelitis of maxilla in infantile with periorbital cellulitis：a case report. Medicine（Baltimore），2015，94（40）：1688.

[3] Krishnan N，Ramamoorthy N，Panchanathan S. Infantile maxillary sinus osteomyelitis mimicking orbital cellulitis. J Glob Infect Dis，2014，6（3）：125-127.

[4] 贝尔纳黛特·L.科赫，布朗温·E.汉密尔顿，帕特里夏·A.赫金斯，等.头颈部影像诊断学.王振常，鲜军舫，燕飞，等译.南京：江苏凤凰科学技术出版社，2019.

（梁　梃　李福兴）

第六篇

咽部及咽部间隙感染与炎性疾病

第二十四章　咽部感染与炎性疾病

第一节　慢性咽炎

【概述】

慢性咽炎（chronic pharyngitis）是咽黏膜、黏膜下及淋巴组织的慢性炎症。弥漫性咽部炎症常为上呼吸道慢性炎症的一部分；局限性咽部炎症多为咽淋巴组织炎症。本病在临床上常见，病程长，症状容易反复发作[1]。

【病理学表现】

从病理学上，慢性咽炎可分为以下 5 类。

1. 慢性单纯性咽炎　较常见，表现为咽部黏膜慢性充血。病变主要集中在咽部黏膜层，其血管周围有较多淋巴组织浸润，也可见白细胞及浆细胞浸润。黏膜及黏膜下结缔组织增生，可伴有黏液腺肥大，腺体分泌功能亢进，黏液分泌增多且较黏稠。

2. 慢性肥厚性咽炎　又称为慢性颗粒性咽炎及咽侧炎，慢性单纯性咽炎迁延不愈可形成慢性肥厚性咽炎，在临床上也很常见。咽部黏膜层充血增厚，黏膜及黏膜下广泛的结缔组织及淋巴组织增生，黏液腺周围的淋巴组织增生突起，咽后壁可见多个颗粒状淋巴滤泡，可呈慢性充血状，亦可多个淋巴滤泡融合为一体。黏液腺内的炎性渗出物可被封闭其中，在淋巴颗粒隆起的顶部形成囊状白点，破溃时可见黄白色渗出物。常累及咽侧索淋巴组织，使其增生肥厚，呈条索状。

3. 萎缩性及干燥性咽炎　临床上较少见。发病初期黏液腺分泌减少，分泌物稠厚而干燥。因黏膜下层慢性炎症，逐渐发生机化及收缩，压迫腺体与血管，使腺体分泌减少和营养障碍，致使黏膜及黏膜下层逐渐萎缩变薄。咽后壁可有干痂或脓痂附着，常有臭味。

4. 慢性过敏性咽炎　又称为慢性变应性咽炎，为发生于咽部黏膜的由 IgE 介导的 I 型变态反应。

变应原刺激咽部黏膜，使合成 IgM 的浆细胞转化为合成 IgE 的浆细胞，IgE 又附着于肥大细胞、嗜碱性粒细胞表面，使咽部黏膜处于致敏状态。当相同的变应原再次接触机体后，变应原与介质细胞表面的 IgE 结合，导致介质细胞脱颗粒，释放包括组胺、合成前列腺素等多种炎性介质，可引起毛细血管扩张、血管通透性增加、腺体分泌增多，从而引起过敏反应。

5. 慢性反流性咽炎　咽部黏膜及黏膜下炎症细胞浸润，致使腺体黏膜及黏膜下层逐渐萎缩变薄。

【影像学表现】

临床上一般炎症可以明确诊断，不需要影像学检查。当病变治疗效果欠佳时，需要影像学检查以除外其他相关疾病。CT、MRI 显示鼻咽顶后壁、侧壁及咽鼓管圆枕黏膜弥漫性肿胀增厚，前缘平直或呈弧形内凹，双侧咽隐窝结构存在，咽旁间隙显示清楚，黏膜表面光滑，可伴有鼻咽腔变窄。CT 呈等密度（图 24-1-1）。T_1WI 呈稍低信号，T_2WI 呈稍高信号（图 24-1-2）。增强扫描后，黏膜面均匀性明显强化，黏膜线完整。鼻咽顶后

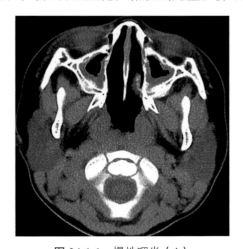

图 24-1-1　慢性咽炎（1）

CT 轴位图像示鼻咽腔侧壁及后壁软组织增厚，形态不规则。

双侧咽隐窝结构存在

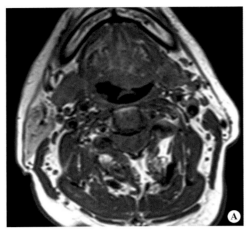
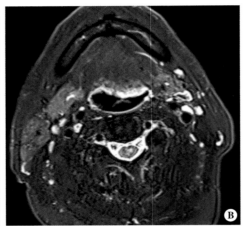

图 24-1-2　慢性咽炎（2）

MRI 轴位图像示舌根软组织增厚，T_1WI 呈等信号，T_2WI 脂肪抑制呈高信号，表面黏膜呈高信号

壁增厚判断标准：在正中矢状面 T_1WI 上测量鼻咽顶后壁的厚度 ≥ 5mm 为鼻咽顶后壁增厚[2,3]。

【诊断要点】

1. 连续咽部不适感 3 个月以上的病史，患者咽部黏膜慢性充血，小血管曲张，呈暗红色，表面有少量黏稠分泌物或咽后壁多个颗粒状滤泡隆起，呈慢性充血状，咽侧索淋巴组织增厚呈条索状，或咽黏膜干燥、菲薄，覆盖脓性干痂。

2. CT 及 MRI 显示鼻咽腔侧壁及后壁软组织增厚，形态不规则。双侧咽隐窝结构存在，颈部淋巴结无肿大，无咽旁结构的浸润。

【鉴别诊断】

1. **腺样体肥大**　慢性咽炎和腺样体肥大均可表现为顶后壁增厚，鉴别困难。但前者顶后壁增厚程度较轻，后者顶后壁显著增厚致气道变窄。腺样体肥大多发生在儿童，青春期后逐渐萎缩。此外，慢性咽炎可引起鼻咽顶后壁、侧壁及咽鼓管圆枕黏膜弥漫性肿胀增厚。

2. **Tornwaldt 囊肿**　多为偶然发现，无明显临床症状。多位于鼻咽中线黏膜下，鼻咽后壁中线处软组织稍增厚，局部突出，可见 2 ~ 10mm 的圆形或椭圆形囊性病变，易于鉴别。

3. **鼻咽癌**　好发于咽隐窝，早期表现为咽隐窝不对称变浅、消失和腭帆提肌肿大，可形成鼻咽腔肿块，边缘弧形外凸，表面不规则，鼻咽腔不对称性变窄，常侵犯咽旁间隙及颅底骨质。慢性咽炎多为鼻咽部软组织弥漫性肿胀，黏膜表面光滑，与邻近肌肉分界清晰，不伴有骨质破坏及

浸润表现。

4. **鼻咽淋巴瘤**　也可引起鼻咽顶后壁及侧壁的弥漫性增厚，需与慢性咽炎进行鉴别。慢性咽炎引起的黏膜增厚更为均匀，且黏膜增厚的程度小于鼻咽淋巴瘤。鼻咽淋巴瘤可引起颈部淋巴结肿大及咽旁结构的浸润。此外，鼻咽淋巴瘤常合并全身其他系统症状表现。

【研究现状与进展】

慢性变应性咽炎的诊断主要依赖临床表现，除有相应的变应原接触史、相应的症状及体征外，还应做皮肤变应原试验、总 IgE 及血清特异 IgE 检测以明确其变应原。慢性反流性咽炎可行胃食管反流相关检查。

慢性咽炎时应注意许多全身性疾病（特别是肿瘤）的早期可能仅有与慢性咽炎相似的症状。因此当主诉与查体所见不吻合或有其他疑点时，不可贸然单纯诊断慢性咽炎，必须详细询问病史，全面仔细检查鼻、咽、喉、气管、食管及颈部甚至全身的隐匿性病变，以免漏诊。影像学检查 CT 及 MRI 均用于除外鼻咽癌等占位性病变。MRI 可清晰显示鼻咽各壁软组织形态，有无黏膜或黏膜下浸润、肌肉或肌间隙受累及咽旁间隙形态、信号改变，也可显示鼻咽腔是否变窄等。CT 可显示颅底骨质破坏情况，也可用于观察双侧咽隐窝形态及是否存在占位性病变。

参 考 文 献

[1] 陈其冰，王燕，李芬，等．慢性咽炎病因和发病机制研究进展．听力学及言语疾病杂志，2019，27（2）：224-228．

[2] 左鹏，邓欣莲，杨耀华，等 . 鼻咽顶后壁增厚的 MRI 表现及临床意义 . 中国中西医结合影像学杂志，2017，15（2）：131-133，136.
[3] 彭吉东，曾康华，钟俊远，等 . 慢性鼻咽炎的 MRI 诊断 . 赣南医学院学报，2013，33（1）：20-22.

第二节　腺样体肥大

【概述】

腺样体又称为咽扁桃体或增殖体，位于鼻咽部顶部与咽后壁处，属于淋巴组织，表面呈橘瓣样。正常生理情况下，儿童 6～7 岁时扁桃体发育到最大，青春期后逐渐萎缩，到成人时基本消失。腺样体肥大是指腺样体因炎症的反复刺激而发生病理性增生，从而引起鼻塞、张口呼吸的症状，尤以夜间加重，出现睡眠打鼾、睡眠不安，患儿常不时翻身，仰卧时更明显，严重时可出现呼吸暂停等。本病多发生在儿童，常合并慢性扁桃体炎。本病对儿童身体的正常发育与健康有较深远的影响[1,2]。

【病理学表现】

鼻咽部腺样体细胞增生、肥大，可伴有淋巴细胞增生。

【影像学表现】

1. X 线侧位片显示腺样体增大，鼻咽气道狭窄（图 24-2-1）。侧位 X 线片是诊断腺样体肥大的重要方法，拍鼻咽侧位片时一定要在吸气时曝光，吸气时软腭位置最低，鼻咽腔前后径达到最大，此时的鼻咽腔狭窄较为可靠。具体判断标准：以腺样体厚度与鼻咽通气道的宽度比值（A/N）来判断腺样

体的肥大程度：小于 0.6 为正常；0.61～0.70 为中度肥大；大于 0.71 为病理性肥大。鼻咽部平片 A/N 比值既可以反映腺样体的大小，又描述了鼻咽气道容积，为临床诊断及治疗提供了可靠的依据[3]。

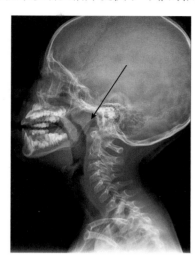

图 24-2-1　腺样体肥大（1）

患儿，女性，5 岁。睡觉时打鼾。鼻咽侧位片显示鼻咽腔后壁软组织明显增厚，气道变窄（箭头）

2. CT 及 MRI 可清晰显示鼻咽部软组织增厚，咽鼓管咽口和咽隐窝可受压。鼻咽部黏膜完整（图 24-2-2，图 24-2-3）。可以清晰显示鼻咽腔变形变窄，后壁软组织增厚，突向气腔，密度或信号均匀，咽隐窝及咽鼓管咽口欠清晰，咽旁间隙尚清晰，邻近骨质无破坏。CT 及 MRI 检查是诊断儿童腺样体肥大及并发症的重要补充手段[4]。

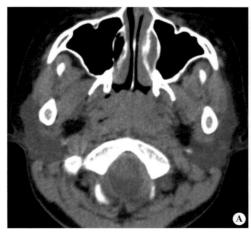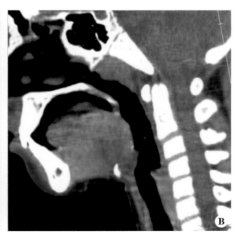

图 24-2-2　腺样体肥大（2）

患儿，女性，9 岁。睡觉时打鼾。A. CT 平扫示横断面鼻咽部软组织增厚，密度均匀，鼻咽黏膜光滑，双侧咽旁间隙显示清晰；B. CT 平扫矢状面示鼻咽顶软组织增厚，鼻咽腔狭窄

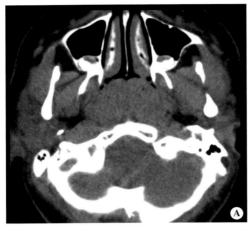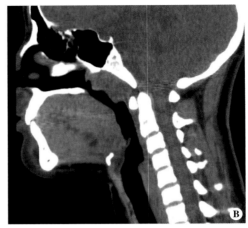

图 24-2-3 腺样体肥大（3）

患儿，女性，10岁。睡觉时打鼾。A. CT平扫示横断面鼻咽部软组织增厚，密度均匀，鼻咽黏膜光滑，双侧咽旁间隙显示清晰；B. CT平扫矢状面示鼻咽顶软组织增厚，鼻咽腔狭窄

【诊断要点】

1. 鼻咽侧位X线片显示腺样体肥厚，鼻咽腔狭窄。

2. CT、MRI可清晰显示鼻咽部软组织增厚，咽鼓管咽口和咽隐窝可受压。鼻咽部黏膜完整。

【鉴别诊断】

1. 鼻咽癌 好发于咽隐窝，为成人常见的鼻咽恶性肿瘤。早期表现为咽隐窝不对称变浅、消失和腭帆提肌肿大，可形成鼻咽腔肿块，边缘弧形外凸，表面不规则，鼻咽腔不对称性变窄，常侵犯咽旁间隙及颅底骨质。增强后肿物明显不均匀强化。腺样体肥大多为儿童期鼻咽顶后壁软组织增厚，青春期后逐渐萎缩，黏膜表面光滑，增强后腺样体均匀强化，不伴有骨质破坏及浸润表现。

2. 咽后壁脓肿 咽后壁脓肿和扁桃体肥大可同时发生。咽后壁脓肿多存在明显的感染相关症状，扁桃体肥大多为鼻塞、打鼾等气道阻塞症状。咽后壁脓肿位于椎前间隙，炎症也可向扁桃体、咽旁等周围结构扩散，椎前及咽旁间隙模糊、消失，增强检查脓肿呈环形强化。扁桃体肥大与周围肌肉等结构分界清晰，增强检查呈均匀强化。

3. 咽囊囊肿 无特殊临床症状。位于鼻咽后壁中线，囊肿可突出于后壁软组织，呈圆形或椭圆形，囊内信号取决于内容物蛋白浓度，可呈 T_1WI 低、T_2WI 高信号，T_1WI、T_2WI 均呈高信号，或 T_1WI、T_2WI 均呈低信号，以 T_1WI 低、T_2WI 高信号多见。

【研究现状与进展】

目前，采用CT MRP重建技术及磁共振成像 SE T_1WI 序列正中矢状位扫描测量 A/N 值，均可定量诊断腺样体肥大。其中 MRI 检查因其无电离辐射更适用于儿童，利用 MRI 电影可以动态观察鼻咽部随呼吸运动的情况，清楚观察鼻咽腔是否狭窄。

参 考 文 献

[1] Abdel-Aziz M，El-Fouly M，Nassar A，et al. The effect of hypertrophied tonsils on the velopharyngeal function in children with normal palate. Int J Pediatr Otorhinolaryngol，2019，119：59-62.

[2] 邬丹. 小儿腺样体肥大影像诊断分析. 中国保健营养，2017，27（13）：316.

[3] Surov A，Bartel-Friedrich S，Wienke A，et al. MRI of nasopharyngeal adenoid hypertrophy. Neuroradiol J，2016，29（5）：408-412.

[4] 胡晓云，庄振燕，李小民，等. 儿童腺样体肥大的CT与MRI检查效果对比. 西南国防医药，2016，26（2）：171-173.

（李国权 夏 爽）

第三节 扁桃体炎及扁桃体脓肿

【概述】

扁桃体炎、扁桃体脓肿（intratonsillar abscess，ITA）是指中性粒细胞和坏死物质聚集于扁桃体实质内而形成的炎症、脓肿。病因主要为继发于滤泡性扁桃体炎，或由细菌经血液、淋巴种植至扁桃体而造成化脓性炎症。扁桃体炎症、脓肿临床表现与扁桃体周围脓肿相似，常为单侧扁桃体区

肿大，伴发热、吞咽疼痛、吞咽困难，但查体可发现扁桃体周围组织无显著波动感。部分扁桃体脓肿可出现张口受限。扁桃体周围脓肿（80%）可有声音低沉，而扁桃体脓肿无该症状[1-3]。

扁桃体炎症、脓肿的确切病因尚不清楚。据报道，扁桃体的炎症，特别是急性滤泡性扁桃体炎，导致扁桃体隐窝内积脓，从而形成扁桃体脓肿。扁桃体脓肿也可能是由来自血液或淋巴管的细菌扁桃体接种引起的。影响淋巴管和淋巴流动的因素可能是扁桃体脓肿的重要诱发因素：脱水、扁桃体滤泡炎性肿胀和先前的扁桃体周围脓肿病史。

扁桃体脓肿比较少见。临床症状可能包括咽喉疼痛、吞咽困难和牵涉性耳痛。检查可显示张口困难、扁桃体不对称、悬雍垂偏移、颈淋巴结肿大和嗓音改变。语音变化不是扁桃体脓肿的常见症状。

【病理学表现】

病变内部可见大量的白细胞浸润，中性粒细胞最常见，伴有不同程度的坏死组织和脓液形成。如果形成脓肿，脓肿壁可见肉芽组织。

【影像学表现】

1. 常规扁桃体炎症临床可明确诊断，不需要影像学检查。

2. 扁桃体炎临床抗炎效果不好，需要 CT 及 MRI 检查，以明确有无脓肿的存在，或者其他病变伴发炎症。

3. CT 平扫检查显示双侧扁桃体明显肿胀、肥厚，边界不清，密度不均匀，扁桃体周围及咽旁间隙脂肪间隔模糊（图 24-3-1，图 24-3-3A）。

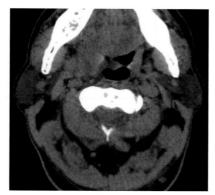

图 24-3-1 右侧扁桃体炎

CT 增强检查示右侧扁桃体明显肿胀，口咽腔受压变窄，右侧咽旁间隙边界不清

4. CT 增强，扁桃体脓肿表现为环形强化的扁桃体实质内聚集的低密度灶，而扁桃体周围脓肿多位于扁桃体上间隙，且多有咽旁间隙受累（图 24-3-2，图 24-3-3B、C）。MRI 显示病变边界不清，T₂WI 及 DWI 可见高信号影（图 24-3-4）。

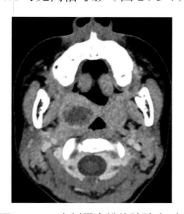

图 24-3-2 右侧腭扁桃体脓肿（1）

CT 增强检查示右侧扁桃体明显肿胀，并可见环形强化。口咽腔受压变窄

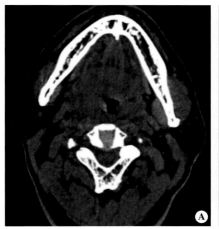 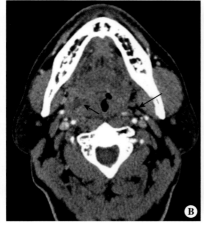 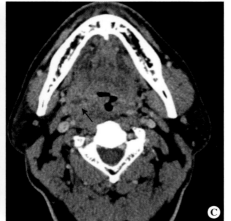

图 24-3-3 右侧腭扁桃体脓肿（2）

患者，男性，46 岁。主因"右侧咽痛 1 周"入院。查体：右侧扁桃体Ⅱ度肿大。手术证实：右侧扁桃体周围脓肿伴右侧咽旁间隙感染。A～C. CT 平扫加增强示右侧扁桃体旁可见团状稍低密度影，于动脉期不均匀中度强化，于静脉期仍有强化，病变中央呈帽形无强化区。左侧咽旁间隙清晰（箭头）

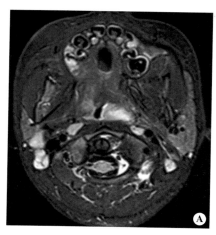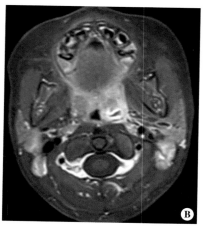

图 24-3-4　左侧腭扁桃体脓肿

左侧腭扁桃体肿大。A. 轴位 T_2WI 压脂图像示左侧腭扁桃体高信号；B. 轴位 T_1WI 增强示左侧腭扁桃体内环形强化

5. CT 及 MRI 增强扫描及 DWI 序列对扁桃体炎性病变有较好的诊断优势，主要明确有无脓肿存在，能为临床治疗方案的选择提供依据，并可避免切开排脓或穿刺抽脓时损伤颈内动脉。

【诊断要点】

1. 扁桃体肿胀，CT 平扫其内脓肿为低密度灶，增强见边缘有环形强化。

2. MRI 平扫 T_1WI 呈稍低信号，T_2WI 呈不均匀高信号，DWI 呈高信号，增强有环形强化。

【鉴别诊断】

1. 扁桃体周围脓肿　常继发于急、慢性扁桃体炎，多发生于一侧，常见于成人。一侧剧烈咽痛，吞咽时加重，放射至同侧耳部。CT 可见扁桃体周围软组织弥漫性肿胀，边界不清，内部可见更低密度影，提示脓腔形成。增强检查可见脓肿壁明显强化。

2. 咽旁脓肿　患侧的咽侧壁连同扁桃体被推移向内隆起，也可出现张口受限，但咽部炎症较轻，扁桃体本身无明显病变。颈侧放射性疼痛剧烈，常有炎性脓肿及明显触痛。CT 可见咽旁间隙周围软组织弥漫性肿胀，边界不清，内部可见更低密度影，提示脓腔形成。增强检查可见脓肿壁明显强化。

【研究现状与进展】

目前，多采用 CT 或 MRI 检查作为术前必要的检查手段，不仅可显示脓肿的位置及范围，增强检查还可完整显示脓肿壁，以及对气道和大血管的压迫情况，有利于手术方案的制订。随着小儿扁桃体周围脓肿治疗的逐渐发展，儿童扁桃体

周围脓肿的治疗正朝着外科治疗（即引流或针吸）方向发展[1]，增强 CT 检查、DWI 序列主要评价有无脓肿形成，对脓肿的定位、临床的治疗起到关键的作用。

参 考 文 献

[1] Giurintano JP，Kortebein S，Sebelik M，et al. Intratonsillar abscess: a not-so-rare clinical entity. Int J Pediatr Otorhinolaryngol，2019，119：38-40.

[2] 王少健、陈娇、张治邦，等. CT 增强扫描诊断扁桃体炎性病变的价值. 实用放射学杂志，2018，34（8）：1176-1178.

[3] 愈彬、杨钦泰、王涛，等. 增强 CT 对扁桃体内与扁桃体周围脓肿的鉴别诊断价值. 中华耳鼻咽喉头颈外科杂志，2014，49（2）：131-135.

（曹 阳 夏 爽）

第四节　咽后间隙感染或脓肿

【概述】

咽后间隙为一潜在间隙，上起颅底枕骨部，下连后纵隔，前为颊咽筋膜，后为椎前筋膜。咽后间隙感染（infection of retropharyngeal space）是发生在咽、食管后壁和椎前筋膜之间的化脓性感染。咽后间隙下部齐 3～4 颈椎平面，相互黏着，故脓肿极少下延入胸腔后纵隔；两侧与咽旁间隙有不完整的筋膜相隔，故感染可能在两间隙相互扩散。咽后间隙脓肿的病因可分为创伤性及非创伤性。非创伤性咽后间隙脓肿在很大程度上是一种儿童疾病，由儿童咽后间隙淋巴组织丰富而导

致。本病主要影响男孩。通常发生在冬季上呼吸道感染后7岁以下的儿童。常发症状和体征依次为：发热、颈部疼痛、斜颈和颈部肿胀。该间隙内的脓肿可由许多生物体引起，如需氧微生物（β溶血性链球菌和金黄色葡萄球菌）、厌氧微生物（类杆菌和面纱菌）或革兰氏阴性菌（副流感嗜血杆菌等）。近10年，儿童的咽后间隙脓肿复发与β溶血性链球菌发病率增高有关[1]。尽管CT技术和诊断标准有所改进，但很难区分化脓性淋巴结炎和咽后间隙脓肿。对儿科医师、放射科医师和耳鼻喉科医师来说，咽后间隙脓肿的诊断和管理仍然很困难，因为咽后间隙脓肿可能被误认为是会厌炎[1-3]。

咽后脓肿为咽后间隙的化脓性炎症，因发病机制不同，分为急性和慢性两型。急性常见，为咽后淋巴结化脓所致，多见于3岁以下儿童，其中半数以上发生在1周岁以内。此外，咽后壁损伤（异物或其他外伤）后感染或邻近组织炎症扩散进入咽后间隙，也可发生咽后脓肿。慢性者少见，多由颈椎结核形成脓肿，又称为冷脓肿。因脓肿压迫，咽喉部水肿、呼吸和吞咽困难。发声时因咽部共振腔缩小，患儿有鸭叫样语音或哭声。体检发现颈强直。临床宜早期切开引流脓液和全身抗感染治疗[4,5]。

【病理学表现】

咽后间隙软组织内可见大量的白细胞浸润，中性粒细胞最常见，伴有不同程度的坏死组织和脓液形成。如果形成脓肿，脓肿壁可见肉芽组织。也可以合并咽后间隙淋巴结炎症。肿大的淋巴结也可见大量的炎症细胞浸润。

【影像学表现】

1. X线检查　颈椎结核引起的冷脓肿可位于中央部，局部黏膜无明显充血，颈椎X线摄片可显示椎前有隆起软组织阴影，有时可见液平及颈椎骨质破坏征象。颈部侧位像出现"空气征"对脓肿的诊断十分重要[5]。

2. CT或MRI检查　CT或MRI扫描可见颈椎前隆起的软组织影，有时可见液平面。急性者可见脓腔存在或异物存留；颈椎结核者可发现颈椎骨质破坏征象，并常伴有肺部结核病变。典型的MRI成像特征包括：①领结形咽后间隙扩张，导致咽后壁前移；②咽后T_2WI高信号和T_1WI低信号提示水肿及蜂窝织炎；③增强后局限性液体聚集，边缘强化，提示脓肿；④中央积脓区域DWI呈高信号，积液区域内扩散受限。增强后病变呈边缘强化（图24-4-1～图24-4-3）。

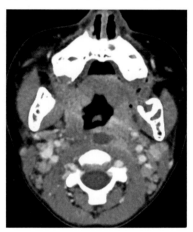

图24-4-1　咽后壁脓肿（1）

患者，女性，35岁。颈部不适1周。CT显示咽后壁软组织增厚，增强检查显示病变咽后壁的环形强化病变，双侧Ⅱ区可见多发肿大的淋巴结

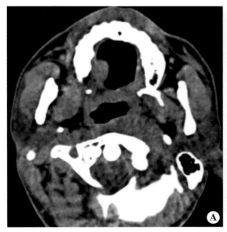

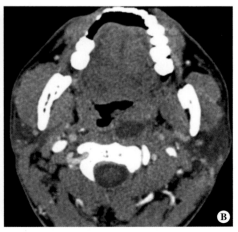

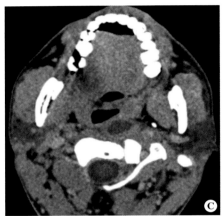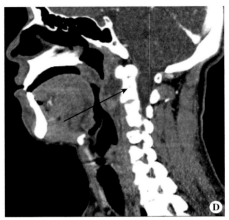

图 24-4-2　左侧咽后壁脓肿

患者，男性，36 岁。手术证实：左侧咽后间隙结核性脓肿。A.CT 平扫示左侧鼻咽及口咽后壁软组织密度影增厚，其内密度不均匀；
B、C.动脉期及静脉期，咽后间隙偏左侧内可见团状软组织密度影，呈环形强化；D.病变沿咽后间隙向下蔓延（箭头）

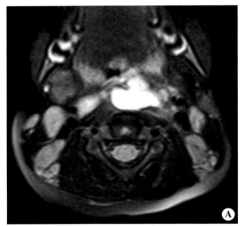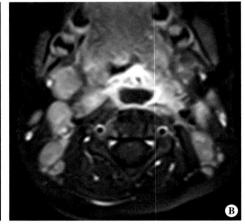

图 24-4-3　咽后壁脓肿（2）

患者，女性，56 岁。颈部疼痛伴发热 2 周。A.轴位 T_2WI 压脂图像示椎前间隙高信号；B.轴位 T_1WI 增强扫描示椎前间隙内环形强化病灶

【诊断要点】

1. 根据病史、症状、体征及穿刺抽脓，咽后脓肿的诊断并不困难。

2. 颈侧位 X 线片可见咽后壁前移和椎前软组织阴影增宽，或显示积液，有助于诊断。"空气征"对于脓肿的诊断十分重要。

3. CT 或 MRI 示咽后壁隆起的软组织影伴咽后间隙增宽，有时可见液平面。病变沿咽后间隙蔓延，可达胸部，增强后可见边缘强化。

【鉴别诊断】

1. **咽后淋巴腺炎**　颈部淋巴结炎是一种急性症状性的颈部淋巴结肿大，是各年龄段儿童的常见问题。最常见的是，小儿咽后感染是鼻咽或口咽感染治疗不完全的结果，这类感染通过毛细淋巴引流途径扩散到咽后淋巴结。感染导致反应性淋巴结肿大，在 CT 上表现为均匀低密度（与周围软组织相

比）。然后感染可能发展为化脓性腺炎，在此期间，肿大的淋巴结发生液化性坏死并被水肿包围。化脓性淋巴结很少会破裂进入咽后间隙，导致咽后脓肿。化脓性咽后淋巴结包含在淋巴结囊中。

2. **咽后间隙蜂窝织炎**　CT 上表现为咽后间隙弥漫性低密度影，病变范围广泛，边界不清，可累及多个间隙；核素成像呈放射性浓聚[4]。

3. **咽后间隙水肿**　是非感染性的，通常伴有颈部其他间隙肿胀，病变无强化，需要明确病史，如心力衰竭等。在病因消除后可消失。

4. **咽后间隙转移性淋巴结**　中心坏死的颈部转移淋巴结在 CT 表现为软组织及其中心低密度影，还可见颈部 Ⅱ～Ⅵ区多发的淋巴结肿大。

【研究现状与进展】

CT 和 MRI 能更好地区分咽后脓肿与其他病变，如咽后水肿或化脓性咽后淋巴结。在感染过

程48小时内，CT扫描对病变的诊断有一定影响。但是当脓肿形成以后，病变内部的低密度影有助于病变的检出。CT与MRI可准确显示咽后壁脓肿的累及范围，CT更有利于显示结核性脓肿椎体的破坏程度，增强检查可以完整地显示脓肿壁及对邻近气道和大血管的压迫情况。MRI能对不同时期、含不同成分的脓肿显示不同的信号特点，DWI序列弥散受限有一定的提示意义。

颈部CT增强扫描对咽后脓肿的诊断和提示手术引流的指征有意义。脓肿的影像征象是中央低密度区的软组织密度影，增强后环形强化，但有时很难区分脓肿和恶性颈深部转移瘤的囊性变性或是蜂窝织炎。增强CT有明显的假阳性率。MRI DWI可进行鉴别诊断，脓肿DWI呈高信号，而转移的淋巴结则表现为低信号，联合两种成像技术，可以避免蜂窝织炎的患者接受不必要的手术。

参考文献

[1] Klein MR. Infections of the oropharynx. Emerg Med Clin N Am, 2019, 37（1）: 69-80.
[2] Hong YY, Lin GB, Lin C, et al. Adult parapharyngeal and retropharyngeal abscesses: clinical features and their implications for treatment strategy. Lin Chuang Er Bi Yan Hou Tou Jing Wai Ke Za Zhi, 2018, 32（17）: 1304-1308.
[3] Jain A, Singh I, Meher R, et al. Deep neck space abscesses in children below 5 years of age and their complications. Int J Pediatr Otorhinolaryngol, 2018, 109: 40-43.
[4] Desai L, Shah I, Shaan M. Retropharyngeal abscess as a paradoxical reaction in a child with multi-drug-resistant tuberculosis. Paediatri Int Child Health, 2019, 39（4）: 287-289.
[5] Argintaru N, Carr D. Retropharyngeal abscess: a subtle presentation of a deep space neck infection. J Emerg Med, 2017, 53（4）: 568-569.

（李国权　郑梅竹　夏　爽）

第五节　咽旁间隙感染或脓肿

【概述】

咽旁间隙是一个位于上咽部侧壁的解剖间隙，呈倒金字塔状，从颅底延伸到舌骨水平。分为茎突前间隙和茎突后间隙。分清茎突前或茎突后间隙感染对于指导耳鼻喉科外科医师的鉴别诊断和潜在的手术方法都是至关重要的。然而，咽旁间隙的重要性也在于它与颈部其他间隙的关系，尤其是咽后（或前）间隙感染可能导致严重危及生命的并发症，如纵隔炎[1,2]。

咽旁间隙感染主要由邻近组织或器官的化脓性炎症扩散而来，如急性腺样体炎、急性化脓性扁桃体炎、乳突炎等；由邻近脓肿直接破溃或蔓延而来，如扁桃体周围脓肿、咽后脓肿、磨牙区脓肿、腮腺脓肿、耳源性颈深脓肿等；由咽侧壁异物刺伤、外伤引起；医源性感染引起，如扁桃体切除术或拔牙术、口腔手术不当等。邻近器官或组织的感染可经血行和淋巴系统累及咽旁间隙等。

咽旁间隙感染（parapharyngeal space infection）是一种危险的疾病。该病可能的严重并发症包括纵隔炎、心包炎、胸膜脓肿、脑膜炎、颈内静脉血栓形成、感染性休克、颈内动脉破裂或动脉瘤、气道阻塞、死亡。需要一种积极的治疗方法，即紧急手术引流。

咽旁间隙脓肿（parapharyngeal abscesses）是另一种常见的颈深部感染，是继扁桃体周围脓肿之后第二位常见的颈深部脓肿。可导致严重和潜在的致命并发症，如气道损害、颈静脉血栓形成、勒梅尔综合征、霍纳综合征、经咽后间隙蔓延形成纵隔炎和颈动脉出血。

大多数口咽部脓肿由多种细菌感染。在咽旁脓肿中分离到的主要厌氧菌为普氏菌属、卟啉菌属、梭形杆菌和消化链球菌属；好氧菌为A组链球菌（化脓性链球菌）、金黄色葡萄球菌和流感嗜血杆菌。坏死梭形杆菌极易引起大血管脓毒性血栓性静脉炎和转移性脓肿，特别与肺脓肿（Lemierre综合征）的颈深部感染有关。

咽旁脓肿可以发生在任何年龄，很少在8岁之前，通常在30岁之前。主要症状为发热、咽喉痛、吞咽困难、肿胀和肌无力。查体可显示口咽不对称，并触及有疼痛的颈部肿块，可能与淋巴结病有关。既往常有上呼吸道感染、咽炎或扁桃体炎病史。然而，这些感染中有一些是暴发性的，患者在发病数小时后就会寻求治疗。尤其是咽喉痛、口咽不对称和颈外侧疼痛肿块的存在，可以认为是咽旁脓肿的病理表现，尤其是在咽炎或扁桃体炎等"上鼻咽喉感染"的情况下。发热是不稳定的，但经常发生（50%的病例），如头颈部感染、扁桃体周围脓肿或牙源性蜂窝织炎[3]。

【病理学表现】

咽旁脓肿为咽旁间隙的典型化脓性炎症，早

期为蜂窝织炎，随后炎症组织坏死溶解，形成充满脓液的腔，即脓肿。

【影像学表现】

1. CT 检查　经临床诊断或怀疑咽旁脓肿后可行颈部 CT 平扫及增强扫描，是诊断和随访咽旁脓肿的最佳影像学方法。脓肿在 CT 上呈单一或多房低密度影，其密度介于软组织和水之间，中心可有空气和液体密度（图 24-5-1A）；增强后，脓肿壁强化，脓肿壁周围组织水肿（图 24-5-1B）。增强扫描还可显示颈内静脉血栓形成并扩张，低密度管腔周围有一个清晰的壁。CT 扫描足以满足临床要求，因为它可以确诊咽旁脓肿的临床诊断，可以显示咽旁脓肿沿解剖结构向扁桃体周围或咽后间隙蔓延，并能在颈胸部 CT 上显示并发症，如颈内静脉血栓形成、肺脓肿或纵隔炎。

2. MRI　与 CT 相比，MRI 对不同软组织信号强度显示不一样，因此对血管、神经、肌肉方面病变的诊断有绝对的优势。它还可以比 CT 更准确地诊断颈内静脉血栓形成、即将发生的颈动脉糜烂或破裂。MRI 可清晰显示各筋膜间隙，因此在颈部各间隙感染方面的检出率优于 CT。脓液在 T_1WI 上呈低信号、在 T_2WI 上呈高信号，周围软组织肿胀 T_2WI 信号增高（图 24-5-1C～E）；DWI 显示脓肿扩散受限，呈高信号（图 24-5-1F）。增强后 T_1WI 病灶不均匀强化，内部无强化而边缘呈明显花环状强化。因此，MRI 更能准确地定位脓肿的性质和范围，与周围正常组织分别开来（图 24-5-2）。

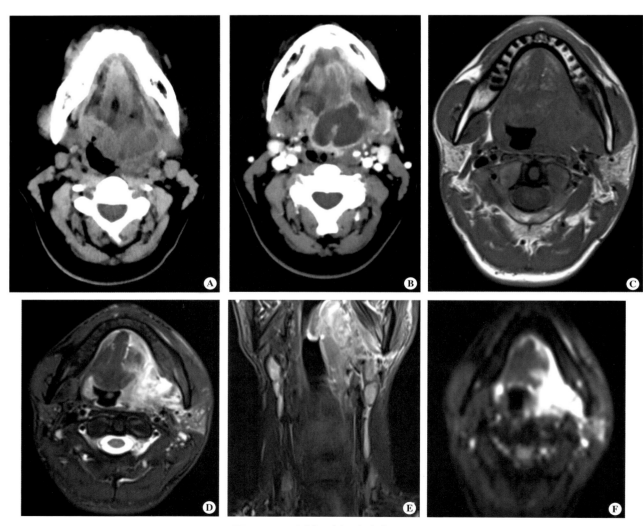

图 24-5-1　左侧咽旁间隙脓肿（1）

A、B. 患者，男性，24 岁。左侧咽部疼痛 1 周。C～F. 患者，女性，47 岁。左侧面部疼痛 2 周。左侧咽旁间隙脓肿。A. CT 平扫示左侧咽旁间隙软组织肿胀，其内见低密度影；B. CT 增强示病灶呈明显环形强化；C. 轴位 T_1WI 示肿胀软组织呈等信号；D. 轴位 T_2WI 示病灶呈不均匀高信号；E. 冠状位 T_2WI 清晰显示病变累及范围；F. DWI 示脓肿弥散受限，呈高信号

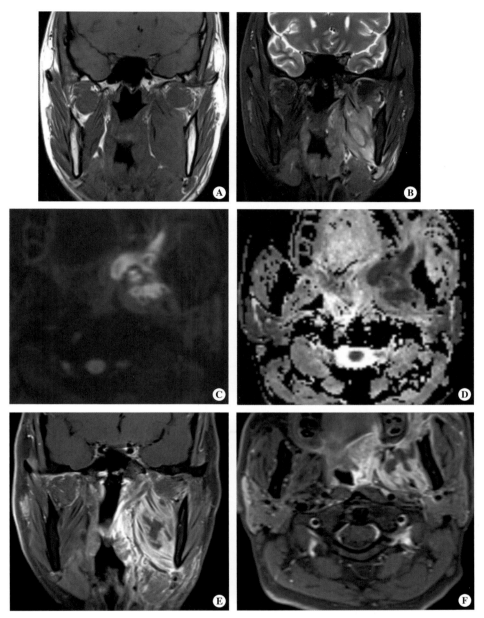

图 24-5-2　左侧咽旁间隙脓肿（2）

患者，男性，45 岁。左侧咽部疼痛伴左侧面部肿胀，吞咽困难 1 周。A、B. MRI T$_1$WI 及 T$_2$WI 脂肪抑制序列示左侧咽旁间隙软组织肿胀，左侧翼内肌及翼外肌于 T$_2$WI 脂肪抑制序列上信号增高，内部可见一环形高信号影，壁呈等信号。左侧舌根及咽侧壁受压，口咽腔变窄。C. DWI 示病变扩散受限，呈高信号。D. ADC 示病变呈低信号。E、F. 增强检查示病变明显强化，壁可见不规则环形强化

【诊断要点】

1. 儿童或青少年患者出现发热、咽喉肿痛等症状，既往可有咽炎或扁桃体炎等病史。

2. CT 示咽旁软组织肿胀、增厚，脓肿形成后可见团块状低密度影，其内可见气体和液体影，增强后呈环形强化。

3. MRI 示脓肿 T$_1$WI 呈低信号、T$_2$WI 呈高信号，DWI 呈高信号，增强后 T$_1$WI 呈花环状强化。

【鉴别诊断】

1. **口咽癌**　好发于 40 ～ 60 岁人群，表现为口咽部软组织密度肿块，边界不清，囊变、坏死常见，增强后不均匀强化，早期发生颈淋巴结转移。

2. **神经鞘瘤**　边缘整齐的类圆形软组织密度肿块，咽旁间隙内脂肪结缔组织向前外侧移位，较大肿瘤呈混杂密度，增强后不同程度强化。

3. **淋巴瘤**　常见于中年男性，表现为突向咽

腔或周围弥漫性生长的软组织肿块，密度或信号均匀，增强后多轻中度强化。多无咽旁间隙浸润及颅底骨质破坏。

【研究现状与进展】

由于咽旁间隙的位置深在，表面有较厚的肌肉覆盖，早期不容易发现脓肿形成，CT 扫描不仅可以区分不同层面是否有间隔和液体积聚，还可显示颈部大血管，并可与蜂窝织炎相鉴别。MRI 对病变部位、范围及周围关系显示清晰，MRI DWI 序列在评估病变的范围、有无脓肿形成、脓肿的治疗反应方面起着非常重要的作用，目前已经成为咽旁间隙感染的常规序列。

参 考 文 献

[1] Sudhanthar S，Garg A，Gold J，et al. Parapharyngeal abscess：a difficult diagnosis in younger children. Clin Case Rep，2019，7（6）：1218-1221.

[2] Kosko J，Casey J. Retropharyngeal and parapharyngeal abscesses：factors in medical management failure. Ear Nose Throat J，2017，96（1）：12-15.

[3] Page C，Biet A，Zaatar R，et al. Parapharyngeal abscess：diagnosis and treatment. Eur Arch Otorhinolaryngol，2008，265（6）：681-686.

第六节　咽部淋巴结炎性增生性疾病

【概述】

咽部反应性淋巴结增生，又称为淋巴结炎性增生性病变（reactive adenopathy，RPS），是淋巴结或软组织常见的良性增生性疾病。其原因是多方面的，如炎症、病毒感染、疫苗接种、某些药物反应、免疫性疾病等因素都可能导致咽部和身体其他部位的淋巴结肿大及淋巴组织增生。病毒感染是最常见的原因，通常导致双侧淋巴结轻微肿大，而没有周围炎症。巨细胞病毒感染、单纯疱疹病毒感染、水痘和风疹是常见的病毒病因，但通常需要与临床或实验室数据相关联才能做出明确诊断。本病的好发人群多为青少年，常见的传染源有咽炎等局限性的头颈部感染及全身性的病毒感染。

【病理学表现】

病变的淋巴结肉眼观察大小不等，直径一般在 1～3cm，有时可达 10cm。镜下由于致病原因的不同，常造成淋巴结反应性增生有不同的组织学结构。组织学表现为淋巴滤泡增生、副皮质区增生、窦组织细胞增生、混合性增生。

【影像学表现】

1. CT 表现　CT 可以清楚显示肿大淋巴结的部位、范围、数量，也可以显示淋巴结与周围组织结构的关系，以指导临床活检取材。特征性表现为咽旁或咽后间隙内淋巴结肿大，短径常 ≤ 1.5cm，以孤立性肿大淋巴结最常见。平扫密度均匀，等于或略低于邻近肌肉，增强后多明显强化，强化均匀[1, 2]。

2. MRI 表现　T_1WI 呈低或中等信号，信号均匀；T_2WI 呈中等信号，信号均匀；DWI 弥散受限，呈高信号；T_1WI 增强呈多种强化形式，多为明显强化（图 24-6-1，图 24-6-2）。

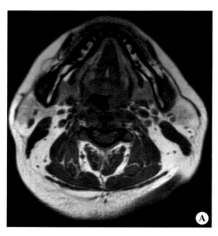
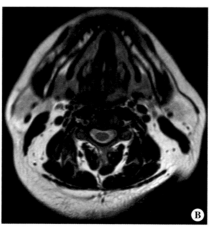
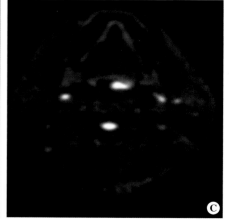

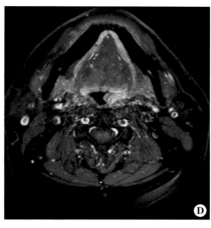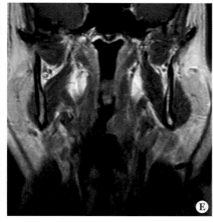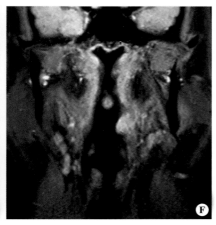

图 24-6-1　左侧咽部炎性增生性病变

患者，男性，47 岁。体检发现咽侧肿物 6 个月。A. 轴位 T_1WI 平扫示左侧咽部等信号结节；B. 轴位 T_2WI 示结节呈高信号；C. DWI 示结节弥散受限，呈高信号；D. 轴位 T_1WI 增强示结节明显强化，与舌根后部淋巴组织相延续；E. 冠状位 T_1WI 平扫示左侧咽部结节突向咽腔；F. 冠状位 T_1WI 增强示结节明显强化

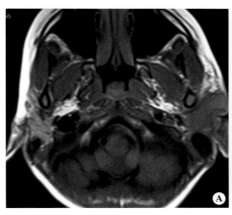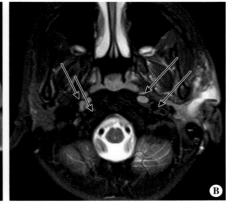

图 24-6-2　鼻咽顶部炎性增生性病变，左侧腮腺急性炎症

患者，男性，11 岁。左侧面部肿胀疼痛 1 周。A. 轴位 T_1WI 平扫示鼻咽顶部等信号结节。B. 轴位 T_2WI 示结节呈高信号，双侧咽后间隙可见增大的淋巴结（箭头）。左侧腮腺弥漫性肿大

【诊断要点】

1. 有咽炎或全身性病毒感染的年轻患者。

2. CT 示轻度增大的咽后间隙结节影，密度均匀，伴或不伴颈部其他相关的反应性结节。

3. MRI 示圆形结节，边界清楚，信号均匀，明显强化。

【鉴别诊断】

1. 淋巴结结核　多见于青壮年，肿大淋巴结密度不均，呈环形强化，多个淋巴结融合时看见花环状强化。

2. 淋巴结转移　多有原发肿瘤病史，肿大淋巴结密度不均，可有囊变、钙化，增强后不具有强化，边界不清。

3. 恶性淋巴瘤　常累及纵隔淋巴结，肿大淋巴结容易融合成团，常为轻、中度强化。

【研究现状与进展】

颈部淋巴结是头颈部肿瘤转移和炎症引流的区域淋巴结，也是防御炎症侵袭和阻止肿瘤细胞扩散的重要屏障。因此，区分颈部淋巴结的良恶性至关重要。

CT 灌注成像是一种无创的评价组织血流灌注状态的功能成像方法，可以对颈部不同病理类的淋巴结病变进行定量分析，对颈部淋巴结转移及炎性反应性增生淋巴结鉴别有一定的临床价值。

双能量能谱分析对良恶性淋巴结病变的鉴别可以提供一定的有价值的信息。不同单能量图对应的 CT 值测量对于区分不同病理类型的淋巴结病变具有一定的潜在价值。

近些年对间质磁共振淋巴造影（interstitial magnetic resonance lymphography，IMRLG）研究的较多，采用与大分子结合的磁共振对比剂，利用其分子量和分子体积较大的特点，可以使目标淋巴结在较长时间内维持较高的强化水平，在淋巴结反应性增生及淋巴结肿瘤转移中可以有效显影其引流区域的淋巴管和淋巴结的具体形态，具有鉴别颈部淋巴结转移和反应性增生的应用价值[3, 4]。

参 考 文 献

[1] Ludwig BJ，Wang J，Nadgir RN，et al. Imaging of cervical lymphadenopathy in children and young adults. AJR，2012，199（11）：1105-1113.

[2] 丁莹莹，李鸥，汪永平．淋巴结反应性增生的 CT 诊断．实用放射学杂志，2006，22（5）：584-586.

[3] 张水兴，贾乾君，张忠平，等．基于体素内不相干运动的扩散加权成像对鼻咽癌与炎性增生性疾病的鉴别诊断．中华放射学杂志，2013，47（7）：617-621.

[4] Tzankov A，Dirnhofer S. A pattern-based approach to reactive lymphadenopathies. Semin Diagn Pathol，2018，35（1）：4-19.

第七节 肉芽肿性病变

一、咽部结核

【概述】

结核病是一种常见传染病。它主要发生于呼吸系统，但也可累及咽部。咽部是淋巴结外头颈部结核较少见的部位。咽部结核罕见，可原发或继发于肺部或全身感染。结核是一种慢性干酪样肉芽肿。该病发生于成年人，最常见于 20 ~ 30 岁年龄组。头颈部受累占肺外结核患者的 12%。它常见于颈部淋巴结，但也可能出现在口腔、舌、咽部、喉部、腮腺，很少见于鼻旁窦和岩骨。头颈部黏膜结核如不能得到及时有效的治疗，患者病情发展至后期就可能会出现肿块发生钙化、液化，形成脓肿、出现窦道等。咽部结核临床表现为咽喉干痛、咳嗽声嘶哑，同时伴有灼热及分泌物增多，严重时会导致患者出现进食困难，纤维鼻咽喉镜检查可见软腭、腭弓、咽后壁、扁桃体等处多发性浅表溃疡及糜烂，边缘不整，表面有灰白色或灰黄色污秽分泌物附着。

【病理学表现】

病理表现包括肉芽肿、中心坏死肉芽肿、纤维钙化等阶段。主要病理学特征为干酪样坏死，上皮样细胞肉芽肿形成，朗格汉斯巨细胞周围有淋巴细胞包绕。

【影像学表现】

1. CT 检查 咽部结核表现为单侧或双侧病变，累及舌或腭扁桃体（图 24-7-1）病变进展，出现咽旁或咽后脓肿，同时出现颈部淋巴结炎，增强 CT 上会出现典型的边缘环形强化征象。鼻咽结核 CT 扫描常表现为黏膜弥漫性增厚、鼻咽顶部息肉状肿块，对周围结构无明显侵犯，平扫邻近结构隐约可见，增强扫描咽内肌群边缘清晰。病变密度各不相同，呈高、等、低均匀密度；密度不均匀，内可见低密度影；肉芽组织形成病变呈等或高密度，内有干酪样坏死，呈不均匀低密度。CT 平扫病变范围较大者与邻近结构分界不清（图 24-7-1）。颈部肿大淋巴结中央坏死，早期增强扫描边缘环形强化具有特征性意义[1-3]。

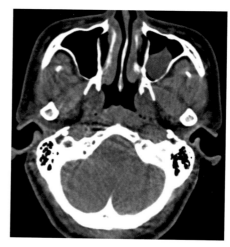

图 24-7-1 鼻咽部结核

患者，女性，55 岁。CT 软组织窗示鼻咽顶软组织肿胀，表面不规则，双侧咽隐窝存在

2. MRI 检查 通常显示肿块或弥漫性黏膜增厚，T_1WI 和 T_2WI 序列呈中等信号强度，T_1WI 增强扫描呈中等强化，病变中央 T_1WI 呈低信号，T_2WI 呈高信号，则提示病变内有坏死。

【诊断要点】

1. 多有明确的咽部感染症状，常有肺部结核病史。

2. 病变常累及腭扁桃体、会厌、咽旁或咽后间隙、鼻咽部顶壁，局部黏膜增厚或形成肿块。

3. CT 平扫呈等、低密度肿块影，边界模糊，增强后呈环形强化。

4. MRI 示 T_1WI 和 T_2WI 呈中等信号，中央坏死区 T_1WI 呈低信号，T_2WI 呈高信号，增强后环形强化。

5. 必须由病理活组织检查以明确诊断。

【鉴别诊断】

1. 鼻咽癌　多半起自咽隐窝，偏向一侧生长，易侵犯深部，常与周围结构分界不清，伴有颅底骨质破坏，颈部淋巴结转移多为实性肿块，轻中度均匀强化，坏死少见。

2. 鼻咽炎　鼻咽顶部黏膜增厚，可见"小气泡征"，常合并鼻甲肥大、鼻窦炎，很少出现颈部淋巴结肿大。

【研究现状与进展】

有文献报道[4]，头颈部结核最常好发的部位是颈部淋巴结；此外，与肺结核不同的是，咽部结核患者可能没有典型的结核感染症状，这使得其诊断十分困难。传统的超声、CT、MRI 直接诊断咽部结核困难，需要结合临床病史才能诊断。

参 考 文 献

[1] Sharma HS, Kurl DN, Kamal MZM. Tuberculoid granulomatous lesion of the pharynx-Review of the literature. Auris Nasus Larynx, 1998, 25: 187-191.

[2] Moon WK, Han MH, Chang KH, et al. CT and MR imaging of head and neck tuberculosis. Radiographics, 1997, 17（2）: 391-402.

[3] 戴辉, 刘衡, 张高峰, 等. 鼻咽结核的 CT 表现. 四川医学, 2017, 38（2）: 229-231.

[4] Pang P, Duan W, Liu S, et al. Clinical study of tuberculosis in the head and neck region-11 years' experience and a review of the literature. Emerg Microbes Infect, 2018, 7（1）: 4.

二、肉芽肿性多血管炎

【概述】

2011 年 1 月，美国风湿病学会（American College of Rheumatology, ACR）、美国肾脏病学会（American Society of Nephrology, ASN）和欧洲抗风湿病联盟（European League Against Rheumatism, EULAR）的理事会推荐，将"Wegener 肉芽肿"更名为"肉芽肿性多血管炎（granulomatosis with polyangiitis,

GPA）"[1]。肉芽肿性多血管炎是一种坏死性肉芽肿性血管炎，属自身免疫性疾病，它可累及身体任何部位的器官或结构。大多数情况下，肉芽肿性多血管炎会累及鼻部、口部、耳部、肺部和肾。典型的肉芽肿性多血管炎三联征包括上呼吸道（鼻旁窦、中耳、鼻咽和口咽）、下呼吸道（气管、支气管和肺实质）及肾病变。ENT 表现为血性鼻分泌物和结痂持续超过 1 个月，或鼻溃疡；慢性鼻窦炎、中耳炎或乳突炎持续超过 3 个月；眶后肿块或炎症；声门下狭窄；鞍鼻畸形 / 鼻 - 鼻旁窦破坏性疾病。

【病理学表现】

病变累及小动脉、静脉及毛细血管，偶尔累及大动脉，其病理以血管壁的炎症为特征，主要侵犯上、下呼吸道和肾，通常以鼻黏膜和肺组织的局灶性肉芽肿性炎症为开始，继而进展为血管的弥漫性坏死性肉芽肿性炎症。耳鼻喉部是本病较早易受累的部位，受累表现多为局部组织炎症、增生和肉芽肿引起，出现耳、鼻和喉部病变的多种临床表现，其中以鼻塞、鼻出血、鼻腔和鼻旁窦肿物最为常见。病理上各种炎细胞浸润的非特异性炎症都可以见到，除此之外还可以见到肉芽肿、多核巨细胞、实质组织坏死、微脓肿和血管炎等表现[2]。

【影像学表现】

肉芽肿性多血管炎累及鼻咽喉部时，鼻中隔和鼻甲可受累，并向其他鼻旁窦生长，最终导致上颌窦窦壁、筛窦间隔、纸样板和筛板破坏消失而形成空腔（图 24-7-2），一般不侵犯硬腭。累及鼻咽部时，表现为不规则软组织影，伴骨质破坏。局部淋巴结一般不肿大。GPA 会累及多个器官系统，其中主要是肺及肾。累及肺时，CT 上可出现结节或空洞，部分病例为多发结节，双侧分布，结节周围出现环状磨玻璃阴影，可出现胸腔积液，则提示累及胸膜[3]。MRI 可见病变范围广泛，病变呈不规则等 T_1 等 T_2 信号影，增强检查可见轻度至中度强化。

【诊断要点】

1. 本病主要发生于年龄较大的成人，鼻或口腔有炎症（痛性或无痛性口腔溃疡，或者脓性或血性鼻分泌物）。

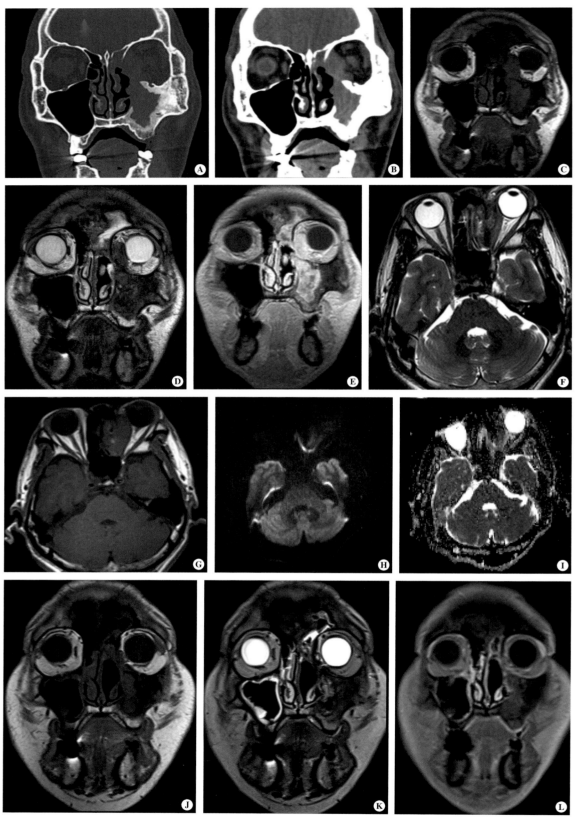

图 24-7-2 眼眶及鼻旁窦肉芽肿性多血管炎

患者，男性，51岁。左眼外突伴流泪，左眼内眦肿胀，结膜充血，伴头痛、频繁打喷嚏；A、B.CT 冠状位示左侧眶内、筛窦、上颌窦内见软组织密度影，与左侧内直肌、下直肌分界不清，部分筛板、钩突及上颌窦壁骨质破坏；C、D、F、G.平扫示 T_1WI 等信号，T_2WI 稍低信号；E.增强示明显均匀强化；H.DWI 呈稍高信号，病变轻度弥散受限；I.ADC 图示病变 ADC 值稍减低；J～L.行鼻眶联合进路左眶肿物、鼻旁窦肿物切除术后，MRI 平扫示病灶较前明显变小，T_1WI 呈等信号，T_2WI 呈等、低信号，增强后未见明显强化

2. 典型表现有导致鞍鼻畸形的骨和软骨破坏，以及上气道肿块。

3. 常合并胸部 X 线检查异常，胸部 X 线检查示结节、固定浸润病灶或空洞；尿沉渣异常，镜下血尿或出现红细胞管型。

4. 临床三联征包括上呼吸道症状（包括鼻窦炎、鼻黏膜溃疡、中耳炎、声门下狭窄等）、下呼吸道症状（咳嗽、胸痛、咯血等）及肾小球肾炎。

5. CT 上显示鼻中隔、鼻甲、上颌窦窦壁、筛窦间隔、纸样板和筛板破坏消失而形成空腔，一般不侵犯硬腭。累及鼻咽部时，表现为不规则软组织影，伴骨质破坏。MRI 可见病变范围广泛，病变呈不规则等 T_1 等 T_2 信号影，增强检查可见轻度至中度强化。

【鉴别诊断】

1. 淋巴瘤 大多数霍奇金淋巴瘤患者起病明显，最常见的为无症状性淋巴结肿大或胸部 X 线检查发现肿块，少部分患者可能以更符合感染而非恶性肿瘤的非特异性症状和体征起病，霍奇金淋巴瘤很少隐匿起病。淋巴瘤累及耳鼻喉部时可短时间造成鼻中隔、鼻甲等中线结构破坏，累及范围更广，易侵犯颌面颅底骨质及软组织肿胀。

2. 结节病 可累及咽、喉、鼻孔和（或）鼻旁窦，在所有存在系统性结节病伴上呼吸道症状的患者中都应怀疑上呼吸道结节病。结节病喉部受累通常涉及声门上区，声门下区受累不太常见。鼻塞、鼻痂形成和嗅觉丧失是结节病致鼻窦炎患者的最常见症状，CT 可表现为非特异性鼻腔、鼻旁窦黏膜增厚，鼻旁窦多伴软组织影，鼻部结节病可出现骨破坏。

【研究现状与进展】

肉芽肿性多血管炎累及鼻腔、鼻旁窦时，影像学常表现为鼻旁窦黏膜增厚、鼻腔及鼻旁窦骨质破坏、硬化性骨炎及骨质增生等，但这些征象无特异性，需结合病理及实验室检查才能证实。肉芽肿性多血管炎属于较罕见疾病，临床对该病认识不足，对 GPA 的临床表现不熟悉，如不能将临床症状与影像资料相结合考虑，易造成误诊。肉芽肿性多血管炎影像学表现具有多样性，有时与其他疾病表现类似，难以鉴别诊断。因此，对 GPA 进行影像学诊断时应结合临床症状及其他检查，并结合胸部影像等动态观察其变化，以降低误诊率[4]。

参 考 文 献

[1] Falk RJ, Gross WL, Guillevin L, et al. Granulomatosis with polyangiitis（Wegener's）: an alternative name for Wegener's granulomatosis. Arthritis Rheum, 2011, 63（4）: 587-588, 863-864.
[2] 梁东风, 刘小兵, 黄烽, 等. 韦格纳肉芽肿病的临床和病理分析. 中华风湿病学杂志, 2003, 7（8）: 482-486.
[3] 吴爽, 孙志远, 黄伟. 肉芽肿性多血管炎 CT 表现特征分析. 江苏医药, 2015, 41（13）: 1570-1571.

三、结节病

【概述】

结节病（sarcoidosis）是一种原因不明、免疫介导的以非干酪性上皮样细胞肉芽肿为病理特征的多系统性疾病，最常见于肺和淋巴系统，头颈部也可受累。鼻咽、鼻旁窦、喉、咽、涎腺和颈部淋巴结常见。结节病呈世界性分布，不分年龄、性别、地域，各种族的人群均可发病，但发病率仍有差别，略倾向于女性，非吸烟者高于吸烟者，发病年龄通常在 50 岁以下，以 20～29 岁为高峰期，我国结节病好发于 40 岁以上人群[1]。

结节病临床表现的严重程度与结节病分型、受累器官及其功能相关。累及口咽部可出现呼吸困难、咳嗽、喘鸣、吞咽困难、阻塞性睡眠呼吸暂停等症状。累及鼻咽部，有渐进性鼻塞、耳闷、耳鸣，可有听力下降；颈部可触及无痛肿大淋巴结压痛，鼻腔黏膜充血。间接鼻咽镜检查见鼻咽部肿块，咽隐窝可见明显隆起，表面光滑，触之不易出血。结节病的诊断需要结合临床症状、影像学表现和病理学证据，同时除外其他肉芽肿性炎疾病。

【病理学表现】

大体病理多为孤立的、境界清楚的、红黄色腺样体样分叶状小结节，多位于鼻咽部正中线。结节病特征性病理改变是孤立的、致密的、非干酪性上皮细胞的肉芽肿。上皮细胞肉芽肿由高度分化的单核/巨噬细胞（上皮细胞和巨细胞）和淋巴细胞组成。巨细胞胞质内的内含物包括星形小体和 Schaumann 小体。肉芽肿中心部主要由 CD4+ 淋巴细胞组成，而 CD8+ 淋巴细胞在肉芽肿外周。结节病的确诊需依靠病理活检找到非干酪性上皮样细胞肉芽肿，并且排除结核、转移瘤、淋巴系统肿瘤或其他肉芽肿性疾病。

【影像学表现】

1. CT 检查 鼻咽顶后壁肿胀、增厚，可见等密度肿块，与周围软组织分界不清，增强后明显强化。无颅底骨质破坏表现。颈部可见肿大淋巴结[2]。

2. MRI 检查 MRI 显示鼻咽顶软组织影明显增厚，边界欠清，信号均匀，T_1WI 呈等信号，T_2WI 呈高信号，ADC 呈稍高信号，增强检查可见均匀轻度至中度强化。MRI 还可显示咽后间隙、颈部多发增大的淋巴结。

3. PET/CT 检查 ^{18}F-FDG PET/CT 可以获得完整的结节病炎症活动定位的形态与功能图像，并可随访结节病患者的治疗效果评价，特别是对于非典型、复杂和多系统累及病例有较好的临床应用价值。影像表现为病变局部代谢增高，对于咽喉部结节病的敏感性可达到 80%。

【诊断要点】

1. 多有咽部不适的临床症状，鼻咽镜下形态学表现可有全身结节病多系统累及表现。

2. 影像学病变常累及鼻咽部顶后壁，局部黏膜增厚或形成肿块。

3. CT 显示鼻咽部等密度肿块，边界欠清，MRI 显示信号均匀，T_1WI 呈等信号，T_2WI 呈高信号，ADC 呈稍高信号，增强检查可见均匀轻度至中度强化。MRI 还可显示咽后间隙、颈部多发增大的淋巴结。

4. ^{18}F-FDG PET/CT 示病灶局部代谢增高，可发现全身多系统类似病变。

5. 必须通过病理活组织检查以明确诊断。

【鉴别诊断】

1. 咽部感染或脓肿 咽痛、发热等症状明显，咽部软组织明显肿胀，无清楚边界，增强后轻度强化，脓肿形成时可以明显环形强化。

2. 咽部结核 多有全身结核中毒症状，影像学表现相似，难以与结节病鉴别，需要组织活检确诊。

3. 咽部肿瘤 CT 常为等密度肿块，MRI 对肿块显示更为清楚，增强后轻中度强化，与周围组织可分界清晰，恶性肿瘤内部密度或者信号不均匀，可见坏死，常伴有区域淋巴结肿大。

【研究现状与进展】

近几年，^{18}F-FDG PET/CT 对于结节病的诊断及随访运用的研究比较多，^{18}F-FDG PET/CT 显像

作为一种代谢显像技术，对结节病的评估有很好的敏感性，能发现 CT、MRI 等常规影像学不能发现的隐匿性病灶[3]。PET/CT 检查显示结节病受累部位代谢活动增强，相比其他影像学检查更为敏感，并且对于判断结节病是否累及全身其他部位有指向性，这对于活组织检查部位的判断有重要意义。同时，PET/CT 也可对于其他重要脏器是否受累有判断，如心脏、神经系统，这对于评估预后情况也有一定的判断性。

参 考 文 献

[1] Morgenthau AS，Teirstein AS. Sarcoidosis of the upper and lower airways. Expert Rev Respir Med，2011，5（6）：823-833.

[2] Braun JJ，Imperiale A，Riehm S，et al. Imaging in sinonasal sarcoidosis：CT，MRI，67Gallium scintigraphy and 18F-FDG PET/CT features. J Neuroradiol，2010，37（3）：172-181.

[3] 张晶晶，谢新立，孙珂，等. 多系统性结节病的 ^{18}F-FDG PET/CT 影像特征分析. 郑州大学学报（医学版），2017，52（06）：779-782.

四、真菌感染性肉芽肿

【概述】

咽部真菌感染包括球孢子菌、组织胞浆菌、芽孢菌、隐球菌、念珠菌、孢子丝菌等许多种真菌。多见于血液恶病质、糖尿病、甲状旁腺功能减退、艾滋病及接受放疗等患者。由于皮质激素类固醇及抗生素的广泛应用，其发病率也有增高趋势。人体抵抗力降低，特别是细胞免疫功能低下是发生本病的重要原因。近年来，国内外文献统计，发病原因不明者有所增加，50% 发生于免疫功能正常的宿主。传染途径可能有呼吸道、消化道和皮肤。临床表现有咽部不适，咽旁逐渐增大的无痛性肿块，无畏寒、发热，无红肿、热痛的症状。体检：咽旁肿块，表面黏膜覆盖。

【病理学表现】

真菌性肉芽肿可以根据临床表现及真菌培养来确定菌种，但有时真菌阳性有可能是污染造成的，而组织病理是诊断真菌性肉芽肿的金标准。与非感染性肉芽肿不同，深部真菌感染的组织反应主要特点是含有组织细胞的混合性炎性细胞浸润。病损穿刺做组织病理学活组织检查，显示炎症显著影响组织全层，肉芽肿由组织细胞、多核巨细胞穿插淋巴细胞、浆细胞和中性粒细胞组织炎性浸润。

【影像学表现】

1. CT 检查 咽部软组织肿块，界线不清，呈浸润性生长，中心密度可较低。邻近的软组织，包括肌肉，可能会受到侵犯。可跨越筋膜累及多个颈部间隙。增强后呈中度、相对均匀的强化。如出现中央化脓性坏死，周围有肉芽组织和强纤维化，则呈明显的环形强化。部分病例可出现轻度区域性的反应性淋巴结增生。CT 扫描对于早期诊断、估计病变的范围和患者对治疗的反应都是很有帮助的[1, 2]。

2. MRI 检查 咽部肿块在 T_1WI 和 T_2WI 上均显示中等信号强度，伴有中度对比度增强[1, 2]。

【诊断要点】

1. 常发生于免疫力低下患者，咽部不适，咽旁逐渐增大的无痛性肿块。无畏寒、发热，无红肿、热痛的症状。

2. 影像学表现示咽部等密度软组织肿块，边界不清，T_1WI 和 T_2WI 上均呈等信号，增强后中度均匀强化，中央组织坏死可呈环形强化。

3. 活组织检查是必需的，可了解病变的组织学特征、判定病菌种类。

【鉴别诊断】

1. 咽旁间隙脓肿 感染症状重，脓肿边缘模糊，中心密度较低，增强后可见典型的环形强化，有时可见多房改变。

2. 咽部结核 多有全身结核中毒症状，影像学表现相似，难以与真菌感染相鉴别，需要组织活检确诊。

3. 咽部恶性肿瘤 咽部实性肿块，边缘相对清楚，增强后呈不均匀强化，相应区域可见肿大淋巴结，较真菌感染性肉芽肿更常见。

【研究现状与进展】

咽喉真菌感染相对少见，在机体免疫功能减退、肿瘤放射治疗、局部组织的抵抗力下降、全身消耗性疾病、代谢性疾病及不恰当地长期应用抗生素、类固醇激素情况下，真菌才得以大量繁殖，光凭影像学检查难以判断病变的组织学特征及病菌种类，需要依赖活组织检查诊断。在一些罕见的病例中，真菌感染性肉芽肿可能同时与肿瘤共存，这时候普通的影像学方法很容易漏诊，因此结合病理组织学检查才能提高其检出率[3]。

参 考 文 献

[1] Razek AAKA，Castillo M. Imaging appearance of granulomatous lesions of head and neck. Eur J Radiol，2010，76（1）：52-60.

[2] Park JK，Lee HK，Ha HK，et al. Cervicofacial actinomycosis：CT and MR imaging findings in seven patients. Am J Neuroradiol，2003，24（3）：331-335.

[3] Shikino K，Ikusaka M，Takada T. Cervicofacial actinomycosis. J Gen Intern Med，2015，30（2）：263.

（曹　阳　叶显俊　夏　爽）

第七篇

喉部感染与炎性疾病

第二十五章 喉部病变

第一节 小儿急性喉炎

【概述】

小儿急性喉炎（acute laryngitis in children）由上呼吸道病毒感染引起，主要发生于6个月至3岁的儿童，其发病高峰年龄为2岁，尤其是男婴[1]。最常见的病原体是流感病毒、副流感病毒、腺病毒、间质肺病毒、呼吸道合胞病毒及冠状病毒[1]。感染大多继发于上呼吸道感染，最初始于鼻咽部，并沿呼吸道上皮扩散，进而引发喉部及声门以下区域的炎症。该区域的充血和水肿是导致不同程度气道阻塞的重要原因。当原本通畅的气道因黏膜肿胀而变窄后，正常气流被限制进入，随后引起通气不良，进而产生呼吸困难。在24～48小时，急性喉炎情况恶化较快，病程进展较迅速，气道从轻度变窄进展至重度阻塞。患儿可出现犬吠样咳嗽，发声困难，失音，哭声嘶哑及吸气性喘鸣。在某些严重情况下，除强烈的呼吸困难和躁动外，还会发生面色苍白、发绀、麻木、癫痫发作、呼吸暂停甚至死亡。小儿喉腔狭小，约为成人的1/5，且喉神经系统发育不全，分泌物不容易咳出，更易发生喉痉挛。

【病理学表现】

小儿急性喉炎主要发生于声门下腔周围喉黏膜，若炎症向下发展可累及至气管。镜下可见声门下腔黏膜层及黏膜下层充血、水肿，以及中性粒细胞浸润。严重者喉部黏膜下出现蜂窝织炎，部分可见脓肿形成甚至发生坏死性炎症。

【影像学表现】

1. X线检查 喉气道正位片示正常声门下气管侧壁弧形隆起的部分消失，由于其喉黏膜水肿而呈"尖塔征"。侧位片可见吸气相下咽腔过度扩张，呼气相声门下气管黏膜模糊。

2. CT检查 可见喉部包括杓状会厌襞、声带、室带及声门下区等多处喉黏膜弥漫性肿胀、增厚，边缘光滑，双侧对称，喉腔呈不同程度狭窄。但喉旁间隙显示清晰，周围骨质无破坏（图25-1-1）。

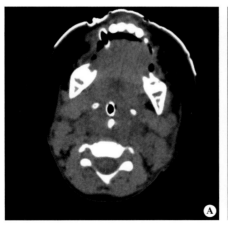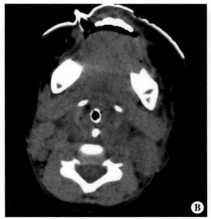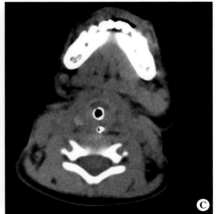

图 25-1-1 小儿急性喉炎

患儿，女性，16月龄。发热伴急性呼吸困难数小时。A～C. 喉部平扫示扫描区域内喉部诸黏膜明显增厚、肿胀，边缘光滑，双侧对称，所示喉腔缩小，气道内可见置管影

3. MRI 检查 可见喉黏膜增厚、肿胀，呈长 T_1 长 T_2 信号，DWI 呈高信号。所示喉旁间隙显示尚清晰，周围骨质未见异常信号，喉腔呈不同程度狭窄。

4. 超声检查 成人喉部超声检查目前临床应用较少，但由于小儿甲状软骨尚未钙化，因此超声检查可较为清楚地显示喉部结构。小儿急性喉炎超声可提示喉黏膜肿胀、增厚，喉腔狭窄。当喉部炎症局部形成脓肿时可见到病灶区域团片状液性暗区，内部回声欠均匀（图 25-1-2）。

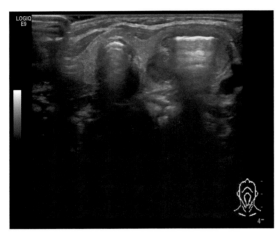

图 25-1-2 喉炎并脓肿形成

喉部超声示左侧梨状隐窝处增宽，可见明显液性暗区，内回声尚均匀，考虑为梨状隐窝感染性炎症合并脓肿伴液化形成

【诊断要点】

1. 临床表现：患儿起病急，犬吠样咳嗽和吸气性呼吸困难，是小儿急性喉炎的主要临床特征。

2. X 线示声门下腔气管侧壁的弧形隆起部分消失，而会厌正常，是其主要影像学特点。

3. CT 表现为杓状会厌襞、声带、室带及声门下区等多处喉黏膜弥漫性肿胀、增厚，边缘光滑，双侧对称，喉腔呈不同程度狭窄。但喉旁间隙显示清晰，周围骨质无破坏。

【鉴别诊断】

1. 呼吸道异物 多有异物吸入史，呈阵发性呛咳，伴吸气性呼吸困难，气管内活动性异物尚可闻及拍击声。对不透 X 线的异物，行 X 线片可明确诊断。超声可以发现喉部异物，包括金属及非金属异物，异物表现为强回声后方伴声影，可观察异物的形态及其周围的合并症，行床旁动态观察并监测取异物[2]。

2. 喉痉挛 常见于较小婴儿。起病急，无声音嘶哑，发作时间较短。临床症状严重，痉挛原因解除则症状立刻消失。

3. 喉白喉 起病较缓，全身中毒症状较重，咽喉部检查可见片状灰白色白膜。难以擦拭，若强剥易出血。颈部淋巴结有时肿大，呈牛颈状。涂片和培养可找到白喉杆菌。

4. 急性会厌炎 是主要累及会厌及其周围组织的急性炎症病变，以会厌高度水肿为主要特征。颈部侧位 X 线片可见会厌体积增厚、增大、肿胀，部分会厌前间隙消失。CT 平扫可见会厌增厚、肿胀，呈软组织密度影，严重时会厌前间隙消失，合并脓肿形成时可见不规则团块状软组织密度影，增强扫描可见环形强化。MRI 平扫可见会厌增厚，呈长 T_1 长 T_2 信号影。

【研究现状及进展】

小儿急性喉炎起病急，临床症状进展快，大多数患儿可通过体格检查及临床症状明确诊断。当喉脓肿等并发症形成时，多以 CT 检查明确病变累及范围。由于未成年人对 X 线的敏感性，特别是颈部存在敏感器官甲状腺，除临床上极度需要外，尽量避免 CT 检查，必要时可选用喉部超声检查代替[2, 3]。

参 考 文 献

[1] Gelbart B，Parsons S，Sarpal A，et al. Intensive care management of children intubated for croup：a retrospective analysis. Anaesth Intensive Care，2016，44（2）：245-250.

[2] Nadia MS，Alexis L，Poonam D. Ultrasound-guided removal of hypopharyngeal foreign body in the emergency department. Ultrasound，2017，25（4）：245-247.

[3] Andrade JV，Vasconcelos P，Campos J，et al. Antibiotic prescribing in ambulatory care of pediatric patients with respiratory infections. Acta Med Port，2019，32（2）：101-110.

第二节 急性会厌炎

【概述】

急性会厌炎（acute epiglottitis）又称为声门上喉炎，是一种特殊的、主要累及喉部声门上区的会厌及其周围组织（包括会厌谷、杓会厌襞等）的急性炎症病变，以会厌高度水肿为主要特征，以起病急骤、来势凶险为主要特点，是喉科的急重症之一。如因就医延缓或误诊、漏诊，进而导致治疗不及时或处理不当，患者会于数小时内死亡。

急性会厌炎的病因包括感染、变态反应、外伤及邻近器官急性炎症的受累等，其中感染为此病最常见的病因。最常见的致病病原体是乙型流感嗜血杆菌，因疫苗接种现已逐渐减少[1]。外伤及全身变态反应可引起会厌区炎症，导致水肿。邻近器官的急性炎症如急性扁桃体炎、咽炎等，可以蔓延侵及会厌黏膜引起水肿；此外，还可继发于急性传染病后。

急性会厌炎成人及儿童均可发病，全年可见，冬春季为主。该病起病急骤，病程进展非常迅速，主要症状有剧烈喉痛、发音含糊、吞咽困难和吸气性呼吸困难。重症患者呼吸困难出现得早，进展迅速，可出现"三凹征"，数小时内就可导致窒息。此外可伴发全身症状，轻症全身症状不明显；重症多有发热、寒战，伴发头痛、乏力、食欲减退等症状。儿童及年老患者全身症状多较明显，病情进展迅速，危重者可发生急性衰竭，表现为精神萎靡、体力衰弱、四肢湿冷、面色苍白、脉快而细、血压下降，甚至昏厥、休克[1]。

【病理学表现】

会厌舌面及其侧缘杓状会厌襞的黏膜较松弛，且具有较丰富的血管网络[2]，因此其炎症常从会厌舌面开始引起会厌高度充血肿胀，可使其增厚到正常的6～7倍。炎症逐渐延及杓状软骨或室带，严重者可扩散至邻近的咽组织及颈前软组织，但声带及声门下区很少受累及。急性会厌炎的病

理组织学改变可分为以下3种类型。

1. 急性卡他型 弥漫性黏膜充血水肿，单核细胞和多形核细胞浸润，会厌炎性肿胀。

2. 急性水肿型 会厌肿大如球状，间质组织明显水肿，炎性细胞浸润增加。炎症剧烈者局部可形成脓肿。

3. 急性溃疡型 较少见，病情发展迅速且严重。病变通常侵入黏膜下层和腺体组织，局部化脓和溃疡，血管壁糜烂并出血。

【影像学表现】

1. X线检查 对急性会厌炎的诊断有一定价值。在颈部侧位片上可见肿大的会厌，如同拇指，形成"拇指征"。喉咽腔的阴影缩小、界线清楚，严重者气管变窄、阻塞。

2. CT检查 横断面平扫可见会厌弥漫水肿增厚、肿胀，可伴有杓状会厌襞受累增厚。会厌前间隙密度增高、境界不清。成人声带及声门下常保持正常，儿童喉部黏膜下组织较疏松，可表现为声门下区肿胀改变。当会厌有脓肿形成时，早期在水肿区内出现稍高密度区，当脓肿形成则呈低密度改变。CT检查有延误病情的风险，主要用于观察脓肿形成，并除外其他疾病如颈深部脓肿、咽喉异物等。CT增强扫描动脉期可见会厌增厚、肿大，呈明显不均匀强化，坏死区呈液体密度影，无明显强化。静脉期会厌呈轻度强化。脓肿形成者可见环形强化的薄壁、光滑的包膜形成（图25-2-1，图25-2-2）。

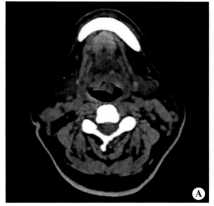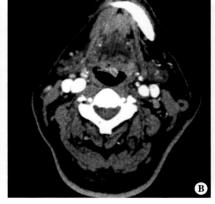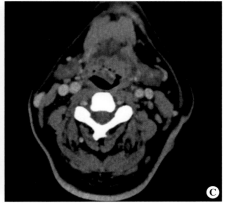

图25-2-1 急性会厌炎伴会厌前间隙左侧脓肿形成

患者，男性，60岁。主因发热、上呼吸道感染症状1周伴呼吸困难1小时就诊。A. 喉CT平扫示会厌明显增厚、肿胀，会厌前间隙左侧可见片状软组织密度影，CT值约为35HU，内部密度不均匀，累及杓状会厌襞，左侧梨状隐窝变窄，下达左侧声门旁间隙，左侧会厌前间隙明显变窄甚至局部消失；B. 喉CT增强动脉期示肿胀的会厌黏膜呈明显强化；C. 喉CT增强静脉期示增厚的会厌呈均匀轻度强化

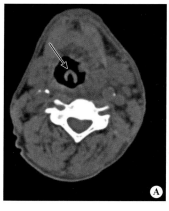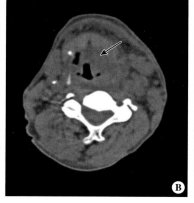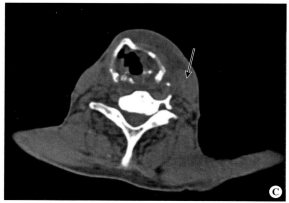

图 25-2-2　急性会厌炎

患者，男性，63 岁。主因发热、喉部剧痛及呼吸困难，伴颈部左侧软组织红肿、疼痛数小时入院。A. 喉 CT 平扫示会厌上缘横断面水平可见会厌游离缘黏膜增厚；B. 舌骨水平会厌前间隙显示模糊，可见软组织密度影，咽旁及椎前间隙尚清晰；C. 甲状软骨水平可见左侧扁桃体体积增大，软组织增厚，颈部皮下软组织影增厚；以上广泛病变提示炎性病变：急性会厌炎，左侧扁桃体及颈部皮下软组织炎症

3. MRI 检查　会厌体积增大、增厚、肿胀，呈弥漫水肿，边界欠清楚，呈长 T_1 长 T_2 信号，严重者可见气道阻塞。DWI 呈稍高信号。但 MRI 同样有延误病情风险，主要可用于除外其他疾病及确认相关并发症。

4. 超声检查　会厌肿胀，周围轮廓不清晰，前后径增大，内部回声不均匀。

【诊断要点】

1. 患者起病急骤，多伴有高热及吞咽困难，无明显声音嘶哑及咳嗽，可较快出现呼吸困难。

2. X 线站立位颈部侧位片是首选影像学检查方法，可见喉咽腔阴影缩小，会厌肿胀呈"拇指征"。

3. CT 检查可见会厌增厚、肿大，呈明显不均匀强化，坏死区呈液体密度影，无明显强化。静脉期会厌呈轻度强化。脓肿形成者可见环形强化的薄壁、光滑的包膜形成。

【鉴别诊断】

1. 急性喉气管支气管炎　起病一般较急，为 1～2 天。临床表现为高热，声音嘶哑可出现或不出现，多为阵发性咳嗽。喉镜示局部可见声门下腔出血、肿胀。常为金黄色葡萄球菌感染。

2. 喉异物　多有明确异物吸入病史和剧烈呛咳、呼吸困难等症状。影像学检查可见高密度异物影。

3. 喉痉挛　患者可出现不同程度的呼吸困难，无声音嘶哑及"空空"样咳嗽。其发作时间较短，一旦痉挛因素解除，立即恢复正常。影像学检查可见声门间隙明显变窄，会厌、声门旁间隙等结构无明显异常。

4. 喉白喉　起病较缓，临床多表现为低热，可伴有声音嘶哑并有剧烈咳嗽。内镜检查可见局部黏膜有不易拭去的灰白色假膜。喉部分泌物细菌培养可见白喉杆菌。影像学检查可见会厌肿大不明显。

【研究现状与进展】

X 线站立位颈部侧位片是诊断急性会厌炎的影像学首选检查方法。2018 年，Kim 等[3] 通过颈部侧位 X 线平片中的客观射线照相参数，包括第三颈椎体宽度、会厌基部宽度、会厌顶端宽度、下咽部宽度、咽后软组织、杓状会厌襞及气管旁软组织等多个参数用于诊断急性会厌炎。颈部侧位 X 线平片上的会厌基部与底部客观参数的测量非常准确，可用于急性会厌炎的筛查诊断，但仍需要进一步的研究来确定对实际临床实践的适用性。CT 检查主要明确有无脓肿形成，从而提示临床进一步引流治疗。

参考文献

[1] Andrey M，Nissa JA，Nicole M，et al. Pasteurella multocida epiglottitis. Clin Pract Cases Emerg Med，2017，1（1）：22-24.

[2] Shintaro S，Yuichiro K，Akira I. Pathological characteristics of the epiglottisrelevant to acute epiglottitis. Auris Nasus Larynx，2012，39（5）：507-511.

[3] Kim KH，Kim YH，Lee JH，et al. Accuracy of objective parameters in acute epiglottitisdiagnosis. Medicine，2018，97（37）：12256.

第三节　慢性增生性喉炎

【概述】

慢性喉炎是喉部的非特异性炎症，病程至少持续 3 周。慢性增生性喉炎（chronic hyperplastic laryngitis）是喉部良性增生性疾病的一种，由慢性单纯性喉炎演变而来，病变累及范围广，以喉黏膜增厚、增生为主。其发病率约为每年 0.35%[1]。临床症状通常为非特异性，包括发音困难、声音嘶哑、咽喉疼痛、慢性咳嗽等，偶有眩晕感和吞咽困难。据文献报道[1]，其病因可分为三大类。

1. 感染因素　包括分枝杆菌、芽生菌、副球孢子菌、球孢子菌、组织胞浆菌及隐球菌等病原体，其中病毒感染少见[1]。

2. 炎症因素　包括喉咽反流、特发性溃疡性喉炎、过敏性喉炎及结节病。

3. 自身免疫性疾病　肉芽肿伴多发血管炎、复发性多软骨炎、类风湿关节炎、舍格伦综合征、系统性红斑狼疮及黏膜性类天疱疮等。

【病理学表现】

病变初期喉黏膜充血，黏膜肿胀，可向深部浸润。黏膜下腺体分泌增多，淋巴细胞浸润，此时上述病变为慢性单纯性喉炎。病变继续发展，开始出现纤维变性，腺体萎缩。黏膜逐渐增厚，由暗红色向灰蓝色转变，腺体分泌减少，黏膜上皮不同程度增生、鳞状上皮化生及角化，黏膜下淋巴细胞和浆细胞浸润，此时称为慢性增生性喉炎。

【影像学表现】

1. X 线检查　常无明显异常表现。

2. CT 检查　喉黏膜普遍增厚，密度均匀，病变范围广泛，室带、声带、杓状会厌襞均增厚，声带不平，两侧不对称，以杓间区明显，可见中央部隆起或呈皱褶状。喉旁间隙清楚，无浸润改变，喉软骨无明显改变。声带呈软组织增生改变，增强扫描显示病变增厚但黏膜强化不明显（图 25-3-1，图 25-3-2）。

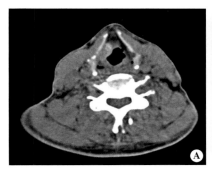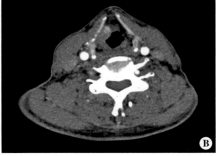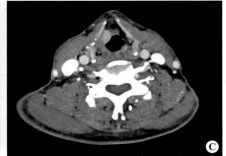

图 25-3-1　右侧室带、声带炎性肉芽肿

患者，男性，58 岁。慢性起病，主因声音嘶哑 1 年半入院。曾于 1 年半前因同样症状就诊行"支撑喉镜下扩大取活检术 + 喉部病损切除术"，术后病理回报为炎性肉芽肿。此次入院行喉 CT 平扫及增强检查。A. 喉平扫显示右侧室带、声带可见肿物隆起，表面欠光滑；左侧室带、声带未见异常。B、C. 喉增强 CT 示动脉期及静脉期肿物呈明显均匀强化，边界较清楚，周围结构包括喉软骨及声门旁间隙未受累，淋巴结无明显肿大及强化。术后病理回报符合右侧声带及室带肉芽组织增生

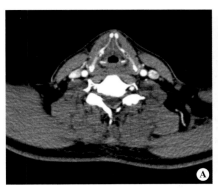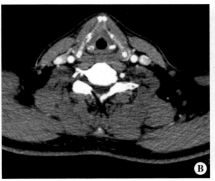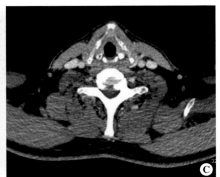

图 25-3-2　双侧声带前 1/3 炎性肉芽肿

患者，男性，49 岁。慢性起病，主因持续声音嘶哑 2 个月入院。喉镜提示前联合可见肿物隆起，黏膜苍白，表面不光滑，双侧室带肥厚遮挡声带。A、B. 喉部增强扫描动脉期，可见双侧室带肥厚，呈轻度强化；C. 喉部增强扫描静脉期示肿物未见明显强化。病理结果符合炎性肉芽肿

3. MRI 检查 可清晰地显示喉腔结构，但易受呼吸运动伪影影响，可见喉部黏膜普遍增厚，呈等 T_1 稍高 T_2 信号影，喉旁间隙和喉软骨通常保持正常。

【诊断要点】

1. 根据患者起病缓慢、病程较长、长期声音嘶哑的临床特点及喉镜检查可初步做出诊断[2]。

2. CT 及 MRI 检查一般用来显示声带增厚，无周围结构的明显浸润，无明显强化。

【鉴别诊断】

1. 喉结核 多发生于青壮年，常发生于喉前部，多位于声带后端。本病表现为喉内结构不对称性弥漫性增厚、密度不均匀，不破坏周围喉软骨，很少累及声门下区。增强扫描为不均匀斑点状强化。应结合胸部相关影像学检查、痰液培养及体温监测进行诊断，对于诊断可疑病例尤为重要。

2. 喉淀粉样变性 影像学检查多以喉部肿块为主要表现，病变范围多较广泛，部分可发生钙化。钙化灶密度较低，CT 值为 40 ~ 60HU，散在分布呈沙粒状。淀粉样变性病变沉积物质为无细胞性、不溶性蛋白样物质，在 MRI 图像上具有特征性表现，呈较长 T_1 和较短 T_2 信号。

3. 喉癌 多发生于喉前部。早期多局限于一侧，病变范围发展较快，临床症状如声音嘶哑等进展迅速。CT 显示声带不规则增厚，并累及前联合及声门旁间隙，增强检查可见明显强化。CT 仿真内镜下显示病变呈菜花状。MRI 主要表现为一侧声带不对称性增厚，T_1WI 信号稍高于正常侧甲构肌，T_2WI 信号明显增高，声带游离缘黏膜线模糊，DWI 呈明显高信号。Gd-DTPA 增强后病变侧声带明显强化。慢性增生性喉炎多为声带增厚，无周围结构的明显浸润。患者病程长，病情进展缓慢[2]。

【研究现状与进展】

CT 是喉部最常用的影像学检查方法，薄层 CT，尤其是双能 CT 能清楚地显示喉部正常解剖和软组织病变，而 MPR 可以更直观地显示病变的受累范围。慢性喉炎的许多病因可能与喉癌相关，因此并发喉癌也可能存在[1]。有研究表明[3]，喉部鳞癌与慢性增生性喉炎的不同在于一些特殊 mRNA 的表达，当细胞活性增加，并且存在如埃兹蛋白等标志物时，则很可能提示恶变的存在。仿真内镜可以显示声带、室带弥漫性增厚，表面光滑，无菜花样改变。

参 考 文 献

[1] Alisa Z, Verma SP. Identification and management of chronic laryngitis. Otolaryngol Clin North Am, 2019, 52（4）：607-616.

[2] 沙炎，罗德红，李恒国. 头颈部影像学 - 耳鼻咽喉头颈外科卷. 北京：人民卫生出版社. 2014.

[3] Kakurina GV, Kondakova IV, Spirina LV, et al. Expression of genes encoding cell motility proteins during progression of head and neck squamous cell carcinoma. Bull Exp Biol Med, 2018, 166（2）：250-252.

第四节　声 带 息 肉

【概述】

声带息肉（vocal cord polyp）是发生于声带固有层浅层的良性增生性病变，是慢性喉炎的一种特殊类型。据报道[1]，该病的终身患病率为 1.31% ~ 16.9%。可引起慢性喉炎的各类病因均可引起声带息肉，如吸烟、用声过度或不当、上呼吸道病变、变态反应及喉咽反流等。最常见的临床表现为不同程度的声音嘶哑[2]，患者声音嘶哑程度与息肉的大小及部位有关。声带息肉多为小病灶[2]，息肉大者声音嘶哑较重；息肉长在声带上表面时对发声影响较小，长在声带游离缘时声嘶明显，广基底的大息肉可导致完全失声。息肉垂于声门下腔时可引发咳嗽。巨大的息肉位于声带之间者可能导致完全失声，甚至阻塞呼吸道，导致呼吸困难和喘鸣，甚至造成猝死[2]。

【病理学表现】

声带息肉多见于声带边缘前、中部 1/3 交界处。对于此好发部位有三种解释：①该处是膜部声带的中点，振动时振幅最大而易受损伤；②该处存在振动结节，易在此处形成血液静止与淤积；③该处声带肌上下方向交错，发声时可出现捻转运动，加之血管分布与构造较为特殊，捻转运动使其血供发生极其复杂的变化。声带息肉的病理组织学变化可见黏膜上皮下层水肿、出血、血浆渗出、血管扩张、毛细血管增生、血栓形成、纤维蛋白物沉着、黏液样变性、玻璃样变性及纤维化等；还可有少量炎性细胞浸润，偶见有钙化。

【影像学表现】

1. X 线检查 声带息肉小病灶多无确切显示。

大病灶可见一侧声带前 1/3 附近软组织密度影。

2. CT 检查 CT平扫可见一侧或双侧声带带蒂的略低密度或软组织密度结节影，局限性突向喉腔，边界清楚光滑，喉室存在，大病灶可悬垂于声门下甚至阻塞声门下。喉旁间隙无浸润，

无受累，咽旁、咽后间隙及椎前间隙清晰。病灶周围喉软骨骨质无破坏，淋巴结多无明显增大。病变累及双侧声带时可见双侧声带弥漫性肿胀、增厚。增强扫描病灶无明显强化（图25-4-1，图25-4-2）。

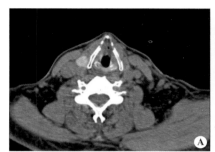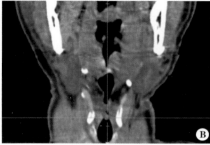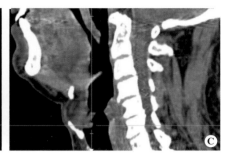

图 25-4-1　双侧声带息肉

患者，男性，58岁。主因声音嘶哑、喉部不适数月就诊。A. CT平扫横断面示双侧声带前中 1/3 处结节状低密度影凸入喉腔，结节边界光滑清楚，CT值约为6HU。喉室尚存在，所示咽腔未见狭窄，咽后及椎前间隙清晰。B. 重组图像冠状面示声带区结节状稍低密度影，边界清楚光滑，所示喉部诸结构左右对称。C. 重组图像矢状面示声带区结节状稍低密度影，边界清楚、光滑，邻近甲状软骨清晰无受累。该患者术后病理结果：左侧声带息肉伴角化不全，右侧声带息肉伴角化不全及糜烂，灶性肉芽组织增生

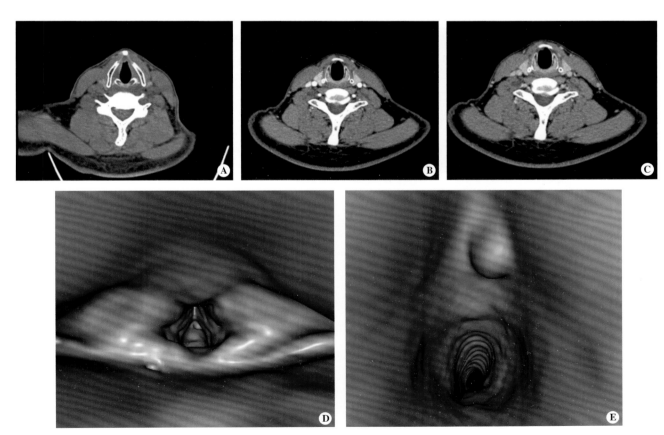

图 25-4-2　声门下区环甲膜右侧喉息肉

患者，男性，46岁。慢性起病，既往恶性喉肿物术后病史，主因术后再次发现喉肿物4个月余入院。A. 喉CT平扫示环甲膜中线右侧小结节状局限突起凸入喉腔；喉CT增强扫描动脉期示环甲膜中线右侧可见小结节状突起，边界尚光滑。B、C. 喉CT增强扫描动脉期与静脉期结节均未见明显强化。D、E.仿真内镜图可见结节位于声门下区环甲膜偏右侧喉黏膜，结节表面光滑清楚，病灶显示极为清楚。术后病理为炎性肉芽肿

3. MRI 检查

（1）常规平扫：声带息肉局限性突出，呈宽基底或带蒂状；多位于声带前、中 1/3 交界部，可凸向喉腔内，T_1WI 呈等或低信号，T_2WI 呈稍高信号，边界清楚光滑，周边喉旁间隙无浸润受累。邻近喉软骨骨质无破坏，无淋巴结肿大及异常信号。

（2）增强扫描：病灶不强化或呈轻度强化。

（3）早期小的息肉易漏诊，可在局部行薄层扫描或重建。

4. 超声检查 声带息肉多表现为高回声，大于 2mm 的病变可以显示，小于 2mm 的病变不易鉴别。病变位于声带游离边缘向声门凸出时容易准确显示，当不位于边缘时需要动态观察，不易准确显示[3]。

【诊断要点】

1. 临床表现 主要为不同程度的声音嘶哑。息肉垂于声门下腔时常伴有刺激性干咳。巨大者可完全失声，甚至可引起呼吸困难和喘鸣。

2. CT 检查 一侧声带前中 1/3 结合部可见带蒂或宽基底的软组织或略低密度结节影，边界清楚，局限性突向喉腔。病灶周围结构、骨质及淋巴结无受累。增强扫描病变无明显强化。仿真内镜显示病变表面光滑，边界清晰。

3. 喉镜检查 可见声带前中 1/3 结合部带蒂或宽基底的新生物，边缘清楚光滑。偶可见弥漫性生长，遍及整个声带。

【鉴别诊断】

1. 声带小结 CT 平扫及增强扫描示双侧声带前中 1/3 交界处局限性隆起，声带局部增厚，双侧对称，无明显强化。

2. 声带囊肿 CT 平扫示单侧或双侧声带可见圆形或类圆形水样密度结节影，境界清楚，喉旁间隙清晰无浸润，增强 CT 病灶无强化。MRI 示病灶为 T_1WI 低信号、T_2WI 明显高信号影，边缘光滑，邻近组织无受累。增强 MRI 多无强化。若囊肿继发感染，可见囊肿壁增厚呈环形强化。超声表现为边缘光滑的低回声影。

3. 喉乳头状瘤 是喉部最常见的肿瘤病变。病灶多为单发，也可多发，主要位于声带。CT 平扫表现为声带或喉部其他结构表面的乳头状肿物，形态欠规则，突向喉室。病变呈等密度，增强扫描可有轻度强化。MRI 平扫 T_1WI 呈略低信号，

T_2WI 呈略高信号，增强扫描后病变多呈轻、中度强化。喉软骨及喉旁无异常改变。发生癌变时，向周围及黏膜下浸润生长，喉旁及咽旁间隙消失。

4. 喉结核 分为弥漫型和局灶型。局灶型与息肉相鉴别，其影像学缺乏特异性改变。喉镜可见喉黏膜苍白、水肿，伴多个浅表溃疡，如虫蚀状。也可出现一侧声带充血和增厚。

5. 喉癌（声门型） 声门癌多发生于声带前中 1/3，且易向前联合扩展，表现为前联合处 1～2mm 的小结节影。声门上癌多发生于会厌，表现为会厌的不规则肿块影。晚期喉癌常伴有周围软骨受侵，其周围可见淋巴结肿大、融合。增强扫描可见病灶呈明显不均匀强化，肿大的淋巴结呈明显不均匀强化。喉息肉与早期喉癌鉴别诊断困难，需借助活组织检查明确诊断。

【研究现状与进展】

声带息肉一般通过临床喉镜检查即可诊断，若 CT 检查发现喉部软组织弥漫增厚伴有深部侵犯，可排除该病诊断。对于早期较小的息肉易漏诊，仿真内镜显示病变表面光滑，边界清晰。仿真内镜检查也可作为一种评估息肉的影像学方法。

参 考 文 献

[1] Won SJ，Kim RB，Kim JP，et al.The prevalence and factors associate with vocal nodules in general population：cross-sectional epidemiological study. Med（Baltimore），2016，95（39）：4971.

[2] Yasuyuki C，Ryota I，Yoshibumi K，et al. A giant vocal cord polyp mimics asthma attack. Clin Pract Cases Emerg Med，2018，2（4）：361-362.

[3] Ongkasuwan J，Devore D，Hollas S，et al. Laryngeal ultrasound and pediatric vocal fold nodules. Laryngoscope，2017，127（3）：676-678.

第五节 喉 结 核

【概述】

喉结核（laryngeal tuberculosis，LTB）是由结核分枝杆菌引起的慢性传染病。喉结核病在临床上少见[1]，发生率不到结核病例的 1%，但其仍然是喉部最常见的肉芽肿性疾病之一。肺结核患者中 LTB 的发生率为 0.08%～5.1%[2]。

LTB 多见于 20～30 岁的青年男性，好发部位依次为杓间区、杓状软骨、声带、会厌、声门下区，LTB 软骨膜炎常见于会厌及杓状软骨。血液和淋

巴扩散是喉结核发生、发展的原因，文献报道[2]称，喉结核至少一半以上来自结核杆菌的血液传播。LTB 早期临床表现为喉部灼热感、干燥感，伴有声音嘶哑、咳嗽及喉痛。其中喉痛最具临床意义，可向耳部放射。声音嘶哑开始较轻，以后逐渐加重，晚期可完全失声。患者可伴有全身结核表现，如肺结核症状（咳嗽、咳痰、咯血等）及全身中毒症状（消瘦、低热、盗汗等）[3]。

【病理学表现】

LTB 的病理类型分为三种：①浸润型，喉部黏膜下有小圆细胞浸润，形成结核性结节。这时喉黏膜表面充血、水肿，会厌较为明显。结核性结节多可演变成溃疡，其可吸收、消散，遗留瘢痕。②溃疡型，多见于会厌、声带和杓状软骨。喉黏膜下的结核性结节融合，发生干酪样变，血管有栓塞，表面上皮细胞发生坏死，形成溃疡，并可继发性感染。③增生型，多见于杓间区或一侧声带。结核浸润可经纤维化而愈合，也可发生新的浸润，反复发作而形成肿瘤样结核性结节。

【影像学表现】

1. X 线检查　可见喉部气道不同程度的狭窄，严重者可见喉部肿块形成。

2. CT 检查　缺乏特异性，大致可分为弥漫型和局灶型两类。弥漫型：CT 平扫示喉腔黏膜弥漫性增厚，累及会厌、声带、室带、杓状软骨区及咽后壁等多部位。增厚的黏膜密度减低，低于邻近肌肉，CT 值为 29 ～ 38HU。增强晚期黏膜呈明显强化。双侧喉前间隙、喉旁间隙及梨状隐窝变窄，喉腔变窄，少数病例可累及声门下区。喉结核一般不侵犯喉软骨支架，故软骨多无增生硬化表现，这是喉结核的特征。局灶型：常见杓状区的肿胀增厚，增强 CT 示病变呈不均匀强化，黏膜强化显著，局部呈结节状突起，黏膜下区见结节状强化及不规则低密度水肿区。局灶型病灶虽表现为局部结节状不对称增厚，但病变仍表现为双侧发生。喉结核常伴有颈部淋巴结肿大，中央可有坏死、钙化。少数可见干酪样坏死物质液化并沿喉间隙流注，形成结核样脓肿[4]（图 25-5-1 ～图 25-5-3）。

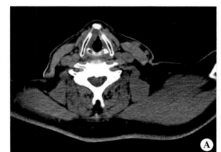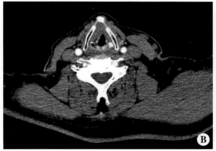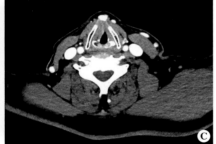

图 25-5-1　右侧声带结核

患者，男性，63 岁。慢性起病，主因声音嘶哑 2 个月入院。A. 喉平扫示右侧声带全长增厚，累及声门前联合，右侧声门旁间隙消失；B、C. 增强扫描示右侧声带不均匀强化，颈部淋巴结未见坏死及钙化灶。本例患者胸部 CT 显示右肺上叶团块伴空洞，考虑肺结核

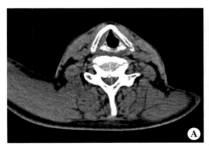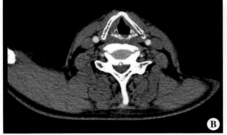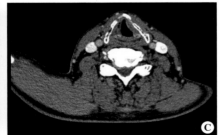

图 25-5-2　左侧声带结核

患者，男性，53 岁。慢性起病，主因声音嘶哑 20 余天入院。A. 喉平扫示左侧声带前 2/3 处隆起；B、C. 增强扫描示隆起处未见异常强化。本例患者胸部 X 线显示左上肺陈旧性结核

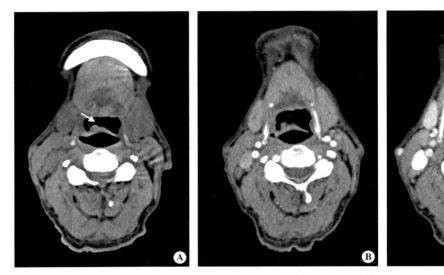

图 25-5-3 会厌及左侧梨状隐窝结核

患者，男性，72 岁。慢性起病，主因声音嘶哑 2 个月入院，伴有呛咳及咽堵。A. 喉平扫示会厌根部增厚，左侧梨状隐窝变浅，局部隆起。周围结构未见明显异常，声门旁间隙存在；B、C.增强扫描示会厌根部及左侧梨状隐窝黏膜明显强化

3. MRI 检查 表现为病变区与正常喉黏膜相比，呈稍长 T₁ 稍长 T₂ 信号。声带、室带及杓状会厌襞等部位于增强扫描可见黏膜明显不均匀强化或环形强化。增强晚期显示黏膜强化较早期更为明显。部分病例可见颈部多发增大淋巴结影，部分淋巴结出现坏死液化区，呈长 T₁ 长 T₂ 信号影，钙化灶呈长 T₁ 短 T₂ 信号影。

【诊断要点】

1. 临床症状 本病起病缓慢，病程较长。结核感染 T 细胞斑点检测呈阳性，喉部分泌物涂片可发现抗酸杆菌。

2. 影像表现 喉腔内广泛两侧不对称软组织增厚，可伴或不伴肿块。增强检查喉黏膜呈不同程度强化，也可无明显强化区。MRI 表现可见喉部双侧弥漫性不对称增厚，喉软骨支架完整，喉旁及会厌前间隙无明显肿块浸润。

3. 喉镜检查 可见喉部黏膜苍白、水肿、糜烂及渗出，有时可见不规则结节或凹陷。

4. CT 检查 当临床怀疑或不能排除喉结核时，应加做胸部 CT 确认肺部是否有可疑结核病灶。若肺部同时出现活动性结核或陈旧性肺结核病灶，或痰液内含有嗜酸性杆菌即可诊断为喉结核。

【鉴别诊断】

1. 慢性喉炎 喉黏膜普遍增厚，病变密度均匀，病变范围广泛。室带、声带及杓状会厌襞均增厚，声带不平，两侧不对称，以杓间区明显。

喉旁间隙清楚，无浸润改变，喉软骨无明显改变。增强扫描黏膜强化不明显，影像表现与结核病较难鉴别。

2. 声带息肉 CT 平扫多可见一侧声带有带蒂的略低密度或软组织密度结节影局限性突向喉腔，边界清楚，喉旁间隙无浸润、无受累，无邻近喉软骨骨质破坏，淋巴结多无明显肿大。CT 增强扫描显示病灶不强化。

3. 喉癌 声门癌多发生于声带前中 1/3 处，且易向前联合扩展，表现为前联合处 1～2mm 的小结节影。声门上癌多发生于会厌，表现为会厌的不规则肿块影。声门下癌多由声门癌下移而来，表现为声门下缘软组织增厚或不对称。喉癌常伴有周围结构、骨质及淋巴结侵犯受累。

4. 喉淀粉样变性 是淀粉样物质积聚在喉部而引起的病变，非真性肿瘤。影像学检查多以喉部肿块为主要表现，病变范围多较广泛，部分可发生钙化。钙化灶密度较低，CT 值为 40～60HU，散在分布呈沙粒状。淀粉样变性病变沉积物质为无细胞性、不溶性蛋白样物质，在 MRI 图像上具特征表现，呈较长 T₁ 和较短 T₂ 信号。

【研究现状与进展】

LTB 的临床表现在过去数十年中发生了若干变化，现总结如表 25-5-1 所示。文献报道称，对于肺部正常的患者，高达 40.6% 的患者会被诊断出喉结核[3, 5]。部分 LTB 患者的影像学表现难以与

慢性咽炎或喉癌鉴别，增加了临床诊断的难度。当怀疑 LTB 并且痰显微镜检查阴性时，建议进行活组织检查，尤其是不能排除肿瘤诊断时。一旦确诊结核病，应及时进行抗结核治疗以预防慢性并发症。在治疗方面，手术仅限于气道受损和慢性并发症（后声门狭窄，环杓关节或喉返神经受影响时声带麻痹）。

表 25-5-1　喉结核的临床特征

特征	过去	现在
中位年龄	20～30 岁	40～60 岁
症状	呼吸困难	肺部或全身症状声音嘶哑、吞咽困难
喉部受累部位	后喉（会厌、杓状突）	声带受累最常见
病变类型	溃疡性或肉芽肿性肥厚型	外生型或息肉型
病原体传播途径	支气管	血液或淋巴传播越发常见
肺部受累	通常是晚期	肺部较少受累，胸部 X 线检查多阴性

参 考 文 献

[1] Chen H，Thornley P. Laryngeal tuberculosis：a case of a non-healing laryngeal lesion. Australas Med J，2012，5（3）：175-177.
[2] Reis JG，Reis CS，da Costa DCS. Factors associated with clinical and topographical features of laryngeal tuberculosis. PLoS One，2016，11（4）：0153450.
[3] Iveta P，Vaiva M. Dysphonia-the single symptom of rifampicin resistant laryngeal tuberculosis. Open Med，2016，11（1）：63-67.
[4] 蒋黎，刘炎，周永，等. 喉结核的 CT 和 MRI 表现与喉镜检查对照分析. 中华耳鼻喉头颈外科杂志，2014，49（9）：771-773.
[5] World Health Organization. Global tuberculosis report 2012. Switzerland：WHO Press，2012.

第六节　喉软骨膜炎

【概述】

喉软骨膜炎（laryngeal perichondritis）为发生于喉软骨膜及其间隙的炎性病变。急性及原发性者较少，慢性及继发性者居多，常使软骨发生坏死、化脓而形成脓肿，即为喉脓肿，二者有时难以区别。原发性喉软骨膜炎很少见，多为其他疾病继发引起，常见于成人。引起喉软骨膜炎的常见病因：①放射线损伤；②喉部外伤；③全身性传染病，如结核、梅毒、白喉等，可损害软骨膜及软骨或继发感染；④喉部恶性肿瘤直接侵犯软骨膜及软骨。临床表现常有全身不适、发热、喉痛、咳嗽、声音嘶哑、吞咽不便及呼吸不畅等，颈部触诊喉外部可有按压痛。慢性感染者可有轻度喉痛、慢性咳嗽[1]。

【病理学表现】

喉软骨膜炎多发生于杓状软骨膜，环状软骨膜及甲状软骨膜次之，会厌软骨膜感染者最少。外伤性喉软骨膜炎常累及多个喉软骨。软骨膜发生炎症后，渗出液积留于软骨膜下隙，渐成脓液，使软骨膜与软骨分离，软骨缺血而坏死。病变之初，喉内部显现水肿或红肿，有时喉外部亦有肿胀。喉软骨膜炎亦有不化脓者，愈后瘢痕生成较多，明显增厚。喉结核最易侵及杓状软骨，并常波及环状软骨，使其强直。喉部梅毒病变则多侵及甲状软骨[2]。

【影像学表现】

CT 所示颈部及喉部可见软组织增厚、肿胀，颈前软组织内部、环后区、喉旁间隙内可见局限性密度减低或均匀水样密度影。喉腔受压、移位。增强扫描后液化部分不强化，无液化部分及包膜明显强化。合并产气菌感染时，脓肿所在的低密度区内可出现散在小气泡影。CT 检查对于脓肿的位置、范围大小的判断及并发症的出现起到重要作用（图 25-6-1）。MRI T_1WI 显示喉部增厚的软组织病变呈低信号，T_2WI 呈高信号，信号均匀，如合并脓肿形成，DWI 可呈高信号。

【诊断要点】

1. 查体：颈部红、肿、热、痛，淋巴结多明显肿大，可伴有发热、喉痛、咳嗽、声音嘶哑等症状。

2. CT 显示喉部软组织密度影肿胀增厚，可见均匀水样密度影。

3. 喉软骨膜炎极易演变成喉脓肿，CT 检查可及时发现并评估喉脓肿。

【鉴别诊断】

1. 声带息肉　CT 平扫多可见单侧或双侧声带带蒂的略低密度或软组织密度结节影，局限性突向喉腔，边界清楚，喉旁间隙无浸润、无受累，无邻近喉软骨骨质破坏，淋巴结多无明显肿大。CT 增强扫描显示病灶不强化。

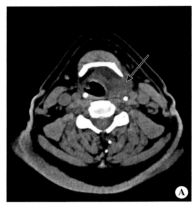 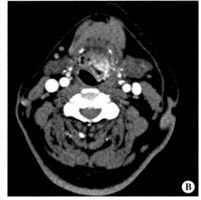 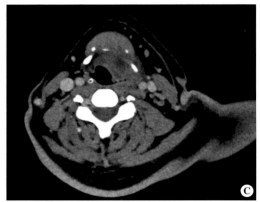

图 25-6-1　会厌前间隙左侧炎症病变，局部脓肿形成

A. 喉 CT 平扫示会厌前间隙左侧可见片状软组织密度影，其内密度不均，并累及左侧杓状会厌襞，致左侧梨状隐窝变窄；B、C. 喉 CT 增强示会厌前间隙左侧软组织密度影明显环形强化，其内可见片状无强化区

2. 喉癌　声门癌多发生于声带前中 1/3，易向前联合扩展，表现为前联合处 1 ～ 2mm 的小结节影。声门上癌多发生于会厌，表现为会厌的不规则肿块影。喉癌常伴有周围软骨受侵，其周围可见淋巴结肿大、融合。

3. 喉脓肿　多为喉软骨膜炎演变而来，早期鉴别困难。

【研究现状与进展】

喉软骨膜炎早期患者可能存在有明确的临床症状，但体格检查甚至 CT 扫描均为阴性。有研究表明[3]，患有活动性成人 Still 病的患者可出现喉部疼痛，而体格检查及 CT 检查均未见明显异常；喉部 MRI 平扫及增强检查可见有症状一侧软组织影增厚及异常信号；经过治疗，患侧异常软组织影及信号消失，提示 MRI 对于喉软骨膜早期病变具有较高的价值。

参 考 文 献

[1] Vanhille DL, Blumin JH. Laryngeal abscess formation in an immunosuppressed patient: a case report Laryngoscope, 2017, 127 （12）: 2827-2829.

[2] Boyce BJ, deSilva BW. Spontaneous MRSA postcricoid abscess: a case report and literature review. Laryngoscope, 2014, 124 （11）: 2583-2585.

[3] Chen DY, Lan HHC, Hsieh TY, et al. Crico-thyroid perichondritis leading to sore throat in patients with active adult-onset Still's disease. Ann Rheum Dis, 2007, 66 （09）: 1264-1266.

第七节　环杓关节炎

【概述】

环杓关节炎（cricoarytenoid arthritis）多为风湿病、类风湿病、痛风等全身疾病的局部表现，也可表现为由严重感染、外伤、麻醉喉插管损伤或长期声带麻痹后而引起的关节炎性改变[1, 2]。本病可发生于一侧或双侧环杓关节。

环杓关节炎可分为急性或慢性。急性期表现为呼吸困难、喘鸣、发音困难、吞咽困难、吞咽痛、耳部疼痛或喉部压痛。查体可以发现杓状会厌襞红斑、水肿或声带活动受损。慢性期或称僵直期，患者可能无症状，或者仅出现轻微的声音嘶哑，呼吸困难或喘鸣[1, 2]，取决于关节僵直时声带固定的位置。与慢性环杓关节炎相关的变化包括杓状黏膜增厚，吸气时声带弯曲或杓状软骨固定。另外，类风湿关节炎（rheumatoid arthritis, RA）还可形成喉部的类风湿结节或竹样结节[3]。

直接或间接喉镜可与 HRCT 结合使用，用于明确诊断环杓关节炎。研究表明[3]，80% 的 RA 患者有环杓关节炎的表现，并可通过 HRCT 检测病变。与环杓关节受累相关的放射学异常表现通常先于临床症状。喉镜检查显示急性期杓状软骨红肿，慢性期声带水肿，杓状软骨黏膜增厚[3]。

环杓关节炎可能导致喉部水肿形成气道阻塞或声带外展受损。急性和慢性疾病都可能导致呼吸窘迫，需要进行紧急气管切开术。因此，环杓关节的受累代表了类风湿关节炎危及生命的表现。

【病理学表现】

1. 风湿性、类风湿性环杓关节炎　起病初期，表现为关节滑液层及软骨的炎症，包括关节液渗出、滑膜增生及细胞浸润。随后滑膜逐渐增厚，关节软骨破坏，纤维组织增生填充，血管翳形成，关节腔内纤维性强直，最终发生骨性关节强直及关节变形。

2. 外伤性环杓关节炎　见于明确外伤史后，如麻醉插管术后，可见组成关节软骨破坏，完整性消失，正常关节腔消失、纤维化，并引起环杓关节固定。

3. 其他　长期喉返神经麻痹后继发性环杓关节病变，如纤维化及骨强直。

【影像学表现】

1. CT 检查　HRCT 对于环杓关节炎的检出灵敏性很高，即使在临床症状很轻甚至无症状时，HRCT 仍可显示阳性征象，从而先于临床诊断。当临床症状较轻时，可见环杓关节软骨增厚，关节滑膜液增多、关节腔增宽、局部侵蚀。进展期出现不同程度临床症状时可能出现环杓关节突出、糜烂或半脱位，大多数患者出现环杓关节体积缩小、关节密度增加，甚至关节强直改变。部分患者可见环杓窝附近的软组织肿胀或梨状窦狭窄。

2. MRI 检查　检查可于各个方向，如横断面、矢状面、冠状面等切面，全面展示喉部软组织及喉软骨支架形态和信号的改变。环杓关节面及关节腔可随病情进展于 MRI 图像上依次出现滑膜炎、腱鞘炎、骨髓水肿、肌腱炎、关节软骨受累、骨质侵蚀等一系列变化。其信号异常往往早于 CT 检查的改变，能更早更灵敏地诊断环杓关节炎[3]。

【诊断要点】

1. 临床症状　呈吞咽或发声时喉部疼痛或干燥等，痛点多位于甲状软骨后缘中央或舌骨大角处。慢性期临床症状取决于关节僵直时声带固定的位置，可有声音嘶哑或呼吸困难。

2. 喉镜检查　可见杓状软骨间切迹处黏膜充血、肿胀，声带多正常。需要明确病史，完善类风湿相关血液检验。

3. HRCT　可见疾病早期环杓关节软骨增厚，关节滑膜液增多、关节腔增宽、局部侵蚀。进展期出现不同程度临床症状时可能出现环杓关节突出、糜烂或半脱位，大多数患者出现环杓关节体积缩小、关节密度增加，甚至关节强直改变。

【鉴别诊断】

一侧声带麻痹　声带麻痹的常见原因包括主动脉瘤、声带局部炎症或肿块、纵隔病变、手术后遗症及创伤等。根据患者病史可与环杓关节炎做鉴别诊断。喉镜检查可以有效鉴别。

【研究现状与进展】

环杓关节炎常为全身炎性疾病的局部表现，一般见于 RA。对于 RA 患者应注意必要的体检，关注环杓关节情况。HRCT 扫描结合临床数据有助于病因诊断。与环杓关节受累相关的放射学异常通常先于临床症状。即使喉部症状很小甚至不存在，HRCT 扫描也可以诊断喉部 RA，无症状患者和喉镜检查正常的患者可能在 HRCT 上出现可检测到的异常。研究显示[3,4]，喉内镜可检查出 13.3% 的病例，而 HRCT 扫描可检测到 80.0% 以上。因此，临床怀疑环杓关节炎时，应首选 HRCT 检查。MRI 有高于 CT 的软组织分辨率，可较 CT 更早发现环杓关节信号的异常。但其因成像条件受限，临床上故不作为首选检查方法。

参考文献

[1] Iacovou E, Vlastarakos PV, Nikolopoulos TP. Laryngeal involvement in connective tissue disorders. Is it important for patient management? Indian J Otolaryngol Head Neck Surg, 2014, 66（Suppl 1）: 22-29.

[2] Greco A, Fusconi M, Macri GF, et al. Cricoarytenoid joint involvement in rheumatoid arthritis: radiologic evaluation. Am J Otolaryngol, 2012,（33）: 753-755.

[3] Østergaard M, Boesen M. Imaging in rheumatoid arthritis: the role of magnetic resonance imaging and computed tomography. Radiol Med, 2019, 124（11）: 1128-1141.

[4] Ostrowska M, Maśliński W, Prochorec-Sobieszek M, et al. Cartilage and bone damage in rheumatoid arthritis. Reumatologia, 2018, 56（2）: 111-120.

（董华峥　吕玉波）

第八篇

颌面口底感染与炎性疾病

第二十六章　颌面口底病变

第一节　化脓性颌骨骨髓炎

【概述】

化脓性颌骨骨髓炎（pyogenic osteomyelitis of the jaws）好发人群为青年，主因牙槽脓肿、牙周炎、第三磨牙冠周炎等牙源性感染所致，约占 90%；其次由粉碎性骨折或火器伤等开放性损伤引起；由败血症或脓毒血症经血液传播感染，多发生于婴幼儿的上颌骨；极少数因颌面部皮肤或口腔黏膜的感染直接累及颌骨[1]。化脓性颌骨骨髓炎多发生于下颌骨，病情进展也最为严重，主要因为下颌骨骨质致密，周围有致密的筋膜和丰富的肌肉组织，故下颌骨感染后，其脓液不易穿刺引流；且下颌骨血运较差，感染的血管形成栓塞后，容易形成死骨。病原菌主要为金黄色葡萄球菌，其次为链球菌，少数为其他化脓菌，多为混合性感染。

根据牙源性化脓性颌骨骨髓炎的临床病理特点，病变始发于颌骨中央的骨松质和骨髓者，称为中央性骨髓炎；病变始发于颌骨周围的骨膜和骨皮质者，称为边缘性骨髓炎。中央性骨髓炎常继发于急性化脓性牙周膜炎或根尖脓肿，病变首先波及骨髓，再向周围扩散累及骨皮质和骨膜。边缘性骨髓炎多源于下颌第三磨牙冠周炎，累及邻近下颌骨骨膜或骨皮质，病变大多较局限，也可向深层进展累及骨髓腔。两型均多见于下颌骨，中央性骨髓炎多见于下颌骨体，边缘性骨髓炎主要见于下颌骨角和下颌骨支。

【病理学表现】

化脓性颌骨骨髓炎的病理形态变化主要取决于临床分期（急性、亚急性和慢性）及感染部位。病原菌一旦入骨，可进行大量繁殖，即引起急性炎症反应，病变中可见大量的中性粒细胞浸润。由于骨髓腔内压力增高，血管受压和急性炎症反应因子释放导致病变骨组织坏死。感染灶通过骨皮质哈佛管扩散至骨膜，形成骨膜下脓肿。当炎症进一步扩展，可穿破骨质累及周围软组织。由于骨膜被掀起，进而影响颌骨的血液供应，即引起化脓合并缺血性节段性骨坏死，病变内见死骨。炎症急性期若能得到及时规范的治疗，则炎症可消散；若延误治疗，则病变进入慢性期。慢性炎症细胞进入骨髓炎病灶，释放细胞因子，导致修复反应发生，镜下骨髓腔纤维结缔组织增生，严重者有大块死骨形成或发生病理性骨折[2]。

【影像学表现】

X 线平片能显示化脓性颌骨骨髓炎病变的病灶牙和病变范围，可作为首选检查方法。但 X 线片对探查早期病灶、微小病灶及显示病灶内的细节情况和发现周围软组织的改变存在局限性，故当发现病灶或未显示病灶而临床表现高度怀疑感染存在时，应进一步选择 CT 和 MRI 检查。

1. 中央型颌骨骨髓炎

（1）X 线检查：骨质的异常改变通常发生于感染约 10 天后，开始时仅表现为骨小梁模糊，继而出现多发点状和斑片状低密度破坏区，以病源牙为中心最为明显，病变逐渐向周围正常骨组织移行，边界不清，范围弥散。感染灶局限后，呈较大低密度区，病变边缘与正常骨质分界清楚，周围可见高密度的新骨生成，病变内可见大小不等的死骨形成，可伴病理性骨折。新骨形成期时，病变边缘较清楚，临近骨小梁增多变粗，密度增高。痊愈期则骨质致密，骨小梁变粗、排列紊乱，颌骨可发生畸形改变。

（2）CT 检查：较 X 线片可以更早地发现颌骨内的微小病灶，表现为颌骨内局限性骨质密度减低，边缘欠清。随着感染进一步发展，病变范围扩大，CT 上出现不规则低密度区，周围有硬化带，边界较清楚[3]。CT 可发现轻微骨膜反应，X 线片上不易显示。病变内死骨可表现为大小不等、形态不规则的高密度影。当颌骨周围软组织受累时可见脂肪间隙消失，边界模糊，肌肉组织密度减低，有时可出现大小不等气体影。当脓肿形成时表现为局限性低密度区周围有条带状稍高密度脓肿壁环绕。CT 增强扫描上，病变呈明显环状强化。慢性期颌骨病变区骨质增生硬化，密度增高，骨皮质完整。

（3）MRI 检查：颌骨内的破坏区在急性炎症期 T_1WI 呈低信号，T_2WI 呈高信号，MRI 对于早期病灶的发现及显示病灶的侵及范围较 X 线片和 CT 敏感。此外，MRI 对颌周软组织和筋膜间隙受累的发现，以及显示病变的大小和范围更为敏感。

但对于病变中较小死骨的发现和病变周围骨质增生硬化情况的判断，MRI 不如 CT。

2. 边缘型颌骨骨髓炎　病变源于骨膜、骨皮质，可分为增生型和溶解破坏型两类。

（1）X 线检查：增生型骨质破坏较少而新骨增生明显，骨皮质外侧可见新生骨增生，外缘较整齐，骨质致密。溶解破坏型多见于骨膜下脓肿和颌周间隙感染之后，骨皮质损害以溶解破坏为主，增生反应不明显。X 线片上显示类圆形低密度区，边缘较清晰，病程较长者周围可出现骨质硬化带。

（2）CT 检查：可清楚显示两种类型的主要病理特点，能够发现病变累及骨膜、骨皮质及周围软组织的范围（图 26-1-1 ～图 26-1-3）。

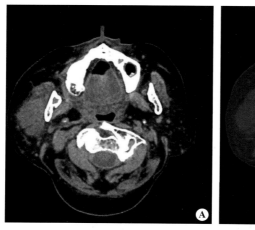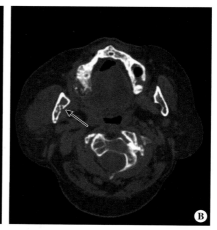

图 26-1-1　右侧下颌骨化脓性骨髓炎伴周围软组织肿胀（1）

A. CT 软组织窗示右侧下颌支周围咬肌及邻近软组织肿胀，脂肪间隔模糊；B. CT 骨窗示右侧下颌支骨髓腔密度升高，里面可见不规则骨碎片影，骨皮质不连续（箭头）

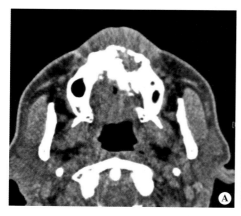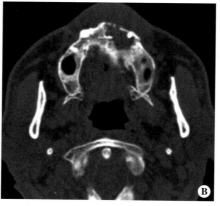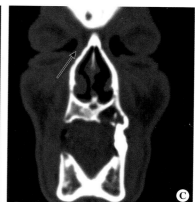

图 26-1-2　上颌骨慢性化脓性骨髓炎伴周围软组织肿胀

A. CT 软组织窗示上颌骨骨质不规则，邻近软组织肿胀，脂肪间隔模糊；B、C. 横断面及冠状面 CT 骨窗示上颌骨骨皮质不连续，里面可见不规则死骨形成（箭头）

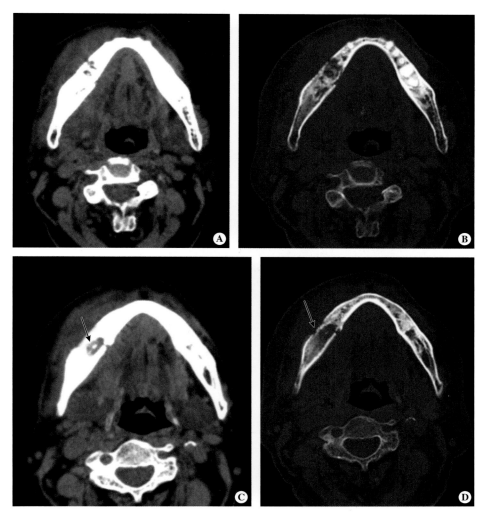

图 26-1-3 右侧下颌骨化脓性骨髓炎伴周围软组织肿胀（2）

A、C.CT 软组织窗示右侧下颌骨周围咬肌及邻近软组织肿胀，脂肪间隔模糊；B、D.CT 骨窗示右侧下颌骨骨皮质不连续，可见骨膜反应（白色箭头），骨髓腔密度升高，里面可见不规则死骨影（箭头）

（3）MRI 检查：病变中形成的新生骨表现为 T_1WI 及 T_2WI 上均为低信号，溶解破坏区呈长 T_1 长 T_2 信号改变。当颌骨骨髓受累时，正常脂肪高信号消失，代之以长 T_1 长 T_2 信号为主。

【诊断要点】

1. 存在牙源性感染病史，临床表现有牙痛、叩痛、牙松动、局部肿胀或全身感染症状等。

2. X 线片、CT、MRI 上出现弥漫性或局限性骨质破坏、死骨、骨膜反应、骨膜下新骨形成等征象。

【鉴别诊断】

1. 溶骨性骨肉瘤 肿瘤以颌骨内溶解破坏为主，应与中央型颌骨骨髓炎相鉴别。中央型颌骨骨髓炎是以病源牙为中心的骨质破坏，并逐渐向正常骨组织移行，而溶骨性骨肉瘤并无此特点。

2. 成骨性骨肉瘤 以在颌骨内和周围软组织内形成多发致密的瘤骨表现为主，当边缘型颌骨骨髓炎发生明显新骨增生时应与之鉴别。边缘型颌骨骨髓炎所形成的骨膜下新骨外缘多较整齐，而成骨性骨肉瘤的瘤骨和钙化分布较分散，形态类似针状，二者表现有所不同。

【研究现状与进展】

影像学检查如 MSCT 或 MRI 可反映化脓性颌骨骨髓炎骨髓、骨皮质、骨膜及周围结构的变化，其中锥形束 CT（cone-beam computed tomography，CBCT）因图像分辨率高、照射剂量低，可进行多角度重建，所以其对骨质破坏程度、骨髓腔密度改变、骨膜反应显示明显优于普通 X 线片，在临床应用较广。但是，目前化脓性颌骨骨髓炎的最终诊断多依据实验室检查及病理活组织检查等。Park 等[4] 研究认为可采用口腔全景 X 线摄影的定量分析方法以早期诊断颌骨骨髓炎，88.1% 的患者可被准确诊断并分类，故影像学手段对该病的早期诊断价值仍需进一步研究。

参考文献

[1] 王振常，鲜军舫，兰宝森. 中华影像医学——头颈部卷. 第 2 版. 北京：人民卫生出版社，2016.

[2] Malina-Altzinger J, Klaeser B, Suter VGA, et al. Comparative evaluation of SPECT/CT and CBCT in patients with mandibular osteomyelitis and osteonecrosis. Clin Oral Investig, 2019, 23 (12)：4213-4222.

[3] van de Meent MM, Pichardo SEC, Rodrigues MF, et al. Radiographic characteristics of chronic diffuse sclerosing osteomyelitis/tendoperiostitis of the mandible：a comparison with chronic suppurative osteomyelitis and osteoradionecrosis. J Cranio maxillo fac Surg, 2018, 46 (9)：1631-1636.

[4] Park MS, Eo MY, Myoung H, et al. Early diagnosis of jaw osteomyelitis by easy digitalized panoramic analysis. Maxillofac Plast Reconstr Surg, 2019, 41 (1)：6.

第二节　放射性颌骨骨髓炎

【概述】

放射性颌骨骨髓炎（radiation osteomyelitis of the jaws）源于鼻咽癌或口腔颌面部恶性肿瘤进行放射性治疗时，与多种因素有关，与个体敏感性、放射线种、照射方式、照射野大小、照射剂量等有关，引起无菌性颌骨动脉内膜炎，血管内膜肿胀、增厚，继而管腔缩窄及闭塞，最终引起放射性颌骨坏死。如果病变骨发生牙源性感染或受到局部损伤等，伤口长期不愈，并且细菌会侵入引起放射性骨髓炎[1,2]。

病程一般较长，病变发展缓慢，可以反复急性发作。在放射治疗后半年至数年内，大多数患者唾液分泌减少，牙易发生猖獗龋，继发牙源性感染后，或因拔牙等损伤造成伤口长期不愈，瘘

管形成但脓性分泌物少，持续性疼痛，口臭，有时周围软组织可溃烂坏死，死骨暴露而不松动，长时间处于慢性炎症过程。若继发邻近组织蜂窝织炎，则表现为不同程度的张口受限，可造成颌骨内大块死骨，分离时间较长，病变所在区域的软组织变硬，致使瘢痕形成。此病患者全身情况一般较差，呈慢性消耗性病态。

【病理学表现】

当前，颌骨自发性坏死被认为是大剂量放射性射线照射所致，被照射的骨组织出现"三低"特征，即低细胞、低血管、低氧现象[1]。病理组织切片可发现骨细胞皱缩，骨陷窝空虚，成骨细胞消失，骨膜和骨髓腔纤维变性，营养血管栓塞。因病变组织缺乏血液供应，在低氧、低能量情况下，骨组织缺乏代偿修复能力，导致伤口长期不能愈合，病变内死骨不易分离，最后呈现无菌性坏死状态。

【影像学表现】

1. X 线检查　主要表现为斑片状的骨质疏松区，病变周围有粗糙的骨小梁围绕。病变广泛时可有较大范围的骨质吸收区，病变可累及牙槽突。病程长者则出现斑片状骨质硬化，并伴有骨质稀疏区和死骨。

2. CT 检查　骨质吸收区呈不规则低密度灶，病变周围常见骨质硬化带。如存在死骨，表现为低密度灶中的孤立性高密度骨块。病理性骨折、骨膜反应少见，周围软组织多因放射性治疗而结构紊乱，若有瘘管形成可见条索状软组织密度影从坏死区直达皮肤表面[2]（图 26-2-1）。

3. MRI 检查　病变区颌骨 T_1WI 呈低信号，T_2WI 呈高低混杂信号，病变周围软组织在 T_2WI 上呈高信号。

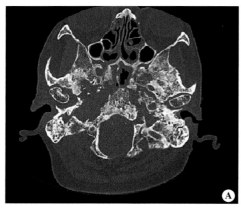
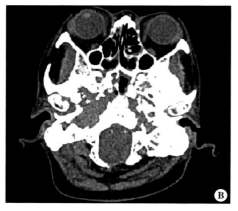

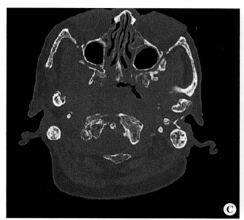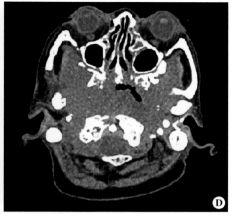

图 26-2-1　鼻咽癌放疗后放射性骨坏死

患者，女性，65 岁。鼻咽癌放疗后。A ～ D. CT 平扫示蝶骨、枕骨、双侧颞骨乳突部、双侧下颌头弥漫性骨皮质不连续，骨小梁排列紊乱，呈蜂窝状改变，局部伴有骨质硬化；鼻咽顶壁增厚，边界不清，双侧咽旁间隙可见不规则软组织密度影

CT 和 MRI 增强检查均可见周围软组织强化，软组织内脓肿可呈环状强化。

【诊断要点】

1. 临床有颌面部肿瘤放射性治疗史。

2. X 线片、CT、MRI 可见颌骨内出现大小不等的骨质破坏区，病变周围骨质增生硬化，可伴有死骨，骨膜反应罕见。周围软组织可同时伴有感染及内瘘管形成。

【鉴别诊断】

1. 化脓性骨髓炎　可与放射性骨髓炎有相似的影像表现，注意是否有颌面部肿瘤放射治疗病史，这对于二者的鉴别具有十分重要的意义。

2. 颌骨恶性肿瘤　复发常出现颌骨骨质破坏区迅速增大及周围软组织肿块形成。放射性骨髓炎在临床和影像上无局限性肿块，影像随访观察病灶少有突然进展变化，且病程较长。

【研究现状与进展】

近年来，放射性颌骨骨髓炎的发生率逐年下降，近期已降至 5% 以下[1]，影像学检查如 X 线、CT 或 CBCT、MRI 等多用于临床诊断及定期随访[1]。

参 考 文 献

[1] 何悦，侯劲松，李晓光，等 . 下颌骨放射性骨坏死临床诊疗专家共识 . 中国口腔颌面外科杂志，2017，15（05）：445-456.

[2] Yuhan BT, Nguyen BK, Svider PF, et al. Osteoradionecrosis of the temporal bone. Otol Neurotol，2018，39（9）：1172-1183.

（于蒙蒙　白雪冬　李邦国　刘　衡）

第三节　药物性骨髓炎或药物性骨坏死

【概述】

药物性骨髓炎或药物性骨坏死是使用双磷酸盐类药物或者其他靶向药物治疗全身疾病而引起的颌骨骨髓炎症或者骨坏死。该疾病是近二三十年新发生的一种疾病，骨髓炎、骨质坏死的发生主要与药物有关。主要有两大类药物可引起骨髓炎，一类是抗破骨细胞药物，一类是抗血管生成类的药物。例如，唑来膦酸，可以与破骨细胞结合，使骨组织的代谢停滞，从而引起炎症损伤。这类药物不仅对骨有毒性，同时对牙龈、黏膜都会产生毒性，从而影响骨髓炎的愈合[1-4]。拔牙以后，牙龈、上皮、黏膜的愈合能力都非常差，这种缺乏自我修复能力的骨骼处于一种长期暴露不能愈合的状态下就容易感染，因此拔牙是主要的局部诱发因素。下颌骨好发，占 73%；上颌骨占 22.5%；上下颌骨同时发生占 4.5%。

【病理学表现】

病变区为大量炎性细胞浸润，血管增生，肉芽组织形成，可见菌落和类骨质沉积，同时可见死骨组织。

【影像学表现】

1. X 线检查　主要表现为斑片状的骨质疏松区，病变周围有粗糙的骨小梁围绕。炎症期可见病变内较大范围的骨质吸收区，骨膜反应，病变周围软组织肿胀。骨质坏死期可见斑片状骨质硬

化，并伴有骨质密度减低区和高密度死骨[5]。

2. CT 检查 早期病变主要显示为磨玻璃样骨质密度减低，边界不清，可见骨膜反应，周围软组织肿胀。随着病程进展，骨质不规则破坏，可见大片状不规则低密度灶，低密度灶中的孤立性高密度骨块提示死骨的存在，周围常见骨质硬化带。可见病理性骨折、骨膜反应、周围软组织肿胀，最后可引起骨质全部坏死[5]（图 26-3-1）。

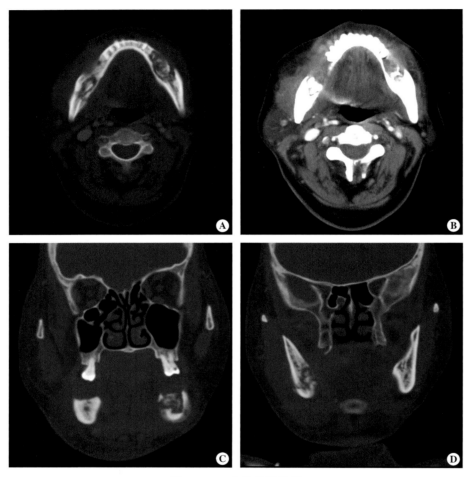

图 26-3-1 药物性骨髓炎

患者，女性，62 岁。服用双磷酸盐病史 6 个月后，左侧下颌肿痛逐渐加重，抗炎治疗无效。A ～ D. CT 平扫示下颌骨左侧及右侧均可见不规则骨质密度减低区，病变内部可见稍高密度区，提示死骨形成，骨皮质中断，提示病理性骨折，病变邻近软组织肿胀

（图片由上海交通大学医学院附属第九人民医院朱凌、陶晓峰提供）

3. MRI 检查 一般 CT 可以明确诊断，MRI 的价值在于评估颌骨的病变是全身病变的转移还是药物引起的骨髓炎。骨髓炎显示颌骨 T_1WI 呈低信号，T_2WI 呈高低混杂信号，病变周围软组织在 T_2WI 上呈高信号。而下颌骨转移则显示软组织肿块，呈浸润性生长，病变呈等 T_1 长 T_2 信号影，增强检查可见软组织影明显强化。

【诊断要点】

1. 临床上有因全身疾病使用双磷酸盐类药物和靶向药物及拔牙病史。

2. X 线片、CT、MRI 可见颌骨内出现大小不等骨质破坏区，死骨形成，骨膜反应，周围软组织肿胀。

【鉴别诊断】

1. 化脓性骨髓炎 可与药物性骨髓炎有相似的影像表现，注意是否有因全身疾病使用双磷酸盐类药物和靶向药物及拔牙病史对于二者的鉴别具有十分重要的意义。

2. 放射性骨髓炎 可与放射性骨髓炎有相似的影像表现，注意是否有头颈部恶性肿瘤放疗的病史，对于二者的鉴别具有十分重要的意义。放射性骨髓炎一般骨膜反应、病理性骨折少见，而药物性骨髓炎、骨坏死常见。

3. 颌骨恶性肿瘤　复发常出现颌骨骨质破坏区迅速增大及周围软组织肿块形成。放射性骨髓炎在临床和影像上无局限性肿块，影像随访观察病灶少有突然进展变化，且病程较长。

【研究现状与进展】

该病于 2003 年由 Marx 首次报道，由双磷酸盐导致的颌骨坏死（bisphosphonate-related osteonecrosis of the jaw，BRONJ）自从报道之后，很多颌骨坏死的病例被报道，因而美国口腔颌面外科协会将 BRONJ 修改为药物相关的颌骨坏死（medicine-related osteonecrosis of jaws，MRONJ）。接受药物治疗的癌症患者中，MRONJ 的发生率为 1.9%，接受抗血管生成药物的患者中，MRONJ 的发生率为 0.2%。口服双磷酸盐类药物的患者在拔牙后 MRONJ 的发生率为 0.5%，而静脉输注双磷酸盐类药物的患者在拔牙后 MRONJ 的发生率为 1.6%～14.8%。影像学的价值在于评估有无病变、病变的范围、有无病理性骨折，MRI 用于排除全身病变的转移和药物引起的骨髓炎。

参 考 文 献

[1] Ohga N，Sato J，Asaka T，et al. Successful conservative treatment of jaw osteonecrosis caused by denosumab in patients with multiple bone metastasis. J Oral Sci，2018，60（1）：159-162.

[2] Ghidini G，Manfredi M，Giovannacci I，et al. Medication-related osteonecrosis of the Jaw：risk factors in patients under biphosphonate versus patients under antiresorptive-antiangiogenic drugs. Minerva Stomatol，2017，66（4）：135-140.

[3] Suzuki N，Oguchi H，Yamauchi Y，et al. A case of tooth fracture occurred upon medicating bisphosphonate for an elderly person：preservation therapy and responses for Stage 0 of bisphosphonate-related osteonecrosis of jaw. Eur J Denti，2017，11（2）：258-263.

[4] Ribeiro NRB，Silva LDF，Santana DM，et al. Bisphosphonate-related osteonecrosis of the jaw after tooth extraction. J Craniofac Surg，2015，26（7）：606-608.

[5] Guo Y，Wang D，Wang Y，et al. Imaging features of medicine-related osteonecrosis of the jaws：comparison between panoramic radiography and computed tomography. Oral Surg Oral Med Oral Pathol&Oral Radiol，2016，122（2）：69-76.

（李明玉　夏　爽）

第四节　颌骨结核性骨髓炎

【概述】

颌骨结核（tuberculosis of jawbone）常为继发性病变，多因血源性传播所致，原发结核病灶多位于肺、消化道、胸膜和腹膜。结核杆菌通过唾液或痰液，最先累及口腔黏膜，或由于黏膜溃疡或局部创伤，先感染牙龈，再侵犯颌骨。颌骨结核多在结核病晚期发生，多发生于下颌骨，且成人多见，上颌骨结核多发生于儿童。颌骨结核早期一般无明显症状，偶有自发疼痛和全身低热，表现为病变部位的软组织弥漫性肿胀，但皮肤表面或黏膜常无化脓性感染的充血红肿表现，骨质破坏缓慢；若感染侵犯骨质及周围软组织，可在黏膜下或皮下形成冷脓肿，脓液涂片检查可见到抗酸杆菌[1, 2]。

颌骨结核可分为牙槽突型和中央型。牙槽突型病灶先见于牙龈黏膜，进而累及牙槽突。病灶向深部累及牙槽突后，患牙出现松动和脱落。当病变牙槽突膨胀或造成瘘管，长时间不愈合，可继发化脓性感染。中央型多因结核杆菌播散至颌骨所致，并多见于骨松质丰富区，如下颌角等部位。

【病理学表现】

病理表现为颌骨髓腔内形成结核性肉芽组织，由上皮细胞、朗格汉斯巨细胞和散在的炎症细胞聚集，构成上皮样结节。

【影像学表现】

1. X 线检查　表现为病变区骨质破坏，病变边缘模糊且不规则。由牙龈结核直接扩散而来时，常先累及牙槽骨，于牙槽突或下方形成囊腔，其内可见小的死骨块。经血行感染者多侵犯下颌角、额骨及颧颌缝。病变区骨皮质可呈膨胀性改变，以小儿病患较明显。破坏区周围常可见骨质疏松。如伴发感染，可有骨质增生和新骨形成，表现为类似化脓性骨髓炎。

2. CT 检查　牙槽突型表现为牙槽骨皮质边缘不完整，伴不规则骨质破坏区。破坏区内常可见大小不等的死骨，呈由低密度带所围绕的孤立高密度骨块。中央型的破坏区最初见于颌骨的骨松质内，随着病变范围不断扩大，可累及骨皮质。两种类型的冷脓肿和干酪样坏死灶均表现为低密度影，增强扫描表现为环形强化。破坏区周围大多伴有骨质疏松改变，也可出现骨质增生硬化改变，多在继发化脓性感染后出现。当有瘘管形成时可于骨质破坏区与皮肤之间的软组织内见到索条状稍高密度影。

3. MRI 检查　颌骨内的骨质破坏区 T_1WI 呈

低信号，T_2WI 呈高信号改变，病变周围可见水肿带。死骨表现为在 T_2WI 上的高信号区内存在低信号灶。骨质破坏区旁冷脓肿呈明显长 T_1 长 T_2 信号改变，增强后呈环形强化。病变周围软组织常伴肿胀，尤其在瘘管周围，在 T_2WI 上信号增高。

【诊断要点】

1. 青少年患病，具有肺、消化道或其他部位原发性结核病史，或颌骨病变之前先有牙龈或口腔黏膜结核病灶。

2. 在 X 线片、CT、MRI 影像上，病变可表现为牙槽突、下颌角、眶下缘等部位骨质破坏，形态欠规整，伴有小死骨块，多支持颌骨结核诊断。

【鉴别诊断】

颌骨结核应注意与化脓性骨髓炎相鉴别。二者除临床表现有所不同外，在影像学上，化脓性骨髓炎常伴有骨膜下新骨形成，而颌骨结核以骨质破坏为主，一般无新骨形成。颌骨结核继发感染时，病变周围可见骨质增生和新骨形成，此时与化脓性骨髓炎鉴别较困难，应结合其他临床信息综合分析。

【研究现状与进展】

MSCT 可用于颌骨良性肿瘤或肿瘤样病变的检出，其检出病变部位准确率为 100%，而最终诊断符合率为 91.7%[3]。但颌骨结核患者其临床表现多样，常不典型，多根据原发病变、实验室检查、影像学表现及病理活组织检查进行诊断，目前对颌骨结核的影像学研究较为少见。

参 考 文 献

[1] Tanwar R，Iyengar AR，Nagesh KS，et al. Primary tuberculosis：an unusual finding in the oral cavity. Oral Health Dent Manag，2012，11（1）：23-28.

[2] 李志萍，孟箭，顾倩平，等. 下颌骨升支骨结核一例. 中华口腔医学研究杂志（电子版），2014，8（5）：423-425.

[3] 温晓玲，伍东升，张洪静，等. 颌骨良性肿瘤和瘤样病变的多层螺旋 CT 表现及其病理基础. 重庆医学，2018，47（24）：3223-3226.

（于蒙蒙　白雪冬　李邦国　刘　衡）

第五节　口底蜂窝织炎

【概述】

口底蜂窝织炎（cellulitis of the floor of the mouth）又称为口底多间隙感染，是颌面部最严重且治疗较困难的感染之一，累及范围广，包括口底、咽后间隙，甚至上纵隔及胸壁。由于下颌骨与舌及舌骨之间有多组相互交错的肌群，其间充满疏松结缔组织及淋巴结。各种原因引起的口腔感染均易沿阻力薄弱的间隙延伸、扩散，从而形成口腔颌面颈部多间隙感染。

口底蜂窝织炎根据感染性质分为化脓性、腐败坏死性，前者多表现为双侧下颌下、舌下及口底弥漫性肿胀；后者则表现为软组织的广泛副性水肿，严重者可波及上胸部[1]。

腐败坏死性口底蜂窝织炎又称为路德维希咽峡炎、脓性颌下炎等，是指发生于下颌下、舌下、颏下等口底多间隙的广泛急性蜂窝织炎，并常累及颈筋膜间隙甚至上纵隔，是头颈部最严重的感染之一，其病情凶险，若治疗不当，可危及生命。路德维希咽峡炎致病菌为多种细菌混合感染，临床上有时细菌培养表现为无菌生长，多是因未做厌氧菌培养所致，其感染途径多为牙源性，其次为颌下腺炎、淋巴结炎、急性扁桃体炎、口腔软组织和颌骨损伤等[1, 2]。

口底蜂窝织炎临床表现为口底肿胀、黏膜红肿、剧痛、发热、舌运动困难、吞咽及呼吸障碍、软组织积气、全身感染症状等，严重者可发生窒息甚至引起纵隔感染及双肺感染，危及生命。实验室检查示白细胞计数升高。

【病理学表现】

急性蜂窝织炎是指发生在皮下、筋膜下、肌间隙或深筋膜蜂窝组织的急性细菌感染的非化脓性炎症。致病菌主要是溶血性链球菌，其次为金黄色葡萄球菌与厌氧菌混合感染。溶血性链球菌感染后可释放溶血素、链激酶、透明质酸酶等，使炎症不易局限，且扩散迅速，并与正常组织分界不清。其可在短期内引起广泛的皮下组织炎症、水肿，可导致全身炎症反应综合征和内毒素血症，但血培养常为阴性。若致病菌是金黄色葡萄球菌，则因其产生的凝固酶作用而使病变较为局限。

腐败坏死性蜂窝织炎的病理改变主要为真皮及皮下组织广泛的急性腐败坏死性炎症，有中性粒细胞、淋巴细胞浸润，血管及淋巴管扩张，血管栓塞，肌组织及筋膜坏死，脂肪组织液化[3]。

【影像学表现】

口腔颌面颈部多间隙感染，因患者症状明显，一般性临床检查基本可以确诊。局部红、肿、热、痛，身体发热、吞咽困难、呼吸窘迫、开口受限、精神萎靡或烦躁等症状均提示口腔颌面颈部多间隙感染。但深层的软组织蜂窝织炎或脓肿仅依靠症状体征难以诊断。目前主要的影像学检查方法包括CT和MRI。

1. CT检查　口底多间隙感染以蜂窝织炎及脓肿最为常见，其中蜂窝织炎CT表现为受累部位的皮肤增厚水肿，皮下脂肪层内条絮状、网格状高密度影，受累的肌肉增厚、肿大且边界模糊，筋膜间隙内的脂肪组织消失或明显减少，间隙内可见条絮状高密度影像；而脓肿CT则表现为低密度脓腔，并且可见部分脓腔内散布有不同体积的气体，脓肿壁可见环形强化[1, 2]（图26-5-1～图26-5-3）。

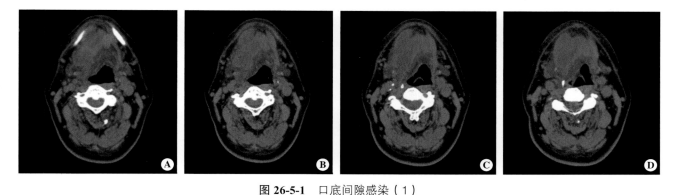

图26-5-1　口底间隙感染（1）

A～D.CT平扫示口底部右侧区域软组织肿胀，周围脂肪间隙模糊，右侧颌下区见斑片状更低密度，边界不清，双侧颈部Ⅰ～Ⅱ区多发稍大淋巴结。经住院抗感染治疗后病情明显好转

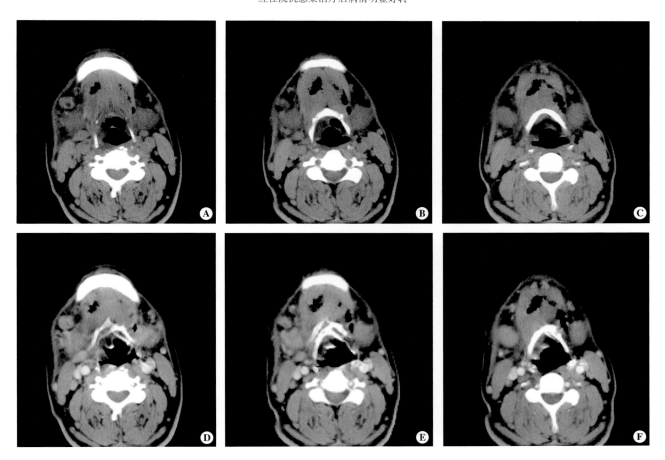

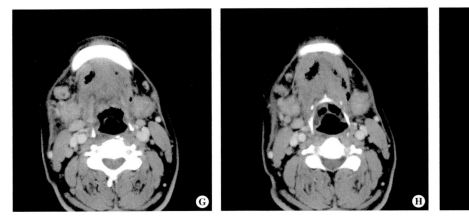

图 26-5-2 口底间隙感染（2）

A ～ C. CT 平扫示双侧颌下腺肿胀，密度减低，双侧颌下间隙、舌下间隙及口底部软组织肿胀并积气，周围脂肪间隙模糊；D ～ I. 增强检查动脉期及静脉期示病变区软组织明显强化，颈部皮下间隙模糊，双侧颌下颈部可见肿大淋巴结

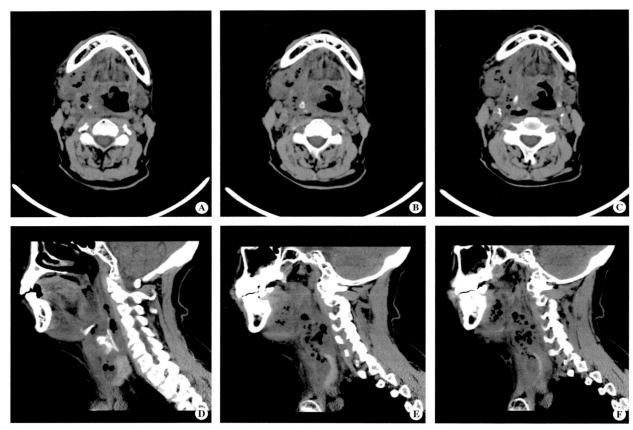

图 26-5-3 口底间隙感染、积气

A ～ C. CT 平扫横轴位示右侧颌下区、右侧咽旁间隙及右侧部分颈部软组织肿胀，局部可见低密度区及积气影，边界不清，周围脂肪间隙模糊；D ～ F. 矢状位重建图像示病变范围较广泛，双侧颈部可见多发肿大淋巴结

2. MRI 检查 蜂窝织炎常表现为感染部位软组织肿胀且与周围组织界线不清，T_1WI 呈等、低信号，T_2WI 呈高信号；脓肿在 T_2WI 上呈显著高信号，在增强 T_1WI 上可见边缘强化；DWI 及 ADC 有助于脓肿的诊断。MRI 能够清楚地显示出软组织的肿胀，脂肪间隙的移位、缩减甚至消失。

【诊断要点】

1. CT 和 MRI 特征性表现为软组织肿胀、脂肪间隙消失，脓肿壁环形强化，脓腔 DWI 呈高信号。

2. 结合口底肿胀、黏膜红肿、剧痛、发热等临床表现。

3. 实验室检查示白细胞计数升高。

【鉴别诊断】

结合临床表现及影像学表现，口底蜂窝织炎多可明确诊断。仅部分病灶需要与肿瘤相鉴别。肿瘤多具有侵袭性，且逐渐增大，抗炎治疗无效。

【研究现状与进展】

口底蜂窝织炎常引起口腔颌面颈部多间隙感染，其病变受累范围及临床治疗难度均较大。目前对该病的研究多集中于其感染扩散途径、病原体及耐药性研究、临床综合治疗及严重并发症的防治等方面。影像学检查如多层螺旋 CT 或 MRI 可显示蜂窝织炎或脓肿，明确受累间隙的部位和数量，早期诊断并发症如纵隔炎、肺炎等，并协助临床医师制订手术计划[3]。

参 考 文 献

[1] Maroldi R，Farina D，Ravanelli M，et al. Emergency imaging assessment of deep neck space infections. Semin Ultrasound CT MR，2012，33（5）：432-442.

[2] La'porte SJ，Juttla JK，Lingam RK. Imaging the floor of the mouth and the sublingual space. Radiographics，2011，31（5）：1215-1230.

[3] 谭明凤，张福军，陈睿，等 . 重症口底多间隙感染合并颈 - 纵隔感染 1 例并文献复习 . 现代口腔医学杂志，2018，32（5）：313-315.

（刘　衡　于蒙蒙　白雪冬　李邦国　刘新疆）

第二十七章　颞下颌关节病变

第一节　色素性绒毛结节性滑膜炎

【概述】

色素性绒毛结节性滑膜炎（pigmented villonodular synovitis，PVNS）又称为弥漫性腱鞘滑膜巨细胞瘤（diffuse tenosynovial giant cell tumor），是一种累及单侧关节、韧带和关节囊的滑膜或腱鞘增生性病变。常为单侧关节发病，最多见于膝关节，其次是髋关节、踝关节、肩关节和肘关节，发生在颞下颌关节较为少见，通常与外伤、出血相关[1]。根据该病变累及关节的范围可分为局限型和弥漫型两类。局限型由于病变在关节内局限性生长，又称为色素结节性滑膜炎（pigmented nodular synovitis）；弥漫型是指病变在关节内弥漫生长，即为 PVNS。患者长期反复出现关节肿胀，部分伴有疼痛，以及由于肿胀和疼痛造成的活动受限，颞下颌关节病变可伴有耳前肿物、疼痛、听力减退等。目前公认的治疗方法是手术切除，但由于本病自身特点，病变在关节腔内分布广泛、侵袭深入，尤其是弥漫性 PVNS，常累及关节内重要结构，导致切除困难、复发率高。

【病理学表现】

大体病理上可见病变区有增厚的滑膜组织，呈褐色或黄色，表面有绒毛状结构；关节腔内可有积血。镜下见滑膜绒毛肥大、滑膜细胞增生明显，增生的细胞呈小圆形或卵圆形，细胞核形似咖啡豆。病变内尚有良性巨细胞散布。

【影像学表现】

1. X 线及 CT 检查　X 线检查可以显示病变关节间隙的改变及关节骨质的侵犯情况，但特异性较低，鉴别疾病难度较大。CT 检查具有较高的密度分辨力，能清楚显示关节内软组织增生及骨质破坏情况，并可清楚显示骨破坏区周围的硬化边（图 27-1-1，图 27-1-2A ～ D，图 27-1-3A ～ D），但 CT 对判断关节软骨及周围软组织的侵犯程度缺乏特异性，无法观察含铁血黄素沉积，只有病变发生明确出血时才能显示。

2. MRI 检查　与 X 线平片及 CT 对比，MRI 无疑是最佳的无创性检查，准确率高，优势明显。MRI 检查软组织分辨率高，并能多参数、多方位成像，可以很好地显示病变的形态、组织成分及周边软组织的受累情况[2]。

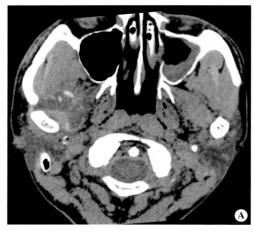

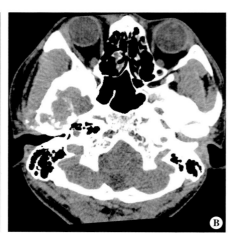

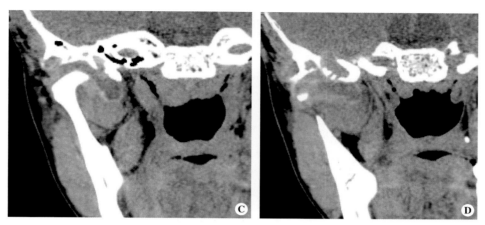

图 27-1-1　右侧颞下颌关节色素性绒毛结节性滑膜炎

患者，男性，55 岁。右侧颞下颌关节不适，张嘴困难 1 个月。A、B. CT 横断面软组织窗示右侧颞下颌关节可见结节状软组织影，病变呈膨胀性、内部密度不均匀，可见钙化及囊变区，病变边界清晰；C、D. CT 冠状位软组织窗示右侧颞下颌关节增宽，颞骨骨质可见膨胀性骨质破坏

（图片由青岛大学附属医院放射科张军、郝大鹏提供）

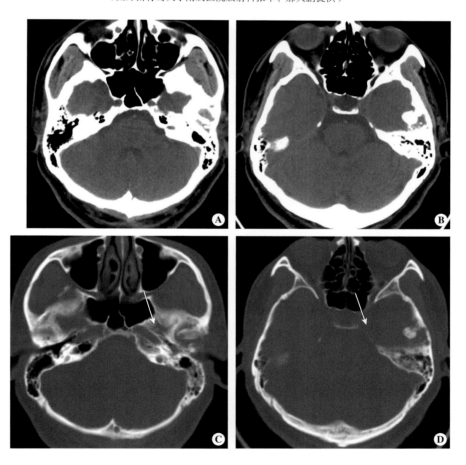

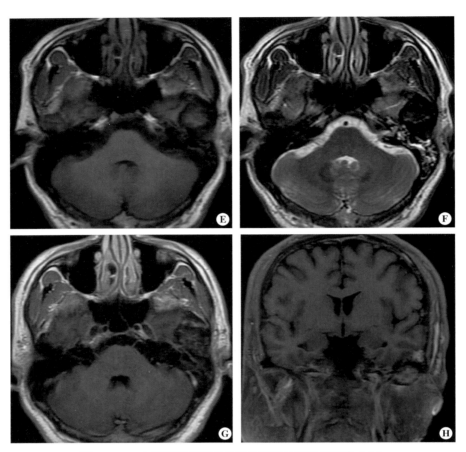

图 27-1-2 左侧颞下颌关节色素性绒毛结节性滑膜炎（1）

患者，女性，65 岁。长期夜间磨牙病史，左侧颞下颌关节不适，疼痛 1 年。A、B. CT 横断面软组织窗示左侧颞下颌关节周围可见软组织影，边界欠清；C、D. CT 横断面骨窗示邻近骨质有不规则骨质破坏，左侧颞骨亦可见虫蚀样骨质破坏及骨质增生；E、F. MRI 横断面 T₁WI 及 T₂WI 平扫示左侧颞下颌关节 T₁WI 呈等信号，T₂WI 呈低信号影；G、H. MRI 横断面及冠状位增强示病变呈轻度强化，邻近滑膜明显强化

（图片由青岛大学附属医院放射科张军、郝大鹏提供）

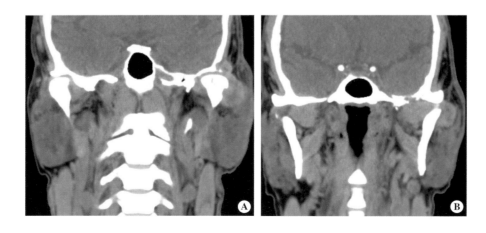

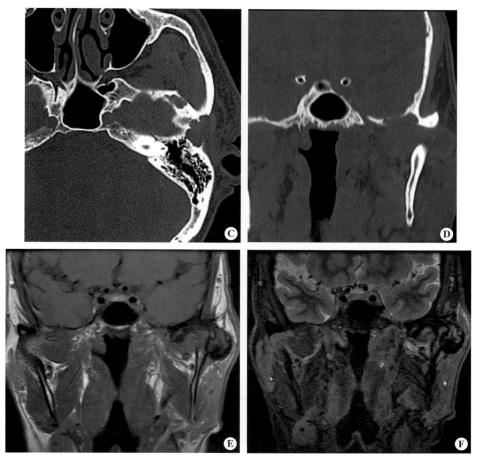

图 27-1-3　左侧颞下颌关节色素性绒毛结节性滑膜炎（2）
患者，男性，37 岁。左侧颞下颌关节疼痛 1 年。A、B. CT 冠状位软组织窗示左侧颞下颌关节周围可见多发结节影，呈分叶状，边界欠清，内部密度不均匀；
C、D. CT 横断面及冠状位骨窗示邻近骨质可见不规则骨质破坏，边界清晰；E、F. MRI 冠状位 T_1WI 及 T_2WI 示左侧颞下颌关节呈 T_1WI 呈等信号，
T_2WI 呈低信号影
（图片由天津市宝坻区人民医院放射科李福兴提供）

（1）弥漫型 PVNS 表现为滑膜绒毛或结节状增厚，局限型 PVNS 表现以局部软组织肿块为主。

（2）在 MRI 平扫图像上，因 PVNS 病理上可见增生滑膜内部有大量毛细血管引起反复出血，巨噬细胞吞噬含铁血黄素后，含铁血黄素可造成磁场不均匀，出现特征性 T_1WI 及 T_2WI 明确低信号（图 27-1-2E ～ F，图 27-1-3E ～ F）。

（3）在 T_2WI 图像上，病变多为多发囊状高信号表现；此多囊表现或为病灶囊变所致，或为增生的滑膜组织分隔关节腔积液所致。

（4）增强 MRI 检查，病变边缘区域可见强化表现（图 27-1-2G ～ H）。下颌髁突和颞骨关节面可以被病变侵蚀。有时大范围的铁沉积还能产生磁敏感伪影，这种伪影在 T_2WI 上尤其明显。

【诊断要点】

1. 颞下颌关节区疼痛性肿块，咬合关系紊乱伴张口受限。

2. 病变内部含有丰富的含铁血黄素沉积，在 T_1WI 和 T_2WI 图像上表现为特征性的低信号。

3. T_2WI 图像病变呈多发囊状高信号表现。

4. 增强扫描示病变边缘强化。

【鉴别诊断】

1. 滑膜软骨瘤病　颞下颌关节区滑膜软骨瘤病大多发生于关节上腔，以颞下颌关节区多发性"珍珠样"游离钙化小体为特征性表现。在 MRI 影像上，滑膜软骨瘤病的内部信号主要由三部分组成：关节腔异常积液、增厚的滑膜化生组织和游离的软骨样小体。

2. 类风湿关节炎　是一种累及多个关节的全身性疾病。关节的滑膜最先受累，继而出现关节内渗出液，滑膜肉芽组织形成，并增生形成血管翳覆盖于关节表面。在 MRI 影像上，类风湿关节炎以滑膜血管翳异常增生和关节骨质结构受侵为特点。通常增生的滑膜血管翳组织在 T_2WI 上呈中等信号改变。MRI 增强增生滑膜组织可以呈明显强化表现。类风湿关节炎的骨质侵蚀可呈圆形或不规则形。T_1WI 和 T_2WI 上病变信号明显低于正常骨髓信号，边界模糊。

3. 巨细胞修复性肉芽肿　是一种具有局部侵袭性的非肿瘤性病变，主要发生在颞骨关节面，好发于青年女性，复发率为 5%～15%，发病机制目前仍不明确，有学者认为该病是由于炎症或各种刺激因素导致骨质及周围组织出血的一种修复性反应，与创伤史无必然联系。CT 见颞下颌关节不规则骨质破坏，并可见软组织内钙化。增强 CT 呈中等强化的膨胀性肿块。病灶内常见含铁血黄素沉积、钙化、纤维化，于 T_1WI、T_2WI、DWI 均可见低信号。

【研究现状与进展】

X 线平片及 CT 检查可显示骨质膨胀性破坏，病变边缘可见残存的骨质改变。MRI 检查是诊断 PVNS 最佳的影像学方法，但有学者认为目前的 PVNS 存在过度诊断的情况，滑膜增生和（或）含铁血黄素沉积不足以诊断，确诊必须结合病理组织学检查加以鉴别。色素绒毛结节性滑膜炎的临床表现缺乏特异性而易被误诊为腮腺区肿块和颞下颌关节紊乱，并且此病罕见于颞下颌关节。PVNS 的治疗方法主要是手术彻底切除病变组织，累及骨质者应将受累骨质一并切除，切除不彻底者，有 35%～50% 的复发概率[3]。随着对该病认识的提高，许多医师建议术后联合放疗。PVNS 一般不会恶变，但有多次手术复发而恶变的病例报道。

参 考 文 献

[1] 鲍海宏，张莹，王帅. 颞下颌关节色素沉着绒毛结节性滑膜炎 1 例. 中国实用口腔科杂志，2011，4（2）：126.

[2] 佘玲. 磁敏感加权成像（SWI）在 MRI 诊断色素沉着绒毛结节性滑膜炎（PVNS）中的价值分析. 影像研究与医学应用，2018，2（19）：76-77.

[3] Verspoor FGM, Mastboom MJL, Weijs WLJ, et al. Treatments of tenosynovial giant cell tumours of the temperomandibular joint: a report of three cases and a review of literature. Int J Oral Maxillofac Surg, 2018, 47（10）：1288-1294.

（孙双燕　夏爽）

第二节　假痛风性关节炎

【概述】

假痛风性关节炎是一种少见的代谢性骨关节病，又称为关节软骨钙化症，关节软骨钙化是因为钙盐沉积于关节内的纤维软骨、透明软骨、滑膜、关节囊、肌腱和关节内韧带所致，此钙盐是以二羟焦磷酸钙为主，因此又称为二羟焦磷酸钙沉着症[1]。

发病年龄平均为 74 岁，无明显性别差异。临床分为六型：第一型为周期性关节炎发作，间歇期症状消失；第二型为持续性急性发作，本型少见；第三型为慢性持续性关节炎急性发作，本型最多见；第四型为慢性进行性关节炎不伴急性发作；第五型为只有一次关节炎发作；第六型为无症状型。最常见的 X 线表现是距关节面 1～2mm 的条状钙化，钙化可以是连续或断续的。病变反复发作可并发关节退行性变。

假痛风性关节炎多累及较大的关节，膝关节最常受累，其次是腕关节、踝关节、肘关节、髋关节及脊柱等。多为单侧关节受累，也有双侧受累。急性发作症状类似于痛风，起病急，进展迅速，关节红、肿、剧痛，关节表面皮肤可出现片状红斑，也有部分患者出现关节僵硬。急性期病程自限，可在 1～3 周自行缓解。慢性者表现为关节附件出现小结节，逐渐长大伴疼痛。病程长者可出现关节损害，也有部分患者无症状或仅有关节肿胀表现。该病在颞下颌关节少见。

【病理学表现】

病理改变主要为关节的纤维软骨和透明软骨呈点状、片状或条状钙化，其下方骨小梁有增生及囊性退行性变，滑膜组织呈绒毛结节样增生，关节间隙变窄，并可伴骨赘形成，很少见到进行性骨质破坏[2]。

【影像学检查方法】

对临床拟诊的患者摄取病变关节的正位平片，必要时摄取对侧关节及患侧侧位片。颞下颌关节需摄取下颌骨侧斜位片或曲面体层片、CT。影像学显示钙盐沉积的征象主要取决于沉积的程度及检测手段的有效选择。可同时选择其他关节检测，如在膝关节正位片中关节软骨钙化检出率约为90%，同时摄取膝关节及耻骨联合正位片检出率约为98%，同时摄取膝关节、耻骨联合及腕关节正位片检出率约为100%。

【影像学表现】

关节软骨钙化表现为细线样、弧线样钙化影，与骨性关节面相平行，两者之间有 1 ～ 2mm 的透明间隙[3]。

纤维软骨钙化表现为不规则、厚薄不均的混杂高密度影。

关节囊或关节周围软组织钙化表现为关节边缘云片状的致密影，周围软组织钙化，呈薄片状或细线状阴影，与附着骨分离（图 27-2-1）。

焦磷酸盐性关节病表现为关节间隙不均匀性狭窄，关节边缘骨质增生，关节面及关节面下骨质不规则增生硬化，关节面下硬化区内可见囊变，关节囊肿胀，关节腔内可见游离体，关节骨面可出现碟形侵蚀性缺损。

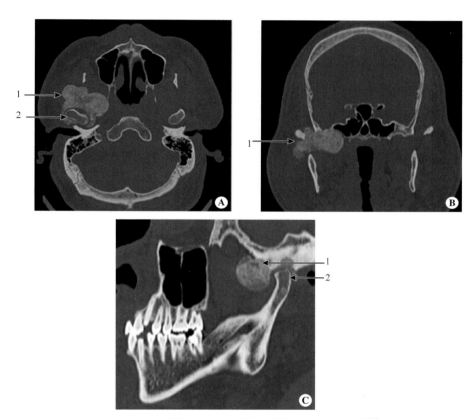

图 27-2-1　右侧颞下颌关节假痛风性关节炎 CT 扫描[4]

A. 横断面；B. 冠状面；C. 矢状面

患者，男性，60 岁。右侧颞下颌关节疼痛数年。CT 显示关节边缘的云片状的致密影，周围软组织钙化，呈薄片状或细线状阴影

【诊断要点】

1. 两个或多个关节显示典型的透明软骨或纤维软骨钙化，椎间盘钙化不包括在内。

2. 从有或无症状的关节抽吸积液，经偏振光显微镜检查可见到单斜晶或多斜晶的晶体，缺少或呈现微弱的阳性双折射。

软骨钙化不再是诊断假痛风性关节炎唯一的特征性征象，关节内钙化、关节旁钙化及关节结构的损害具有同等的诊断学价值。关节结构的损

害尤其可以作为与退行性骨关节病相鉴别的重要征象[3]。

【研究现状与进展】

假痛风性关节炎在 X 线片和 CT 影像上有时不能观察到关节及其周围的钙化灶，在 MRI 影像上某些患者还可表现为病灶的囊性改变，因此该疾病的诊断标准不能仅依赖影像学表现[5]。

另外，应用高分辨超声可观察到焦磷酸盐晶体的形态和所在部位，有助于假痛风性关节炎的诊断[6]。

参 考 文 献

[1] Filippou G，Adinolfi A，Cimmino MA，et al. Diagnostic accuracy of ultrasound，conventional radiography and synovial fluid analysis in the diagnosis of calcium pyrophosphate dihydrate crystal deposition disease. Clin Exp Rheumatol，2016，34（2）：254-260.

[2] Patel T，Ryan L，Dubois M，et al. The prevalence of chondrocalcinosis of the symphysis pubis on CT scan and correlation with calcium pyrophosphate dihydrate crystal deposition disease. Clin Rheumatol，2016，35（3）：771-773.

[3] 李长勤，付建斌，谢元忠，等. 二连焦磷酸钙晶体沉积症的影像学诊断. 中国矫形外科杂志，2006，14（18）：1404-1406.

[4] Kudoh K，Kudoh T，Tsuru K，et al. A case of tophaceouspseudogout of thetemporomandibular joint extending to the base of the skull. Int J Oral Maxillofac Surg，2017，46（3）：355-359.

[5] Iwata M，Kasai H. A case of calcium pyrophosphate dihydrate crystal deposition disease suspected the tumor of temporomandibular joint. Int J Oral Maxillofac Surg，2019，48（1）：281.

[6] Lin YY，Wang TG，Li KJ，et al. Imaging characteristics of calcium pyrophosphate dihydrate crystal deposition disease. Am J Phys Med Rehabil，2014，93（3）：272-273.

（李明玉 姚 礼 刘 衡）

第九篇

颈部间隙感染与炎性疾病

第二十八章　涎腺间隙炎性病变

第一节　涎腺炎性病变

一、流行性腮腺炎

【概述】

流行性腮腺炎是一种具有高度传染性的疾病，由腮腺炎病毒导致，传染源多为患者及隐性感染者。腮腺炎多为儿童性疾病，主要发生在 5 ～ 9 岁儿童，在学龄儿童中占优势[1]。冬春季为高发季节，主要通过飞沫经呼吸道传染。腮腺炎的潜伏期为接触后 12 ～ 25 天，主要临床特征为腮腺非化脓性肿胀，并可导致脑膜炎、脑炎、胰腺炎和听力缺陷。女性患者也可能发展为卵巢炎，而男性患者可能患上睾丸炎。流行性腮腺炎与其他儿童性疾病一样，随着年龄的增长，疾病的严重程度会随之增加。本病起病急，患者有发热、头痛、肌肉酸痛、厌食等表现，数小时至 1 ～ 2 天后出现腮腺肿大，可持续 10 天左右，然后自行消退。

【病理学表现】

流行性腮腺炎的主要病理改变为腮腺非化脓性炎症。病毒感染导致腮腺导管壁细胞肿胀、导管周围及腺体间质组织水肿等，可造成腮腺导管阻塞、唾液排出受阻及淀粉酶潴留，从而使血尿淀粉酶增高。

【影像学表现】

1. CT 检查　腺体单侧或双侧弥漫性肿大，正常腮腺腺体低密度脂肪内出现条状及小结节状软组织密度影，但无明显软组织肿块，增强扫描多呈均匀强化，叶间间隔和包膜可有增厚；周围软组织可伴有渗出性改变，局部颈浅筋膜和颈阔肌筋膜增厚。

2. MRI 检查　流行性腮腺炎的病理特征是腮腺非化脓性炎症，腮腺导管周围及腺体间质可见炎性细胞浸润，间质组织水肿，正常腺体的脂肪信号被炎性渗出及增生结节代替；T_1WI 序列上呈不均匀低信号，T_2WI 及压脂序列腺体呈不均匀高信号，周围脂肪间隙模糊，可见渗出。增强扫描示多数病变呈均匀强化，少数可呈斑片状、结节状不均匀强化。

【诊断要点】

1. 患者通常在 2 ～ 3 周与流行性腮腺炎患者有明确的接触史。

2. 典型的临床症状有以耳垂为中心的腮腺区肿胀，可伴有发热、头痛等。

3. CT 平扫示腮腺体积弥漫性增大，正常腺体的低密度脂肪密度增高；MRI 平扫在 T_1WI 腺体内可见不规则等或稍低信号，T_2WI 及压脂序列示腺体炎症及周围水肿区呈不均匀高信号，周围脂肪间隙模糊，多数病灶呈明显均匀强化。

4. 确诊须依据血清学及病原学检查（RT-PCR 实验或病毒培养）。

【鉴别诊断】

流行性腮腺炎是腮腺最常见感染性疾病之一，根据接触史及腮腺肿大情况，诊断并不困难。CT 及 MRI 是目前诊断腮腺病变最重要的影像技术，感染早期 CT 及 MRI 平扫可无明显异常表现，影像表现缺乏特异性，其定性诊断主要依靠明确的病史、体征及实验室检查，影像表现可以辅助诊断并起到定位的作用。

1. 早期化脓性腮腺炎　化脓性腮腺炎病灶早期周围水肿相对较轻，随病程进展，炎症继续扩散，涎腺组织坏死，形成多个化脓性病灶，增强后呈环状及花环状强化，一般不伴有睾丸炎或卵巢炎，血常规中白细胞计数明显增加。流行性腮腺炎一般不出现坏死或形成脓腔，且白细胞计数大多正常或稍增高。

2. 其他病毒性腮腺炎 如副流感病毒、甲型流感病毒、淋巴细胞脉络丛脑膜炎等病毒均可引起腮腺炎，需根据血清学检查和病毒分离等方式进行鉴别，在影像学上鉴别困难。

【研究现状与进展】

流行性腮腺炎多为儿童性疾病，考虑到辐射及患儿耐受情况，超声仍是首选的影像学检查手段。高频超声可以对腮腺的厚度、轮廓、内部回声、血流分布、腮腺内结节等情况进行直观的观察，可以为流行性腮腺炎的临床诊断提供可靠信息。

二、急性化脓性涎腺炎

【概述】

涎腺炎的分类是基于病因学和病理生理学，包括细菌性、病毒性、免疫性或肉芽肿性，其中细菌感染最常见[2]。急性涎腺炎的其他发病原因还包括脱水、免疫抑制、医源性感染（药物诱导）及罕见的血源性扩散。其中最多见的为急性腮腺炎，金黄色葡萄球菌是其常见致病菌，少数为链球菌，肺炎球菌则相对少见。主要发生在儿童。急性化脓性腮腺炎的发病机制分为血源性感染和经腮腺导管逆行性蔓延，后者多见，前者多见于新生儿。有文献报道[3]称新生儿急性化脓性腮腺炎的原因包括口腔不洁破溃、产钳致外伤破溃、产道感染、母乳感染等，早产儿、足月小样儿由于腮腺发育更加不完善，其成为高危人群。本病多为单侧受累，偶有双侧受累

的报道。涎腺炎的临床表现为患者进食后可出现涎腺疼痛、肿胀，在细菌性涎腺炎中可出现脓性分泌物。急性腮腺炎常见的临床表现包括发热、肌肉痛、肌肉不适等非特异性症状。更具体的特征包括95%的面部肿胀（腮腺炎）和（或）睾丸疼痛（睾丸炎）。如有必要，血清IgM抗体检测可用于诊断腮腺炎。在病程早期及第2～3周，双份血清效价增高4倍以上，具有诊断意义。

【病理学表现】

急性化脓性涎腺炎致病菌包括金黄色葡萄球菌、链球菌、厌氧菌、革兰氏阴性杆菌等，其中最常见的为金黄色葡萄球菌，病变局部有白细胞浸润及浆液性炎性渗出。急性化脓性腮腺炎典型的病理特征是患儿腮腺化脓性炎症，受侵腺体的周围组织常表现出点状出血、腺泡坏死、淋巴细胞浸润、间质水肿等。

【影像学表现】

1. CT 检查

（1）腺体增大，老年人正常腺体脂肪化，炎症时会出现密度增高，年轻人腺体炎症时密度减低，边缘模糊，增强扫描明显强化，伴有邻近的脂肪密度增高和（或）典型的单侧颈深筋膜增厚（图28-1-1～图28-1-3）。

（2）涎石病或导管阻塞引起节段性导管扩张与狭窄。

（3）可见腺内或腺外淋巴结肿大，但不具有特异性。

（4）脓肿表现为低密度影，可伴有积气。

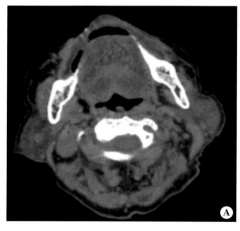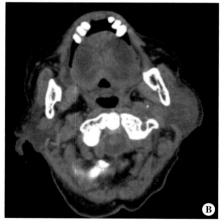

图 28-1-1 急性化脓性腮腺炎

患者，男性，45岁。左侧腮腺肿大伴疼痛1周。A、B. CT平扫示左侧腮腺体积增大，密度增高，其内密度不均，边界不清

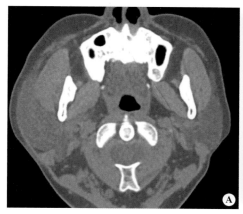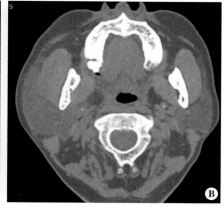

图 28-1-2　右侧急性化脓性腮腺炎

患者，男性，55 岁。右侧腮腺及面部肿大伴疼痛 2 周。A、B. CT 平扫示右侧腮腺体积增大，密度增高，其内密度不均。右侧颊筋膜增厚，皮下脂肪密度增高

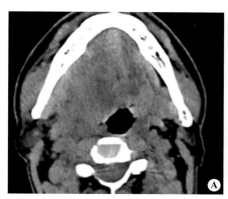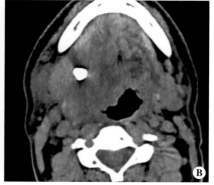

图 28-1-3　右侧急性化脓性颌下腺结石伴颌下腺炎

患者，女性，45 岁。右侧颌下区肿胀、疼痛，进食后明显。A、B. CT 平扫示右侧颌下腺体积增大，密度增高，其内密度不均。病变与口底软组织界线不清。右侧颌下腺可见结节状高密度影，提示结石

2. MRI 检查　腺体常肿大，边界清晰或模糊。信号常不均匀，表现为以长 T_1 长 T_2 为主的混杂信号，DWI 可见高信号影（图 28-1-4）。

【诊断要点】

1. 腺体增大，密度 / 信号不均匀，呈明显强化，常伴有腺体内或导管结石。DWI 显示病变扩散受限。

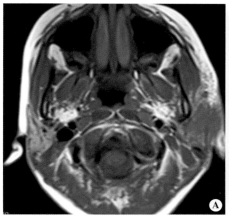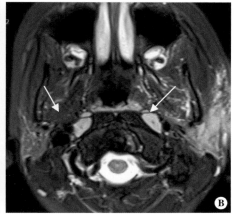

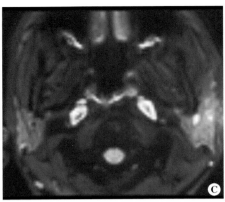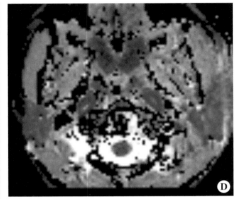

图 28-1-4 左侧急性化脓性腮腺炎

患者，男性，67 岁。左侧腮腺及面部肿大伴疼痛 2 周。A、B. MRI 平扫示左侧腮腺体积增大，T_1WI 呈等信号，T_2WI 信号增高，病变边界不清；
C、D. DWI 示病变信号增高，提示扩散受限，ADC 图示左侧腮腺信号减低。双侧咽后间隙可见增大的淋巴结（箭头）

2. 在病程早期及第 2～3 周，双份血清效价增高 4 倍以上，具有诊断意义。

3. 面部肿胀，并有发热、肌肉痛。

【鉴别诊断】

1. 流行性腮腺炎 是儿童常见的急性呼吸道传染病之一，患者具有典型的流行病接触史。本病的病因为腮腺炎病毒。CT 表现为肿大的腮腺密度增高，增强扫描呈轻度强化。MRI 表现为 T_1WI 多呈不规则等或稍低信号，T_2WI 呈弥漫性高信号，常伴有局部高信号区，增强扫描呈弥漫性中等强化。多数病例为双侧受累，腺体肿大，轻度疼痛。实验室检查为淋巴细胞比例增大，血清及尿中淀粉酶增高。

2. 咀嚼肌区间隙蜂窝织炎 以下颌角为中心的压痛和肿胀，张口明显受限，腮腺导管口无红肿，唾液分泌清亮。影像表现为咀嚼肌增大，间隙增宽，病变边缘不清，邻近的筋膜可见增厚。

3. 腮腺区淋巴结炎 又称为假性腮腺炎，表现为腮腺区肿痛，腮腺导管口无红肿，唾液分泌清亮。增强 CT 表现为淋巴结环形强化伴中央低密度影，MRI T_1WI 淋巴结呈等信号，T_2WI 呈弥漫或中央高信号，增强呈周边明显强化，中央不强化。

【研究现状与进展】

急性化脓性涎腺炎主要发生在儿童，涎腺炎症一般不需要影像学检查，但腮腺间隙组织结构复杂，影像学主要评价有无脓肿形成。CT 是目前诊断腮腺病变的重要影像技术，发现腮腺区病变时首要是对病变进行定位，现在应用最多的是 U 线定位，即通过下颌后静脉最背侧点与同侧颈椎骨最背侧点的连线。单纯的 CT、MRI 检查缺乏典型的特异性表现，目前尚不能完全对其进行确诊，需密切结合临床及相关实验室检查。

三、慢性涎腺炎伴结石

【概述】

涎腺炎是一种急性或慢性炎症，感染造成涎腺肿胀、疼痛。慢性涎腺炎伴结石在临床上常见，最常见于颌下腺。本病有两个主要病因：①涎液量减少；②涎腺导管结石的堵塞造成唾液逆行至口腔。口腔细菌以自由游动的"浮游生物"形式或以聚集的"无柄状态"存在，后者也被称为生物膜。生物膜在慢性感染中越来越重要，细菌生物膜可能是涎腺结石的致病因素。然而，生物膜是否参与或存在于颌下腺慢性化脓性涎腺炎尚不清楚[1]。也有研究认为微生物有助于涎腺结石的形成。慢性复发性涎腺炎的主要临床表现包括腺体肿大、胀痛、导管口充血、肿胀并有脓液排出。

据报道，涎腺结石的年发病率为 1/10 000～1/3[4]，一般认为涎液淤滞或涎液流量减少可导致结石的形成。涎腺结石多发生于青壮年，30～60 岁多见，男性多于女性。涎腺结石是涎腺区最常见的疾病，约占 50%，其中以颌下腺最多见，占 80%～90%。多为单发，亦可多发。患侧涎腺区肿胀，尤以进食时明显，进食后逐渐缓解。结石较大时，可触摸到有明显活动度的腺内结石。合并细菌感染时可并发涎腺急性炎症，使相应的腺管开口处红肿或有脓液溢出。

【病理学表现】

慢性复发性涎腺炎的病理学表现为腺泡不同程度的萎缩或破坏，腺导管上皮增生，间质细胞增生产生大量胶原纤维。涎腺结石由高度钙化的球状核组成，其形状多种多样，其周围是由无机物和有机物交替排列、逐层沉积而形成的层状结构。

【影像学表现】

1. CT 检查

（1）慢性涎腺炎的腺体内脂肪明显萎缩，实质体积减小。

（2）CT 三维成像：涎腺结石患者可见涎腺相应腺体或者导管走行区的单发或多发大小及形状不一的致密影，并可见不同程度的导管扩张（图 28-1-5）。

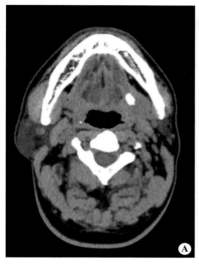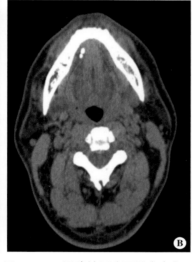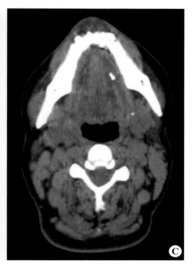

图 28-1-5　涎腺结石（不同患者）

A. CT 平扫示左侧颌下腺区可见斑点状高密度影，大小约为 11mm×7mm，CT 值约为 617HU；B. CT 平扫示右侧颌下腺远端开口可见多发结节状高密度影；C. CT 平扫示左侧舌下腺体积略增大，边缘略毛糙，前缘可见结节状高密度影，考虑左侧舌下腺导管结石

2. MRI 检查

（1）腺体变小，表现为脂肪萎缩，T_1WI 与对侧正常腺体相比信号增高，T_2WI 腺体实质信号减低，腺体实质本身数量减少。病变呈不均质长 T_1 信号，由纤维化导致的整体信号趋于短 - 等 T_2 信号。

（2）结石表现为 T_2WI 上的高信号涎液内的低信号区。

3. 涎腺内镜　可见导管内壁黏膜充血、出血、增生，并可见黏液栓子和结石等。

【诊断要点】

1. CT 检查　可明确显示涎腺相应腺体或者导管走行区的致密影。早期进食后腺体弥漫性肿大，腺体密度不均匀，晚期可出现腺体萎缩。

2. 典型临床表现　涎腺反复肿胀并伴局部疼痛，进食时加重。

【鉴别诊断】

1. 颌下淋巴结钙化　多分布在血管旁间隙内，呈斑点状或斑块状。涎腺结石主要沿导管走行方向分布。

2. 静脉石或血管壁的钙化　与相应血管有密切的关系，增强扫描可见邻近强化的血管影。

【研究现状与进展】

CT 可以清晰显示涎腺导管走行方向的高密度结石及肿大的腺体。此外，涎腺超声是诊断结石及炎症方便、简单、有效的方法，灵敏度在 90% 以上，尤其在各种涎腺结石治疗方面，超声已作为常规辅助工具。最近有学者[5]证明超声不仅可以帮助诊断涎腺结石，而且可以帮助经口颌下腺涎腺结石切除术中以非侵入性的方式定位颌下结石，故可作为涎腺内镜的替代方法。

四、腮腺结核

【概述】

结核病是一种常见的慢性传染病，主要由结核分枝杆菌引起，肺部多见，肾、骨骼、大脑、脊柱和淋巴结亦可发生。在所有结核病病例中，肺外结核约占 25%，其中最常见的肺外结核是结核性淋巴结炎，而头颈部结核约占肺外结核的 10%[6]。

腮腺结核病是一种极为罕见的肺外结核病，即使在结核病流行的国家，迄今为止报道的文献也很少。其本身缺乏特异性表现，无其他系统的结核病灶并存，多表现为单侧腮腺进行性、无痛性肿大，少数有迁延性不规则低热，多无典型结核中毒症状，如乏力、盗汗、食欲缺乏、消瘦等，临床易误诊为腮腺肿瘤。腮腺结核在年轻女性中多见，多发生在腮腺淋巴结内，通常局限于耳前淋巴结或腮腺下极区。腮腺结核通常表现为腮腺区的局限性、缓慢生长、非触痛性肿块。当病灶较小时，质地中等，表面光滑，活动性强；随着病灶增大，质地变硬，并可与周围组织粘连、活动度减小，部分融合成串珠样改变。疼痛、脓肿、瘘管和面神经麻痹为晚期表现。

患者常无肺结核和其他肺外结核的病史，少数患者有迁延性不规则低热，多无盗汗、乏力、消瘦、食欲缺乏等结核中毒症状，易误诊为腮腺肿瘤。病程中存在结核病患者接触史、肺结核或肺外结核的可疑表现、同侧颈部淋巴结增大、合并 HIV 感染或携带 HIV 病毒、既往激素治疗史等均是提示腮腺结核可能的危险因素。

【病理学表现】

腮腺结核的发病机制尚不明确。目前主要有两种发病机制解释腮腺和淋巴结结核病发生：第一种机制与口腔分枝杆菌感染有关，通过其管道释放到涎腺中的分枝杆菌或通过淋巴引流传递到颈部淋巴结。第二种机制与肺部的血源性或淋巴性扩散有关。在涎腺的发育中，腮腺的始基最先发生，但其包膜却最后形成，因此腮腺的淋巴系统被腮腺包膜包裹，腮腺结核极少发生在腮腺实质内，大多发生在腮腺淋巴结内。结核性腮腺炎以两种形式存在，一种是局部结节的形式，其特征在于涉及内部或外部腺体淋巴结，类似于腮腺肿瘤；另一种是弥漫性薄壁组织的形式，类似于常见的腮腺感染。腮腺淋巴结和弥漫性薄壁组织形式可以单独或组合出现。在病理组织学上，与其他部位结核一样，腮腺结核以渗出、增殖和干酪坏死为基本病理改变，这三种病理过程可以相互转化和存在。病理检查示病变内散在巨噬细胞、淋巴细胞、类上皮细胞及朗汉斯巨细胞，部分伴纤维组织增生及局灶性坏死。

【影像学表现】

腮腺结核在不同的病理分期下，CT 或 MRI 表现不同，增强扫描可进一步反映其病理特征[7]。

1. X 线检查 对腮腺结核诊断价值较有限，病变较大时，X 线可显示病变侧腮腺区软组织肿胀，密度增高。

2. CT 检查 腮腺结核与其他部位结核类似，CT 表现在不同的病理阶段不尽相同，具体如下：

（1）以增生改变为主时，主要表现为结核结节，平扫时可见软组织结节影，边界清楚，密度均匀，增强扫描后表现为强化均匀的实性结节。

（2）随着病情进展，病灶主要以增生为主，中心伴有少量干酪样坏死，基本无渗出改变，此时 CT 增强显示病变出现厚壁环形强化，强化环的内、外壁均较光整。

（3）病变进一步进展，病理上增生、坏死和渗出同时存在，CT 增强多表现为薄壁环形或花环样强化，强化环的内、外壁较模糊，周围皮下脂肪层亦明显模糊；其中，花环样强化者坏死与渗出的程度重于薄壁环形强化者，一般认为前者可能为多个病灶渗出导致病灶融合而形成的花环样改变。

3. MRI 检查

（1）腮腺结核的病理过程依次为增殖、干酪样坏死、组织分解形成空洞或钙化。早期腺泡含结核结节，腮腺实质信号欠均匀，T_1WI 呈不规则等或稍低信号，T_2WI 脂肪抑制序列呈略高信号，周围部分结构正常。当病变突破腺泡侵入周围组织时，形成结节或肉芽肿，表现为单一或散在的与周围组织分界清晰的软组织结节，T_1WI 及 T_2WI 呈等信号，T_2WI 压脂序列呈高信号，增强扫描后呈轻度均匀强化。

（2）病灶进一步发展进入干酪增殖阶段，出现肉芽组织及干酪样坏死并存的病理过程。干酪样物质含水量低、蛋白质含量高，不易液化，因此与周围炎性肉芽组织信号差异不明显，T_1WI 及 T_2WI 均呈等信号，T_2WI 压脂序列呈高信号，增强扫描干酪样物质因缺乏血供而表现为不强化，由于炎性肉芽组织存在血供，故可呈不均匀强化。

（3）发展到病变最后阶段，干酪样坏死占主导作用，病灶中心为较大的融合干酪灶或液化坏死，周围区域为肉芽肿结构，T_1WI 序列呈等信号，

T₂WI 序列呈略低信号，增强扫描显示肉芽肿结构因血供丰富而呈环形强化。在这一阶段，病灶易向周围侵犯，导致周围组织粘连、增厚，脂肪间隙模糊，信号不均匀。

【诊断要点】

1. 有或无确切结核感染病史，年轻女性多见。

2. 腮腺结核的影像学表现与其病理过程关系密切，渗出、增殖、干酪样坏死这三种病理改变往往同时存在并以其中一种改变为主，且还可互相转化。

3. 腮腺结核病的诊断基于临床病史、实验室检查、放射学检查和组织病理学。

【鉴别诊断】

1. 多形性腺瘤 是最常见的腮腺肿瘤，好发于中年女性，大部分位于腮腺浅叶，CT 平扫病灶多表现为腮腺区边界清楚的圆形、类圆形或分叶状软组织肿块，包膜完整，密度明显高于腮腺正常组织，可有钙化、囊变、坏死。瘤体较小时多呈均匀强化，肿瘤体积较大时强化多不均匀。

2. 腮腺腺淋巴瘤 又称为 Warthin 瘤，好发年龄为 40 ～ 60 岁，男性多见，主要位于腮腺浅叶和下极，病灶边界清楚，中心极易囊性变，即使瘤体较小，内部也常出现囊变，由于其血供较丰富，增强扫描表现为典型的"快进快出"的强化方式。

3. 急性化脓性腮腺炎 双侧或单侧均可发病，临床症状明显，多有明显的红、肿、热、痛表现，白细胞计数显著升高；CT 检查示腮腺弥漫性肿大，密度增高，呈明显不均匀强化；脓肿形成时，腮腺实质内可见不规则囊变坏死区，脓肿壁明显强化。

【研究现状与进展】

DWI 技术是目前唯一能观察活体水分子微观运动的成像方法，可以检测出与组织含水量相关的生理和功能的早期改变。DWI 尤其能为腮腺脓肿及结核的诊断和鉴别诊断提供重要信息[8]。腮腺脓肿的脓液内含有大量蛋白质成分，可导致局部组织黏稠，水分子扩散受限，DWI 序列表现为显著高信号。腮腺结核脓腔由干酪样物质坏死液化而形成，其内细胞结构较少，故水分子扩散加快，补充 DWI 图像表现，ADC 值升高。而有研究发现结核性脑脓肿的 ADC 值较低，被认为是炎性细胞导致的结果[9]。腮腺结核临床表现和实验室检查

不典型时，影像诊断起着重要的作用。

五、腮腺囊肿

【概述】

腮腺囊肿在涎腺囊肿中相对少见，约占腮腺病变的 2.5%，分为先天性囊肿和潴留囊肿。先天性囊肿由胚胎时期遗留于深部组织内的上皮成分发展而来，又分为鳃裂囊肿和皮样囊肿。而腮腺分泌的唾液为浆液性唾液，稀薄，内含大量淀粉酶，且腮腺导管粗大而平直，不易潴留形成囊肿，故腮腺潴留囊肿更为少见。本病病因不明，可能与导管发育异常，导管系统的急、慢性炎症，涎腺结石导致导管狭窄或闭塞、唾液潴留形成囊肿有关。手术或创伤是形成潴留囊肿的诱因[10]，术后或创伤后感染也可能是外伤导致小导管破坏，涎液外渗至组织间隙，周围纤维结缔组织包裹而形成囊肿，发生部位表浅[11]。病史为 1 个月至数年不等，主要表现为腮腺区无痛性、囊性肿块，触诊时有波动感，可合并感染和出血。

腮腺囊肿多见于老年男性，可见于腮腺的任何部位，一般位于腮腺浅叶、浅深叶之间[11]。呈单囊或多囊性肿块，生长缓慢，较小时可无症状，囊肿增大到一定体积时，因腮腺区肿大而被发现，囊肿合并出血或感染时可迅速增大且伴有疼痛。穿刺为无色透明液体，囊液内含淀粉酶。手术治疗为防止复发的主要治疗手段，愈后良好。

【病理学表现】

本病多由炎症或涎腺结石阻塞腮腺导管所致。原发性囊肿的囊壁为假复层或立方形上皮细胞衬里，而继发性囊肿由纤维结缔组织或肉芽组织包绕，无完整的上皮细胞衬里。

【影像学表现】

1. 超声检查 腮腺呈圆形或类圆形，边缘光滑，形态规则，囊内无回声区，透声性好。CDFI：囊肿边缘可见血流信号，囊内无血流信号。当合并感染时，呈不均质中高回声，透声性差，需要与低回声实性肿块相鉴别。

2. CT 检查 表现为均匀低密度囊性肿物，壁薄界清，增强扫描无强化或囊壁强化，当囊肿合并感染时，囊内密度增高，囊壁增厚，增强囊壁轻度延迟强化（图 28-1-6）。

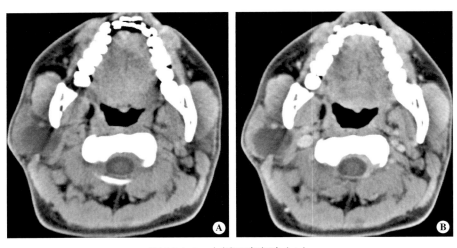

图 28-1-6　右侧腮腺囊肿（1）
A. CT 平扫示右侧腮腺见类圆形低密度影；B. CT 增强扫描示病变边缘环形强化

3. MRI 检查　囊腔 T_1WI 呈低信号，T_2WI 呈高信号，合并出血或感染时，囊腔内可见斑片状 T_2WI 低信号（图 28-1-7），易误诊为混合瘤和结核。

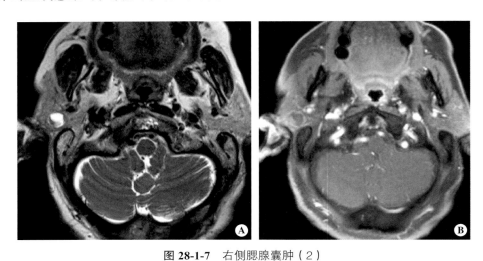

图 28-1-7　右侧腮腺囊肿（2）
A. T_2WI 示右侧腮腺呈类圆形高信号，内见斑片状短 T_2 信号（出血）；B. T_1WI 增强扫描示病灶呈环形强化

【诊断要点】

腮腺区的圆形或类圆形肿物，边界光滑，形态规则，密度或信号较均匀，可有分隔，合并感染时密度或信号可不均匀，边界不清。

【鉴别诊断】

1. 腮腺混合瘤　多位于腮腺浅叶，呈类圆形，平扫呈不均匀低密度，内有钙化或更低密度坏死区，增强扫描呈延迟强化，坏死区无强化。

2. 淋巴瘤　是起源于淋巴结或其他淋巴组织的恶性肿瘤，临床表现为全身多发无痛性淋巴结肿大，可累及多系统及脏器。常表现为一侧或双侧多个淋巴结肿大，密度均匀，增强呈轻中度强化，病灶可融合成团。淋巴瘤病理上常表现为淋巴结皮髓质弥漫性瘤细胞浸润，细胞密度更大，细胞间隙更为狭窄，DWI 图像弥散受限明显，ADC 值更低。

3. 表皮样囊肿　腮腺表皮样囊肿少见，多见于婴儿，位于腮腺或皮下，可单侧或双侧发病，临床表现为无痛性增大肿物，体检表现为中等质地、光滑，可合并感染，形成瘘管，影像学上两者鉴别困难，穿刺表皮样囊肿可有乳白色液体，而鳃裂囊肿为透亮液体。

参　考　文　献

[1] Gellrich D，Bichler M，Reichel CA，et al. Salivary gland disorders in children and adolescents：a 15-year experience. Int Arch Otorhinolaryn-

gol，2020，24（1）：31-37.

[2] Watanabe H，Odagiri T，Asai Y. Incidence of acute suppurative sialadenitis in end-stage cancer patients：a retrospective observational study. J Pain Symptom Manage，2018，55（6）：1546-1549.

[3] Velkoski A，Amoroso S，Brovedani P，et al. Presentation of acute suppurative parotitis in a newborn with incessant crying. Arch Dis Child Fetal Neonatal Ed，2017，102（2）：125.

[4] 苟加梅，陈琴. 涎腺疾病影像学诊断研究进展. 中华消化病与影像杂志，2012，2（3）：230-233.

[5] Romero NJ，Fuson A，Kieliszak CR，et al. Sonolocation during submandibular sialolithotomy. Laryngoscope，2019，129（12）：2716-2720.

[6] Qian X，Albers AE，Nguyen DTM，et al. Head and neck tuberculosis：literature review and meta-analysis. Tuberculosis（Edinb），2019，116：78-88.

[7] Zhang D，Li X，Xiong H，et al. Tuberculosis of the parotid lymph nodes：clinical and imaging features. Infect Drug Resist，2018，11：1795-1805.

[8] Munhoz L，Ramos E，Im DC，et al. Application of diffusion-weighted magnetic resonance imaging in the diagnosis of salivary gland diseases：a systematic review. Oral Surg Oral Med Oral Pathol Oral Radiol，2019，128（3）：280-310.

[9] Zhu L，Wang J，Shi H，et al. Multimodality fMRI with perfusion，diffusion-weighted MRI and（1）H-MRS in the diagnosis of lympho-associated benign and malignant lesions of the parotid gland. J Magn Reson Imaging，2019，49（2）：423-432.

[10] 于加友，张风河，王振光. 腮腺潴留性囊肿临床分析8例报告. 山东大学耳鼻喉眼学报，2002，16（6）：359.

[11] 柳江太. 腮腺潴留性囊肿——附15例病例分析. 青海医药杂志，1995（3）：24-25.

第二节　涎腺干燥综合征

【概述】

干燥综合征（Sjögren syndrome，SS）是一种原因不明的慢性自身免疫性炎性疾病，主要累及泪腺和涎腺，常呈家族聚集倾向。原发性干燥综合征（pSS）不同于继发性干燥综合征（sSS），后者为其他自身免疫性疾病的一部分。sSS主要继发于系统性红斑狼疮（15%～36%）、类风湿关节炎（20%～32%）及有限和进行性系统性硬化症（11%～24%），较少与多发性硬化和自身免疫性肝炎和甲状腺炎相关。考虑到病程的不同进展及治疗方式的不同，区分原发性干燥综合征和继发性干燥综合征非常重要。原发综合征全球患病率为61例/10万，其中欧洲患病率最高，是仅次于类风湿关节炎发病率的第二大自身免疫系统疾病。在我国，近几年干燥综合征发病率有上升趋势，患病率为0.3%～0.7%。女性患者明显高于男性，性别差异为（9：1）～（19：1）。首次诊断pSS时的平均年龄为56岁，另一个高峰出现在20～40岁。然而，最初的症状可能出现在诊断前数年。由于干燥综合征临床表现的多样性，患者在第一次可能会就诊于眼科、耳鼻喉科或口腔科。因此，对不同专业的医师来说，了解该疾病的临床表现、分类标准和治疗方案是至关重要的，有助于对疾病尽早诊断。pSS主要的临床表现为干燥性角膜结膜炎（眼干燥症）、口腔黏膜干燥（口干）、双侧腮腺肿大。

【病理学表现】

干燥综合征的典型病理表现为淋巴细胞和浆细胞浸润涎腺、泪腺，导致靶器官功能障碍。在外分泌腺组织中发现局灶性淋巴细胞浸润，同时伴有完整的腺泡单位。这些浸润主要由CD4[+] T细胞、CD8[+] T细胞和CD19[+] B细胞、浆细胞和树突状细胞组成。当呼吸道黏膜被淋巴细胞浸润，外分泌腺体萎缩时，呼吸道黏膜损害，临床上常表现为间质性肺炎、肺间质纤维化、支气管扩张。

【影像学表现】

1. X线造影　末梢导管呈斑点状或片絮状扩张，分支导管和主导管边缘毛糙。

2. CT检查　腮腺实质密度增高，其内可见弥漫性分布的脂肪组织浸润（图28-2-1～图28-2-3）。

3. MRI检查　弥漫肿大的腮腺内可见多发大小不等点状、小囊状长T_1长T_2信号影，边界尚清晰，腺体信号不均匀，腮腺腺体在T_1WI、T_2WI上呈弥漫性高信号，T_2WI压脂呈低信号，正常腺体结构基本消失，可伴有末梢导管扩张（图28-2-4）。

4. MR腮腺导管水成像　主导管管腔未见扩张且边缘光滑，腮腺分支及末梢导管呈不同程度的扩张。

【诊断要点】

1. 超声检查　表现为萎缩腺体内的多细胞或网状结构，腺体回声不均或表现为低/无回声区。CT检查显示双侧腮腺可见多发小结节高密度影，腺体体积的大小与病程有关，MR T_1WI及T_2WI显示腮腺呈胡椒盐状或蜂窝状。

2. 主要的临床表现　干燥性角膜结膜炎（眼干燥症）、口腔黏膜干燥（口干）、双侧腮腺肿大。

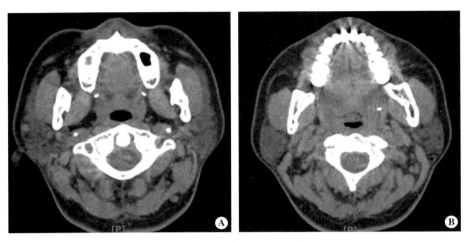

图 28-2-1 干燥综合征（1）
A、B. CT 检查示双侧腮腺实质密度增高，可见弥漫性点片状脂肪组织浸润

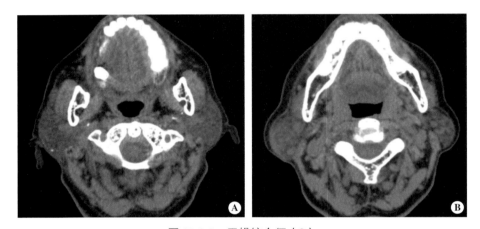

图 28-2-2 干燥综合征（2）
A、B. CT 平扫示右侧腮腺体积增大，双侧腮腺密度不均匀增高，右侧腮腺可见斑片状软组织密度影，双侧腮腺可见点状钙化灶

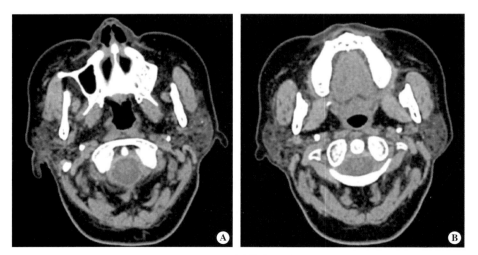

图 28-2-3 干燥综合征（3）
A、B. CT 平扫示双侧腮腺密度不均匀，呈弥漫粟粒样结节改变

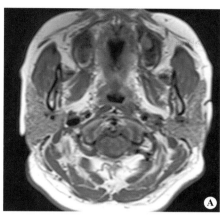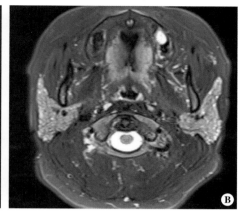

图 28-2-4　干燥综合征引起的腮腺淋巴上皮病

A、B. MRI 平扫示双侧腮腺体积增大，T₁WI 显示腮腺呈不均匀等信号（A），T₂WI 呈不均匀高信号影（B），内部可见弥漫粟粒样结节高信号影

【鉴别诊断】

类风湿关节炎　晨僵，逐步进展，可有关节畸形，影像学检查可见关节呈虫蚀样破坏；干燥综合征一般无骨质破坏及关节畸形。

【研究现状与进展】

磁共振腮腺导管水成像是根据人体内液体具有较长 T₂ 弛豫时间的特性，使含水器官成像，因此在腮腺区腮腺导管内静止的液体呈高信号，而富含脂肪的腮腺呈低信号，流动的血液因流空效应呈很低或无信号，这种成像特点使含有唾液的腮腺导管、腺泡和周围组织之间产生较强对比。腮腺导管水成像检测干燥综合征的准确率可高达 93%，可以为临床早期诊断提供辅助信息，是未来检测干燥综合征的首选方法，值得临床广泛应用[1]。

目前临床多采用涎腺超声来辅助诊断 pSS，张霞等[2] 研究证实采用涎腺超声（salivary gland ultrasonography，SGUS）不同评分系统后对 pSS 诊断的特异度和敏感度可分别达 93.0% 和 88.6%，且超声评分与血清类风湿因子及 γ 球蛋白等临床指标呈正相关，这项研究提示涎腺超声可能成为临床检测 pSS 疾病活动度及疗效评估的便捷手段。

参 考 文 献

[1] Zhu L，Wang J，Shi H，et al. Multimodality fMRI with perfusion，diffusion-weighted MRI and ¹H-MRS in the diagnosis of lympho-associated benign and malignant lesions of the parotid gland. J Magn Reson Imaging，2019，49（2）：423-432.

[2] Zhang X，Zhang S，He J，et al. Ultrasonographic evaluation of major salivary glands in primary Sjögren's syndrome：comparison of two scoring systems. Rheumatology（Oxford），2015，54（9）：1680-1687.

第三节　颌面部及颈部结节病

【概述】

结节病是一种原因不明的慢性全身性炎症性疾病，以非干酪样肉芽肿为特征，国外称为 Sarcoidosis 病（肉样瘤病），可侵犯全身系统的各脏器或组织，最常侵及淋巴结，占 90% 以上，包括胸内（肺门、纵隔及肺内淋巴结）及表浅淋巴结。颌面部及颈部是淋巴结较集中的区域，且位置表浅，易于发现。颌颈部结节病可单发，即颌颈型，也可并发于全身结节病。颌面部及颈部结节病多侵犯颌颈部淋巴结，其次为腮腺、颌下腺、颌骨、牙龈及舌等。在没有典型的全身性结节病表现的情况下，颌颈部结节状肉芽肿很难诊断，单发多误诊为良性肿瘤，多发易误诊为淋巴结结核、淋巴瘤[1]。

结节病的病因和发病机制尚未明确，目前多数研究倾向于与自身免疫性疾病有关。发病与迟发型变态反应、细胞免疫功能异常有关，也与环境、遗传因素有关。

颌面部及颈部结节病通常起病隐匿，呈慢性过程，无明显临床自觉症状，常于体检时发现。多见于青壮年和 50 岁以上中年人，也发生于儿童，大多呈良性经过。颌面部及颈部结节病的临床共性如下：慢性淋巴结肿大无疼痛，易被忽视；肿大的淋巴结聚集但不互相粘连，包膜完整，表面皮肤正常；易误诊为淋巴结结核。

颌面部及颈部结节病常合并胸内淋巴结结

病，故胸部 X 线检查是必不可少的，表现为双侧肺门淋巴结肿大。

【病理学表现】

结节病的确诊主要依靠病理检查，病理学特点为：①大量类上皮细胞聚集成团的结节，少量淋巴细胞和浆细胞成灶存在，淋巴结组织破坏，但是包膜完整；②结节病性肉芽肿通常为非坏死性，偶尔可见坏死；③可见朗汉斯巨细胞或异物型巨细胞、星状包涵体和钙化包涵小体。结节病组织学上与结核类似，不同点在于结核结节内无血管，内有干酪样坏死。结核结节除了大量上皮细胞，还有明显淋巴细胞浸润。

【影像学表现】

超声检查示结节病性肿大淋巴结呈椭圆形、不规则形，淋巴结的长径与前后径比值（L/S）多 > 1.8，内部回声呈不均匀云雾状中等回声，无钙化，淋巴结髓质回声增强，皮质均匀增宽，回声中等，包膜回声不均匀增强、增厚、完整（图 28-3-1）。90% 以上有肺部 X 线表现异常，主要表现为对称性肺门淋巴结肿大，血清血管紧张素转化酶（serum angiotensin converting enzyme，SACE）升高。

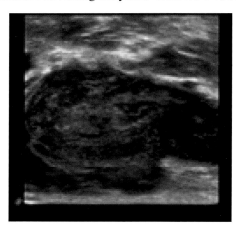

图 28-3-1 颈部结节病性淋巴结炎[2]
淋巴结呈椭圆形，内部回声呈不均匀云雾状中等回声，无钙化，
包膜回声不均匀增强、增厚

结节病性淋巴结尚保持正常的淋巴结基本结构，伴局部纤维组织、血管、肉芽组织增生。彩色多普勒表现为规则居中的门样或棒状血流信号，血流速度低，阻力指数低[2]。

CT 及 MRI 可显示多发淋巴结肿大，多侵犯颈部淋巴结，其次为腮腺、颌下腺、颌骨、牙龈及舌等。肿大的淋巴结密度或信号均匀，内部坏死少见，病变无融合倾向。很少侵犯邻近结构。

【诊断要点】

1. 颈部单发、多发淋巴结肿大，边界清楚，密度均匀，少有坏死。

2. 胸部 X 线示双肺门对称性淋巴结肿大，结节病性三联征（左、右肺门和气管旁淋巴结肿大）。

3. 淋巴结活组织检查是确诊的标准手段，SACE 测定是结节病辅助诊断和活动性判定指标。

【鉴别诊断】

1. 淋巴结核 常呈串珠样表现，L/S > 2.0，外形呈椭圆形，内部回声不均，呈聚集或散在的液化区，并有点、团状强回声，可伴声影。患者年龄较小，有结核中毒症状，卡介菌蛋白衍生物试验阳性且结核治疗有效。结核性肿大淋巴结由增殖性结节继发干酪样坏死，后期有纤维化、钙化。彩色多普勒表现为变形或多样门形散在点状或短棒状血流信号，血流速度低，阻力指数高。

2. 恶性淋巴瘤 恶性肿瘤细胞呈浸润性生长，其结构层次往往被破坏，肿大明显，L/S < 1.5，髓部回声显示为变形、缺失，多有原发肿瘤的临床表现和全身表现，病变进展快。恶性肿瘤淋巴结由于肿瘤细胞的浸润、结构破坏、血流紊乱，血管推压、破坏，血流分布呈多样化，有较丰富的门样或网状血流信号，血流速度快，阻力指数高。

【研究现状与进展】

结节病发病率呈上升趋势，单一指标诊断颈部淋巴结结节病敏感性、特异性不高，需要结合二维超声、彩色多普勒血流显像、胸部 X 线及临床表现等多方面指标进行综合评价。

参 考 文 献

[1] Shik KY, In JH, Jung KH, et al. Isolated cervical lymph node sarcoidosis presenting in an asymptomatic neck mass: a case report. Tuberc Respir Dis, 2013, 75（3）: 116-119.

[2] 白云，杨凤，刘俊平，等. 彩色多普勒超声对颈部结节病性淋巴结炎的诊断价值. 河北医药，2008，9（30）: 1292-1293.

第四节 颌面部嗜酸性淋巴肉芽肿

【概述】

嗜酸性淋巴肉芽肿（eosinophilic lymphogranuloma，ELG）是一种罕见的良性血管增生性疾病，病程较长，目前病因尚不明确，以皮下肿块、浅表淋巴结肿大为典型表现。1937 年我国学者金显宅等首次报道了 7 例嗜伊红细胞增多性淋巴母细胞瘤，认为这是一种病因不明的新疾病。1969 年由 Wells 和 Whster 首次提出"嗜酸性淋巴肉芽肿"这一名称，又称为伴嗜酸性粒细胞增多的血管淋巴样增生（angiolymphoid hyperplasia with eosinophilia，ALHE）。其发病机制尚不清楚，不清楚它是由血管肿瘤还是淋巴细胞增殖而构成的[1]。第一种假说考虑与动静脉分流相关，以及之前所受的创伤（摩擦、手术、冷伤、撕裂伤等），类似于化脓性肉芽肿。高雌激素状态可能是这种情况的发病机制之一。妊娠期各种血管肿瘤也存在这种现象。第二种假说认为 ALHE 是一种淋巴增殖性疾病，这种疾病的进展过程和频繁复发为其提供了支持。以前在 ALHE 病例中观察到 T 细胞受体基因重排和单克隆性，这增加了将这种情况视为低级别 T 细胞淋巴瘤的可能性。值得注意的是，部分 ALHE 病例与人疱疹病毒和人 T 细胞淋巴病毒有关。总之，ALHE 是一种真正的血管肿瘤，具有丰富的炎症成分，还是一种淋巴增殖过程，具有反应性血管生成反应。本病特征性表现为皮肤瘙痒和色素沉着。典型者可触及边界模糊的无痛性软组织肿块，并伴有局部肿大淋巴结。中年男性多见。同时外周血中嗜酸性粒细胞计数＞0.05×10⁹/L 可作为辅助诊断依据。

【病理学表现】

肿瘤主要分布于真皮，较少见于皮下组织。病变可以合并血管炎性成分，毛细血管大小的血管增生，内衬明显的、扩大的内皮细胞，呈现典型的鹅卵石样外观。细胞多为长方体，胞质内空泡，卵球形核均匀。病变区内可见淋巴细胞和嗜酸性粒细胞浸润。有丝分裂很少被观察到。血管成分在早期或生长活跃的 ALHE 中占主导地位，而淋巴样浸润在疾病的晚期更为明显。42% 的病例有动静脉分流的组织学证据。

【影像学表现】

1. 腮腺导管造影　分支导管移位，腺体不规则或规则充盈缺损。

2.CT 检查　病变累及腮腺时，腺体体积增大，内可见多个边缘清楚的结节灶，内部可伴有液化、坏死区。

3. MRI 检查　病变边界欠清，病灶中心多为液化、坏死部分，T₁WI 呈低信号，T₂WI 呈高信号，部分病例坏死区内可见分隔，邻近脂肪萎缩变薄。T₁WI 序列上可见较多细线影向周围脂肪层延伸，坏死区周壁厚薄不均，为等信号。T₂WI 序列上坏死区周围可见等信号，病变周围为薄层高信号水肿带环绕。T₂WI 压脂序列显示液化坏死区及水肿带更加明显。受累淋巴结肿大，信号尚均匀。增强扫描显示病变周壁和分隔明显均匀强化，液化坏死无强化。肿大淋巴结强化明显、均匀。

【诊断要点】

1. CT 检查显示腺体体积增大，内可见多个边缘清楚的结节灶，局部可见软组织肿块。MRI T₂WI 序列上坏死区周围可见中等信号，病变周围为薄层高信号水肿带环绕。受累淋巴结肿大，信号尚均匀。增强扫描显示病变周壁和分隔明显均匀强化，液化坏死无强化。

2. 本病的特征性表现为病变区皮肤瘙痒和色素沉着。

3. 外周血中嗜酸性粒细胞计数＞0.05×10⁹/L。

【鉴别诊断】

1. 木村病　这两者以前被认为是同一实体的表现。流行病学、临床和组织病理学特征随后将它们彼此区分开来。木村病多发生于年轻的亚洲男性人群。病变主要累及耳廓周围或腮腺。表现为影像三联征：皮下结节、涎腺肿块和淋巴结肿大；临床三联征：无痛性质硬结节、血液或组织嗜酸性粒细胞增多和 IgE 升高。增强 CT 显示皮下肿块表现为中度强化，增大的淋巴结呈圆形，中度至明显强化。增强 MRI 表现为特征性的实性强化结节。

2. 化脓性肉芽肿　表现为一种爆发性丘疹，有时伴有表皮角质层的侵蚀或溃疡。影像学表现为密度或信号不均的肿块样病变，增强呈不均质强化，占位效应常不明显。组织学上，它由毛细血管大小的血管组成，与未成熟的血管形成鲜明对比。

【研究现状与进展】

嗜酸性淋巴肉芽肿是一种罕见的良性血管增生性疾病，根据双侧腮腺肿大及多发淋巴结肿大，同时结合临床实验室检查，可初步诊断。影像学主要评估病变的范围，最新研究[2]表明，超声造影（contrast enhanced ultrasound，CEUS）检查对涎腺良恶性病变具有较高的诊断效能。涎腺恶性病变 CEUS 的主要特征是增强后无完整强化环，肿块边界不清，增强后肿块范围增大。

参 考 文 献

[1] Ciaramicolo N，Custodio M，De Sousa S，et al. Rare lesion, unusual location，uncommon presentation：a case of angiolymphoid hyperplasia with eosinophilia. Br J Oral Maxillofac Surg，2019，57（5）：479-480.

[2] Wang XY，Yu J，Zhang FY，et al. Phenylephrine alleviates（131）I radiation damage in submandibular gland through maintaining mitochondrial homeostasis. Int J Radiat Oncol Biol Phys，2019，104（3）：644-655.

（戴　辉　张号绒　李邦国　刘　衡）

第二十九章　咀嚼肌间隙与咽旁间隙病变

第一节　咀嚼肌间隙感染或脓肿

【概述】

咀嚼肌间隙为筋膜、肌肉、骨膜相互之间的潜在间隙，间隙内充满疏松的结缔组织与脂肪，彼此之间存在直接或间接的相通。一旦发生感染，则容易通过阻力薄弱的脂肪与结缔组织向邻近间隙相互扩散，从而引起多间隙感染。

咀嚼肌间隙（submasseteric space）由颈深筋膜浅层，即封套筋膜分层包绕咀嚼肌而成。其包括颞窝、颞下窝，以及由全组咀嚼肌（颞肌、翼内肌、翼外肌、咬肌）、下颌支、异位涎腺组织、神经血管等围成的脂肪间隙。该间隙可以发生感染、肿瘤等多种疾病。感染的蔓延途径：咀嚼肌间隙经翼上颌裂直接与内上方的翼腭窝相通，借乙状切迹前方与前内方的颊间隙直接相通，经内侧翼颌间隙与内侧的咽旁间隙相连，经咬肌间隙与后侧的腮腺间隙相通，可突破腮腺咬肌筋膜后进入腮腺内，下方与颌下间隙及舌下间隙相连，顺沿筋膜及筋膜间隙向颈部蔓延。咀嚼肌间隙主要为牙源性感染，主要由下颌第三磨牙冠周炎和下颌磨牙根尖周炎累及该间隙引起。也可由颞间隙、颞下、翼颌间隙及颊间隙、腮腺化脓性炎症引起，感染途径可直接经间隙蔓延，也可经血管、淋巴引流途径引起该间隙感染，邻近下颌骨骨髓炎也可导致咀嚼肌间隙感染。首先累及咬肌和翼颌间隙，然后向腮腺间隙、颌下间隙蔓延。

咀嚼间隙感染的主要特征是患者牙关紧闭，咬肌区域可扪及坚实的包块[2]，常有发热、颌面部疼痛、肿胀等临床症状。由于咀嚼肌筋膜强韧的阻挡，炎症可造成邻近下颌骨骨髓炎，并向颊间隙、翼颌间隙、咽旁间隙播散，引起多间隙感染，可突破腮腺筋膜造成腮腺脓肿。

【病理学表现】

感染早期，病灶内中性粒细胞浸润、水肿，出血，横纹肌坏死，脓肿形成。随着病程发展，中性粒细胞浸润、组织坏死更严重，随之中性粒细胞崩解，细胞碎片增多，成纤维细胞增生，脓肿被包裹，脓肿壁形成。慢性期，脓肿壁经纤维组织、肉芽组织修复。

【影像学表现】

咀嚼肌间隙感染可经过间隙直接相通，或借结缔组织、神经血管间接相连，感染常蔓延扩散至多个间隙。MSCT可显示感染累及范围[3]。咀嚼肌间隙感染可蔓延累及颊间隙、腮腺间隙、颌下间隙、颞下及颞间隙、咽旁间隙、下颌骨体间隙、翼腭窝及翼肌间隙；可蔓延至颈部，在颈浅筋膜与颈深筋膜间隙内蔓延至甲状腺峡部和胸骨柄水平，沿右侧胸锁乳突肌向下蔓延至右侧锁骨胸骨端水平[3]。

咀嚼肌间隙感染可表现为蜂窝织炎和（或）脓肿形成，具有向周围组织扩散的特点。CT表现为软组织肿胀呈低密度、边界不清、肌间隙积液、肌肉水肿，皮下脂肪间隙呈条絮状、网格状改变。病灶区脓肿形成，可有分隔，CT表现为单环或多个类圆形更低密度区，部分脓腔内可见气体影（图29-1-1）。MRI呈长T_1长T_2信号，脓肿形成时脓腔内容物呈DWI受限明显，周围水肿明显，可以与肿瘤坏死相鉴别，增强呈单环或多个环形强化，壁光整，壁厚薄均匀。邻近下颌骨骨髓炎表现为下颌支密度不均匀，内有骨质破坏、骨质硬化，可有骨膜反应，下颌支周围脂肪密度增高。

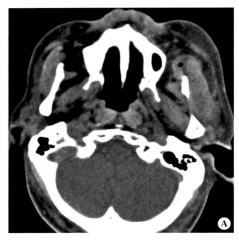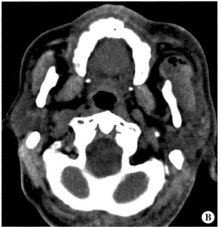

图 29-1-1　左侧咀嚼肌间隙感染

A、B. CT 平扫横断面示左侧颌面部皮下脂肪层水肿、模糊，咬肌肿大，密度减低，内见气泡影

【诊断要点】

1. CT 表现为软组织肿胀呈低密度、边界不清、肌间隙积液、肌肉水肿，皮下脂肪间隙呈条絮状、网格状改变。病灶区脓肿形成，CT 表现为单环或多个类圆形更低密度区，部分脓腔内可见气体影。

2. MRI 病变呈长 T_1 长 T_2 信号，脓肿形成时脓腔内容物 DWI 受限明显，周围水肿明显，增强扫描后呈单环或多个环形强化，壁光整，壁厚薄均匀。

3. 本病可以合并邻近下颌骨骨髓炎，表现为下颌支密度不均匀，内有骨质破坏、骨质硬化，可有骨膜反应，下颌支周围脂肪密度增高。病变可伴有多个间隙扩散。

【鉴别诊断】

咀嚼肌间隙肿瘤　肿瘤呈规则或不规则团块状，CT 平扫与肌肉密度接近，T_1WI 呈中等信号、T_2WI 呈稍高于肌肉的信号。肿瘤发生坏死时，DWI 呈低信号，而脓肿 DWI 呈高信号。肿瘤偶可发生出血、钙化，而感染性病变很少出血；增强扫描后肿块多明显强化，可见边界，而炎症呈不均匀强化，边界不清。肿瘤邻近肌肉及皮下脂肪层水肿程度不及感染性病变严重[1]。

【研究现状与进展】

颈部结构两侧基本对称，对于颈部单侧的原发病变，CT、MRI 检查容易辨认，诊断中尤其要注意明确病变累及范围。螺旋 CT 可以清楚显示咀嚼肌间隙软组织影，邻近肌肉、筋膜及皮下结构肿胀，边界不清。MRI 主要用于鉴别炎症病变与肿瘤性病变，评估病变的范围。同时 MRI 对骨髓腔水肿的敏感性高于 CT，联合 CT 及 MRI 能够准确评估病变的性质。

参 考 文 献

[1] 魏懿，肖家和，邹翎. 咀嚼肌间隙原发病变的 CT、MRI 诊断. 临床放射学杂志，2005，24（10）：870-873.

[2] Schwartz RH, Bahadori RS, Willis A. Submasseteric infection. Pediatr Emerg Care, 2015, 31（11）：787-788.

[3] 徐胜生，罗天友，文明，等. MSCT 评价颌面部颈部筋膜间隙感染及蔓延途径. 第三军医大学学报，2011，33（16）：1751-1754.

（夏　爽）

第三十章　舌下间隙病变

第一节　舌下间隙感染或脓肿

【概述】

口底以下颌舌骨肌为界，分成上、下两部分，上部是舌下间隙，下部是颌下间隙和颏下间隙。舌下间隙可以分成舌中隔间隙、舌下阜区间隙和颌舌沟间隙，其中后者可进一步分成颌舌沟内侧间隙和颌舌沟外侧间隙。

舌下间隙在解剖上极为复杂，广义的舌下间隙呈"马蹄"形，包括舌体和口底黏膜以下、下颌舌骨肌以上和下颌骨以内的所有蜂窝组织间隙，即包含上述通称的舌下间隙及颏舌骨肌上下间隙和颏舌骨肌间间隙。舌下间隙被颏舌肌及颏舌骨肌平分为左右对称的两部分，二者在舌系带深面相交通，舌下间隙内有舌下腺、颌下腺深部及其导管、舌神经、舌下神经及舌下动、静脉等。舌下间隙向后上与咽旁间隙、翼下颌间隙相通，向后下与颌下间隙相通[1]。

舌下间隙感染指舌下间隙的急性化脓性感染，其主要临床表现为颌下三角区炎性红肿、压痛，发病初期表现为炎性肿块，有压痛；进入化脓期有跳痛、波动感、皮肤潮红；穿刺易抽出脓液。患者有不同程度的体温升高、白细胞计数增多等。下颌牙的牙源性感染、口底黏膜损伤、溃疡创伤、异物刺入及舌下腺、颌下腺导管的炎症及同侧颌下间隙感染的播散均可引起舌下间隙感染[2]。

【病理学表现】

病变区内有大量的炎性细胞浸润，血管扩张，同时伴有坏死组织等。

【影像学表现】

在口底及颌面部间隙感染中，影像学检查主要有5个目标：①辅助临床诊断；②明确感染的范围；③明确是否有并发症；④明确是否有脓肿形成；⑤动态监测深部间隙的感染进程[3, 4]。

1. X 线检查　对口底及颌面部间隙感染难以做出准确的定性、定位诊断。目前 CT 及 MRI 检查在颌面部病变诊断中应用广泛并能对病变性质、部位、大小及周围大血管及气管等重要结构的关系做出明确诊断。

2. CT 检查　CT 平扫显示舌下间隙肿胀，口底部脂肪间隙密度增高，甚至消失，边缘不清，呈等密度或略低密度。病变区内低密度为坏死液化组织。脓肿形成后增强检查呈环状强化，脓肿壁较厚，部分内可见到分隔影。坏死液化组织无强化，脓肿边界模糊不清，可沿邻近间隙延伸至对侧间隙（图 30-1-1，图 30-1-2）。CT 检查可以进行冠状面、矢状面及任意切面图像重建，详细显示各层筋膜及间隙筋膜之间的解剖关系，能清晰确定感染分布部位及扩散蔓延途径，有助于早期识别相应并发症，如颌周及颌下脓肿。①蜂窝织炎：CT 显示皮肤水肿增厚，脂肪组织密度升高，肌肉组织密度减低，舌下间隙消失；②脓液形成：脓腔边缘强化，脓液密度介于水和肌肉组织之间；③气体积聚：软组织内散在边缘锐利黑影。

3. MRI 检查　可明确感染范围，尤其是对蜂窝织炎充血、水肿组织及脓肿的显示要明显优于 CT。舌下间隙是口底三个主要间隙之一，其炎性改变的影像学特征与口底蜂窝织炎相似，主要包括口底部软组织肿胀，筋膜间隙内的脂肪组织于 T_1WI 上信号减低，感染部位肿胀与周围组织界线不清，在 T_1WI 上呈等、低信号，在 T_2WI 上呈高信号。脓肿形成后在 T_2 压脂序列上呈显著高信号，在增强 T_1WI 上呈环形强化表现[2]。DWI 及 ADC 有助于脓肿的诊断，DWI 表现为显著高信号，具有特征性[4]。

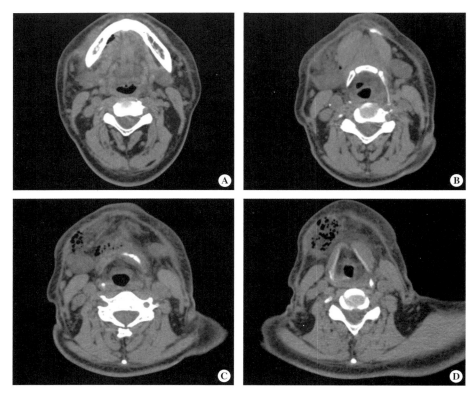

图 30-1-1　舌下间隙感染

A ～ D. CT 平扫示右侧颌下及口底软组织肿胀，脂肪间隙模糊、并可见气体密度影

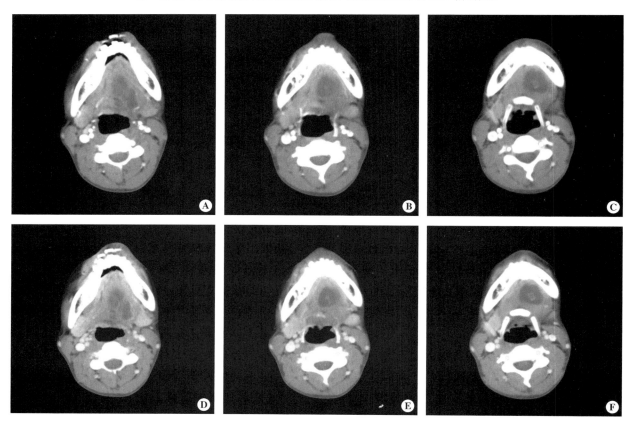

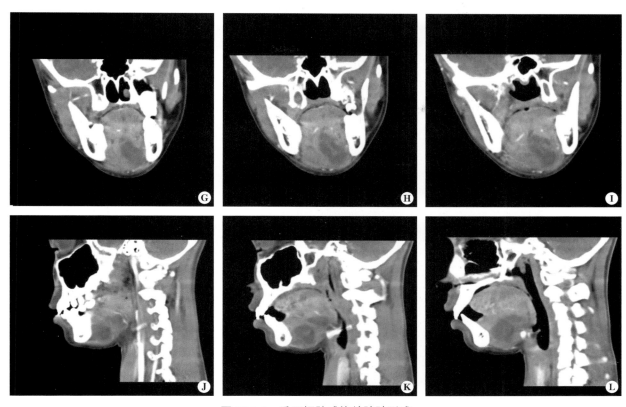

图 30-1-2 舌下间隙感染并脓肿形成

A ～ F.CT 动脉期、静脉期扫描示舌下左侧部不规则形略低密度影，增强后病变呈边缘性明显不均匀强化，内可见略低强化区，内缘尚光整，外缘模糊；G ～ L.冠状位、矢状位重建示病变整体形态及范围

【诊断要点】

1. 颌下三角区炎性红肿、压痛，多见于儿童。下颌牙的牙源性感染、口底黏膜损伤、溃疡创伤，以及舌下腺、颌下腺导管的炎症及同侧颌下间隙感染的播散均可引起此病。

2. CT 和 MRI 的特征性表现：①蜂窝织炎，CT 显示皮肤水肿增厚，脂肪组织密度升高，肌肉组织密度减低，舌下间隙消失；②脓液形成，脓腔边缘强化，脓液密度介于水和肌肉组织之间；③气体积聚，软组织内散在边缘锐利黑影。若脓肿形成，则增强后呈不均匀环状强化，脓液无强化。局部脓液形成时，DWI 呈明显高信号。

【鉴别诊断】

舌下间隙感染应与口底部症状类似的疾病相鉴别，诊断时要结合临床病史及体征。

1. 舌癌伴发感染 舌癌以肿块为主，通常累及舌组织，如果累及舌下间隙，病变边界相对清晰，T_1WI 呈等信号，T_2WI 呈高信号，若病变进展较快，影像学表现会与良性感染病变重叠，诊断存在一定困难。

2. 化脓性舌下腺炎 腺体弥漫性肿大，轮廓模糊。形成脓肿时，形成斑点状或空洞状低密度坏死区，皮下脂肪层模糊，密度增高；增强后脓肿形成环形、花环状强化。

3. 舌下囊肿发生感染 舌下囊肿边缘清晰，合并感染时囊壁强化较明显，形态较规整，周围软组织间隙肿胀程度较低，病灶常沿间隙生长。

【研究现状与进展】

舌下间隙感染为继发性感染，临床多依据发病因素、临床症状及体征即可做出准确诊断。目前对舌下间隙感染的研究多集中于其感染扩散途径、病原体微生物学研究、综合治疗手段及颌面部创伤的修复及对相应间隙感染的预防等。其中，影像学检查如超声、多层螺旋 CT 及 MRI 多用于对蜂窝织炎及脓肿进行观察，以明确感染的位置、范围及扩散途径[5]。

参 考 文 献

[1] La' porte SJ，Juttla JK，Lingam RK. Imaging the floor of the mouth and the sublingual space. Radiographics，2011，31（5）：1215-1230.

[2] 梁天琦，南欣荣，闫星泉，等．口腔颌面部间隙感染临床特征分析与治疗方法探讨．中国实用口腔科杂志，2017，10（06）：349-353.

[3] 丛丙峰，张凯，石利强，等．颌面部间隙感染的管理（四）-CT的诊断价值与应用．实用口腔医学杂志，2018，171（04）：142-145.

[4] 陆忠华，顾奕鸿，章哲，等．颈深筋膜间隙感染32例临床分析．中国基层医药，2018，25（16）：2139-2140.

[5] 王启晋，欧洪波．颌面部间隙感染的诊治研究进展．中国美容医学，2017，26（12）：143-145.

（于蒙蒙　白雪冬　李邦国　刘　衡）

第三十一章　颈部淋巴结病变

第一节　颈部淋巴结炎

【概述】

颈部淋巴结炎多继发于牙源性及口腔感染，也可来源于颜面部和颈部皮肤的损伤、疖、痈等。儿童淋巴结炎多由上呼吸道感染或咽扁桃体发炎引起。由于病原菌的不同，分为病毒性淋巴结炎、细菌性淋巴结炎、真菌性淋巴结炎。淋巴结炎早期的特征是局部淋巴结肿大，可扪及颈部结节，自觉疼痛或压痛，全身反应轻微，若淋巴结炎没得到及时控制，可形成脓肿，疼痛加重，周围皮肤红肿、皮温升高。单个淋巴结包膜化脓破坏后可累及相邻多个淋巴结，相互融合形成炎性包块，脓肿破溃后流出淡黄色黏稠脓液，此时出现高热、寒战、头痛及食欲减退等全身毒血症状，实验室检查示白细胞计数迅速升高。淋巴结炎慢性期形成微痛的硬性结节，轻度活动，有压痛，无明显的全身症状，当机体抵抗力下降时，淋巴结炎可反复急性发作。炎性淋巴结增生、增大后，即使炎症得到控制，也不易完全消退[1]。

【病理学表现】

淋巴结炎以坏死和大量炎性细胞浸润为主。

【影像学表现】

1. CT 检查　颈部的一侧出现单个或多个大小不等的肿大淋巴结，呈圆形或椭圆形，边界清楚，结节可相互融合而边界不清，若炎症得不到控制可发展为化脓性淋巴结炎，肿大淋巴结中央坏死，CT 密度减低，边缘模糊（图 31-1-1）。

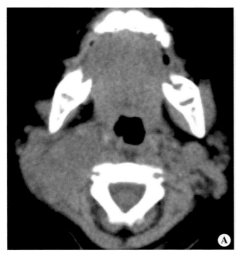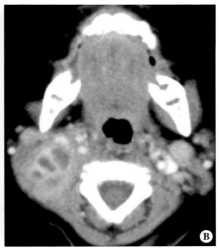

图 31-1-1　左侧颈部化脓性淋巴结炎

A. CT 平扫横断面示右侧颈部多发肿大淋巴结、相互融合，边界不清；B. CT 增强扫描横断面示病灶多个环形强化，厚壁均匀

2. MRI 检查　病变于 T_1WI 上呈低信号，于 T_2WI 上呈高信号，DWI 序列病灶中央呈高信号，增强病灶呈环形强化，内壁光整，壁厚薄均匀。

【诊断要点】

1. 多有感染的病史。

2. 肿大的淋巴结，密度均匀并明显均匀强化；

化脓性淋巴结炎坏死区 DWI 信号，增强病灶呈环形强化，内壁光整。

【鉴别诊断】

1. 淋巴瘤 一侧或双侧多个肿大淋巴结，密度均匀，增强扫描呈轻中度强化，病灶可融合呈团块影。

2. 转移瘤 多有原发肿瘤病史，肿大淋巴结密度或信号不均匀，可有囊变坏死，增强后不均匀强化。

【研究现状与进展】

双能量扫描根据不同物质在不同能量下衰减情况不同的特性，实现物质成分的分离。双能碘图能显示图像中碘的分布，能够对淋巴结的碘浓度进行定量评估，从而反映淋巴结血流灌注分布情况。炎症性淋巴结皮质内含大量次级淋巴小结，淋巴滤泡增大，数目增多，淋巴细胞丰富，髓索增厚，髓窦内皮细胞增多，小血管明显增粗可能导致碘摄取增加，呈高灌注。转移性淋巴结和淋巴瘤因淋巴结基底膜发育欠完善、内皮细胞连接松散，淋巴结新生血管生成具有不同速度和分布不均匀的特点，导致碘含量低于炎性肿大淋巴结，呈低灌注[2]。

参 考 文 献

[1] 李吉东，隋健夫，刘兵.面颈部淋巴结炎.中国实用乡村医生杂志，2017，24（2）：13-14.
[2] 杨亮，罗德红，赵燕风，等.能谱参数诊断不同颈部淋巴结病变的价值.医学影像学杂志，2015，25（12）：2095-2099.

第二节 颈部淋巴结结核

【概述】

颈部淋巴结结核，多见于儿童和青年人。一般在人体抵抗能力低下时发病。结核杆菌大多经扁桃体、龋齿侵入，少数继发于肺或支气管的结核病变。颈部淋巴结结核可单侧或双侧发生，可有多个大小不等的肿大淋巴结。早期，肿大淋巴结硬、无痛，可推动。随着病变的发展，因淋巴结周围炎，淋巴结与皮肤和周围组织发生粘连，各个淋巴结也可互相粘连，融合成团。晚期，淋巴结发生干酪样坏死、液化，形成寒性脓肿。破溃后可流出豆渣样或米汤样脓液，最后形成经久不愈的窦道或慢性溃疡。

颈部淋巴结结核为无痛性肿块，生长缓慢，表面光滑，质地较硬，无粘连移动，可有午后低热、盗汗等全身症状，实验室检查红细胞沉降率增快。

【病理学表现】

淋巴结结核不同阶段有不同的病理表现，可分为 5 个阶段，包括炎性增殖期（以成熟小淋巴细胞增生为主，伴有原幼淋巴细胞增生，未见坏死灶）；淋巴结节期（以淋巴结细胞及组织细胞增生为主，可见淋巴结节）；结核结节期（以上皮样细胞增生为主，并可见结核结节内有典型的朗格汉巨细胞）；干酪样坏死期（大量抗酸分枝杆菌）；纤维素增殖期（以纤维结缔组织增生为主，伴有少数纤维及纤维细胞、组织细胞）。

【影像学表现】

淋巴结结核为增生的肉芽组织则表现为均匀强化，周边无粘连；淋巴结干酪样坏死时，淋巴结呈环形强化，内外壁光整，其内可见斑片状无强化区，病变侵犯周围组织，可形成冷脓肿和窦道（图 31-2-1）；当病变穿透淋巴结包膜，淋巴结相互融合粘连，平扫时淋巴结中心可见低密度灶，增强时多呈环状强化，融合时呈现典型的花瓣状强化，部分病灶内可见点状钙化，病灶内钙化对结核有提示意义（图 31-2-2）。MRI 显示增大的淋巴结呈等 T_1 等 T_2 信号影，DWI 无扩散受限，增强检查呈均匀或环形强化。病变无明显融合倾向。

【诊断要点】

1. 淋巴结结核常见于年轻人，影像学检查可见颈部多发淋巴结肿大，CT 表现为等密度，MRI T_1WI 及 T_2WI 均呈等信号，表现为均匀或环状强化，部分病灶内可见钙化。

2. 有午后低热、盗汗等全身症状，实验室检查红细胞沉降率增快。

【鉴别诊断】

1. 淋巴瘤 全身多发无痛性淋巴结肿大为其特征性临床表现，可累及多系统及脏器。常表现为一侧或双侧多个淋巴结肿大，密度均匀，增强呈轻中度强化，病灶可融合成团。MRI 检查显示 DWI 图像弥散受限明显，ADC 值更低，往往小于 $0.996×10^{-3}mm^2/s$[1]。

2. 转移瘤　对原发肿瘤病史的详细检查尤为重要，淋巴结转移部位与其引流区域相关。原发肿瘤组织病理不同，影像表现也不相同。肿大淋巴结常形态不规则，密度或信号不均匀，可有囊变、坏死，增强后不均匀强化，囊壁厚薄不均匀，边界不清。

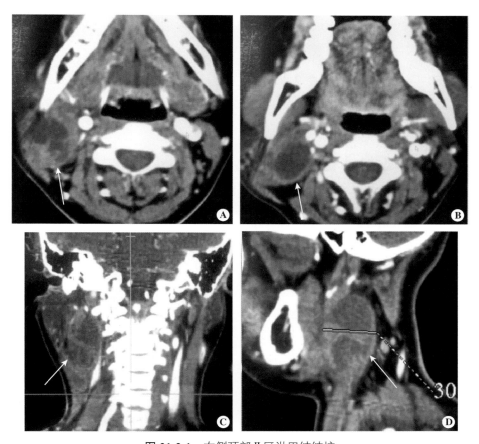

图 31-2-1　右侧颈部Ⅱ区淋巴结结核

患者，女性，25 岁。低热 1 个月，右侧颈部触及增大的淋巴结。A～D. 增强 CT 示右侧颈部Ⅱ区淋巴结花瓣状强化，其内可见斑片状无强化区（箭头）

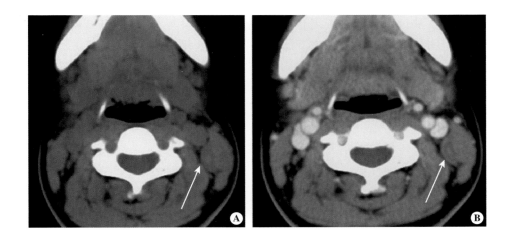

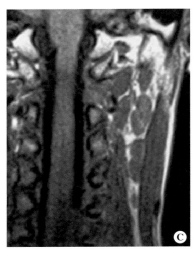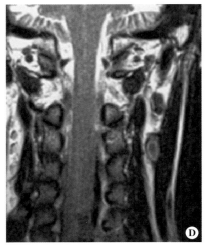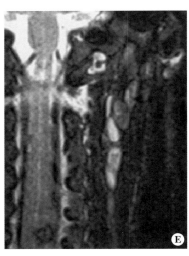

图 31-2-2　左侧颈部 II、III 区淋巴结结核

患者，男性，40 岁。低热、盗汗 2 个月，左侧颈部肿胀。A. CT 平扫示左侧颈部 II 区可见淋巴结影，密度不均匀，边界清晰，内部可见稍高密度影（箭头）；B. CT 增强检查示病变的壁环形强化（箭头）；C ～ E. MRI 冠状 T₁WI、T₂WI 及 T₂WI 脂肪抑制序列示左侧 II、III 区多发肿大的淋巴结，病变呈等 T₁ 低 T₂ 信号影。T₂WI 脂肪抑制病变呈稍高信号

【研究现状与进展】

淋巴结病变从病理学角度观察，良性和恶性淋巴结均可出现淋巴结内细胞密度增高，细胞核和细胞质比例改变，血流灌注出现差异。从形态学上均可表现为淋巴结肿大，淋巴结门结构变窄消失，淋巴结异质性和淋巴结周围异常。因此，从影像学上观察良、恶性淋巴结病变存在一定的重叠，所以为明确诊断淋巴结病变性质，延伸出 DWI、灌注成像、弹性成像、双能量成像、组学研究等高级技术在淋巴结疾病中的应用。

1. DWI 检查　以炎性、恶性肿大淋巴结的病理差异为依据，通过 DWI 技术研究两者的细胞外间隙水分子扩散运动自由度变化得出恶性肿大淋巴结水分子扩散明显受限，炎性肿大淋巴结内水分子扩散相对不受限制，ADC 诊断阈值约为 $0.996 \times 10^{-3} mm^2/s$[1]。

2. 能谱 CT　根据不同物质的能量衰减情况不同的特性，实现物质成分的分离，能对淋巴结不同病理状态下的碘浓度进行定量评估，从而反映淋巴结血流灌注分布情况。炎性淋巴结肿大由于含有大量次级淋巴小结，淋巴滤泡增大，数目增多，淋巴细胞丰富，髓索增厚，髓窦内皮细胞增多，小血管扩张，可能导致碘摄取增加，明显高于转移性淋巴结和淋巴瘤[2]。

3. 弹性成像　病理上，不同疾病引起的淋巴结肿大和周围正常组织间的弹性系数存在差异。

弹性超声鉴别良、恶性淋巴结的敏感性和特异性均较高[3]。

4. CT 灌注成像　由于恶性淋巴结病变内杂乱、不成熟的新生血管增多，血管基底膜不完整，新生血管内血流流速增快，血管内压力增大，血液循环时间缩短，引起血流动力学呈高灌注，平均通过时间（mean transient time，MTT）缩短，表面通透性（permeability surface，PS）增高，炎性肿大淋巴结则相反[2]。

5. 组学研究　影像组学是在常规影像学基础上，从影像中高通量地提取大量影像信息，实现肿瘤分割、特征提取与模型建立，并通过深度挖掘数据，寻找出疾病的内涵特征，从而反映人体组织、细胞和基因水平的变化。通过对影像组学提取的特征进行分析，进而判断淋巴结良、恶性。

参 考 文 献

[1] Alamolhoda F，Faeghi F，Bakhshandeh M，et al. Diagnostic value of diffusion weighted magnetic resonance imaging in evaluation of metastatic neck lymph nodes in head and neck cancer：a sample of iranian patient. Asian Pac J Cancer Prev，2019，20（6）：1789-1795.

[2] 王博，谭红娜，王攀鸽，等 . 一站式 CT 能谱灌注成像预测兔腋窝淋巴结性质 . 中国医学影像技术，2019，35（02）：20-25.

[3] 王娟，魏春红，鲁一兵，等 . 超声弹性成像结合颈部淋巴结超声检查在甲状腺结节良恶性鉴别诊断中的价值 . 临床超声医学杂志，2016，18（10）：670-672.

（汤　敏　戴　辉　刘　衡）

第三节　颈部淋巴结反应性增生

【概述】

颈部淋巴结反应性增生又称为淋巴结炎性增生性病变（reactive adenopathy，RPS），是淋巴结或软组织常见的良性增生性疾病，其原因是多方面的，如炎症、病毒感染、疫苗接种、某些药物反应、免疫性疾病等因素都可能导致咽部和身体其他部位的淋巴结肿大和淋巴组织增生。病毒感染是最常见的原因，通常导致双侧淋巴结轻微肿大，而没有周围炎症。巨细胞病毒感染、单纯疱疹病毒感染、水痘和风疹是常见的病毒病因，但通常需要与临床或实验室检查相结合才能做出明确诊断。好发人群多为青少年，常见的传染源有咽炎等局限性的头颈部感染及全身性的病毒感染。

【病理学表现】

病变的淋巴结肉眼观察大小不等，直径一般为 1～3cm，有时可达 10cm。镜下，由于致病原因的不同，淋巴结反应性增生常有不同的组织学结构。组织学表现为淋巴滤泡增生、副皮质区增生、窦组织细胞增生、混合性增生。

【影像学表现】

1. CT 表现　CT 可以清楚显示肿大淋巴结的部位、范围、数量，也可以显示淋巴结与周围组织结构的关系，以指导临床活组织检查取材。特征性表现为咽旁或咽后间隙内淋巴结肿大，短径常≤ 1.5cm，以孤立性肿大淋巴结最常见。平扫密度均匀，等于或略低于邻近肌肉，增强后多明显强化，强化均匀[1, 2]。

2. MRI 表现　T$_1$WI 呈低或中等信号，信号均匀；T$_2$WI 呈中等信号，信号均匀；DWI 弥散受限，呈高信号；T$_1$WI 增强呈多种强化形式，多为明显强化（图 31-3-1，图 31-3-2）。

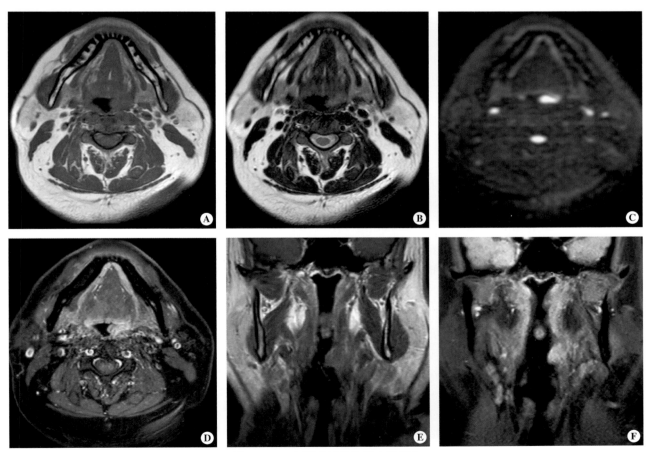

图 31-3-1　左侧咽部炎性增生性病变

患者，男性，47 岁。体检发现咽侧肿物 6 个月。A. 轴位 T$_1$WI 平扫示左侧咽部等信号结节；B. 轴位 T$_2$WI 示结节呈高信号；C. DWI 示结节弥散受限，呈高信号；D. 轴位 T$_1$WI 增强示结节明显强化，与舌根后部淋巴组织相延续；E. 冠状位 T$_1$WI 平扫示左侧咽部结节突向咽腔；F. 冠状位 T$_1$WI 增强示结节明显强化

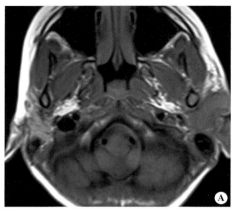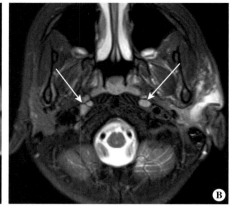

图 31-3-2　鼻咽顶部炎性增生性病变，左侧腮腺急性炎症

患儿，男性，11 岁。左侧面部肿胀疼痛 1 周。A. 轴位 T_1WI 平扫示鼻咽顶部等信号结节；B. 轴位 T_2WI 示结节呈高信号；双侧咽后间隙可见增大的
淋巴结（箭头）。左侧腮腺弥漫性肿大

【诊断要点】

1. 有咽炎或全身性病毒感染的年轻患者。

2. CT 显示增大的咽后间隙结节影，密度均匀，伴或不伴颈部其他相关的反应性结节。

3. MRI 显示圆形结节，边界清楚，信号均匀，明显强化。

【鉴别诊断】

1. 淋巴结结核　多见于青壮年，肿大淋巴结密度不均，呈环形强化，多个淋巴结融合时可见花环状强化。

2. 淋巴结转移　多有原发肿瘤病史，肿大淋巴结密度不均，可有囊变、钙化，边界不清，增强后可见强化。

3. 恶性淋巴瘤　常累及纵隔淋巴结，肿大淋巴结容易融合成团，常为轻、中度强化。

【研究现状与进展】

颈部淋巴结是头颈部肿瘤转移和炎症引流的区域淋巴结，也是防御炎症侵袭和阻止肿瘤细胞扩散的重要屏障。区分颈部淋巴结的良恶性对于治疗方式的选择至关重要。

CT 灌注成像是一种无创的评价组织血流灌注状态的功能成像方法，可以对颈部不同病理类型的淋巴结病变进行定量分析，对颈部淋巴结转移及炎性反应性淋巴结增生相鉴别时有一定的临床价值。

双能量能谱分析对良恶性淋巴结病变的鉴别可以提供一定的有价值的信息。不同单能量图对应的 CT 值测量对于区分不同病理类型的淋巴结病变具有一定的潜在价值。

近些年间质磁共振淋巴造影（interstitial magnetic resonance lymphography，IMRLG）的研究较多，采用与大分子结合的磁共振对比剂，利用其分子量和分子体积较大的特点，可以使目标淋巴结在较长时间内维持较高的强化水平，在淋巴结反应性增生及淋巴结肿瘤转移中可以有效显影其引流区域的淋巴管和淋巴结的具体形态，具有鉴别颈部淋巴结转移和反应性增生的应用价值[3、4]。

参 考 文 献

[1] Ludwig BJ，Wang J，Nadgir RN，et al. Imaging of cervical lymphadeno-pathy in children and young adults. AJR，2012，199（11）：1105-1113.

[2] 丁莹莹，李鹍，汪永平. 淋巴结反应性增生的 CT 诊断. 实用放射学杂志，2006，22（5）：584-586.

[3] 张水兴，贾乾君，张忠平，等. 基于体素内不相干运动的扩散加权成像对鼻咽癌与炎性增生性疾病的鉴别诊断. 中华放射学杂志，2013，47（7）：617-621.

[4] Tzankov A，Dirnhofer S. A pattern-based approach to reactive lympha-denopathies. Semin Diagn Pathol，2018，35（1）：4-19.

（曹　阳　夏　爽）

第四节　猫　抓　病

【概述】

由于饲养宠物的人越来越多，猫抓病（cat scratch disease，CSD）的发病率也随之增高。猫抓病又称为猫抓热，是立克次体人畜共患病的一种，为汉塞巴尔通体病原体感染后引起的一种自限性感染性疾病。该疾病在人体免疫功能正常时

可表现为头面部淋巴结和（或）皮肤的异常改变，但在机体免疫功能下降时可发生严重的全身性病变。巴尔通体分布于全身，动物宿主包括猫、狗和啮齿动物，媒介昆虫包括白蛉、螨虫、蚤、虱等。人类可能因与携带巴尔通体的猫、狗等动物有较亲密接触或被蚤、虱叮咬而感染。蚤是猫之间传播病原体的媒介，灭蚤对防止猫感染巴尔通体有着重要作用。超过 90% 的 CSD 患者有猫接触史，其中 75% 的患者被猫抓过或咬过，特别是幼猫。

由于发病时临床症状和体征缺乏特异性，并主要以局部淋巴结肿大、疼痛为特征，呈散发性。猫抓病极易被误诊为淋巴瘤、转移肿瘤或其他炎性疾病。

【病理学表现】

病理表现以淋巴结坏死和以星形脓肿形成为主，中性粒细胞浸润，可形成肉芽肿。通过 Warthin-Starry 银染法在血管周围、间质和巨噬细胞胞质内发现黑色病原体则有助于猫抓病的诊断。

【影像学表现】

1. X 线检查　病变皮下异常软组织肿块，常伴有部分区域的软组织水肿。

2. CT 检查　病变可累及腮腺，表现为腮腺肿大，也可累及多发颈部淋巴结。肿大的淋巴结可呈肿块样，呈分叶状，边界欠清，肿块周围皮下软组织水肿，增强扫描显示肿块边缘可见强化，肿块中心发现低密度影，提示病变有脓肿形成。

3. MRI 检查　皮下异常肿块，信号强度与肌肉类似，肿块周围软组织有明显的皮下水肿，T_1WI 呈均匀或不均匀等信号或稍高信号，T_2WI 上肿块及周围水肿区域呈高信号，增强扫描后显示病变呈环形强化，中心无强化区为脓肿液化坏死区。

【诊断要点】

1. 有猫、犬等动物的接触史或抓伤、咬伤史，且抓伤、咬伤处有皮损改变。

2. 肿大淋巴结穿刺可抽取到无菌性脓液，并已排除其他疾病。

3. CT 及 MRI 检查可发现输出淋巴管区域内有软组织团块伴周围软组织水肿。

4. 淋巴结活组织检查符合猫抓病病理改变。

【鉴别诊断】

1. 淋巴结结核　CT 表现主要与病理阶段有关，淋巴结结核主要是增生或肉芽组织时，淋巴结密度均匀；如果产生干酪样坏死或累及包膜时，增强扫描呈环形强化，淋巴结结核可以相互融合并粘连，病变周围间隙模糊。

2. 转移性淋巴结　主要表现为淋巴结肿大，形似类圆，最大横径大于 1cm，病变中央可发现坏死区，增强扫描呈环形强化，若病变突破包膜时，淋巴结边缘模糊，与周围组织发生粘连。

3. 淋巴瘤　此病可以是原发性且局限性的，也可以是全身性淋巴瘤的一部分，淋巴瘤分布的范围较广，主要表现为多发、病变边缘较清楚、相互融合较少见、增强扫描呈均匀一致强化，一般淋巴结无坏死区。

【研究现状与进展】

近期报道[1]一位 29 岁霍奇金淋巴瘤女性患者，中期 FDG PET/CT 显示完全代谢反应。经过 3 个化疗周期后出现发热和淋巴结病变，PET/CT 显示在腹股沟和髂区淋巴结有几处 FDG 浓集。病理分析、活组织检查和血清学检查后诊断为猫抓病。因此对于猫抓病患者必要时需行 PET/CT 检查，主要需要排除淋巴瘤等疾病。

参 考 文 献

[1] Zhou W，Gong L，Zuo C，et al. Typical and atypical 18FDG PET/CT findings in two cases of cat scratch disease. Clin Nucl Med，2019，44（6）：388-391.

（邹　颖　夏　爽）

第三十二章　其他常见病变

第一节　鳃裂囊肿伴感染

【概述】

鳃裂囊肿（branchial cleft cyst，BCC）属先天性疾病，是由胚胎发育过程中鳃弓和鳃裂未能正常融合或闭锁不全所致。胚胎发育至第 3 周时，有 5 对侧弓，鳃弓间的凹陷称为鳃裂。鳃弓发育不全时，可发生各种不同的畸形。若鳃裂口愈合而鳃裂不愈合则发生鳃裂囊肿，若鳃裂口及鳃裂均未消失则将形成鳃裂瘘管。

鳃器结构的发育异常包括鳃瘘、鳃窦和鳃裂囊肿三种形式，其中咽内及侧颈部两端均有开口者称为鳃瘘；仅在咽内或侧颈部皮肤一端有开口者称为鳃窦；若两端均无开口，仅为残留于组织内的上皮腔隙伴分泌物潴留则形成鳃裂囊肿。由于鳃裂囊肿的形成需要相对较长的时间和过程，故常于中青年期被发现，而鳃瘘及鳃窦多在婴儿期被发现。鳃裂囊肿的主要症状为颈侧区或腮腺区无痛性肿块，大小不定，可缓慢生长。当表现为肿块骤然增大伴红肿、疼痛时则考虑伴发感染。

鳃裂囊肿按照不同的来源及发生部位被分为第一、二、三、四鳃裂囊肿，临床上以第二鳃裂囊肿多见，其次为第一鳃裂囊肿，第三、四鳃裂囊肿罕见。第一鳃裂囊肿起源于第一鳃沟浅咽囊，第一鳃裂囊肿表现为耳廓后方或腮腺周围囊性肿物，边缘清晰，占所有鳃裂囊肿的 5% ～ 7%[1]。第二鳃裂囊肿为第二鳃沟及咽囊异常演化形成，根据其解剖位置的不同分为 4 型：Ⅰ 型位于胸锁乳突肌前缘、颈阔肌深面；Ⅱ 型最常见，位于胸锁乳突肌浅面、颈动脉间隙外侧和颌下腺后方；Ⅲ 型位于颈动脉分叉和颈外动脉至咽侧壁之间；Ⅳ 型位于咽黏膜间隙。第三、四鳃裂囊肿多位于下颈部，囊壁可含残余甲状腺及胸腺组织。当发现外瘘口位于胸锁乳突肌前下缘而内瘘口位于梨状隐窝或食管上段时，提示先天发育异常或瘘管形成。由于其走行位置与甲状腺毗邻，是导致急性甲状腺炎最常见的感染途径。

【病理学表现】

第一鳃裂囊肿表现为耳廓后方或腮腺周围囊性肿物，边缘清晰；第二鳃裂囊肿表现为颈动脉鞘外侧且鳃裂边缘清楚的囊肿。镜下主要由大小不等、形状各异的血管窦构成，内衬以薄而扁平的内皮细胞，间质为纤维组织，常有玻璃样变。部分病例可见上述两种上皮同时存在，鳞状上皮可伴有角化。除第一鳃裂囊肿外，囊肿上皮下均富有弥散淋巴组织，甚至伴淋巴滤泡及生发中心形成。

【影像学表现】

1. CT 检查　鳃裂囊肿发病部位特殊，多表现为沿胸锁乳突肌上下走行、类圆形或椭圆形囊性肿块，尤以胸锁乳突肌浅面、颈动脉间隙外侧区的第二鳃裂囊肿常见，囊内密度一般比较均匀，但因囊腔内容物不同（黏液、胆固醇结晶、细胞碎屑、淋巴细胞及上皮细胞）而 CT 值存在一定差异，囊壁一般菲薄甚至不能显示，增强扫描囊内不强化，囊壁可呈线样轻度强化（图 32-1-1）。鳃裂囊肿伴感染则表现为囊内容物密度增高，囊壁增厚并强化明显（图 32-1-2），囊肿周围脂肪间隙显示模糊；感染引起囊内出血时可见液平。第一鳃裂囊肿通常在外耳道至舌骨平面的范围内出现，可表现为囊实性肿物，发生感染时周围边界不清（图 32-1-3）。第三、四鳃裂囊肿较少见，瘘管通常与梨状隐窝相通，可合并梨状隐窝的变窄甚至消失，甲状腺旁或胸锁乳突肌内缘的低密度灶内可见气体密度影，与周围组织的边界欠清，增强扫描可见环形强化，中间低密度灶不强化（图 32-1-4，图 32-1-5）；当伴有甲状腺炎症时，可出现密度不均，增强后存在强化减低区（图 32-1-6）。

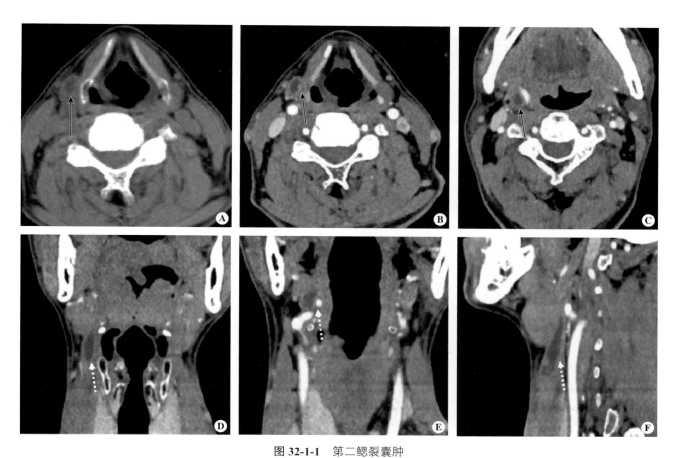

图 32-1-1　第二鳃裂囊肿

A. CT 平扫示右侧胸锁乳突肌及颈动脉鞘前方条状囊实性肿物，囊内可见低密度影（实线箭头）；B ～ F. CT 增强扫描示病变囊壁部分强化（实线箭头及虚线箭头）

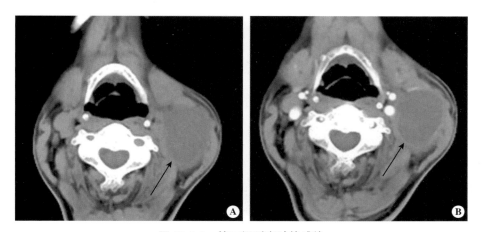

图 32-1-2　第二鳃裂囊肿伴感染

A. CT 平扫示左侧胸锁乳突肌内侧囊性肿块，囊壁较厚并周围显示模糊，囊内密度均匀（箭头）；B. CT 增强扫描病变囊壁部分强化；左侧颈内外动脉向内侧推移（箭头）

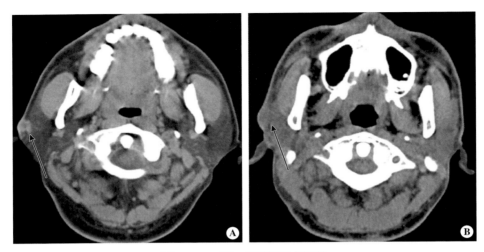

图 32-1-3　第一鳃裂囊肿伴感染
A、B.CT 平扫示右侧外耳道后方囊实性结节，内呈稍低密度影（箭头）

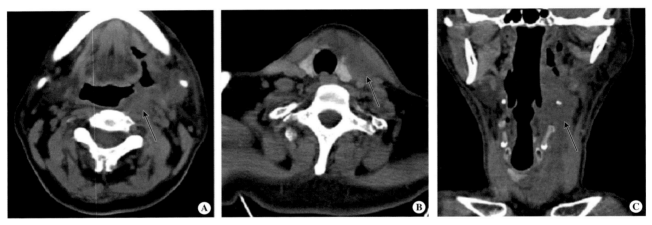

图 32-1-4　第三鳃裂囊肿伴感染及瘘管形成
A.CT 平扫示左侧咽旁间隙肿胀（箭头）；B.CT 平扫示甲状腺左侧叶及峡部旁囊性病变，密度较高且边界显示模糊（箭头）；C.CT 冠状面重组示
瘘管走行全程，内瘘口位于梨状隐窝，囊肿下缘位于下颈部锁骨上区

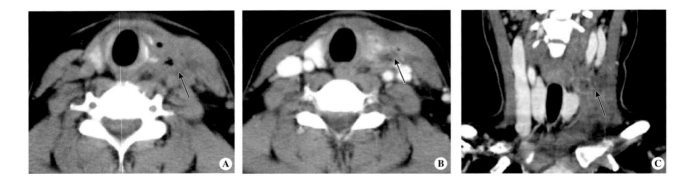

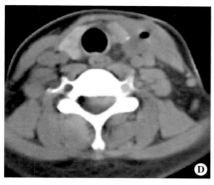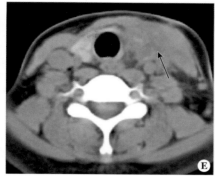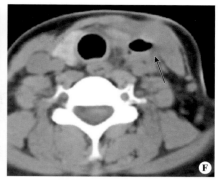

图 32-1-5　第四鳃裂囊肿伴感染

A～C.CT 平扫示左侧胸乳突肌内侧甲状软骨板外侧囊性肿块，形态不规则，边界模糊，内可见气体密度影及低密度影，增强后可见部分强化，其内低密度影不强化（箭头）；D.行鳃裂瘘管切除术，病理为鳃裂瘘管感染；E、F.1 年后复发（箭头）

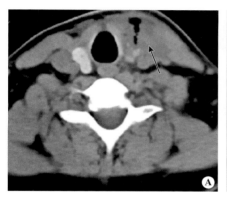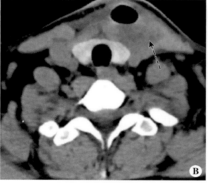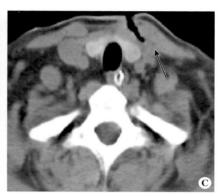

图 32-1-6　第四鳃裂囊肿伴积气

A、B.CT 平扫示左侧胸乳突肌内侧甲状腺前方囊性肿块，形态欠规则，甲状腺密度不均（实线箭头及虚线箭头）；C.行颈前脓肿切开引流术（箭头），细菌培养为甲型链球菌

2. MRI 检查　软组织分辨率高，具有任意平面成像能力，可清晰显示鳃裂囊肿的位置、范围、大小及边界，当囊肿伴发感染时对囊壁及周围炎性病变的显示更为准确。单纯鳃裂囊肿一般呈长 T_1 长 T_2 信号改变，囊壁厚薄均匀。随囊腔内成分不同，其信号表现有一定差异；继发感染时囊壁增厚并出现明显强化，周围可见水肿及炎性渗出表现（图 32-1-7）。

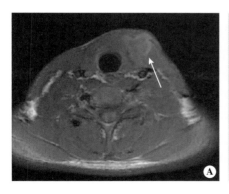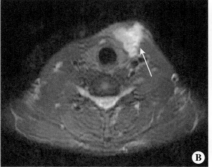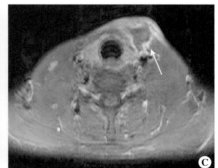

图 32-1-7　第三鳃裂囊肿伴感染

A.MRI 平扫 T_1WI 序列示左侧第二鳃裂囊肿呈等信号，形态不规则，囊壁呈高信号且边界不清（箭头）；B.MRI 平扫 T_2WI 抑脂序列示囊壁及囊内容物呈高信号（箭头）；C.MRI 平扫 T_1WI 增强扫描示囊壁增厚并明显强化，周围见水肿及炎性渗出，囊内容物无强化（箭头）

【诊断要点】

1. 在中青年期出现颈部质软肿块，多在上呼吸道感染后增大，发热伴局部疼痛，经抗生素治疗后可缩小。

2. 特定的好发部位，囊性肿块位于腮腺区或沿胸锁乳突肌上下走行，颈内外动脉向内侧推移。

3. 非感染性病变表现为薄壁光滑囊肿，继发感染后则表现为囊壁不规则增厚并明显强化，周围脂肪间隙显示模糊。

【鉴别诊断】

1. 甲状舌管囊肿　常见于舌骨水平的颈正中线，临床查体中可见病变随吞咽及伸舌上下移动。

2. 颈部淋巴管瘤　好发于 2 岁以下的儿童，由于淋巴管扩张形成的囊性包块，本病通常位于颈后三角区，包块大，形态不规则，多见分隔，其特征为向周围结构间隙匍匐式生长。

3. 颈部淋巴结结核　一般均有结核病史且多发，肿大淋巴结生长缓慢，结核菌素试验可为阳性。形成寒性脓肿时，穿刺检查可抽出干酪样坏死脓液，抗结核药物试验性治疗有效。

4. 神经鞘瘤　多位于颈动脉鞘内，较大者可伴发囊变，但仍存在实性成分，实性成分注射对比剂后强化明显。

【研究现状与进展】

超声检查是常规便捷的检查方法，准确率相对较高，声像图回声特点也在一定程度反映纤维囊壁被覆上皮特点，回声表现与其囊内成分相关。当囊肿为假复层纤毛柱状上皮衬里，内容物为透明黏液或浆液时，声像图多表现为清晰的液性暗区，偶见纤细分隔光带；鳞状上皮衬里时，角化物及感染致脱落上皮增多，其内容物为不透明的混浊液或乳状液，此时声像图多表现为不清晰的液性暗区，伴有数量不等的暗淡粗光点[2]。当长期慢性感染、囊液浓缩变稠等时，单纯依靠超声检查可能导致较高的误诊及漏诊率。

CT 及 MRI 检查准确率较常规超声检查准确率高，尤其是磁共振腮腺导管成像等技术在头颈部影像学诊断中成为近年研究的热点，新技术的运用可以帮助我们获取组织器官和病变血流动力学状态及病变内部细微结构的信息。CT 及 MRI 检查主要确认鳃裂囊肿有无合并感染，感染的位置及深度，此均为临床手术提供信息。需特别指出

的是，磁共振导管成像技术能够较为准确地显示鳃裂囊肿及瘘管结构，可以明确瘘管走行及开口位置，从而帮助外科医师制订合理的手术方案[3]。

参 考 文 献

[1] 张海港，樊明月，窦训武. 25 例鳃裂囊肿及瘘管临床分析. 中国耳鼻咽喉颅底外科杂志，2015，21（6）：493-495.

[2] 郭军，孟庆江，石利强，等. 鳃裂囊肿和鳃裂瘘的超声诊断与手术病理对照分析. 中国超声医学杂志，2002，18（7）：552-554.

[3] 梁赞，杨育生，李江. 鳃裂囊肿及瘘管 199 例临床病理分析. 口腔颌面外科杂志，2013，2（23）：37-41.

（熊祖江　刘　衡　王　涛　张　菁）

第二节　颈部术后和放疗后感染

【概述】

术后感染是指术后 1 个月内，在手术切口或附近发生的感染，根据感染发生部位不同，可分为深部切口感染、表浅切口感染及器官腔隙感染。由于经过手术治疗，再经过反复的放、化疗及免疫治疗等多疗程治疗，肿瘤患者体质与免疫功能下降，容易发生各种院内感染。术后和放疗后感染也可能与无菌操作的不规范、静脉留置针长期置入、反复穿刺造成患者血管内壁及皮下组织损伤，以及与外露导管和置管部位敷料透气性差等因素有关，削弱了机体的无菌防护屏障，为细菌侵入机体创造了条件[1]。

不同部位术后感染的诊断标准如下：

（1）表浅手术切口感染：仅涉及皮肤与皮下，表浅切口有红、肿、热、痛或脓性分泌物，细菌培养阳性。

（2）深部手术切口感染：从深部切口抽出或引流出脓液，发现涉及深部切口脓肿或其他感染证据，细菌培养阳性。

（3）器官和腔隙感染：符合下列之一可诊断，①病理或影像检查发现存在器官/腔隙感染证据；②引流或穿刺存在脓液；③病原学细菌检查阳性[2]。

【病理学表现】

感染早期，病灶内中性粒细胞浸润、水肿、出血、横纹肌坏死及脓肿形成。随着病程发展，中性粒细胞浸润、组织坏死更严重，随之中性粒细胞崩解，细胞碎片增多，成纤维细胞增生，脓肿被包裹，脓肿壁形成。慢性期，脓肿壁经纤维

组织、肉芽组织修复。

【影像学表现】

术区或放疗区软组织肿胀、肌间隙积液、肌肉水肿，皮下脂肪间隙呈网格状改变，软组织肿胀 CT 呈低密度，MRI 呈长 T_1 长 T_2 信号，肌间隙积液呈水样密度或信号，病灶区脓肿形成，脓腔内容物 DWI 呈高信号，增强扫描呈环形强化，壁光整，壁厚薄均匀（图 32-2-1）。

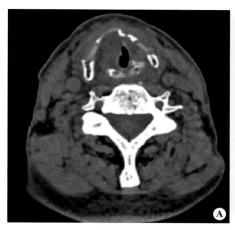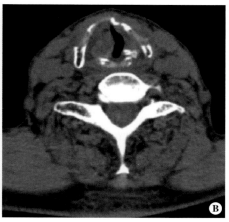

图 32-2-1 喉癌放疗术后
A. CT 平扫右侧声带肿物；B. 放疗术后可见声带及周围软组织肿胀

【诊断要点】

1. 手术和放疗后 1 个月内术区出现脓性分泌物，或分泌物中培养出病原菌，或出现红、肿、热、痛的症状和体征。

2. 术后和放疗后软组织广泛肿胀，肌间隙积液，脂肪层模糊，CT 呈低密度，MRI 呈长 T_1 长 T_2 信号，脓肿形成增强扫描呈环形强化，壁厚薄均匀，内可见气液平面。

【鉴别诊断】

软组织水肿 以皮下及肌间隙软组织肿胀为主，无坏死及出血，增强无强化，临床上无红、肿、热、痛症状。

【研究现状与进展】

随着外科无菌技术的进步和完善，术后感染总体发生率在控制下逐渐减少，但仍无法完全规避。造成患者病死率和致残率明显增加的原因主要包括早期获得术后及放疗后病原学依据困难、依赖经验性用药、血脑屏障通透性增加等。一旦感染发生，如何有效控制感染、减少并发症的发生始终受到高度重视。超声、CT 和 MRI 均可评价术后和放疗后感染，MRI 能敏感显示病灶范围，然而术后、放疗后感染往往与术后、放疗后单纯软组织水肿有一定重叠，还需要结合临床表现及相关实验室检查结果进行判断。

参 考 文 献

[1] Mangram AJ，Horan TC，Pearson ML，et al. Centers for disease control and prevention（CDC）hospital Infection control practices advisory committee. Am J Infect Control，1999，27（2）：97-132.

[2] 中华人民共和国卫生部. 医院感染诊断标准（试行）. 中华医学杂志，2001，81（5）：314-320.

第三节　颈部坏死性筋膜炎

【概述】

坏死性筋膜炎是一种较为少见的暴发性混合性感染性疾病，只损害皮下组织和深浅筋膜，但不引起感染部位组织、肌肉坏死[1]。病程进展较快，病情危重，常伴有全身中毒性休克。依据感染病原菌种类可分为 4 型：多种微生物协同感染、单一菌种感染、革兰氏阴性单一菌种感染和真菌感染[2]。其致病菌包括类杆菌、梭状芽孢杆菌、链球菌、变形杆菌、假单胞菌、肺炎克雷伯菌和金黄色葡萄球菌。坏死性筋膜炎是一种发展迅速、病死率较高的少见的临床急危重症，根据临床表现、实验室及影像检查进行准确诊断，及时处理是影响患者预后的首要因素。

【病理学表现】

坏死性筋膜炎是以皮下软组织、筋膜大面积水肿、坏死和产生气体为特征的软组织感染。病灶区域炎细胞浸润，皮下小动脉、小静脉纤维蛋白样血栓形成是坏死性筋膜炎的病理学标志[3]。

【影像学表现】

1. 超声检查 是评价坏死性筋膜炎软组织肿胀、触痛、脓肿穿刺定位的重要工具，常用于坏死性筋膜炎的早期诊断。声像图常表现为皮肤水肿，筋膜弥漫性明显增厚，形状不规则，筋膜面间隙可见积液、积气。

2. X线检查 对坏死性筋膜炎诊断作用有限，仅表现为软组织增厚、肿胀和积气。

3. CT检查 用于感染定位和明确病变范围，影像表现为皮肤、皮下组织弥漫水肿；皮下脂肪呈条索状、网状强化；筋膜增厚、强化；软组织内积气；多个不同解剖间隙积液；肌肉不对称强化。随着病情进展，肌肉表现为不同程度增厚、破坏，增强对比剂迅速外渗，图像中可见进入肌间隙的对比剂渗漏；颈内和（或）深静脉血栓形成；淋巴结反应性肿大（图32-3-1）。

4. MRI检查 具有较高的软组织对比度，可显示软组织包括皮肤、皮下脂肪、深浅筋膜、肌肉细微的信号改变，可明确病灶部位、范围，确定最佳活组织检查部位和检测疗效。影像表现为皮下组织和深浅筋膜增厚呈长 T_1 长 T_2 信号；增强扫描可区分坏死和炎症组织，坏死组织无强化，炎症组织明显强化；对比剂是否外渗是明确病灶侵袭情况的重要征象；肌肉强化范围和程度与病灶累及严重程度有关。

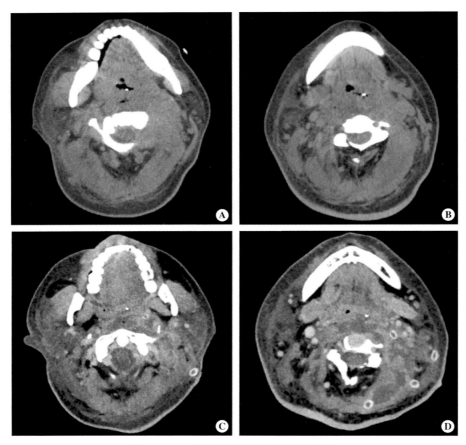

图32-3-1 坏死性筋膜炎伴咽后壁脓肿

A、B. CT平扫示皮肤、皮下组织弥漫水肿，筋膜增厚，软组织内积气、淋巴结反应性肿大；C、D. CT增强扫描示皮下脂肪条索状、网状强化，病变沿左侧颈后间隙、咽后间隙弥漫生长

【诊断要点】

1. 临床表现 起病急，伴有红、肿、热、痛等表现，实验室检查感染指标增高。

2. 影像学检查 皮肤、皮下组织大片水肿，筋膜增厚、强化，软组织内积气，肌间隙积液，肌肉受累程度较皮下软组织轻。

3. 软组织活检 提示皮下软组织炎细胞浸润，皮下小动脉、小静脉纤维蛋白样血栓形成。

【鉴别诊断】

1. 蜂窝织炎 仅累及皮下组织，而不累及筋膜。影像表现为皮下组织水肿，脂肪组织密度增高，其内亦可见条索状不规则强化，伴或不伴皮下和浅筋膜积液，深部结构正常。

2. 肌炎和非坏疽性肌坏死 影像表现为肌肉增厚，增强扫描表现为伴或不伴非均质强化。肌坏死表现为肌强化部分见低密度区或肌断裂。

3. 筋膜炎 - 脂膜炎综合征 呈慢性起病，皮肤、软组织筋膜肿胀，硬结形成，前臂、小腿最常受累[4]。

4. 软组织水肿 常伴有心脏和肾功能不全，水肿对称分布，并见弥漫脂肪条状影。

【研究现状与进展】

MRI 具有较高的软组织分辨力，可多参数、多序列成像，其中 DWI 序列能敏感鉴别软组织水肿和脓肿。由于脓液内坏死碎屑、脓细胞等导致水分子扩散受限，DWI 呈明显高信号，而水肿区扩散不受限，DWI 呈等信号。MRI 检查可以明确病灶范围，指导穿刺和监测治疗，对提高坏死性筋膜炎患者的治愈率和生存率具有重要价值。

参 考 文 献

[1] Ozalay M，Ozkoc G，Akpinar S，et al. Necrotizing soft-tissue infection of a limb: clinical presentation and factors related to mortality. Foot Ankle Int，2006，27（8）：598-605.
[2] Morgan MS. Diagnosis and management of necrotising fasciitis: a multiparametric approach. J Hosp Infect，2010，75（4）：249-257.
[3] 潘雪凯，苏飞，蔡小鹏，等 . 坏死性筋膜炎的诊治现状 . 中华临床医师杂志，2016，（23）：3608-3611.
[4] 周兰柱，周恩晖，刘素茹，等 . 颈部坏死性筋膜炎的临床特点及处理策略 . 临床耳鼻咽喉头颈外科杂志，2019，33（6）：545-548.

（汤 敏 戴 辉 刘 衡）

第四节 甲状舌管囊肿伴感染

【概述】

甲状舌管囊肿（thyroglossal duct cyst）又称为舌甲囊肿，是一种先天性囊肿，其发生与甲状腺及舌的发育有关。甲状舌管始于甲状腺原基，原基组织于胚胎第 4 周开始下降并向前发育成甲状舌管或甲状腺囊，此囊上止于舌盲孔，下发育成甲状腺。甲状舌管正常应在妊娠第 6 周下降至颈部后闭合，甲状腺与舌盲孔之间的管状组织开始萎缩退化。如果第 10 周后甲状舌管没有完全消失，成为长短不等的残留管状组织，以后便可发展成为甲状舌管囊肿。

甲状舌管囊肿多见于 15 岁以下的儿童和青少年，1/3 的患者出生时即存在。囊肿多位于颈前正中甲状腺与舌骨之间，以舌骨体上下最常见，直径为 2 ～ 3cm，囊肿质软，边界清楚，与表面皮肤和周围组织无粘连，检查时囊肿较固定，不能向上及左右推移，但吞咽或伸舌时肿块可向上移动。若囊肿位于舌盲孔附近时，当其生长到一定程度可使舌根部抬高，发生吞咽、言语功能障碍。如继发感染可伴有局部表皮红肿，肿块与皮肤发生粘连；若囊肿穿孔则形成甲状舌骨瘘，瘘管长期不愈[1]。

【病理学表现】

甲状舌骨囊肿病灶多有完整的包膜，囊壁较薄，为纤维组织包绕形成。囊内壁可衬有假复层纤毛柱状上皮、扁平上皮、复层扁平上皮等，上皮内有丰富的淋巴组织，上皮下可见甲状腺组织，合并感染者可有炎性细胞。囊内容物多为清亮、稀薄液体，偶可呈黏液样或胶冻样物质，其内含有蛋白质或胆固醇等。

【影像学表现】

甲状舌管囊肿发生在颈前正中舌根至颈静脉切迹这一特定区域之内，为颈部第二常见的良性病变。甲状舌管囊肿通常位于中线，少数可偏向一侧，根据囊肿位置不同分为中心型和偏心型两型，在偏心型的病变中，95% 位于左侧。在与舌骨的关系中，大部分病变位于舌骨下，少部分位于舌骨上或跨舌内外生长。无论病变部位如何，甲状舌管囊肿多为圆形或卵圆形病灶，少数表现为不规则形[2,3]。

1. CT 检查 对于诊断甲状舌管囊肿有较高的价值。CT 可明确肿块的位置、形态、边界及其与舌骨的关系，并测定囊内容物及囊壁平扫与增强后的 CT 值。甲状舌管囊肿的 CT 表现依囊肿大小、位置、是否合并感染及囊内容物多少而不同。其特征性表现：位于颈前的卵圆形或圆形、少数为不规则形的囊性肿块影，病灶边缘清楚，囊壁薄，与周围分界清楚，囊内为均质液体，其密度可依内容物蛋白质含量的不同而改变，如囊内容物所含蛋白质少或含有胆固醇，则密度较低，并与周围结构分界清楚。若囊内容物所含蛋白质多或伴感染时，密度增高。感染时囊壁可增厚，增强扫描可见囊壁强化，囊内容物无强化。肿块较大时，邻近器官可有压迫、推移征象，骨质结构无吸收、破坏（图 32-4-1，图 32-4-2）。

2. MRI 检查 具有良好的组织分辨率，可多序列、多方位成像，能反映病灶的形态、大小及部位，并显示病变与毗邻组织结构的关系。此外，MRI 可以根据病变在各序列信号的不同确定甲状舌管囊肿的囊壁及囊内容物的病理改变[3]。甲状

舌管囊肿在 MRI 上表现为圆形、类圆形囊性肿块，囊壁薄，与周围分界清楚，囊内为均质液体，信号与其内容物蛋白质含量有关。当囊内为清亮、稀薄液体且所含蛋白质物质较少时，常 T_1WI 呈低信号，T_2WI 呈高信号，其内信号常均匀，边界清晰；囊内容物所含蛋白质、黏液样或胶冻样物质较多时，T_1WI 可呈稍高或高信号，T_2WI 可呈等、稍高或混杂信号影；当合并感染时囊壁增厚、毛糙时，囊内物质 T_1WI 常呈等或稍高信号，T_2WI 呈稍高或高信号影。增强扫描常无明显强化，如合并感染，可见囊壁不规则强化；若形成瘘管，囊内液体外流，则囊肿形态不规则。囊肿内脓液含量较高时，DWI 表现为显著高信号，具有特征性（图 32-4-3）。

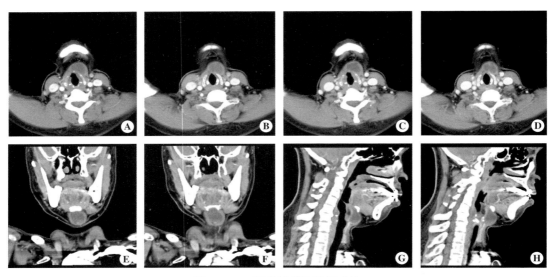

图 32-4-1　甲状舌管囊肿伴感染

A ～ H. CT 增强检查动脉期及静脉期示舌骨下方、甲状软骨前部偏左侧的不规则形囊状低密度影，增强病变边缘轻度强化，其内低密度区未见强化，边界尚清，邻近结构受压，甲状软骨骨质未见受累

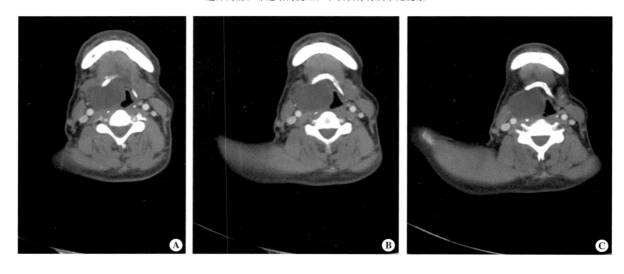

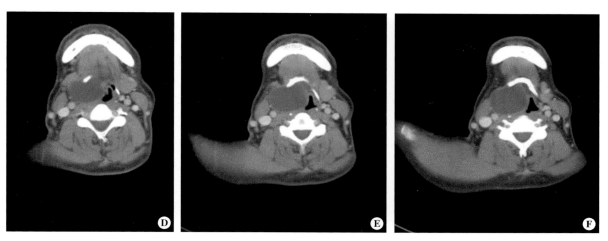

图 32-4-2　甲状舌管囊肿（1）

A ～ F. CT 增强检查动脉期及静脉期示舌骨右侧部的不规则形囊状低密度影，增强病变边缘似轻度强化，其内低密度区未见强化，边界尚清，病变
跨舌骨上下生长，邻近喉咽结构受压变窄

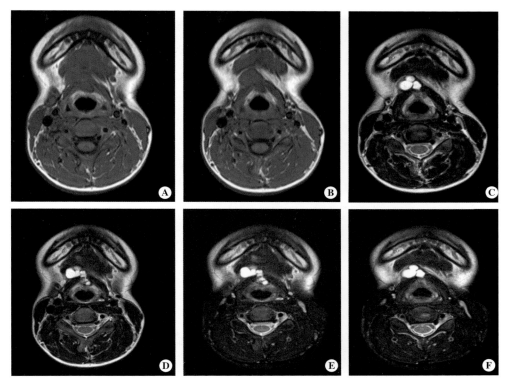

图 32-4-3　甲状舌管囊肿（2）

A ～ B. T_1WI 示舌根部舌骨前下方右侧多个小囊状低信号；C ～ D. T_2WI 示病变呈高信号；E ～ F. T_2 压脂序列示病变明显高信号，跨舌骨体生长，
邻近喉腔结构未见明显受压

【诊断要点】

1. CT 和 MRI 的特征性表现，颈前正中舌根
至颈静脉切迹范围内液性密度 / 囊性信号病变，囊
液因内容物不同则呈不同密度 / 信号，合并感染时
囊壁可强化，囊内脓液 DWI 呈高信号。

2. 可见于任何年龄，15 岁以下患儿居多。

3. 因与舌骨相连，肿块可随吞咽及伸舌等运
动上下移动为其特征。

【鉴别诊断】

甲状舌管囊肿的典型发病部位是其诊断与鉴
别诊断的重要依据，临床诊断多无困难，但可能
与颈部其他疾病混淆导致误诊[4]。

1. 颈前异位甲状腺　可发生在舌盲孔至胸骨
切迹沿线甲状腺下降途中的任何部位，多见于舌

根部，根据颈部正常位置有无甲状腺组织，可分为副甲状腺及迷走甲状腺。颈部正常位置有甲状腺组织，在其他部位出现甲状腺组织，称为副甲状腺；若在颈部正常位置上无甲状腺组织，称为迷走甲状腺。异位甲状腺表现为质地稍硬，稍高密度软组织肿块，可随吞咽移动，增强扫描呈明显强化，与甲状舌管囊肿不同。如怀疑为异位甲状腺，需进一步行核素检查可鉴别。

2. 鳃裂囊肿　根据其发育情况可分为 4 型，第二鳃裂囊肿最为常见，病变主要发生于胸锁乳突肌上 1/3 和下 2/3 的交界处，主要与偏于一侧的甲状舌管囊肿鉴别。鳃裂囊肿不随吞咽运动，囊壁及囊周混有许多淋巴组织，二者 CT 表现类似，MRI 表现为颌下间隙与颈动脉间隙之间液体信号影，边界清楚，信号均匀，增强扫描边缘可见强化，根据其部位基本可鉴别。

3. 皮样或表皮样囊肿　可发生于舌骨周围，且口底及舌下区更常见。由于皮样囊肿与舌骨无相连，因此做伸舌和吞咽运动时其不能随之上下活动。由于病变内部含有脂肪、皮毛或牙齿 - 骨骼等结构，CT 或 MRI 上密度或信号多变；皮样囊肿囊内容物含脂类物，CT 值常呈负值，脂肪抑制序列呈低信号，较易诊断；表皮样囊肿内部含有蛋白碎屑等物质，CT 上密度略高于单纯囊肿，DWI 序列对于表皮样囊肿的诊断较敏感，DWI 呈高信号，ADC 呈低信号。当囊肿位于颌下区时，需与口底囊肿鉴别。

4. 甲状腺峡部肿瘤　多为实质性块状影，可

有钙化，其始终与甲状腺相连，核素检查可以区别。

5. 喉囊肿　为喉室小囊的病理性扩张，当囊袋超出甲状软骨水平，则称为喉囊肿。喉囊肿分为 3 型：内部型、外部型和混合型。病变固定于喉腔，内含气体。影像学特征为喉旁圆形或卵圆形肿块，含气和（或）液体。病变大小不一，密度及信号不均匀，与囊内分泌的物质有关。

【研究现状与进展】

典型甲状舌管囊肿可根据患者的发病年龄、症状体征、病变特定发病部位及影像学表现来诊断，且患者多小于 15 岁，临床多采用超声进行诊断，不典型病变或合并感染时可辅以 CT 或 MRI 进行进一步检查，CT 主要明确病变的范围及病变与舌骨的关系，同时可清晰显示病变有无合并感染（囊肿壁是否增厚）。CT 还需要仔细观察有无壁结节，当病变内部存在壁结节时，需要警惕甲状舌管癌的可能，此时需要评估颈部有无淋巴结增大。

参 考 文 献

[1] Zander DA, Smoker WR. Imaging of ectopic thyroid tissue and thyroglossal duct cysts. Radiographics，2014，34（1）：37-50.

[2] La'porte SJ, Juttla JK, Lingam RK. Imaging the floor of the mouth and the sublingual space. Radiographics，2011，31（5）：1215-1230.

[3] 张萍，钟伟 . CT 表现为突入喉腔的甲状舌管囊肿分析 . 江西医药，2017，52（10）：1085-1086.

[4] 朱建设 . CT 检查对颈部囊性病变的临床诊断价值分析 . 医药前沿，2016，6（22）：108-109.

（于蒙蒙　白雪冬　张号绒　李邦国　刘　衡）

第十篇

甲状腺感染与炎性疾病

第三十三章 甲状腺炎

第一节 急性甲状腺炎

【概述】

急性甲状腺炎又称为急性化脓性甲状腺炎（acute suppurative thyroiditis，AST），是一种少见的甲状腺炎症，常为上呼吸道感染的并发症，可发生于任何年龄段。本病多由细菌感染引起，经局部扩散或血行播散至甲状腺，发生率占甲状腺疾病的 0.1% ～ 0.7%，其感染范围可为局限性或广泛性。经梨状隐窝瘘管途径引起的感染常伴有颈部蜂窝织炎或颈部脓肿，病原菌可沿瘘管侵入颈深部软组织甚至纵隔。AST 一般起病较急，病情较重，患者局部表现为颈部疼痛及肿块，可伴有畏寒、发热、寒战和心跳加快等全身症状。甲状腺穿刺如抽出脓液对诊断有一定帮助，穿刺物培养出病原微生物可得到特异性诊断。

急性甲状腺炎的感染原因及途径：①先天性梨状隐窝瘘管，是儿童发生 AST 的常见原因。由于第三或第四鳃裂组织在胚胎发育过程中未完全退化残留瘘管而形成，瘘管由梨状隐窝侧壁或底壁向下经甲状软骨下缘外侧斜行穿出，沿气管旁下行，多数终止于甲状腺上极，部分可贯穿甲状腺后继续下行，当脓肿形成于甲状腺附近甚至在其附近破溃时可引起急性甲状腺炎症。因鳃裂组织右侧消失较早，故这一途径引起的感染多发生于左侧。②血源性与淋巴管性途径，多继发于败血症，以及免疫功能低下或缺陷患者。③甲状腺附近炎症直接蔓延。④医源性损伤，甲状腺细针穿刺、深静脉置管等医疗操作时消毒不严格。⑤进食坚硬食物导致口咽及食管损伤、穿孔。

⑥颈部外伤。

【病理学表现】

由于纤维包膜完整、良好的血液供应和淋巴引流的存在，同时甲状腺腺体滤泡内含高浓度的碘离子，病原菌通常很难侵入。然而，持续存在的梨状隐窝瘘可能是最常见的感染途径，同时炎症可由局部扩散或血行播散至甲状腺并呈急性炎症改变，镜下表现主要为中性粒细胞浸润，可形成大小不等的脓肿。

【影像学表现】

1. X 线检查 X 线虽不能反映急性甲状腺炎的直接征象，但 X 线钡剂造影（barium swallow X-ray，BSX）能较清晰地显示梨状隐窝瘘管的存在及走行，一般多见于左侧，表现为自梨状隐窝下角向下方延伸的盲管样结构伴对比剂充盈。该检查方法简便易行、经济且显示直观，可作为诊断的初筛及治疗后复查的检查方法。

2. CT 检查 推荐口服水溶性对比剂后行 CT 检查，对比剂随时间推移通过瘘管在颈部软组织内扩散、残留，同时由于 CT 能行多平面及曲面重建，可较好地显示包括钡剂钩挂、沉积及瘘管确切走行特点，为临床治疗方案的选择提供重要的依据。急性甲状腺炎 CT 表现可分为单纯炎症期及脓肿形成期。单纯炎症期表现为甲状腺内边界模糊的条片状低密度灶，周围脂肪间隙显示模糊；脓肿形成期表现为中央低密度液化坏死区（图 33-1-1），部分病灶及邻近颈旁软组织内可见积气及气 - 液平影，增强扫描脓肿内仍为低密度，脓肿壁表现为环状或分隔状强化，内壁光滑完整，外壁边缘模糊。

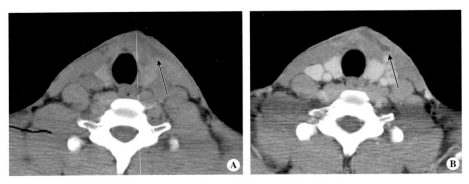

图 33-1-1　甲状腺左侧叶炎症伴窦道形成
A. CT 平扫示甲状腺左叶及峡部形态增大，密度减低，边界不清（箭头）；B. CT 增强扫描示病变不均匀絮状强化，周围软组织
大范围肿胀并伴脓腔及瘘管影（箭头）

3. MRI 检查　软组织分辨率高，可以提供颈部软组织内炎性病灶的直接和间接征象，炎症期 T₁WI 序列表现为甲状腺内边界模糊的不规则等或稍低信号，T₂WI 及抑脂序列表现为中心炎症及邻近水肿区呈高信号；后期脓肿形成时病灶可表现为中心 T₁WI 序列呈低信号，T₂WI 及抑脂序列呈高信号，周围脓肿壁在 T₁WI 上呈等或稍高信号，在 T₂WI 上呈稍低信号（图 33-1-2），增强扫描表现为边缘强化，内部强化不明显。由于脓液内含大量蛋白质成分，导致水分子扩散受限时，DWI 序列可呈特征性的显著高信号。

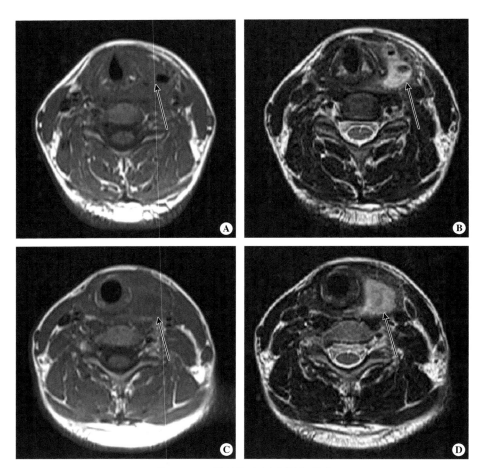

图 33-1-2　甲状腺左侧叶脓肿形成
A、B. MRI 平扫 T₁WI 示甲状腺左叶形态增大并信号不均匀性减低，边界不清（箭头）；C、D. MRI 平扫 T₂WI 示甲状腺左叶病灶呈高信号，其内
见脓腔及气体信号影，邻近肩胛舌骨肌及胸骨舌骨肌大范围水肿（箭头）（图片由杭州市第一人民医院韩志江提供）

【诊断要点】

1. 甲状腺肿块伴有疼痛、寒战、高热等症状，实验室检查表现出白细胞计数升高、红细胞沉降率增快等急性炎症征象。

2. 口服钡剂行下咽造影（包括造影后 CT 扫描）证实梨状隐窝瘘管的存在。

3. CT 或 MRI 提示甲状腺内不规则条片状异常密度或信号区伴周围脂肪间隙显示模糊，后期脓肿形成时形成典型的内壁光滑完整强化环。

4. DWI 序列脓液呈明显高信号。

【鉴别诊断】

1. 亚急性甲状腺炎　患者近期多有上呼吸道感染或者咽喉炎症疾病史，体格检查一般无局部皮肤发红和皮温增高等急性炎症表现；亚急性甲状腺炎不伴发先天性梨状隐窝瘘，引起的颈部周围炎性渗出一般较轻，后期也不会形成脓肿。

2. 甲状腺肿瘤或结节性甲状腺肿　病史相对较长，一般无颈部疼痛、畏寒、发热、寒战等急性感染症状；结节或占位效应相对较强，甲状腺包膜外脂肪间隙显示清晰。

【研究现状与进展】

口服 50%～60%（W/V）稀钡或水溶性对比剂（如泛影葡胺液）行下咽造影、CT 和 MRI 进行合理的联合应用可以提高先天性梨状隐窝瘘所致的急性甲状腺炎的诊断准确率。然而并非所有患者均能够看到瘘管显影，特别是在急性炎症期，黏膜反应性水肿及瘘口肉芽组织增生[1]、周围软组织肿胀压迫瘘口等原因可使瘘口、瘘管狭窄甚至闭塞，而高浓度的钡剂更有可能堵塞瘘口引起漏诊，故推荐采用 50%～60% 稀钡或水溶性对比剂行下咽造影[2]，同时针对部分造影检查阴性患者，需要经过抗炎治疗后多次复查。

在下咽造影后行 CT 检查，对比剂通过瘘管在颈部软组织内扩散、残留，结合 CT 多平面重组技术可以更加直观地显示梨状隐窝瘘管的走行，尤其是对于细小瘘管的显示。同时 CT 能直接评估甲状腺及邻近组织炎症情况特点，故 CT 检查对于瘘管的显示相比普通造影检查具有明显优势[3]。

参 考 文 献

[1] Lee JH，Kim Y，Choi JW，et al. The association between papillary thyroid carcinoma and histologically proven Hashimoto's thyroiditis: a meta-analysis. Eur J Endocrinol，2013，168（3）：343-349.

[2] 丁昌懋，张惠宇，孙惠芳，等. 食管钡餐造影在诊断梨状窝瘘中的应用及其临床价值. 中国实用医刊，2013，40（15）：16-17.

[3] 王冬青，李玲，翟利民，等. 基于 CT 的下咽癌淋巴结转移规律分析. 中华放射肿瘤学杂志，2018，27（4）：354-359.

第二节　亚急性甲状腺炎

【概述】

亚急性甲状腺炎（subacute thyroiditis，SAT）又称为 De Quervain 甲状腺炎、病毒性甲状腺炎或肉芽肿性甲状腺炎，临床较为常见。多见于 30～50 岁中年女性，男女发病比例为（1∶3）～（1∶6）。病因不明，由于常发生于病毒性上呼吸道感染之后，一般认为是病毒感染后引起的变态反应。在患者血液中可检出病毒抗体，是颈前肿块和甲状腺疼痛的常见原因。本病为自限性疾病，病程为数周至数月。

SAT 有季节发病趋势，冬春季是其发病的高峰，一般经历典型的急性期、缓解期及恢复期三期。急性期由于炎症破坏甲状腺滤泡，导致血清甲状腺素水平升高而出现一系列甲状腺功能亢进的表现，患者体温轻度增高，局部可表现为甲状腺肿大及触痛，可出现颈部淋巴结肿大，该期持续 3～6 周。随着炎症减退和甲状腺滤泡上皮细胞破坏所释放的甲状腺素耗竭，患者甲状腺功能亢进症状消失，症状明显好转。在甲状腺素合成功能恢复之前，进入此阶段可发生暂时性甲状腺功能减退，历时数月。由于 SAT 是自限性疾病，随着炎症逐渐减退及甲状腺素水平恢复正常，患者即进入甲状腺功能恢复期，只有少数病例可能发生永久性甲状腺功能减退症。

【病理学表现】

病理学表现大致可分为 3 个阶段：大体观甲状腺通常双侧肿大，常不对称，病变亦可局限于甲状腺的一部分。切面中有散在灰白色结节病灶，质地较硬。镜下早期部分滤泡破坏被中性粒细胞替代。病程进展，胶质从破裂滤泡中溢出，其周围有组织细胞和多核巨细胞包绕，形成肉芽肿，间质内可含有嗜酸性粒细胞、淋巴细胞和浆细胞。在疾病进展期，受累腺体质地坚硬，胶质外溢，形成境界不清的肉芽肿结节，其周围由组织细胞和多核巨细胞包绕。恢复期多核巨细胞和组织细胞减少或消失，滤泡上皮细胞再生，可伴发间质纤维化及瘢痕形成，通常同一腺体可见到不同阶段的病变。

【影像学表现】

1. CT检查　甲状腺密度减低，增强后病变密度低于正常甲状腺，低剂量双期增强扫描动脉期炎症区域的淋巴细胞及浆细胞取代了血供丰富、碘含量高的正常甲状腺组织，故强化低于正常甲状腺，而静脉期由于炎症区域细胞外间隙造影剂不断聚积，强化幅度增高，但始终低于正常甲状腺密度。

典型表现为甲状腺形态肿大，腺体内出现一处或多处条片状低密度影，占位效应相对较轻，即使病灶形态较大，邻近的气管、食管受压仍不明显。平扫时病变密度均较正常甲状腺组织低，边缘与正常甲状腺组织分界不清，周围脂肪间隙较模糊。增强扫描时病变强化程度随着病变的不同阶段而异：急性期，病变血供少，表现为低于正常甲状腺组织强化，且边界仍显示模糊（图33-2-1）；缓解期，病变由于血供增加而表现为高于周围正常甲状腺组织强化。

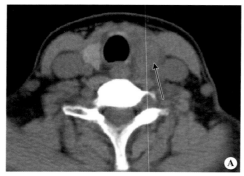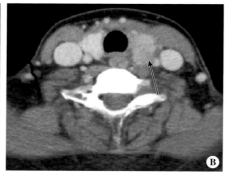

图 33-2-1　甲状腺左侧叶亚急性甲状腺炎

A. 甲状腺左叶形态增大，密度减低，周围脂肪间隙显示模糊（箭头）；B. 增强扫描静脉期示左侧叶强化程度较轻且均匀，
未见明显结节及占位效应（箭头）

2. MRI检查　亚急性甲状腺炎在MRI上表现为等T_1、稍长T_2信号，尤其是脂肪抑制序列，对腺体及周围炎性渗出显示非常敏感。同时可通过横轴位、冠状位、矢状位3个方向成像以评估病灶形态特点。

【诊断要点】

患者近期多有上呼吸道感染或者咽喉炎症疾病病史，存在甲状腺急性肿大、发作性疼痛伴触痛及类似甲状腺功能亢进的全身性症状等临床表现。

CT示甲状腺中上部腹侧近包膜处有单发或多发的条片状低密度病变，占位效应相对较轻，呈"泼墨样"改变，增强扫描病变边缘仍然显示模糊，部分病变于缓解期呈高强化而具良性病变特征。

病变周围炎性渗出致脂肪间隙显示模糊。

【鉴别诊断】

1. 急性甲状腺炎　甲状腺肿块伴有疼痛、高热、寒战等急性炎症症状，口服稀钡或水溶性对比剂行下咽造影多有梨状隐窝瘘存在。CT或MRI提示甲状腺内炎症或脓肿形成，周围炎性渗出常较SAT明显且范围更广。

2. 桥本甲状腺炎　甲状腺形态增大且以峡部增大明显，甲状腺弥漫或局限性密度减低，结节性桥本甲状腺炎结节感相对较强且可同时伴发粗大钙化。

3. 结节性甲状腺肿　形态规则，CT平扫结节密度多见高或等密度滤泡成分及低密度坏死囊变区而密度不均匀，增强扫描边界较平扫清晰且实性区多呈高强化。

4. 甲状腺乳头状癌　多为形态不规则结节，单发常见，多伴发微钙化，瘤体与甲状腺边缘接触面多平直而呈"咬饼征"表现，部分可侵犯颈前肌结构，CT增强扫描多呈磨玻璃样强化且边界模糊、缩小。

【研究现状与进展】

SAT的发病原因目前仍不十分清楚，认为可能由病毒感染及其引起的自身免疫反应导致，免疫学按其所含人类白细胞抗原（human leukocyte antigen，HLA）的不同可分为HLA-B35阳性型和HLA-B67阳性型，二者临床表现有所区别：前者起病隐匿，甲状腺功能亢进期和低下期不明显，各季节均可发病；后者一般经历典型的甲状腺功能亢进期、低下期和功能恢复期，且多在冬春季发病。

亚急性甲状腺炎病变区呈弥漫片状或类结节状低密度改变，与正常甲状腺组织界线多不清楚。病变的诊断主要依赖于临床实验室检查和超声成像，不需要 CT、MRI 检查。CT 检查主要评价有无恶性病变的存在。有学者统计亚急性甲状腺炎组和正常甲状腺组的受试者工作特征曲线（receiver operating characteristic curve，ROC 曲线）表明，二者之间的临界 CT 值为 45HU，即以 CT 值 ≤ 45HU 作为诊断亚急性甲状腺炎的征象具有较高的敏感性、阳性预测值和阴性预测值[1]。

参 考 文 献

[1] 刘权，彭卫军，唐峰. 亚急性甲状腺炎的 CT 诊断. 中国医学计算机成像杂志，2006，12（4）：236-239.

第三节　桥本甲状腺炎

【概述】

桥本甲状腺炎（Hashimoto's thyroiditis，HT）又称为慢性淋巴细胞性甲状腺炎，是一种自身免疫性疾病，可发生于任何年龄，以 40 ～ 60 岁的女性最为多见，为临床最常见的甲状腺炎。HT 也是儿童及青少年甲状腺肿大及获得性甲状腺功能减退最常见的原因，其起病隐匿，进展缓慢。早期可没有任何临床症状，多数患者初次以甲状腺肿或甲状腺功能减退症就诊，晚期出现表情淡漠、怕冷、疲倦乏力、皮肤干燥、心动过缓、黏液性水肿等典型临床甲状腺功能减退症症状，可伴有咽部不适或轻度吞咽困难，体征有轻度甲状腺肿大，呈弥漫分叶状或结节状，质地大多较韧，与周围组织无粘连。

HT 发病机制目前尚未完全明确，有遗传易感性及家族聚集性，可与其他自身免疫性疾病并存，故认为 HT 是遗传因素和环境因素共同作用的结果[1]。环境因素的影响主要包括感染、药物、精神因素及膳食中过量的碘化物，尤其是碘摄入量增加可促进隐性甲状腺炎发展为临床甲减。同时，遗传易感基因也在疾病的发生发展中起一定作用。

【病理学表现】

大体观甲状腺弥漫对称肿大，包膜完整、增厚、光滑，切面呈灰白色或灰黄色，质韧如橡皮，或有大小不一的灰色结节，无出血变性或坏死。镜下主要病理特征为间质广泛淋巴细胞浸润和甲状腺滤泡上皮嗜酸性变（Hurthle 细胞）、浆细胞和巨噬细胞浸润，常见有明显生发中心的淋巴滤泡形成。

桥本甲状腺炎的病理改变也与病程有关，早期为广泛的淋巴细胞和浆细胞浸润，形成淋巴滤泡生发中心，甲状腺滤泡萎缩、破坏及胶质减少。随着病程进展，间质内不同程度的纤维结缔组织增生并包绕滤泡上皮形成结节状或网格状结构。伴随病程进一步进展，甲状腺素降低而促使促甲状腺素（thyroid stimulating hormone，TSH）增高，刺激甲状腺部分滤泡上皮再生，滤泡间血管亦相应代偿性增生。病程晚期，甲状腺滤泡严重萎缩，并可观察到纤维组织增生及玻璃样变，可伴发营养不良性钙化及大小不等、成分不一的结节形成。

【影像学表现】

1. CT 检查　桥本甲状腺炎的影像学表现与病理密切相关，HT 可弥漫或局限性破坏甲状腺滤泡，导致碘离子含量减少，故 CT 上可表现为弥漫性、局限性或结节性低密度病变。

弥漫性病变表现为甲状腺不同程度弥漫性肿大且以峡部增厚为主，边缘呈波浪状或分叶状改变（图 33-3-1）。随着病程进展，甲状腺可逐渐

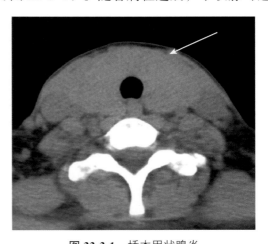

图 33-3-1　桥本甲状腺炎
CT 平扫示甲状腺两侧叶及峡部形态增大，边缘呈波浪状改变（箭头），密度均匀性减低，峡部厚度为 1.8cm

恢复至正常大小，甚至发生纤维化而萎缩。甲状腺密度呈均匀或不均匀性减低。一般用 CT 值 ≤75HU 作为诊断弥漫性桥本甲状腺炎的征象，但由于其他可导致甲状腺滤泡蓄碘能力下降的病变，如亚急性甲状腺炎、弥漫性毒性及非毒性甲状腺肿也可导致甲状腺密度减低，同时低密度的甲状腺腺体内可能存在肉眼无法识别的低密度肿瘤而干扰 CT 值测量的准确性，故不宜单独依赖测量 CT 值作为诊断 HT 的依据，而需要结合临床、实验室检查及其他影像学特征做出综合判断。

局限性或结节性 HT 一般表现为单发或多发边缘模糊低密度结节，当结节感不强、边界不清时易与亚急性甲状腺炎相混淆，结合临床特点及实验室检查结果有助于二者鉴别。CT 图像呈结节伴发粗大钙化，累及峡部，增强扫描呈静脉期高强化（图 33-3-2）等表现有助于同其他恶性结节相鉴别。

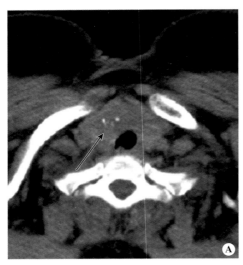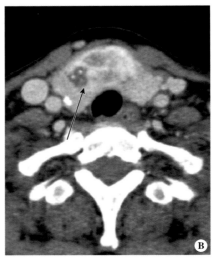

图 33-3-2 甲状腺峡部结节性桥本甲状腺炎
A. CT 平扫示甲状腺形态稍增大、实质密度减低，甲状腺峡部见一更低密度结节，内部见粗大钙化（箭头）；
B. CT 增强扫描静脉期示结节内部分高强化区及囊变区（箭头）

HT 是由于淋巴细胞浸润伴滤泡破坏、纤维结缔组织增生的病变过程，病程较长。在这一病程中，收集甲状腺淋巴回流的颈部双侧 Ⅳ、Ⅵ 组淋巴结往往发生反应性增生、肿大，可为 HT 的鉴别诊断提供一定依据。

2. MRI 检查 可显示甲状腺弥漫性肿大，信号均匀，T_1WI 呈低信号，T_2WI 呈高信号。

【诊断要点】

1. 本病好发于 20 ～ 50 岁的中青年女性，有甲状腺功能减退症相关临床症状。

2. 甲状腺不同程度弥漫性肿大且以峡部增厚为主。

3. 甲状腺密度均匀或不均匀性减低，CT 值多 ≤ 75HU。

4. 结节性桥本甲状腺炎增强扫描呈静脉期高强化，同时可伴发粗大钙化、累及峡部等良性结节表现。

5. 颈部双侧 Ⅳ、Ⅵ 组淋巴结反应性增生、肿大。

【鉴别诊断】

1. 甲状腺功能亢进症 临床以甲状腺素分泌过多导致其代谢亢进为主要表现；影像表现为甲状腺弥散性肿大且以前后径增大为主，而 HT 以峡部增厚为主。

2. 亚急性甲状腺炎 临床多伴发局部疼痛症状；病灶多位于甲状腺腹侧且病灶多局限，结节感不强，呈"泼墨征"表现；病灶常导致周围脂肪间隙显示模糊。

3. 甲状腺乳头状癌 多为形态不规则结节、单发常见、多伴发微钙化，瘤体与甲状腺边缘接触面多平直而呈"咬饼征"表现，CT 增强扫描呈磨玻璃样强化且边界模糊、缩小。

【研究现状与进展】

HT 导致甲状腺滤泡破坏及甲状腺素分泌减少，可引起 TSH 升高，导致甲状腺滤泡上皮细胞出现不典型增生、透明核和核重叠等现象，类似甲状腺乳头状癌形态。而且，Lee 等[2] 行基因重排检测研究发现，HT 有发生分化型甲状腺乳头状癌的风险。因此对于弥漫性 HT 患者，需结合超声或 CT 平扫及增强扫描联合评判甲状腺内是否存在异常结节，针对部分 CT 平扫被掩盖的结节，可以通过增强显示，而部分平扫显示的结节也可能在增强时被掩盖，故 CT 平扫和增强对照可在一定程度上减少漏诊的发生。

极少数 HT 患者，甲状腺形态、大小及腺体密度未见异常，主要依靠实验室检查诊断。在实验室指标中往往仅出现甲状腺自身抗体，包括甲状腺球蛋白抗体（thyroglobulin antibody，TGAb）和甲状腺过氧化物酶抗体（thyroperoxidase antibody，TPOAb）升高，这一现象出现的原因可能是病程处于早期还未出现甲状腺形态及密度改变。尽管所占比例较小，但针对这类患者，需结合甲状腺抗体情况并做好定期随访。

参 考 文 献

[1] 崔翰博，张东钰，苏伟，等. 桥本甲状腺炎的研究进展. 医学综述，2014，20（6）：1074-1076.

[2] Lee JH，Kim Y，Choi JW，et al. The association between papillary thyroid carcinoma and histologically proven Hashimoto's thyroiditis: a meta-analysis. Eur J Endocrinol，2013，168（3）：343-349.

第四节　木性甲状腺炎

【概述】

木性甲状腺炎（Riedel thyroiditis，RT）又称为慢性（侵袭性）纤维性甲状腺炎，是一种以甲状腺纤维硬化为主要特征的罕见疾病，发生率占甲状腺疾病的 0.04% ～ 0.30%，主要发生于中老年女性，病史短则 2 ～ 3 周，长则数十年。患者甲状腺坚硬如石或木样，活动度很小甚至不活动，常累及血管和喉返神经，出现声音嘶哑、呼吸困难或吞咽困难等症状。其压迫症状显著，且与甲状腺肿大程度不成正比。一般不出现颈部淋巴结肿大。

木性甲状腺炎是一种自限性疾病，其确切发病机制尚不清楚，可能与免疫球蛋白 G_4 相关联的系统性疾病有关。临床遇有甲状腺腺体坚硬肿大，伴有声音嘶哑并且与甲状腺肿大程度不符的患者，应考虑本病的可能。

【病理学表现】

RT 以纤维结缔组织取代正常甲状腺组织为特征，正常腺体可全部或部分受累，并突破甲状腺包膜向周围组织蔓延。肉眼见受累区域呈坚韧纤维化样及"木样"改变，炎症纤维组织侵入周围组织。镜下见活跃增生的炎性纤维化导致甲状腺结构被破坏消失，炎性细胞浸润程度轻重不一，往往缺乏巨细胞反应，皮肤和淋巴结一般不受累。

【影像学表现】

因木性甲状腺炎为纤维结缔组织取代、破坏了正常甲状腺滤泡，导致甲状腺蓄碘功能丧失，故 CT 上表现为甲状腺局限性或弥漫性低密度病变。病变与正常甲状腺间分界不清，不形成真假包膜，常突破甲状腺包膜向周围组织蔓延，CT 表现为弥漫包绕气管及血管等结构，增强扫描呈轻度不均匀强化（图 33-4-1）。

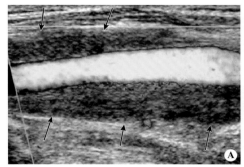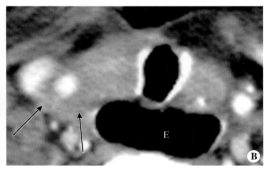

图 33-4-1　木性甲状腺炎

A. 右颈总动脉长轴切面 CDFI 示低回声（箭头）包绕右颈总动脉，其内血流稀疏，正常颈动脉内中膜显示不清；B. CT 增强扫描静脉期示甲状腺右侧叶增大并呈轻度不均匀强化，病变突破甲状腺包膜并弥漫包绕右侧颈总动脉及颈静脉（箭头）（图片由北京民航总医院于航提供）

【诊断要点】

1. 颈部肿块质地坚韧，触诊甲状腺变硬。

2. 病变呈低密度，边界显示不清，多突破甲状腺包膜向周围组织蔓延并包绕气管及血管等结构。

3. 增强扫描呈轻度不均匀强化。

【鉴别诊断】

1. 桥本甲状腺炎 甲状腺不同程度弥漫性肿大且以峡部增厚为主，表面不光滑，周围脂肪间隙显示清晰；CT 平扫密度多小于 75HU；颈部双侧Ⅳ、Ⅵ组淋巴结可产生反应性增生、肿大。

2. 亚急性甲状腺炎 临床多伴发局部疼痛症状；病灶多位于甲状腺腹侧且病灶多局限，结节感不强，呈"泼墨征"表现。病灶常导致周围脂肪间隙显示模糊。

3. 甲状腺原发性淋巴瘤 多合并桥本甲状腺炎基础；CT 表现为均匀低密度的不规则瘤体，向气管食管沟延伸；增强扫描呈轻度均匀强化；多伴发甲状腺周围、锁骨上及纵隔淋巴结肿大。

【研究现状与进展】

木性甲状腺炎在纤维硬化组织中存在炎症纤维组织及血管炎，且在多数患者血清中可发现甲状腺自身抗体，故说明自身免疫机制可能在病程中发挥作用[1]。此外，由于组织病理学发现病变中存在嗜酸性变滤泡上皮，木性甲状腺炎被认为是桥本甲状腺炎的晚期表现。但近年来分析二者的组织形态学特征、临床表现、甲状腺功能指标、免疫特征及转归预后等并未找到两者之间的必然联系，因此认为两者是相互独立的疾病。

木性甲状腺炎由于发病率较低，其放射学表现缺乏大样本的统计学分析，但结合国内外病例报道，当临床出现甲状腺肿大程度与其引起的压迫症状不成正比，CT 检查发现甲状腺腺体内低密度病变并突破包膜向周围组织蔓延，弥漫包绕气管及血管等结构时，需要考虑木性甲状腺炎的可能。

参 考 文 献

[1] 高丽红，周翔海. 桥本甲状腺炎诊治研究进展. 中华全科医师杂志，2018，17（3）：235-238.

（熊祖江 戴 辉 刘 衡 张 菁 王 涛）

第十一篇

颅底感染与炎性疾病

第三十四章 颅底病变

第一节 颅底骨髓炎

【概述】

颅骨骨髓炎是由需氧或厌氧菌，分枝杆菌或真菌引起的颅骨感染和破坏的疾病，以额骨及顶骨最多见。颅底骨髓炎（skull base osteomyelitis，SBO）较为少见，SBO病因尚不完全清楚，好发于老年糖尿病患者或免疫功能低下者，多累及颞骨、颅底、脑神经和脑组织，临床表现多不典型，病情加重可威胁生命，一般发展较快，预后较差。SBO常继发于伴有侵袭性骨质破坏的恶性外耳道炎（malignant external otitis，MEO），MEO病变起始于外耳道，外耳道底部可见肉芽组织和软骨发生坏死，坏死通常发生在外耳道软骨和软组织交界处，由此向周围扩散。当病情进一步发展，急性或慢性炎症通过外耳道软骨裂隙和中耳鼓乳裂侵及茎乳孔和颈静脉孔，导致颞骨或颅底骨髓炎，引起多组脑神经功能麻痹、脑膜炎或脑脓肿等。慢性乳突炎、鼻窦炎也是SBO的诱发因素。另外，医源性因素也可引起SBO，如上颌骨切除术、乳突切除术等。放射性骨髓炎通常由于鼻咽部等恶性肿瘤经大剂量放疗引起骨质的炎症、坏死。

【病理学表现】

SBO的主要致病菌是铜绿假单胞菌，其分泌的内外毒素可破坏周围组织，因其毒力强，感染不易控制，可造成严重致死性感染。其他致病菌还有表皮葡萄球菌、肺炎链球菌、曲霉菌等。Lee等[1]报道了在乙状窦血栓形成和坏死性肺栓塞病例中产气肠杆菌感染致SBO的病例。

1. 急性化脓性骨髓炎 病理改变分为以下三期。

（1）骨膜下脓肿前期：骨髓腔内炎性细胞浸润，主要为淋巴细胞和浆细胞，可含少量脓血。

（2）骨膜下脓肿期：发病3～4天后，骨髓腔内脓液增多，达骨膜下，形成骨膜下脓肿。

（3）骨膜破坏期：发病7～8天后，骨膜下积脓穿破骨膜达软组织内，骨膜坏死，骨血运破坏，严重时骨质破坏，供血血管栓塞，形成死骨。

2. 慢性化脓性骨髓炎 通常由急性化脓性骨髓炎演变而来，骨髓腔内可见大量的淋巴细胞、增生的成纤维细胞和间充质细胞浸润，骨质破坏的同时开始骨质重建，表现为骨膜修复、骨质增生。

【影像学表现】

本病主要表现为骨质破坏、死骨形成、骨膜下脓肿、骨质增生硬化、骨膜反应，邻近结构受累。同时多伴有鼻旁窦、中耳乳突、眼眶等结构原发病灶的表现，如鼻窦炎、中耳乳突炎、胆脂瘤、眼眶蜂窝织炎等。位于前颅底的骨髓炎多由筛窦炎、额窦炎、眼眶炎性病变引起。

1. CT检查 骨髓炎早期表现为颅骨板障局部密度减低。随着病变进展，开始出现骨质破坏。骨质破坏表现为颅骨板障、内外板内不规则形低密度区，边界清楚或模糊。死骨表现为与周围骨质不连续的点状或不规则形高密度骨块。骨膜下脓肿在颅底部骨髓炎中不常见，炎症累及眼眶时，眶骨膜下可形成脓肿，表现为骨膜下梭形、条形低密度影，增强后增厚的骨膜可强化，脓肿不强化。骨质增生硬化表现为颅骨内外板增厚，板障密度增高，边界不清楚。骨膜反应不常见，表现为细线状、条带状或层状高密度影。颅外软组织受侵表现为软组织肿胀，肌肉增厚，边界不清，肌间脂肪间隙密度增高。增强扫描示受累肌肉、肌间隙不均匀强化，病变范围显示更加清楚。软组织内如果形成脓肿，表现为低密度区，增强后脓肿壁可强化（图34-1-1，图34-1-2）。

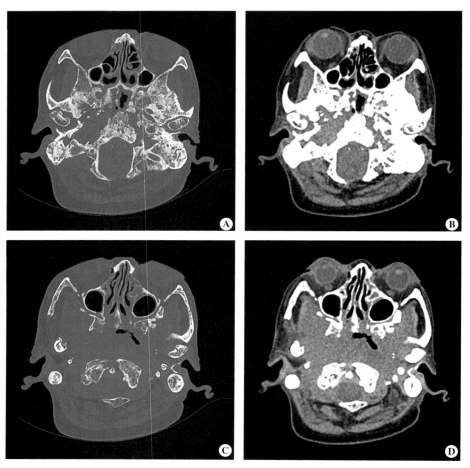

图 34-1-1 放射性颅底骨骨髓炎

患者，女性，65岁。鼻咽癌放疗术后。A～D. CT平扫示蝶骨、枕骨、双侧颞骨乳突部、双侧下颌头弥漫性骨皮质不连续，骨小梁排列紊乱，呈蜂窝状改变，局部伴有骨质硬化；鼻咽顶壁增厚，边界不清，双侧咽旁间隙可见不规则软组织密度影

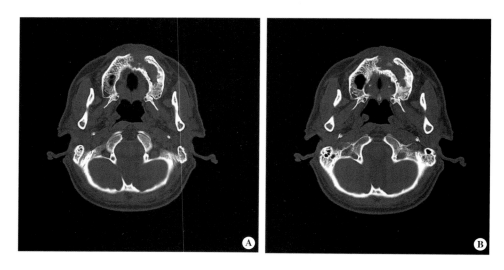

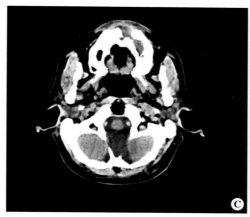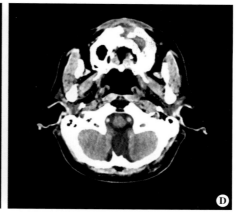

图 34-1-2　上颌骨牙源性骨髓炎

患者，男性，60 岁。左侧上颌骨区疼痛半月余伴发热。A、B. CT 平扫骨窗示上颌骨牙槽突中部及左侧骨质破坏，边缘硬化；
C、D. CT 平扫软组织窗示轴位软组织肿胀

2. MRI 检查　骨髓炎早期表现为骨髓水肿，T_1WI 示骨髓信号减低，T_2WI 呈略高信号，形态不规则，边界不清。骨质破坏在 T_1WI 上表现为低信号，在 T_2WI 上表现为高信号，信号欠均匀，增强后可强化。死骨表现为与周围骨质不连续的不规则形低信号区。骨膜下脓肿随脓液成分不同，T_1WI 可表现为低、等或高信号，T_2WI 多表现为高信号，增强后增厚的骨膜可强化，脓肿不强化。骨质增生硬化表现为骨质增厚，骨髓腔在 T_1WI、T_2WI 上信号减低。骨膜反应 T_1WI 和 T_2WI 均呈低信号。颅外软组织受侵表现为肌肉肿胀，呈长 T_1 长 T_2 信号，肌间脂肪高信号内出现不均匀线状、条形低信号影。增强后病变不均匀强化，如有脓肿形成，脓肿壁呈环状强化。

【诊断要点】

1. 常有鼻窦炎、中耳乳突炎、眼眶炎性病变等病史。

2. 伴有细菌中毒症状，血常规检查多异常。

3. 急性骨髓炎以骨质破坏、骨膜下脓肿、骨膜反应、邻近软组织炎性改变为主要表现。

4. 慢性骨髓炎以骨质增生硬化、骨质畸形为主要表现。

【鉴别诊断】

1. 嗜酸性肉芽肿　多见于儿童及青少年，病程较长，临床症状较轻，血常规嗜酸性粒细胞增多，骨质破坏边缘清楚，多为单发，伴软组织肿块。

2. 转移瘤　多见于中老年人，通常有原发肿瘤的病史，溶骨性骨质破坏较常见，可单发或多发，形态不规整，边缘模糊，病灶可融合，可伴软组织肿块，骨质硬化少见，多无骨膜反应。

【研究现状与进展】

CT 是颅底骨髓炎首选的影像学检查方法，尤其当病变继发于恶性外耳道炎时，其能显示颅底骨质虫蚀状骨质破坏[2]。由于软组织炎症导致外侧骨边缘重塑和侵蚀，沿岩骨和枕骨的外侧软组织可在骨窗上表现为"卵圆形征"。颈静脉孔、颈动脉管和茎乳孔有明显的孔蚀。增强检查可用于评价颈动脉和颈静脉的通畅性，以确定是否存在其他恶性肿瘤。

MRI 可以作为 CT 检查的补充，MRI 更有助于检测炎症是否累及颅内，无论是直接的、神经周围的或血管的，MRI 均可较好地评估枕骨大孔的受累情况[3-5]。

参 考 文 献

[1] Lee SJ, Weon YC, Cha HJ, et al. A case of atypical skull base osteomyelitis with septic pulmonary embolism. J Korean Med Sci, 2011, 26（7）: 962-965.

[2] Ahmed M, Syed R, More YI, et al. Stenotrophomonas skull base osteomyelitis presenting as necrotizing otitis externa: unmasking by CT and MRI-case report and review. Radiol Case Rep, 2019, 14（10）: 1241-1245.

[3] Kilich E, Dwivedi R, Segal S, et al. Symptomatic stroke complicating central skull base osteomyelitis following otitis media in a 2-year old boy: case report and review of the literature. Int J Pediatr Otorhinolaryngol, 2016, 89: 140-144.

[4] Khan MA, Quadri SAQ, Kazmi AS, et al. A comprehensive review of skull base osteomyelitis: diagnostic and therapeutic challenges among various presentations. Asian J Neurosurg, 2018, 13（4）: 959-970.

[5] Van Kroonenburgh A, Van Der Meer WL, Bothof RJP, et al. Advanced imaging techniques in skull base osteomyelitis due to malignant otitis externa. Curr Radiol Rep, 2018, 6（1）: 3.

第二节　颅底骨结核

【概述】

骨结核约占全身结核分枝杆菌感染的1%，颅骨结核仅占其中0.20%～1.37%，而颅底骨结核更罕见。虽然结核的发病率在全球范围内大大升高，而颅骨结核的报道仍只有少数，尤其是颅底骨结核，仅有零星报道[1]。颅底骨结核一般由邻近部位（如眼眶、鼻旁窦、鼻咽、垂体、颅底脑膜等）结核直接蔓延所致，或者为血液、淋巴循环播散而发生，少数为肺、肾结核血行播散所致。

【病理学表现】

颅骨结核的病理改变与其他部位骨结核相同，主要以渗出、变质及增殖为主的3种表现。渗出性病变中以巨噬细胞、中性粒细胞为主，伴有纤维素渗出。变质性病变为干酪样坏死灶，伴有钙化及死骨形成。增殖性病变为上皮样细胞增生，包含朗格汉斯细胞。

【影像学表现】

本病主要表现有骨质破坏、死骨形成伴骨质增生硬化，邻近结构通常有受累，骨膜反应多较轻或无明显骨膜反应。同时多伴有鼻旁窦、眼眶等邻近结构结核灶。病灶位于前颅底者多为筛窦、额窦结核蔓延所致。

1. CT检查　骨质破坏通常表现为穿透颅骨内外板的骨质缺损区，为软组织密度影所取代，形态不规则，边界清楚或模糊，无明显骨膜反应。骨质缺损区内可见少量死骨和斑点状钙化灶。死骨多较小，表现为与周围骨质不连续的不规则形高密度骨块。骨质增生硬化较局限，表现为破坏区周边的颅骨增厚，板障密度增高。周围软组织受侵表现为软组织肿胀，可形成不规则形肿块，边界欠清。增强扫描受累软组织多呈不均匀强化，病变范围显示更加清楚（图34-2-1）。

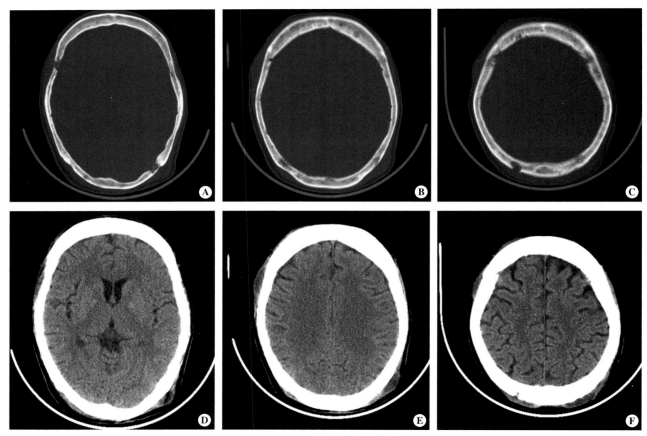

图 34-2-1　枕骨多发骨结核

患者，女性，55岁。发现头部肿物、食欲缺乏半月余，咳嗽、咳痰增多1周。经查为继发性肺结核、支气管结核、左侧第9及第10后肋结核、胸12锥体结核。A～C.颅脑CT平扫骨窗示颅骨多发骨质破坏；D～F.颅脑CT平扫软组织窗示骨质破坏区为软组织密度影所替代，形成不规则形肿块，边界欠清

2. MRI 检查　由于结核病灶病理成分复杂、渗出性病变、增殖性病变、干酪样坏死、钙化各种成分混杂，所以其 MRI 信号十分复杂。骨质破坏表现为长 T_1 长 T_2 信号。死骨及钙化灶表现为点状、小条块状的 T_1、T_2 均呈低信号影。周围软组织受侵多表现为肿块影，以等信号为主。干酪样坏死表现为长 T_1 长 T_2 信号。强化后，病变内增殖性肉芽肿成分明显强化，其他成分无强化，邻近受累脑膜可强化。

【诊断要点】

1. 常有肺结核或伴有其他部位肺外结核病史。

2. 鼻旁窦区常有结核感染。

3. 骨质破坏、死骨形成伴骨质增生硬化，邻近结构受累，骨膜反应多较轻或无明显骨膜反应。

【鉴别诊断】

1. 骨髓瘤　多见于老年人，实验室检查血钙增高，血清特异性免疫球蛋白增高，尿本周蛋白阳性。通常累及全身富含红骨髓的骨骼，颅骨为常见部位之一，表现为多发、穿凿样骨质破坏，形态多呈类圆形，边界清楚，无硬化边。可伴软组织肿块。

2. 嗜酸性肉芽肿　多见于儿童及青少年，病程较长，临床症状较轻，血常规嗜酸性粒细胞增多，骨质破坏边缘清楚，多为单发，伴软组织肿块。

3. 转移瘤　多见于中老年人，通常有原发肿瘤的病史，溶骨性骨质破坏较常见，可单发或多发，形态不规整，边缘模糊，病灶可融合，可伴软组织肿块，骨质硬化少见，多无骨膜反应。

【研究现状与进展】

对于颅底骨结核，平片的诊断价值有限，颅骨可显示局限性或弥漫性溶解性或局限性骨膜病变。

CT、MRI 则可清晰显示溶骨性颅骨病变，破坏骨质邻近硬膜外软组织肿块，并表现为周边强化、低密度、硬膜外肿块，周边强化表现不明确，此均提示有结核，多数患者临床和实验室表现良好。

参 考 文 献

[1] 杨智云，李树荣，徐巧兰，等. 颅底蝶骨 - 鞍区及全身多发骨关节结核一例. 中华放射学杂志，2007, 41（12）: 1413-1415.

第三节　颅底真菌感染

【概述】

颅底真菌感染并不少见，好发于机体免疫功能低下、长期大量使用糖皮质激素或抗生素的患者。颅底真菌感染多为鼻源性，常继发于急性、慢性侵袭性真菌性鼻窦炎和变应性真菌性鼻窦炎。

【病理学表现】

急性及慢性侵袭性真菌性鼻窦炎所致颅底真菌感染的病理基础是鼻旁窦内真菌大量侵入相邻颅底组织或器官内，主要经血管侵犯。急性侵袭性真菌性鼻窦炎大体标本呈黑色或黑褐色，多为不成形的碎组织。组织学表现为组织中出现大片凝固性坏死，其中可找到菌丝。慢性侵袭性真菌性鼻窦炎肉眼观察显示鼻腔黏膜重度充血和息肉样变，或可见表面被覆黄色或黑色块状软组织样肿物。电镜下可见黏膜下组织受侵，包括骨质和血管，以慢性化脓性肉芽肿性炎为主，常伴有慢性非特异性炎症，也可发生凝固性坏死和真菌性血管炎症，坏死组织中可见真菌菌丝。

变应性真菌性鼻窦炎的病理表现为病变鼻旁窦腔内可见果酱或油灰样、黄色或黄褐色分泌物，分泌物涂片可见真菌菌丝或真菌孢子。组织病理学可见大量嗜酸性粒细胞浸润。

【影像学表现】

1. CT 检查　急性及慢性侵袭性真菌性鼻窦炎早期病变的 CT 表现无特异性，可仅见轻微炎性改变，如鼻腔和（或）鼻旁窦黏膜增厚。急性侵袭性真菌性鼻窦炎进展期的特征性 CT 表现为进行性骨质破坏，病变广泛，易蔓延至眼眶及颅内，视神经和脑膜呈弥漫性强化，颅内形成脓肿或梗死。慢性侵袭性真菌性鼻窦炎典型 CT 表现为受累窦壁骨质膨胀、破坏，破坏严重者可形成缺损，邻近骨质不同程度增生硬化；窦腔内充以形态不规整的软组织影，密度均匀，钙化少见。变应性真菌性鼻窦炎的特征性 CT 表现为单侧或双侧多窦腔膨大、实变，实变组织内可见条状、云雾状高密度影，伴单侧或双侧鼻息肉，病变有时可破坏颅底骨质累及颅内，表现为鼻旁窦内软组织影经颅底骨质缺损区突入颅内（图 34-3-1，图 34-3-2）。

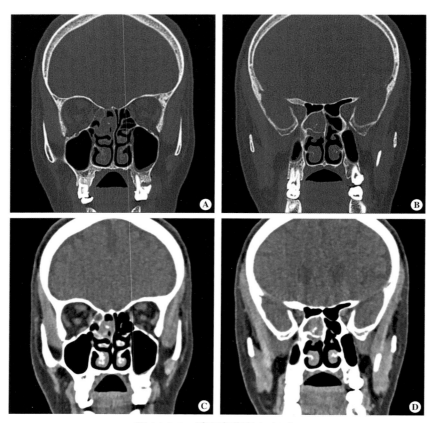

图 34-3-1　蝶窦真菌炎症（1）

患者，女性，60岁。A～D.鼻旁窦CT平扫（冠状位）示蝶窦、右侧筛窦内可见软组织密度影，其内可见钙化影，窦口鼻道复合体通畅，总鼻道通畅

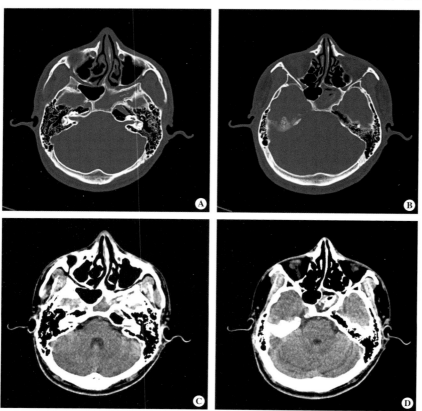

图 34-3-2　蝶窦真菌炎症（2）

患者，男性，28岁。A～D.头颅CT平扫示蝶窦内的软组织密度影，其内可见钙化影，局部蝶骨骨质硬化

2. MRI 检查　急性侵袭性真菌性鼻窦炎较特征的表现为累及范围广，鼻旁窦病变程度轻或相邻颅底、眼眶、颌面部等组织器官受累程度严重。真菌性肉芽肿于 T_1WI 上呈混杂信号，T_2WI 信号变化较大，病变内含略低信号区为真菌感染的特征表现。颅底真菌性脑膜炎在 T_1WI 上呈等低信号，在 T_2WI 上多呈等或略低信号，增强扫描示颅底或整个大脑半球的脑膜不规则强化，局部可伴硬脑膜外脓肿及硬脑膜或蛛网膜强化。慢性侵袭性真菌性鼻窦炎在 T_1WI 上多呈等信号，而 T_2WI 信号不定，早期以高信号为主，晚期以低信号为主，信号多不均匀，增强扫描示病变呈不均匀强化。变应性真菌性鼻窦炎在 T_1WI 上呈等或略高信号，在 T_2WI 上表现为极低信号，增强扫描呈线样强化。

【诊断要点】

1. 急性侵袭性真菌性鼻窦炎

（1）糖尿病史或近期有应用大量激素或抗生素史。

（2）持续严重头痛伴或不伴颅底神经损害症状。

（3）鼻窦炎程度与向周围组织侵犯程度不成比例。

（4）MRI 显示病变侵犯周围组织器官范围较广，相邻颅底脑膜增厚强化。

（5）抗真菌治疗有效。

2. 慢性侵袭性真菌性鼻窦炎

（1）多见于成年人，部分可发生于伴有糖尿病、白血病等免疫缺陷的患者。

（2）病情进展缓慢，早期症状和非侵袭性真菌性鼻窦炎相似，于数月或数年后出现头痛、突眼、视力下降、脑神经损害等症状。

（3）鼻窦炎多为单窦受累，上颌窦最常见，窦腔膨胀，窦壁骨质破坏、骨质缺损区邻近的骨质呈不同程度增生硬化。

（4）MRI 可显示病变侵犯范围。

3. 变应性真菌性鼻窦炎

（1）多见于过敏体质的年轻患者，无免疫功能缺陷。

（2）累及单侧或双侧多个鼻旁窦，CT 软组织窗示病变窦腔膨大、实变，伴多发条状或云雾状高密度影。

（3）CT 骨窗显示病变侵蚀相邻颅底骨质而突

入颅内。

（4）多伴单侧或双侧鼻息肉。

【鉴别诊断】

1. 急性侵袭性真菌性鼻窦炎　病变无明显骨质改变时主要与颅底的非真菌性炎症如结核性脑膜炎、非特异性炎症相鉴别，部分病例伴有病变区骨质侵蚀破坏，需与颅底的恶性肿瘤相鉴别。结核性脑膜炎好发于青年人，多有肺结核病史，腰椎穿刺脑脊液生化和细菌性检查可明确诊断。颅底非特异性炎症的病变于 T_2WI 上常呈较高信号，与真菌性炎症的 T_2WI 呈略低信号不同，有助于鉴别。颅底恶性肿瘤多表现为颅底不规则形软组织肿块伴溶骨性破坏，而无糖尿病或大量使用激素或抗生素的病史。

2. 慢性侵袭性真菌性鼻窦炎　主要与鼻旁窦癌侵犯颅底相鉴别，鼻窦癌多病程短、进展快，多见于上颌窦，窦壁广泛骨质破坏，多不伴骨质增生硬化，软组织块密度不均匀。

3. 变应性真菌性鼻窦炎　侵犯颅底时需与其他原因所致的颅底异常相鉴别，结合鼻旁窦及鼻腔的特征性 CT 表现容易鉴别。

【研究现状与进展】

CT 检查是真菌学鼻窦炎侵及颅底时首要的检查手段，其可明确显示病变对颅底骨质的破坏与侵犯情况。锥形束 CT（cone beam CT，CBCT）由锥形 X 线束和平板探测器组成，可在患者头部周围移动，最初用于牙科成像，目前已广泛应用于耳鼻喉科检查。与传统的多层螺旋 CT（multidetector CT，MDCT）相比，CBCT 具有更高的分辨率和更少的辐射暴露。窦内钙化是真菌性鼻窦炎，尤其是曲霉菌病的常见表现。CBCT 检查可以在一定程度上提高钙化的检出率[1]。

在所有真菌学鼻窦炎中，急性侵袭性真菌性鼻窦炎（acute invasive fungal rhinosinusitis，AIFR）发病凶险，可危及患者生命。有学者[2]通过研究建立了一个简单而可靠的基于 CT 的诊断模型，可以作为高危患者的常规筛查工具。理想情况下，该模型将使 AIFR 的诊断或排除具有比以往任何模型更高的可信度。Choi 等[3]通过研究 MRI 成像特征和 AIFR 与预后影响的关系发现，AIFR 表现出频繁的鼻旁窦外侵犯和可变的 MRI 增强模式。约半数病例出现对比度增强不足（lack of contrast enhancement，LoCE）的增强模式，在各种临床放射学因素中，LoCE 增强模式是一个独特的预后因素。

参 考 文 献

[1] Yamauchi T，Tani A，Yokoyama S，et al. Assessment of non-invasive chronic fungal rhinosinusitis by cone beam CT：comparison with multidetector CT findings. Fukushima J Med Sci，2017，63（2）：100-105.

[2] Middlebrooks EH，Frost CJ，De Jesus RO，et al. Acute invasive fungal rhinosinusitis：a comprehensive update of CT findings and design of an effective diagnostic imaging model. Am J Neuroradiol，2015，36（8）：1529-1535.

[3] Choi YR，Kim JH，Min HS，et al. Acute invasive fungal rhinosinusitis：MR imaging features and their impact on prognosis. Neuroradiology，2018，60（7）：715-723.

（邹 颖 夏 爽）

第四节 Tolosa-Hunt 综合征

【概述】

Tolosa-Hunt 综合征（Tolosa-Hunt syndrome，THS）是一种特发性炎症，病变常涉及海绵窦和眶尖。确切的病因目前尚不明确，可能是一种变态反应性疾病。典型的临床表现为周围海绵窦炎症引起的疼痛性眼肌麻痹。Tolosa-Hunt 综合征本质上是一种排除性临床诊断，因主要根据临床特征进行诊断，所以本病的诊断缺乏客观证据[1]。本病好发年龄为 35 ～ 75 岁，以 50 岁左右多见，无显著性别差异，男性稍多，一般以单侧多见，左右两侧无显著差异。首发症状通常为一侧眶后的顽固性疼痛，一般在眼肌麻痹前出现，疼痛的原因多为三叉神经第一支受刺激所致，多数患者在眼痛发生一段时间后出现脑神经麻痹症状，间隔数小时到 6 个月不等，主要累及第Ⅲ～Ⅵ对脑神经，临床表现为患侧上睑下垂，眼外肌麻痹，可伴有斜视、复视、瞳孔扩大、瞳孔对光反射消失，极少数可出现眼球固定；偶可波及视神经、面神经及动脉周围的交感神经，也可以出现眶部静脉回流受阻征象。本病采用皮质激素治疗后疗效显著，疼痛于数日内消失。虽然脑神经损害症状恢复相对较慢且易复发，但预后较好，遗留脑神经功能障碍者较少。

【病理学表现】

THS 的主要病理特征是淋巴细胞和浆细胞的浸润，以及海绵窦内硬脑膜的增厚。颈内动脉虹吸段动脉周围炎或海绵窦局限性硬膜炎。

【影像学表现】

1. CT 检查 病变范围多同时累及眶尖及邻近硬脑膜，增强扫描患侧海绵窦及眶尖的病变明显强化，受累硬脑膜增厚呈条带状明显强化。在病变侧海绵窦区可显示不对称增大，伴或不伴增强。颈内动脉变窄，眶上裂和眶尖扩张。

2. MRI 检查 表现为患侧海绵窦增宽。由于个体之间海绵窦大小存在较大差异，目前尚没有公认的标准值，因此判断海绵窦是否增宽主要是比较患侧与健侧海绵窦的情况，经过治疗后复查，如果病变明显减小或消失，则能帮助确诊。薄层 MRI 增强检查为诊断该疾病的主要成像方法，临床怀疑海绵窦 Tolosa-Hunt 综合征时，一般采集层厚为 2 ～ 3mm，无间隔增强检查。薄层 MRI 可显示海绵窦前区、眶上裂、眶尖的炎性改变。信号特征是非特异性的，可能出现以下表现：T_1WI 与肌肉相比，受累区域呈等至高信号；T_2WI 示受累区域呈高信号；T_1WI 增强检查可能在活动期显示病变强化，治疗后分辨率有所提高（图 34-4-1，图 34-4-2）。

【诊断要点】

1. Tolosa-Hunt 综合征主要表现为海绵窦增宽，薄层 MRI 增强检查可清晰显示增宽的海绵窦明显强化，可伴有邻近的硬脑膜强化。

2. 激素治疗后症状缓解，复查原有病变缩小或消失可作为 THS 的诊断标准。

【鉴别诊断】

1. 鼻咽癌所致的痛性眼肌麻痹 起病较为隐匿，逐渐加重，一般先表现为一侧眼肌麻痹，继而累及对侧和其他脑神经，晚期 CT 检查可显示骨质破坏，鼻咽腔活组织检查可确诊。

2. 蝶窦囊肿 起病多呈亚急性，局部压痛明显，眼球外突，除第Ⅲ～Ⅵ对脑神经受累外，也可波及视神经。发病早期，脱水剂、类固醇激素治疗可使症状有所减轻。CT 及 MRI 检查可以明确诊断。

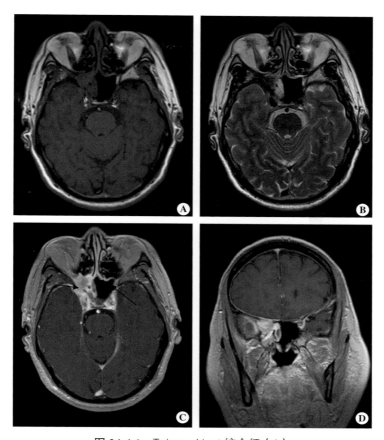

图 34-4-1 Tolosa-Hunt 综合征（1）

患者，女性，60 岁。双眼疼痛 1 月余，右眼斜视 1 周。A、B. MRI 平扫 T_1WI 及 T_2WI 示右侧海绵窦增宽，信号欠均匀；
C、D. 增强扫描 T_1WI-CE 横断面及冠状位示右侧海绵窦相邻脑膜明显强化，局部增厚并信号欠均匀

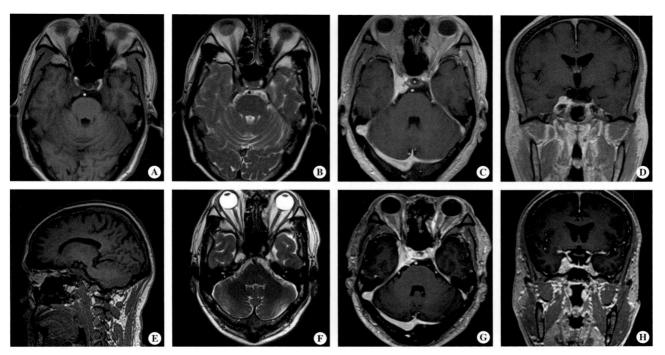

图 34-4-2 Tolosa-Hunt 综合征（2）

患者，女性，67 岁。突发双眼视物成双 1 周。A、B. MRI 平扫 T_1WI 及 T_2WI 示右侧海绵窦区局部增宽，并可见异常信号影；C、D. MRI 增强检查
示右侧海绵窦后部异常强化结节；E ～ H. 经甲强龙冲击治疗后复查 MRI 示右侧海绵窦后部异常强化结节较前缩小

3. 颅内动脉瘤（后交通动脉瘤） 仅单独第Ⅱ对脑神经受累，一般疼痛较轻，血管造影可明确诊断。其发病缓慢，伴有视力下降及视野缺损，X线蝶鞍点平片、CT及MRI检查可以确诊。

【研究现状与进展】

THS是一种较少见的神经内科及眼科疾病，MRI为其首选影像学检查方法。与传统颅脑MRI扫描相比，海绵窦薄层MRI扫描与增强扫描可更好地显示病变的部位、信号表现和范围，有助于THS的诊断、鉴别诊断和随访观察。

128层CT对TSH的扫描优势：CT扫描完成后可以做任意层厚、层间隔重建，避免了常规头部MRI扫描因层厚较厚、层与层有间隙遗漏病变细节的缺点。即便是海绵窦区薄层扫描也有扫描野较小、层与层有间隙的不足。128层CT扫描完成后可进行任意角度和层厚的多平面重组，可以使双侧结构对称，便于双侧对比观察。而MRI检查一旦结束，便不能进行角度、层厚的调整，但这一点对于THS的诊断及鉴别诊断尤为重要，因为目前THS影像学诊断主要依靠双侧对比观察。128层CT增强扫描完成后可直接进行头部血管成像，并进行血管分析，而MRI则需要单独的血管扫描序列。CT便于显示血管壁、颅底及邻近硬脑膜的钙化，从而为颅底结核、海绵窦旁真菌感染等鉴别诊断提供帮助。另外，由于THS常伴剧烈疼痛，甚至恶心、呕吐等情况，长时间检查制动困难，128层CT检查速度快也是其优势之一。结合CT后处理VR成像，可以显示海绵窦旁引流静脉的迂曲、扩张等改变。总之，128层CT由于其扫描速度快，图像后处理软件丰富，在THS的诊断及鉴别诊断方面的优势逐渐显现。

参 考 文 献

[1] Brandy-García A，Suárez-Cuervo C，Caminal-Montero L. Tolosa-Hunt syndrome as an initial presentation of sarcoidosis. Reumatol Clin，2019，S1699-258X（19）：30113-30115.

（熊祖江 戴 辉 刘 衡）